Schriftenreihe Sozialwissenschaftliche Sexualforschung 1

Schriftenreihe Sozialwissenschaftliche Sexualforschung 1

Sexualität als sozialer Tatbestand

Theoretische und empirische Beiträge zu einer Soziologie der Sexualitäten

herausgegeben von
Rolf Gindorf und Erwin J. Haeberle

mit Beiträgen von
Gisela Bleibtreu-Ehrenberg, Ernest Borneman,
John P. Collins, Bernhard Egger, Rolf Gindorf,
Erwin J. Haeberle, Ignatz Kerscher, Wolfgang Kröhn,
Michael Lindner, Hans Molinski, Gunter Runkel,
Alphons Silbermann, Cornelius J. Straver, Kurt Weis

W DE G
Walter de Gruyter
Berlin · New York 1986

Die Schriftenreihe Sozialwissenschaftliche Sexualforschung wird herausgegeben von Rolf Gindorf und Erwin J. Haeberle für die

Deutsche Gesellschaft für Sozialwissenschaftliche Sexualforschung (DGSS)
Gerresheimer Straße 20
D-4000 Düsseldorf 1
Telefon: 02 11–35 45 91

Das Buch enthält 11 Abbildungen und 3 Tabellen.

CIP-Kurztitelaufnahme der Deutschen Bibliothek

Sexualität als sozialer Tatbestand : theoret. u. empir. Beitr. zu e. Soziologie d. Sexualitäten / hrsg. von Rolf Gindorf u. Erwin J. Haeberle. Mit Beitr. von Gisela Bleibtreu-Ehrenberg ... – Berlin ; New York : de Gruyter, 1985.
(Schriftenreihe sozialwissenschaftliche Sexualforschung ; 1)
ISBN 3-11-010147-5

NE: Gindorf, Rolf [Hrsg.]; Bleibtreu-Ehrenberg, Gisela [Mitverf.]; GT

Satz und Druck: Buch- und Offsetdruckerei Wagner GmbH, Nördlingen. – Bindung: Dieter Mikolai, Berlin. – Umschlagentwurf: Rudolf Hübler, Berlin.

Inhalt

Anhang

Einführung der Herausgeber

Sozialwissenschaftliche Sexualforschung: Zur Institutionalisierung eines Begriffs

1. Zum Begriff

Bei dem Wort *Sexualität* fallen auch heute noch vielen Menschen – Wissenschaftlern wie Laien – spontan Assoziationen zu *Biologie* und *Medizin* ein. Dies ist durchaus verständlich. Denn was immer wir sexuell erfahren, bedarf zu seiner Genese unverzichtbar eines biologischen Substrats, genauer: eines komplexen biologisch-physiologisch-chemisch-anatomischen Systems. Schon deswegen ist die naturwissenschaftliche Erforschung dieses Substrats unverzichtbare Aufgabe und historisches Verdienst einer wissenschaftlichen Beschäftigung mit der Sexualität. Diese Forschungen sind vor allem seit dem letzten Jahrhundert wesentlich von Ärzten durchgeführt oder angeregt worden, die Anlaß hatten, sich mit der *gestörten* Sexualität ihrer Patienten zu beschäftigen. Aufgrund der vorherrschenden moralischen Normvorstellungen wurde es damals allenfalls der ärztlichen Sorge und Verantwortung zugestanden (und auch dies nur so widerwillig, daß manche der frühen Pioniere aus Furcht um ihren Ruf zu Pseudonymen griffen), sich des sozial tabuisierten Gegenstandes „Sexualität" anzunehmen – zur Wahrung der Schicklichkeit möglichst auf Latein, als Sichtblende gegen die Einblicke der unbefugten Allgemeinheit. „Sexualforschung" und alles, was zu ihr hinführte, war daher lange Zeit eine unbestrittene Domäne vor allem der Medizin. So kam es, daß der Arzt bis heute als *der* zuständige und fachlich kompetente Gesprächspartner in allen Fragen der Sexualität gilt, auch wenn er diese hohen Erwartungen aus mancherlei Gründen vielfach gar nicht erfüllen kann [1].

Aber schon im vorigen Jahrhundert war sichtbar geworden, was seither zahlreiche Forschungen weiter bestätigt haben: daß nämlich die menschliche Sexualität mit rein biologisch-medizinischen Kategorien nicht zu erfassen ist. Teils waren es die Ärzte selbst gewesen, die einen Alleinvertretungsanspruch ihres Faches als zu kurzsichtig zurückgewiesen hatten [2]. Der entscheidende Anstoß zur Ausweitung des wissenschaftlichen Fächerkanons für die Erforschung unserer Sexualität kam mit der allmählichen Erkenntnis, daß sich unsere sexuellen *Verhaltensweisen* an bestimmten Sexual*normen* ausrichten – und daß beide historisch, soziokulturell und somit interkulturell verschieden bedingt sind. Soziologische, ethnologische und psychologische Forschungen enthüllen immer deutlicher die ungeheure, die überkommenen Vorstellungen sprengende Variabilität und Plastizität der Sexualität der menschlichen Art. Einen eindrucksvollen transkulturellen Beleg dafür lieferte etwa der *Cross Cultural Survey* bzw. die *Human Relations Area Files*, in denen Material von rund 200 Kulturen gesammelt ist. Die amerikanischen Sexualforscher *Clellan S. Ford* und *Frank A. Beach* haben in ihrem modernen Standardwerk den Zusammenhang so ausgedrückt:

„Die individuelle Form des Sexualverhaltens ist beim Menschen nicht einfach eine Folge der biologischen Anlage. Die sexuellen Reaktionen des Menschen sind nicht in dem Sinne instinktiv, daß sie ausschließlich durch die Wirksamkeit von Genen und Chromosomen bestimmt wären. Im Gegenteil, das Kind wird von den ersten Lebensjahren an direkt oder indirekt über die Sexualität belehrt. Dabei ist die Tatsache von größter Bedeutung, daß die einzelnen Gesellschaften in dieser Beziehung verschiedene Lehren erteilen. In manchen Kulturen lernen die Kinder, daß die Sexualität etwas ist, was man zu vermeiden hat, und daß es unrecht ist, ihr in der Kindheit in irgendeiner Form Ausdruck zu geben. Bei anderen Gruppen lernen die Jungen und Mädchen, daß bestimmte sexuelle Betätigungen zulässig sind, andere dagegen nicht. Derartige Unterschiede in den Erfahrungen der ersten Lebensjahre führen dazu, daß die Menschen auch als Erwachsene ganz verschiedene Ansichten darüber haben, was bei Sexualbeziehungen statthaft oder normal ist und was unanständig oder unnatürlich ist [3].“

Inzwischen haben eine große Anzahl weiterer Forschungen zweifelsfrei gezeigt, daß viele Formen der Sexualität nach den Auffassungen mancher Gruppen und nach der tatsächlichen Häufigkeit ihres Vorkommens als „normal“ anzusehen sind, auch wenn sie unseren historisch gewachsenen Normvorstellungen widersprechen. Daher sind Normen ebenso wie das an ihnen orientierte Verhalten nicht Ausdruck einer eindeutigen *Natur*, sondern entwickeltes Ergebnis einer *Kultur*. Gleichzeitig sind viele sexuelle Betätigungen, die wir traditionell als „unnatürlich“ oder als „speziell menschliche Abirrungen“ zu betrachten geneigt sind, bei Tieren weit verbreitet und gehören offenbar zum biologisch vorgegebenen Inventar sexueller Verhaltensmöglichkeiten.

Seither wissen wir, daß es zwar bestimmte biologische Gemeinsamkeiten unserer Art gibt, auf deren Grundlage sich die Sexualität beim Menschen entfalten kann, daß aber die tatsächlich realisierten Formen und Gestaltungen in entscheidendem Maße von den jeweiligen Bedingungen der soziokulturellen Umwelt abhängen. Nach unseren heutigen Erkenntnissen ist für die *Realisierung und Ausformung* unseres sexuellen Fühlens, Denkens, Verhaltens und Handelns nicht unser biologisch-genetisches Substrat, nicht der phylogenetisch gewachsene Fels, nicht nur unsere „Veranlagung“ bestimmend – Geschlechtschromosomen, Sexualhormone, bestimmte Hirnregionen, äußere und innere Geschlechtsorgane –, sondern von ausschlag- und richtunggebender Bedeutung ist die jeweilige Prägung durch die soziokulturelle Matrix der gesellschaftlich vermittelten und individuell wirksamen Rahmenbedingungen.

Auf der Grundlage des biologisch verankerten breiten Potentials sexueller Verhaltensmöglichkeiten unserer Art bewirkt erst soziokulturelle Prägung und „Erziehung“ die weitere, unser Leben bestimmende Entwicklung: in der Regel eine bestimmte *Geschlechtsidentifikation* des Individuums; die Übernahme einer bestimmten *Geschlechtsrolle*; die Herausbildung einer standardisierten *Geschlechtspräferenz*. Die bei diesen komplexen Prägeprozessen zusammenwirkenden Faktoren sind durchweg gesellschaftlich vermittelt. Daher finden wir in der empirischen Realität ein breites Spektrum unterschiedlicher sexueller Normen und Verhaltensweisen. Dies wird nicht nur durch die angeführten kulturanthropologischen Befunde belegt, sondern auch durch zahlreiche Untersuchungen mit Methoden der empirischen Sozialforschung. – Beispielhaft seien hier die von *Alfred C. Kinsey* und Mitarbeitern über Jahrzehnte hin fortgeführten Untersuchungen am Kinsey-Institut für Sexualforschung der Universität Indiana genannt.

Daher kommt für die Klärung der entscheidenden mit der Sexualität des Menschen zusammenhängenden Fragen den Sozialwissenschaften eine überragende Bedeutung zu.

Denn die meisten als beglückend, problematisch oder konflikthaft erlebten Erscheinungen im Bereich des Sexuellen haben nicht ausschließlich biologische oder ausschließlich medizinische Ursachen. Sie haben vielmehr zu tun mit den Bedingungen, unter denen wir leben; mit der Art und Weise, wie wir Sexualität gelernt haben; mit der sozialen Organisation des Sexuellen. Diese im weiteren Sinn sozialen Faktoren der menschlichen Sexualität bilden den Gegenstand sozialwissenschaftlicher Sexualforschung: die sozialen Grundlagen, Bedingungen und Formen der sexuellen Beziehungen und die wechselseitigen Zusammenhänge von Geschlechtlichkeit, menschlichen Verhaltensformen, Gesellschaftsstruktur und Moral [4].

Wenn nun die Art und Weise unserer phantasierten und gelebten Sexualität im historischen und gesellschaftlichen Zusammenhang entsteht, dann entstammen unsere geläufigen Wegmarkierungen der gleichen Wiege. Etikettierungen wie *richtig* oder *falsch, normal* oder *abnorm, natürlich* oder *widernatürlich, gesund* oder *pervers, zu oft* oder *zu selten, zu hart* oder *zu weich* sind allesamt Produkte eines sozialen Normierungsprozesses, der inter- und selbst intra-kulturell variabel verläuft. Keiner dieser Etikettierungen kann eine absolute, objektive, transkulturelle Geltung zugeschrieben werden. Unsere landläufigen Vorstellungen über „natürliches" Sexualverhalten [5] entpuppen sich als ethnozentrische und kulturspezifische Werturteile: wir sagen Naturgesetze, obwohl es doch nur von Menschen gesetzte Ordnungen und Stammessitten sind.

Die sexualanthropologische Relativierung unseres Geschlechtslebens ist von mehr als nur theoretischer Bedeutung, mehr als bloß akademischem Interesse: sie ist für unsere Art (über-)lebenswichtig. Denn wenn wir weiter unsere *Kulturregeln* so behandeln, als seien sie allgemeingültige *Naturgesetze*, dann irren wir nicht allein wissenschaftlich (was ja vielleicht nur von begrenztem Interesse wäre), sondern wir handeln unverantwortlich und leisten der Produktion von individuellen sowie sozialen Übeln Vorschub: Wir werden zu Mitverursachern jener Sexual-Angst, jener Sexual-Intoleranz, jener Sexual-Verfolgung und jenes Sexual-Leistungsdrucks, die allesamt charakteristisch für unsere Gesellschaft sind und die den Einzelnen so ungewöhnlich anfällig für psychische und somatische Störungen machen. Diese Störungen verursachen vielfältiges individuelles und soziales Elend. Sie bürden zudem dem Bürger und Steuerzahler eine unerhörte und ständig wachsende Last auf, die weder sozial noch politisch zu verantworten ist. Denn Sexualstörungen sind zum großen Teil vermeidbar: Sexualwissenschaftliche Forschung kann ihre Ursachen ermitteln und Methoden zu ihrer Beseitigung und Verhinderung entwickeln. Wird dies nicht getan, so bringt uns die Zukunft wahrhaft katastrophale Folgen: nicht nur in der Krankenversicherung und Krankenversorgung, sondern auch im Gerichts- und Gefängniswesen und darüber hinaus im gesamten Sozialsektor.

2. Zur Institution

Aus dieser Erkenntnis heraus gründeten am 26. Januar 1972 Vertreter verschiedener wissenschaftlicher Disziplinen die *Gesellschaft zur Förderung sozialwissenschaftlicher Sexualforschung (GFSS),* die seit dem 1. 3. 1982 mit unveränderter Zielsetzung als *Deutsche Gesellschaft für sozialwissenschaftliche Sozialforschung (DGSS)* fortgesetzt wird. Die Gründer unter dem Vorsitz von *Rolf Gindorf* taten dies vor 13 Jahren im Gefolge anderer Gruppen von Wissenschaftlern (wie Sozialpsychiatern und Kriminologen), die sich nicht mehr, wie bisher üblich, an berufsständischen Interessen orientieren wollten, sondern sich zu ihren wissenschaftlichen Zielen auch ein wissenschaftspolitisches Programm gesetzt hatten:

„Allgemeiner Zweck der Gesellschaft ist die Förderung und Durchführung sozialwissenschaftlicher Sexualforschung.

Insbesondere verfolgt die Gesellschaft die nachstehenden Ziele:

a) die Integrierung von Erkenntnissen aus Biologie, Physiologie und Medizin mit Ergebnissen sozialwissenschaftlicher Forschung auf dem Gebiet der menschlichen Sexualität, insbesondere aus Soziologie, Psychologie und Anthropologie, zu einer umfassenden Theorie der Sexualität des Menschen;

b) die interdisziplinäre Erforschung der Zusammenhänge zwischen dem biologisch-genetischen Substrat der menschlichen Sexualität und den sexuellen Normen und Verhaltensweisen;

c) die sexualsoziologische Analyse von Geschlechtsrollen und deren Auswirkungen;

d) die Unterstützung der Gesundheitsforschung auf dem Gebiet der menschlichen Sexualität, insbesondere der Sexualfürsorge und der sozialen Prophylaxe sexueller Störungen;

e) die Erarbeitung sexualethischer Normen auf der Grundlage wissenschaftlicher Erkenntnisse;

f) die Wahrnehmung und Förderung sexualpädagogischer Aufgaben;

g) die Unterrichtung der Allgemeinheit über Ergebnisse und Probleme sexualwissenschaftlicher Forschungen.

Um die genannten Zwecke zu erreichen, wird die Gesellschaft wissenschaftliche Forschungen durchführen, sich an Forschungen anderer Institutionen beteiligen, Kongresse und Tagungen abhalten, Gutachten erstellen, Vorträge und Diskussionen veranstalten, Arbeitskreise und Projektgruppen gründen und unterstützen, wissenschaftliche Schriften und Informationen herausgeben, die Öffentlichkeit unterrichten sowie andere geeignete Maßnahmen ergreifen."

(Auszug aus den DGSS-Statuten)

In Übereinstimmung mit diesen Globalzielen setzt sich die Deutsche Gesellschaft für sozialwissenschaftliche Sexualforschung für eine Intensivierung sexualwissenschaftlicher Forschung und für die Publizierung ihrer Ergebnisse ein. Sie führt wissenschaftliche Kongresse und Fachtagungen durch, so etwa

1974: „Heterosexualität und Homosexualität: zwangsläufige Dichotomie?"

1975: „Sexualtheorien"

1976: „Geschlechtsrollen-Stereotypien: Soziale Bedingungen, Soziale Folgen, Reaktionen"

1977: „Elternrecht und Sexualerziehung"

1979: „Sexualität und Gewalt"

1981: „Sexualberatung"

1984: „Die Sexualität des Menschen: ein sozialer Tatbestand?"

Die Ergebnisse wurden in mehreren Büchern veröffentlicht, die von bzw. im Auftrag der Gesellschaft herausgegeben wurden:

GFSS (Hrsg.):
Geschlechtsrollen-Stereotypien: Soziale Bedingungen, Soziale Folgen, Reaktionen.
Mit Beiträgen von J. Blandow, E. Borneman, H. Heid, R. Gindorf, R. Lautmann, S. v. Paczensky u. a.
Düsseldorf (GFSS-Verlag) 1977, 91 S. (vergriffen)

I. Kerscher (Hrsg.):
Konfliktfeld Sexualität.
Im Auftrag der GFSS
mit Beiträgen von K. Albrecht-Désirat/K. Pacharzina, G. Amendt/G. Amendt, E. Borneman, C. van Emde Boas, O. K. Flechtheim, R. Gindorf, H. Heid, I. Kerscher, F. Koch, R. Lautmann, G. Runkel, D. Savramis, K. Weis u. a.
Neuwied/Darmstadt (Luchterhand) 1977, 238 S. (vergriffen; nur noch über die DGSS erhältlich)

K. Pacharzina, K. Albrecht-Désirat (Hrsg.):
Konfliktfeld Kindersexualität.
Sexualwissenschaftliche, institutionelle und rechtliche Aspekte der Sexualerziehung.
Im Auftrag der GFSS
mit Beiträgen von K. Albrecht-Désirat, E. Borneman, R. Gindorf, F. Hufen, H. Kentler, I. Kerscher, H. Kupffer, K. Pacharzina, G. Runkel u. a.
Frankfurt am Main (päd. extra Buchverlag) 1978, 198 S.

U. Herbst, I. Kerscher (Hrsg.):
Bibliographie zur Sexualpädagogik.
Teilweise kommentierte Literaturauswahl zur Sexualpädagogik und angrenzender Gebiete aus der Sicht sozialwissenschaftlicher Sexualforschung.
Im Auftrag der GFSS
mit den Abschnitten: Sexualität und Erziehung – Theorie der Sexualität – Sexualverhalten – Frau, Sexualität und Gesellschaft – Sexualität, Sanktion und Therapie. Mit einem Verzeichnis der zugelassenen Bücher für den Sexualkundeunterricht in den einzelnen Bundesländern sowie einem Autoren- und Namenregister
Weinheim/Basel (Beltz) 1978, 138 S.

K. Albrecht-Désirat, K. Pacharzina (Hrsg.):
Sexualität und Gewalt.
Gewalt gegen Frauen – Kriminalisierte Sexualität – Sexualität in Totalen Institutionen.
Beiträge zur sozialwissenschaftlichen Sozialforschung, herausgegeben von R. Gindorf, H. Kentler und K. Pacharzina. Band 1
Mit Beiträgen von K. Albrecht-Désirat, G. Bleibtreu-Ehrenberg, E. Ell, R. Gindorf, H. Kentler, I. Kerscher, K. Pacharzina u. a.
Bensheim (päd. extra Buchverlag) 1979, 171 S.

R. Gindorf, E. J. Haeberle (Hrsg.):
Sexualität als sozialer Tatbestand.
Theoretische und empirische Beiträge zu einer Soziologie der Sexualitäten. Unter besonderer Berücksichtigung psychologischer, ethnologischer, pädagogischer, juristischer, historischer und medizinischer Aspekte sozialwissenschaftlicher Sexualforschung.
Mit den Abschnitten: Sexualität in wissenschaftshistorischer Perspektive – Sexualität, Tradition und soziale Ordnung – Sexualität, Identität und soziale Rolle – Sexualität, Stigma und soziale Kontrolle
Reihe Sozialwissenschaftliche Sexualforschung, herausgegeben von R. Gindorf und E. J. Haeberle für die Deutsche Gesellschaft für Sozialwissenschaftliche Sexualforschung. Band 1.
Mit Beiträgen von G. Bleibtreu-Ehrenberg, E. Borneman, J. P. Collins, B. Egger, R. Gindorf, E. J. Haeberle, I. Kerscher, W. Kröhn, M. Lindner, H. Molinski, G. Runkel, A. Silbermann, C. J. Straver und K. Weis.
Mit einer Einführung der Herausgeber, dokumentarischem Anhang, Angaben zu den Autoren und Register.
Berlin/New York (W. de Gruyter) 1985, 256 S.

Zusätzlich zu diesen verbandsoffiziellen Publikationen erschienen in den Jahren seit der Gründung der Gesellschaft eine Vielzahl von Monographien, Buchbeiträgen und Aufsätzen in Fachzeitschriften, die von der Arbeit und dem Informationsaustausch der Mitglieder der Gesellschaft zeugen. Inzwischen wurden die Publikationen der Gesellschaft selbst zum Gegenstand einer (medizinhistorischen) Dissertation [6].

In der Entwicklung der Gesellschaft lassen sich drei Abschnitte erkennen:

1. eine Aufbau- und Konsolidierungsphase (1972–1979),
2. eine Diskussions- und Politisierungsphase (1979–1982) und schließlich
3. eine mit einer geänderten Namensgebung verbundene Reorientierungs- und Professionalisierungsphase (seit 1982).

Diesen drei Abschnitten entsprechen auch die jeweiligen Vorstandsvorsitzenden der Gesellschaft: *Rolf Gindorf* (1972–1979), *Helmut Kentler* (1979–1982), *Ernest Borneman* (1982–1986) und, als vorgesehener Nachfolger („president elect"), *Erwin J. Haeberle* (ab 1986). Die Vorstände werden jeweils für zwei Jahre in ihr Amt gewählt. Der Gründer der Gesellschaft, *Rolf Gindorf*, hat allen bisherigen Vorständen (als Vorsitzender, Stellvertretender Vorsitzender bzw. Ehrenvorsitzender) angehört.

In die Aufbau- und Konsolidierungsphase fallen alle verbandsoffiziellen Publikationen (bis auf die vorliegende). In den Vorständen engagierten sich in dieser Zeit u. a. die Soziologen *Jürgen Blandow* (Universität Bremen), *Ernest Borneman* (Universität Salzburg), *Rolf Gindorf* (Düsseldorf) und *Albin Hänseroth* (Universität Köln); die Pädagogen *Hans Heid* (Universität Essen), *Ignatz Kerscher* (Hochschule Lüneburg) und *Helmut Kentler* (Technische Universität Hannover), sowie die Medizinerin *Christine Steiniger* (Münster).

Mit der Wahl *Helmut Kentlers* zum Vorsitzenden begann eine Periode der intensiven verbandsinternen Diskussionen und eine Akzentuierung der sexualpolitischen Aspekte des Programms. Neben Fachleuten wie der Ethno-Soziologin *Gisela Bleibtreu-Ehrenberg* (Wachtberg-Villip), dem Psychologen *Frits Bernard* (Rotterdam), dem Pädagogen *Friedrich Koch* (Universität Hamburg) und dem Mediziner und Pädagogen *Klaus Pacharzina* (Medizinische Hochschule Hannover), wurden nun auch studentische sowie feministische Aktivisten in den Vorstand gewählt, die die Gesellschaft zunehmend für jüngere, nicht primär wissenschaftlich orientierte Sexualpolitiker attraktiv machten. Es bildete sich eine Trennung zwischen den traditionell wissenschaftsorientiert-*instrumentellen* und den eher aktionistisch-basisdemokratisch-*expressiven* Mitgliedern heraus, die ein gemeinsames Verbleiben unter einem organisatorischen Dach nicht sinnvoll erscheinen ließ.

Nach der Trennung vom „aktionistischen" Teil der Mitglieder konstituierte sich die Gesellschaft 1982 unter dem Vorsitz von *Ernest Borneman* als Deutsche Gesellschaft für sozialwissenschaftliche Sexualforschung unter Beibehaltung aller ihrer ursprünglichen Ziele. In ihren Vorstand traten neu ein der in den Vereinigten Staaten forschende Sexologe *Erwin J. Haeberle* (Institute for Advanced Study of Human Sexuality, San Francisco), der Sexual-Soziologe *Gunter Runkel* (Hochschule Lüneburg), der Jurist und Soziologe *Kurt Weis* (Technische Universität München) und der Sozial-Historiker *Hans Georg Zier* (Generallandesarchiv und Universität Karlsruhe). Sie bilden (bis auf den für eine zweite Amtsperiode nicht mehr kandidierenden *K. Weis*) den derzeitigen Vorstand, zusammen mit *Gisela Bleibtreu-Ehrenberg, Wolfgang Christiaens* (als Geschäftsführer) und *Rolf Gindorf*. Dem Kuratorium der Gesellschaft, mit beratender Funktion, gehören zur Zeit *Alan P. Bell* (Bloomington), *Judd Marmor* (Los Angeles), *John Money*

(Baltimore), *Demosthenes Savramis* (Athen/Köln), *Jacques Waynberg* (Paris) und *Martin S. Weinberg* (Bloomington) an.

Als eine Institution zur Förderung sozialwissenschaftlicher Sexualforschung wendet sich die DGSS gegen die Vorstellung, daß Sexual*forschung* und Sexual*wissenschaft* mit Sexual*medizin* identisch seien oder auf medizinisches Gebiet begrenzt werden können. Von daher bedauert sie die häufig anzutreffende Einseitigkeit und Unzulänglichkeit sexualwissenschaftlicher Forschung und Lehre an den Hochschulen. Sie kritisiert, daß es in Deutschland bislang nur einen einzigen Lehrstuhl für Sexualwissenschaft gibt. Die DGSS setzt sich dafür ein, daß zusätzliche sexualwissenschaftliche Lehrstühle und Forschungsstellen geschaffen werden: für Sexualsoziologie, Sexualpsychologie, Sexualanthropologie bzw. Sexualethnologie, Sexualpädagogik, Sexualgeschichte, Sexualrecht und Sexualethik. Die DGSS richtet Arbeitskreise und Kommissionen ein, die sich interdisziplinär mit den verschiedenen Fragestellungen aus dem Gesamtbereich der Wissenschaften um die Sexualität des Menschen befassen wollen.

Die DGSS ist sich bei allen ihren wissenschaftlichen Bemühungen stets bewußt, daß Sexualität nicht allein die Sache von Experten, sondern vor allem die lebenslange Erfahrung eines jeden Menschen ist. Durch Information und Beratung der gesetzgebenden Körperschaften will sie daher auch dazu beitragen, daß sexualwissenschaftliche Erkenntnisse bei politischen Entscheidungen berücksichtigt werden. Durch Gutachtertätigkeit, Mitwirkung an Richtlinien und Lehrplänen für Sexualerziehung, durch Vortragsreihen und Seminare, durch Vergabe von öffentlichkeitswirksamen Forschungsaufträgen und auch durch Information der öffentlichen Medien soll letztlich eines gefördert werden: eine humane Sexualität, die an den Wünschen, Bedürfnissen und Möglichkeiten der Menschen orientiert ist und ihnen einerseits ein von irrationalen Ängsten unverstelltes Sexualleben erlaubt, sie andererseits aber auch in ihre partnerschaftliche und gesellschaftliche Verantwortung einbindet.

Die DGSS unterstützt alle Bestrebungen der Sexualfürsorge und der sozialen Prophylaxe sexueller Störungen. Sie unterstützt insbesondere die Tätigkeit der *Gesundheitsforschung* auf dem Gebiet der menschlichen Sexualität, die im Gegensatz zur traditionellen Sexualmedizin nicht mehr die klassische Frage der Krankheitsforschung stellt: „Was macht den Kranken krank?", sondern stattdessen fragt: „Was hält den Gesunden gesund?"

In der Lösung dieses Problems sieht die DGSS eine der Hauptaufgaben einer sozialwissenschaftlich orientierten Sexualforschung. Denn keine andere Gesundheitsstörung belastet die Gesellschaft mit so enormen Summen wie die gesellschaftlich bedingten Schädigungen des Geschlechtslebens. Dies gilt besonders auch für die sexuellen Schäden im frühen Kindesalter, aus denen sich nicht nur die hohen Kosten der psychiatrischen und sexualmedizinischen Betreuung eines wachsenden Prozentsatzes unserer Mitbürger ergeben, sondern auf die wir auch einen großen Teil scheinbar nichtsexueller Straftaten mit ihrem Teufelskreis von Polizeiermittlungen, Gerichtsverfahren, Gefängniskosten und – allzu häufig – Rückfälligkeit zurückführen müssen.

Von der Sexualität des gesunden Menschen wissen wir immer noch sehr wenig, weil die Gesundheitsforschung bis vor kurzer Zeit noch nicht in die Praxis der Sexualforschung eingedrungen war. Aber erst wenn wir wissen, wie wir die Sexualität des gesunden

Menschen fördern können, wird es uns gelingen, die gegenwärtigen Sexualschäden einzudämmen. Kaum irgendwo sonst können heute durch wissenschaftliche Forschungen mit so geringen Kosten so große Ersparnisse an zukünftigen Sozialkosten erwirtschaftet werden wie auf dem Gebiet der sozialwissenschaftlichen Sexualforschung. Wissenschaftliche Aufgaben stimmen hier mit sozialen und humanitären Verpflichtungen sowie mit gesellschaftspolitischen und ökonomischen Interessen überein.

In verschiedenen Einrichtungen, in denen Mitglieder der DGSS tätig sind, werden diese Gedanken bereits in die Praxis umgesetzt. Dies gilt in besonderem Maße für das von der DGSS unterhaltene und seit 1978 arbeitende *Institut für Lebens- und Sexualberatung* („DGSS-Institut") in Düsseldorf. Es ist als zentrale Informations- und Beratungsstelle täglich auch außerhalb der üblichen Dienstzeiten erreichbar und hat bereits Tausenden von Menschen, jungen wie alten, bundesweit Auskunft, Rat und Hilfe für den gesamten Bereich des sexuellen Erlebens geben können. – Ein besonderer Schwerpunkt der dort geleisteten Arbeit ist die psychosoziale Beratung homosexuell liebender Männer und Frauen, die noch immer starken Vorurteilen und, reaktiv, Identitätsproblemen ausgesetzt sind, weil ungeachtet der eindeutigen sexologischen Erkenntnisse eine homoemotionale Sexualstruktur nach wie vor häufig als defizitär oder gar „krankhaft" angesehen wird. Ziel jeder Beratung oder Therapie, die nach den am Institut auf der Grundlage amerikanischer Erfahrungen entwickelten und in kontrollierter Praxis erweiterten besonderen Beratungsgrundsätzen und -verfahren des „Gay Counseling" geleistet wird, ist eine Hilfe zur Selbsthilfe, die Stärkung von Selbstachtung, Selbstsicherheit und Autonomie sowie die Förderung der Liebes- und Partnerschaftsfähigkeit der Klienten. Die Mitarbeiter kommen aus den Ausbildungsfeldern Psychologie (Entwicklungs-, Erziehungs- und Sozialpsychologie), Soziologie, Medizin und Recht; sie sind durchweg Mitglieder der DGSS und stehen in einem laufenden theorie- und praxisbezogenen Erfahrungsaustausch, für den ein besonderes Supervisionskonzept entwickelt wurde. Durchgeführt werden vor allem Einzel- und Paarberatungen sowie spezielle Gruppen für Selbsterfahrung, Verhaltenstraining, Rollenspiele u. a. – Initiator und verantwortlicher Leiter ist *R. Gindorf.*

Die DGSS ist in erster Linie eine Fachgesellschaft. Aber sie bietet auch interessierten Nichtwissenschaftlern die Möglichkeit einer Fördermitgliedschaft mit allen Rechten außer dem Stimm- und Wahlrecht. Von dieser Möglichkeit machen zunehmend Männer und Frauen Gebrauch, die die Arbeit der Gesellschaft unterstützen und Zugang zu Informationen aus dem Gesamtbereich sozialwissenschaftlicher Sexualforschung haben möchten.

Dieser Abschnitt wäre nicht vollständig ohne Erwähnung der beiden anderen zur Zeit bestehenden sexualwissenschaftlichen Gesellschaften in der Bundesrepublik. 1972, zum Zeitpunkt der Gründung unserer Fachgesellschaft für sozialwissenschaftliche Sexualforschung, gab es bereits die 1950 gegründete *Deutsche Gesellschaft für Sexualforschung (DGfS).* Sie war – und ist dies bis heute – so strukturiert bzw. in ihren Vorständen und Exponenten so geprägt, daß eine Reihe von Sexologen im Rahmen dieser Gesellschaft keine hinreichend befriedigenden Möglichkeiten zur Verfolgung ihrer Interessen gesehen haben. Dies führte auch innerhalb der DGfS zu Konflikten und, im Jahre 1980, zur Gründung der *Gesellschaft für praktische Sexualmedizin (GPS).* – Ungeachtet der deutlich unterschiedlichen Schwerpunkte bestehen zwischen allen drei Gesellschaften (allerdings unterschiedlich enge) persönliche oder offizielle Kontakte und Mehrfach-Mitgliedschaften. In der Vergangenheit kam es gelegentlich zu gemeinsamen Aktionen (s. Anhang). Auf dem letzten DGSS-Kongreß sprachen Mitglieder aller drei deutschen Fachgesellschaften sowie der *Österreichischen Gesellschaft für Sexualforschung (ÖGS)*, mit der eine besonders enge und freundschaftliche Zusammenarbeit besteht.

Heute, im 14. Jahr unserer Tätigkeit, läßt sich unzweifelhaft feststellen, daß sich die Institutionalisierung des Forschungsansatzes „sozialwissenschaftliche Sexualforschung" als fruchtbar erwiesen hat. Aber angesichts des Vielen, das noch zu fragen, zu forschen und zu tun bleibt, relativiert sich die Bedeutung des Erreichten.

3. Zur „Reihe Sozialwissenschaftliche Sexualforschung"

Schon vor einigen Jahren hatte die Gesellschaft beschlossen, die bislang bei verschiedenen Verlagen verstreut publizierten Arbeiten sowohl der einzelnen Mitglieder als auch der Institution zu sammeln und, mit einem geeigneten Haus als zuverlässigem und seriösem Partner, eine sexualwissenschaftliche Buchreihe zu begründen. Im Jahre 1979 erschien der erste Band der „Beiträge zur sozialwissenschaftlichen Sexualforschung" im kleinen, vor allem pädagogisch engagierten päd. extra buchverlag, Bensheim (heute wieder Frankfurt). Herausgeber waren *R. Gindorf, H. Kentler* und *K. Pacharzina.* Zu weiteren Bänden kam es aufgrund der skizzierten Entwicklungen in der internen Diskussionsphase der Gesellschaft indessen nicht.

Für die Weiterführung unserer Reihe fanden wir dann im Verlag Walter de Gruyter, Berlin und New York, einen aufgeschlossenen, kompetenten, engagierten und starken Partner. *R. Gindorf* von der alten Herausgebergruppe und sein neuer Vorstandskollege *E. J. Haeberle* fungieren nun als neue Herausgeber der DGSS-„Reihe Sozialwissenschaftliche Sexualforschung". Damit soll die gute und erfolgreiche Zusammenarbeit mit dem Verlagshaus de Gruyter fortgesetzt werden, die mit dem Erscheinen der deutschsprachigen Ausgaben der Bücher E. J. Haeberles begann [7].

In dieser Reihe befassen sich die Herausgeber und ihre Autoren-Kollegen mit der Sexualität des Menschen unter sozialwissenschaftlichen Aspekten. Nach der *Biogenese* der menschlichen Sexualität soll ihre *Soziogenese* gezielt Gegenstand wissenschaftlicher Forschung und gesellschaftlicher Vermittlung sein. In Übereinstimmung mit den Grundzielen der Deutschen Gesellschaft für sozialwissenschaftliche Sexualforschung soll in den Beiträgen dieser Reihe der Versuch vorangetrieben werden, über die Integrierung von Forschungsergebnissen aus Biologie, Physiologie und Medizin mit solchen aus Soziologie, Psychologie und Ethnologie zu einer umfassenden Theorie und Praxis der menschlichen Sexualität zu gelangen, unter Berücksichtigung sozialpsychologischer, pädagogischer, juristischer und historischer Fragestellungen. Dabei soll im Rahmen eines solchen sozialwissenschaftlichen Paradigmas, über die biologischen Grundparameter hinaus, die Sexualität des Menschen als ein hochkomplexes Produkt vielfältiger kultureller, sozialer, psychischer und biologischer Variablen und Prozesse sichtbar werden. „Die Sexualität" als analytische Kategorie wird dabei aufgelöst in konkrete Sexualitäten [8].

4. Zu diesem Band

Der letzte Kongreß der Deutschen Gesellschaft für sozialwissenschaftliche Sexualforschung, der vom 15. bis zum 17. Juni 1984 an der Universität Düsseldorf im Sozialwissenschaftlichen Institut (Gastgeber: *Richard Münch*) stattfand, war unter das Leitthema gestellt worden: „*Die Sexualität des Menschen: ein sozialer Tatbestand?*"

Mit dieser Formel hatten die Kongreßplaner bewußt einen klassischen Begriff aus der soziologischen Theoriegeschichte gewählt und ihn mit einem Fragezeichen versehen; gestellt war die Frage nach den sozialen Dimensionen des Sexuellen. Dazu referierten und diskutierten siebzig Fachleute verschiedener Disziplinen und Ausrichtungen Ergebnisse und Fragen theoretischer wie empirischer Forschungen: Soziologen, (Sozial-) Psychologen, (Sozial- und Kultur-)Anthropologen bzw. Ethnologen, Sozialpädagogen, Ethno- und Psychoanalytiker, Erziehungs-, Geschichts-, Rechts-, Politik- und Kommunikationswissenschaftler sowie – last not least – Mediziner einschließlich Gynäkologen, Psychiatern und Forensikern. Die Mehrzahl von ihnen arbeitet in der Bundesrepublik Deutschland; einige kamen aus Österreich, den Niederlanden und den Vereinigten Staaten. Nach ihren Herkunftsdisziplinen waren die Teilnehmer:

Soziologen:	25%
Pädagogen (einschl. Sozialpädagogen und Sozialarbeiter):	25%
Psychologen:	19%
Mediziner:	19%
Juristen:	7%
Andere (Berater und Therapeuten, Ethnologen, Historiker, Theologen, Publizisten, Ingenieure):	23%

Die Summe von 118% ergibt sich aufgrund von Fachkombinationen, z. B. Soziologe und Jurist. 29% der Teilnehmer waren Frauen.

Der jüngste Teilnehmer (er referierte Ergebnisse seiner medizinhistorischen Dissertation) war 23, der älteste 75 Jahre alt (er berichtete über seine empirischen Vorurteilsforschungen). Doktorand und Emeritus waren wie alle anderen gekommen, um voneinander zu lernen.

Der vorliegende Band entstand aus den Referaten dieser 7. Fachtagung zur sozialwissenschaftlichen Sexualforschung. Er ist allerdings mehr als eine bloße Sammlung der „proceedings", mehr als eine Wiedergabe der gehaltenen Vorträge und Verhandlungen. Die hier vorgelegten Fassungen sind vielmehr wesentlich erweiterte, überarbeitete, die Diskussionen der Tagung berücksichtigende Auseinandersetzungen mit den jeweiligen Fragestellungen. Es sind durchweg Originalbeiträge, die hier erstmals veröffentlicht werden.

Gemäß den thematischen Schwerpunkten des Tagungsprogramms gliedern sich die Beiträge dieses Bandes in vier Abschnitte:

I. Sexualität in wissenschaftshistorischer Perspektive

II. Sexualität, Tradition und Soziale Ordnung

III. Sexualität, Identität und Soziale Rolle

IV. Sexualität, Stigma und Soziale Kontrolle

Teil I: Sexualität in wissenschaftshistorischer Perspektive

Daß sich die Erforschung der menschlichen Sexualität unter kultur- und sozialwissenschaftlichen Aspekten auf eine für manche vielleicht überraschend alte Tradition berufen kann, wird in den drei Beiträgen des ersten Teils deutlich.

Rolf Gindorf („Sexualität als sozialer Tatbestand: Emile Durkheims Spuren in der Sexualwissenschaft heute") gibt zu Beginn eine programmatische Einführung zum zentralen Thema des Kongresses, indem er das klassische, noch aus dem 19. Jahrhundert stammende soziologische Konzept vom „sozialen Tatbestand" vorstellt. Das moderne Verständnis von Sexualität hat sich nicht zuletzt durch empirische Sexualforschung entscheidend gewandelt. Für diesen Wandel lieferte der französische Soziologe *Emile Durkheim* (1858–1917) wesentliche methodologische Bausteine, auch wenn sich sein Werk mit sexuellen Fragen nur am Rande befaßte. Aber seine vor nunmehr 91 Jahren zuerst veröffentlichten „Regeln der soziologischen Methode" enthielten bereits wichtige Elemente einer späteren sozialwissenschaftlichen Sexualforschung. Dies gilt vor allem für seine Lehre vom sozialen Tatbestand und die damit vorgetragene Kritik an teleologischen Strukturen im wissenschaftlichen Denken. Als 50 Jahre später *Alfred C. Kinsey* und Mitarbeiter die Ergebnisse ihrer bahnbrechenden empirischen Untersuchung zur Sozio-Sexualität vorlegten, wurden zentrale methodische und wissenschaftslogische Forderungen Durkheims erfüllt. Gindorf spannt einen großen Bogen von Ockham über Bacon, Durkheim und Kinsey bis zu den Kategorien einer künftigen integrierenden Sexualtheorie, die in Termini der soziologischen System- und Handlungstheorie von Parsons und Münch knapp skizziert wird.

Erwin J. Haeberle („Sexualwissenschaft als Kulturwissenschaft: Zur Diskussion vor 1933") zeigt die frühen kulturwissenschaftlichen Wurzeln der sich entwickelnden „Sexualwissenschaft" auf. Schon im 18. Jahrhundert erkannte *Wilhelm v. Humboldt* in der menschlichen Sexualität eine historische Perspektive dort, wo zuvor nur eine Naturkonstante erblickt worden war, und im Sexualverhalten klassifizierte er in einem für die damalige Zeit revolutionären Schema vier objektive Kategorien der Sexualität: mit dem anderen Geschlecht, mit dem eigenen Geschlecht, mit sich selbst und mit Tieren. Anhand belegter Beispiele bei so unterschiedlichen Forschern wie Adolf Bastian, Friedrich S. Krauss, Iwan Bloch, Magnus Hirschfeld, Albert Moll, Albert Eulenburg, Max Marcuse, Eugen Steinach, Sigmund Freud, Julius Wolf, Havelock Ellis, Max Weber, Michel Foucault, Hans Kunz und Arthur Kronfeld macht Haeberle die verschiedenen Traditionsstränge der Sexualforschung sichtbar: den kulturwissenschaftlichen wie den naturwissenschaftlichen. Es wird deutlich, daß Sexualität nur historisch-politisch völlig zu verstehen ist, und daß zugleich aus dieser Erkenntnis ihrer historischen Vermittlung ihre fundamentale Gestaltbarkeit erwächst. Die historisch unvermeidliche Auflösung der traditionellen sexuellen Normen ist der eigentliche Grund für die Unbestimmbarkeit der Sexualität als Forschungsgebiet: „Sexualwissenschaft" als vorläufige Antwort der Moderne auf eine selbstgestellte paradoxe Frage – die nach einer objektiven, nicht-ideologischen Begründung sexueller Normen und Werte. Für die Sexologen bleibt vor allem eine kultur- bzw. sozialwissenschaftliche Aufgabe: die der Ideologiekritik.

Bernhard Egger („Ein neues Verhältnis: Sexualwissenschaft und Sozialwissenschaften bei Iwan Bloch“) stellt den Schöpfer des Begriffs „Sexualwissenschaft“, *Iwan Bloch* (1872–1922), vor, der als Dermatologe, Medizinhistoriker und Sexualforscher arbeitete. Neben seiner Auseinandersetzung mit sexualwissenschaftlichen Einzelproblemen erarbeitete Bloch ein grundlegendes Konzept der Aufgaben und Ziele der Sexualwissenschaft und trug wesentlich zu deren Institutionalisierung bei. Vor dem Hintergrund von Blochs generellem Verständnis dieser „Sexualwissenschaft“ stellt Egger die Bedeutung dar, die Bloch sozialwissenschaftlichen Konzepten und Forschungsansätzen bei der Untersuchung des Sexuellen beimaß. Dabei bilden seine philosophische Auffassung der Liebe, seine Ablehnung des Entartungsbegriffs Krafft-Ebings bei der Erklärung sexueller Perversionen sowie seine Auseinandersetzung mit und seine Einbettung in zeitgenössische medizinische Auffassungen der Sexualität (besonders im Rahmen der sich entwikkelnden Endokrinologie) den konzeptionellen Rahmen der Darstellung. Die Gemeinsamkeiten und Unterschiede der Positionen Blochs und Freuds werden ebenso angesprochen wie die Einflüsse der Philosophen und Soziologen G. W. F. Hegel, H. Spencer und A. Schäffle.

Teil II: Sexualität, Tradition und Soziale Ordnung

Ernest Borneman („Die sogenannte Liebe: Ein historischer Diskurs“) beschäftigt sich nicht mit der sozialen Dimension der Sexualität, sondern mit einer hoch spezialisierten und relativ jungen Variante des menschlichen Paarungswunsches: der „Liebe“. Den Unterschied zwischen beiden Phänomenen sieht er darin, daß die Sexualität ein Attribut aller sich geschlechtlich fortpflanzenden Gattungen, die Liebe hingegen ein westliches Konzept ist, dessen Entfaltung nur im Rahmen der kulturellen Institutionen Monogamie und Kleinfamilie möglich war. Dabei geht die Vorgeschichte der Liebe jedoch weder auf die Einehe noch auf die Familie zurück, sondern auf *Sappho, Sokrates* und *Platon*: Der Durchbruch vom Geschlechtsverkehr als Funktion der Fortpflanzung zur „Liebe“ als einem von der Fortpflanzung losgelösten Phänomen konnte sich, so führt Borneman aus, nur unter Homoerotikern entwickeln, in deren Geschlechtsleben die Fortpflanzung keine Rolle spielte. – Das heutige Konzept der westlichen „Liebe“ bildete sich in zwei großen historischen Schüben heraus, die zugleich Bestätigungen der Ehe und Rebellion gegen sie waren: als masochistischer Liebesdienst bei den Troubadours de Languedoc und als Idealisierung schicksalhafter, todgeweihter Leidenschaft bei den Romantikern und Symbolisten. Seit Beginn des bürgerlichen Zeitalters hat „Liebe“ sich aus einem sozial normierten Vorgang in ein Instrument der sozialen Normierung verwandelt. Heute operiert sie sowohl durch Überwachung als auch durch Verinnerlichung, durch externe wie interne Kontrolle. Bewußtes und provokatorisches Abweichen von den Normen der okzidentalen „Liebe“ relativiert nicht nur das sexuelle, sondern darüber hinaus auch das soziale Gefüge der bürgerlichen Ordnung und ist dadurch eine stetig wachsende Bedrohung dieser Ordnung, zugleich aber auch potentielle Quelle sozialen Wandels.

Gunter Runkel („Sexualität als soziales Problem: Systemtheoretische Reflexionen über die Lust an der Grenzüberschreitung“) beschreibt den sexuellen Genuß als eingebettet in ein System von Tabus und Ritualisierungen. In vordergründiger Sicht erscheinen diese als Instrumente der Herrschenden mit dem Ziel der Ermöglichung und Stabilisierung von Herrschaft. Runkel stellt die Frage, ob Tabu und Ritual nicht vielmehr eine generelle Bedeutung in jeder Gesellschaft zukommt, und zwar sowohl für die Identitätsstiftung des Individuums als auch für die Stabilisierung sozialer Systeme im Sinne der „pattern maintenance", der latenten Strukturerhaltung im Parsons'schen AGIL-Schema. Dabei berührt er das Problem teleologischer versus normalitätsproblematisierender Theorie und behandelt die Begriffe Evolution, Kontingenz, Selbstreferenz und Indifferenz in einer modernen Gesellschaft, die sich durch eine zunehmende Differenzierung von gemeinschaftlichen und systemischen Strukturen auszeichnet. Dies führt auch zu verstärkter Homogenisierung und Affektregulierung, zur Einschränkung von Erregungspotentialen, auf die das Individuum mit der Suche nach Erregung und Lust an (zumindest zeitweiser) Grenzüberschreitung zur Sicherung seiner Souveränität reagiert. Mit historischen und ethnologischen Beispielen wird belegt, wie der Mensch die (System-)Grenzen der Ordnung auflöst und sich selbst enthemmt und entgrenzt. Runkel fragt, ob nicht außer friedlicher, aber bisweilen langweiliger Homogenität und Ordnung auch Ausschweifung, Entgrenzung und (sexuelle) Traumzeit menschliche Souveränität und Freiheit gewährleisten.

Ignatz Kerscher („Sexualtabus: Gesellschaftliche Perspektiven in Vergangenheit und Gegenwart") skizziert zunächst umrißhaft einige der klassischen Sexualtabus unserer Gesellschaft, die nur teilweise transkulturelle Bedeutung haben: die Tabus des Inzests, der weiblichen Sexualität allgemein, der Menstruation, der kindlichen Sexualität, der Generationsschranke, der Homosexualität, der Partialtriebe, der Alterssexualität, der Sexualität in Totalen Institutionen, der Sexualität behinderter Menschen und der Masturbation. Er untersucht Ursprung und gesellschaftliche Wurzeln moderner Sexualtabus im Zusammenhang mit dem Prozeß der Zivilisation, der Industrialisierung und dem Einsatz sozialer Machtstrategien. Vom Standpunkt einer emanzipatorischen Sexualwissenschaft übt Kerscher Kritik sowohl an der traditionellen „Fortpflanzungsmoral" als auch der „repressiven Enttabuisierung" der Sexualität, die er als funktionell-entschärft-integrierend begreift. Aber neben der „neuen Medien-Lustbarkeit" sieht er auch Möglichkeiten einer tatsächlichen, einer emanzipatorischen Sexualität, deren Konturen skizziert werden. Angesichts einer auch sexualpolitisch „konservativen Wende" mit deutlichen Bemühungen um eine Rückgewinnung der entrungenen soziokulturellen Hegemonie – Kerscher führt die durch das Geißler-Ministerium veranlaßte Vernichtungsaktion wertvollen Sexualkunde-Materials sowie die von der Wörner-Bürokratie zu verantwortenden Folgen der Diffamierung eines angeblich homosexuellen Generals an – kommt der Autor zu einem pessimistischen Ausblick: die Problematisierung, Tabuisierung und Dämonisierung der Sexualität scheint keineswegs überwunden.

John P. Collins („Männliche Homosexualität in Japan: Tradierte Kultur und westlicher Einfluß") legt Ergebnisse eigener ethnologisch-sexualsoziologischer Feldforschungen vor, die ein ungewohntes Szenarium der empirischen Konkretion von Sexualität, Tradition und sozialer Ordnung enthüllen. Im Westen weithin unbekannt, besitzt Japan seit dem 9. Jahrhundert eine belegte Geschichte und Tradition männlicher Homosexualität. Homosexuelles Verhalten findet sich in jeder sozialen Schicht und bildet einen stabilen, wertneutralen Aspekt zeitgenössischen kulturellen und gesellschaftlichen Lebens in Japan. Problematisierung und Verdrängung aus dem öffentlich sichtbaren Leben brachten erst der Verwestlichungsprozeß und die Konfrontation mit westlichen Moralstandards; dennoch haben japanische Sexualforscher eine Verdoppelung homosexueller Betätigung in diesem Jahrhundert festgestellt: teilweise infolge eben jenes Verwestlichungsprozesses, der Homosexualität negativ bewertete. – Besonders die homosexuelle Subkultur Japans hat sich nach westlichen (speziell amerikanischen) Modellen entwikkelt, stark geprägt jedoch von den Besonderheiten japanischer Kultur und Verhaltensmuster, besonders im Hinblick auf die Auswahl und Interaktion der Sexualpartner. Jüngst erhobene Befunde unterstreichen den speziellen Charakter des homosexuellen Lebens in Japan: spontan, diskret, unproblematisiert und individualistisch. Allerdings: in einer sonst sexuell permissiven Gesellschaft ist Homosexualität *als alternativer Lebensstil* (noch?) nicht allgemein sichtbar, politisch präsent oder öffentlich akzeptabel.

Teil III: Sexualität, Identität und soziale Rolle

Hans Molinski („Das Werden einer Frau: Entwicklungsstufen weiblicher Geschlechtsidentität") befaßt sich zunächst mit der Präzisierung der Begriffe „Geschlechtsidentität" und „Geschlechtsrolle". Letztere ist die Manifestation der ersteren nach außen, während die Geschlechtsidentität als die eigene Erfahrung der Geschlechtsrolle zu begreifen ist: als das Bild, das jemand von sich selbst unter Einschluß seiner Geschlechtlichkeit hat. Diese Geschlechtsidentität ist keineswegs ein feststehendes und eindeutiges äußeres Faktum, welches durch biologische oder soziale Faktoren klar festgelegt ist, sondern vielmehr ein subjektives Bild, welches das Individuum von sich selbst hat. – Die Geschlechtsidentität der Frau durchläuft unterschiedliche Entwicklungsstufen, die nicht einer automatisch ablaufenden oder für alle einheitlichen Sequenz entsprechen; sie entwickelt sich vom Kleinkind- bis zum Greisenalter und nimmt unterschiedliche Formen an. Das Bild der eigenen Weiblichkeit läuft dabei in seinen frühen Formen allerdings durch eine relativ festgelegte Folge von Entwicklungsschritten, bei denen sowohl biologische als auch soziale Faktoren eine Rolle spielen.

Gisela Bleibtreu-Ehrenberg („Transsexualität: Ethnosoziologische und ethnomethodologische Perspektiven einer problematischen Selbstidentifikation") betrachtet ein weitgehend ungeklärtes Phänomen sexueller Identitätsbildung unter einem neuen Blickwinkel: dem der Ethnologie, der Soziologie und speziell der Ethnomethodologie. Transsexualität wurde und wird noch immer häufig mit Homosexualität oder Transvestitismus verwechselt oder auch bewußt gleichgesetzt. Dies, so führt Bleibtreu-Ehrenberg aus, basiert auf der mittlerweile hundert Jahre alten und auf Ulrichs zurückgehenden Auffassung, in allen drei Fällen sei die „Seele" des oder der Betreffenden „in den Körper des entgegengesetzten Geschlechts gesperrt". Für Homosexualität schon seit langem, für den Transvestitismus seit etwa dem letzten Jahrzehnt als unzutreffend erwiesen, wurde diese Ansicht in der Bundesrepublik indessen für die Transsexualität bislang als Schulmeinung aufrecht erhalten: Totale Selbstidentifikation auf sexuellem und sozialem Gebiet gilt als einzig sicheres Indiz für „echte" Transsexualität (und einzig zulässige Indikation für geschlechtskorrigierende Operationen). – Dabei zeigen neuere Untersuchungen wie eigene Beobachtungen jedoch, daß bei Transsexuellen die Präferenz hinsichtlich der Wahl des Sexualpartnergeschlechts einerseits und die soziale Selbstidentifikation mit dem Wunschgeschlecht andererseits nicht übereinstimmen müssen. Transsexualität als Modus sozialen und sexuellen Erlebens in Erfüllung eines (unbewußten) Elternauftrags: dies würde Umdenken und Neuorientierung für Theorie und Praxis bedeuten und insbesondere die Ansicht korrigieren, Transsexualität entstehe grundsätzlich aufgrund nicht zugelassener Homosexualität.

Cornelius J. Straver („Soziale und sexuelle Interaktion bei Jugendlichen: Ein handlungstheoretischer und empirischer Ansatz") kritisiert, daß in der empirischen Sexualforschung die Sexualität zumeist als individuelles Verhalten und weniger als Handeln, als interaktioneller Prozeß gesehen wird. Die herkömmliche Sexualforschung, sofern sie nicht auf Empirie ganz verzichten zu können meint, registriert die Anzahl der Orgasmen und dazu führende Verhaltensweisen, den Zeitpunkt des Beginns bestimmter Verhaltensformen bei den Geschlechtern oder die damit zusammenhängenden Auffassungen und Haltungen, etwa Schuldgefühle oder Widerstände. Wenig untersucht werden Entscheidungen und Entscheidungsprozesse; Studien des Annäherungsverhaltens sind Ausnahmen. Dies ist umso merkwürdiger, als sich das sexuelle Verlangen im allgemeinen im Wunsch nach Kontakt äußert (selbst in der Autoerotik ist das Fantasieren über mögliche Kontakte ein wesentliches Element der Stimulation). Dabei scheint eine Analyse der sexuellen Interaktion zumindest in zweierlei Hinsicht nützlich: Einmal verbessert sie die Möglichkeit einer zielgerichteten Hilfe, wo diese nötig und erwünscht ist; zum anderen werden Entwicklungs- und Sozialisationsprozesse durchsichtiger. Wenn Sexualität aufgefaßt wird als allmählich erworbene bzw. zu erwerbende interaktionelle Kompetenz, läßt sich besser spezifizieren, was genau gelernt werden muß, welche Probleme sich dabei ergeben, und welche Voraussetzungen in der betreffenden Person und ihrem sozialen Umfeld dazu erforderlich sind. – Straver berichtet über seine repräsentative Untersuchung niederländischer Jugendlicher und schildert in interaktionistischer Perspektive den Verlauf des sexuellen Annäherungsprozesses: Formen der Kontaktaufnahme, organisierte Schritte beginnend mit einer Antizipation über Zwischenschritte, bis hin zu Konsens und gemeinsamem Erlebnis. Die Organisation dieses Prozesses ist häufig mit großen Mühen verbunden; zur Realisierung des sexuellen Akts müssen zahlreiche Symbole gekannt und benutzt, Regeln gefunden oder angewandt, Szenarien aus dem Alltags- bzw. common-sense-Bewußtsein ausgewählt und für die Situation passend modifiziert werden. Es zeigt sich, daß in der sexuellen Kommunikation wenig „von selbst" geht, sondern daß Erfolg Kompetenz und Lernerfahrung voraussetzt – auch wenn die Teilnehmer sich dessen wenig bewußt sind.

Teil IV: Sexualität, Stigma und soziale Kontrolle

Alphons Silbermann („Vorurteilsstrukturen gegenüber Juden und Homosexuellen: Eine vergleichende Betrachtung") skizziert zunächst soziale Vorurteile gegenüber Minoritäten, die als „latente Vorurteile" die Gesellschaft durchziehen. Er zeigt sodann die Notwendigkeit auf, ihrer durch die empirische Erforschung ihrer Herkunft – nämlich der Tradierung – habhaft zu werden. Denn latente Judenfeindschaft ist ebenso wie Homosexuellenfeindschaft als Vorurteil ein soziales Übel, dem ein zu bekämpfender Konfliktstoff unterliegt. Seine Folgen sind hier wie da Diskriminierung, Marginalisierung, Anschuldigungen. Dies kann, wie beispielsweise in der Zeit des Nationalsozialismus, bis zu Mord, Totschlag und organisierter Massenvernichtung führen. Silbermann plädiert dafür, daß eine sozialwissenschaftliche Sexualforschung es zu ihren vordringlichen Aufgaben zählen muß, gegen Antihomosexualität durch Forschung und Aufklärung anzugehen. Ein bloßer Rückbezug auf moralische Kategorie ist unzureichend; nötig ist die Vorlage von gesicherten Erkenntnissen zu gesamtgesellschaftlichen Einstellungen. Diese sind als Fakten empirisch zu erarbeiten; die hierzu notwendige sozialwissenschaftliche Methodik wird am Beispiel des sozialen Vorurteils „Antisemitismus" aufgezeigt und durch erstmals in dieser Form publizierte Erhebungen zum Vorurteil „Antihomosexualität" (bzw. Homophobie) in einem Anhang beispielhaft konkretisiert.

Michael Lindner („Homosexuelle in der Institution Bundeswehr: Wehrpsychiatrische, rechtliche und sozialpsychologische Aspekte eines Dilemmas") schildert aus der Perspektive des gelernten Sozialpädagogen und langjährigen Berufsoffiziers gewissermaßen als „teilnehmender Beobachter" zunächst den typischen Ablauf eines Konflikts: Der homosexuell orientierte Soldat kommt auch ohne irgendwelche eigenen Aktivitäten ins Gerede; die Einheit verliert – oft durch Einzelne dazu gebracht – ihre Unbefangenheit und setzt dem „Schwulen" mit Ablehnung und Ausgrenzung zu; dieser wiederum empfindet daraufhin das Zusammenleben mit seinen Kameraden als nicht mehr zumut- und aushaltbar; es kommt zur Krise. Die Variablen der sich ergebenden Konflikte sind schwer vorausbestimmbar, beeinträchtigen aber tatsächlich häufig (allerdings keineswegs zwangsläufig) die Funktionsfähigkeit des Systems Bundeswehr. Verantwortlich für solche krisenhaften Entwicklungen sind indessen nicht die auf insgesamt 65 000 geschätzten überwiegend bis ausschließlich homosexuell orientierten Soldaten der Bundeswehr, sondern die latenten und offenen Vorurteilsstrukturen des Systems. Das Bundesministerium der Verteidigung ignoriert in seinen Richtlinien und Beförderungsvorschriften den aktuellen Stand der Forschung; die Wehrmediziner – Psychiater wie gewöhnliche Truppen- und Musterungsärzte – sind häufig uninformiert; die Einheitsführer in der Regel alleingelassen und hilflos. In der Truppenpraxis finden sich nur ganz selten Ansätze einer nichtdiskriminierenden Behandlung homosexuell orientierter Soldaten. Häufig wird auch das Disziplinarrecht zur Durchsetzung der Moralvorstellungen des Dienstherrn mißbraucht. Ein vorgestelltes neueres wehrpsychiatrisches Gutachten ist dabei allerdings ein erfreulicher Lichtblick und läßt eine volle Integration der homosexuell empfindenden Soldaten als möglich und nötig erscheinen. Lindner stellt fest, daß weder Verfassung noch Soldatengesetz zwischen heterosexuell und homosexuell orientierten Soldaten unterscheiden. Der Dienstherr wird aufgefordert, durch aktives Handeln Menschenrechte und Menschenwürde auch der homosexuell empfindenden Wehrbürger sicherzustellen, wenn er sie schon bewußt und gewollt einzieht.

Beschäftigen sich die ersten beiden Beiträge dieses Abschnitts über Stigmatisierung und soziale Kontrolle mit abstrakter wie konkreter Gewalt gegen Männer, so widmen sich die letzten beiden der psychischen wie physischen Gewalt gegen Frauen: der Vergewaltigung.

Kurt Weis („Vergewaltigung: Dimensionen der sozialen Bedeutung") zitiert zunächst die bundesdeutsche Kriminalstatistik, die Vergewaltigung mit jährlich konstant etwa 7000 vollendeten und versuchten angezeigten Fällen ausweist. Das unbekannte Dunkelfeld wird gewöhnlich auf das Fünffache des Anzeigenumfangs geschätzt. Entgegen weitverbreiteten Vorstellungen ist das Delikt Vergewaltigung keineswegs auf Überfälle sexualpathologischer fremder Männer beschränkt, sondern wird in allen Schichten,

Gegenden, Bekanntschafts- und Verwandtschaftsbeziehungen begangen. Gestützt auf eine kritische Durchsicht der kriminologischen Fachliteratur, auf die Auswertung verschiedener Untersuchungen und auf eigene empirische Erhebungen beschreibt Weis unterschiedliche Perspektiven und Bedeutungen von Vergewaltigung: (a) für die betroffene Frau: entmenschlichende Verobjektivierung zum sexuellen Gebrauchsgegenstand mit manchmal (lebens-)langen psychischen Folgen; (b) für den beteiligten Mann: momentane Mißachtung eines möglicherweise mißverständlich geäußerten Willens der Frau bei einem als sexuell – und daher grundsätzlich reizvoll! – empfundenen Vorgang; (c) für das Strafgesetz: Verletzung des geschlechtlichen Selbstbestimmungsrechts der mit dem Täter nicht verheirateten Frau; (d) für die Gesellschaft: ein Tabuthema, über das zumindest Frauen nicht sprechen dürfen; ein Verbrechen oder Mißgeschick, an dem die betreffende Frau wohl nicht schuldlos ist; etwas, vor dem Frauen dadurch zu schützen sind, daß sie an bestimmten Orten oder zu bestimmten Zeiten eben nicht allein und ohne männliche Begleitung sein dürfen. – Damit führt die Angst vor Vergewaltigung zur Einschränkung der weiblichen Bewegungsfreiheit und dient der sozialen Kontrolle der Frau. Aus Gründen einer anderen, geschlechtsrollenspezifischen Sozialisation wie auch der Physiologie sind für Männer in der Regel soziale Aussage, symbolische Bedeutung und psychische Folgen einer Vergewaltigung der Frau kaum nachvollziehbar (obwohl vergewaltigte Männer über ganz ähnliche Verarbeitungsprobleme berichten). Die soziale Behandlung der Vergewaltigung erscheint auch als ein Maßstab der Männerherrschaft und Frauenemanzipation in einer Gesellschaft.

Wolfgang Kröhn („Vergewaltigung: Versuch einer Entmythologisierung“) stellt fest, daß sich die öffentliche Diskussion über Gewalt gegen Frauen gleichermaßen durch das Hantieren mit einem scheinbar unstreitig feststehenden Erfahrungsschatz und das nahezu völlige Fehlen tatsächlicher empirischer Erkenntnisse auszeichnet. Anhand eigener Forschungen versucht sein hier vorgestellter Ansatz, den unüberprüften Mythen und häufig ideologisierten Glaubenssätzen (auch von feministischer Seite) aus der Empirie gewonnene Ergebnisse gegenüberzustellen. Dabei wird die gesamte Strecke von der Anzeige einer Vergewaltigung bei der Polizei bis zum eventuellen Gerichtsverfahren begleitet. Das Ergebnis: Realität und Mythos stimmen in den wenigsten Fällen überein, so daß eine neue Sichtweise unbedingt erforderlich ist, um den Opfern besser gerecht werden zu können. Auffällig ist, daß nicht nur frauenfeindliche Urängste und archaische Machtstrukturen in den tradierten Mythen zum Ausdruck kommen, sondern daß auch die reaktiv entstandene Frauenbewegung unserer Tage Gefahr läuft, aus illusionärer und emotionaler Verblendung sich in einem Gestrüpp neugeschaffener Mythen zu verfangen. Jedenfalls sind konkrete Veränderungen in der sozialen wie juristischen Handhabung einer Vergewaltigung angezeigt.

Den Beiträgen der vierzehn Autoren schließt sich ein dokumentarischer Anhang mit öffentlichen Stellungnahmen der Deutschen Gesellschaft für sozialwissenschaftliche Sexualforschung zu einigen der in diesem Band behandelten Themen an. Es folgen Angaben zu den Autoren sowie ein Register.

Besonderer Dank gebührt unserem Vorstandskollegen Hans Georg Zier für seine umsichtige, sympathische und stets souveräne Diskussionsleitung während der gesamten Tagung sowie für seine Hilfe beim Lesen der Korrekturen, bei dem er von Christine Steiniger unterstützt wurde; ferner Richard Münch vom Sozialwissenschaftlichen Institut der Universität Düsseldorf für seine Hilfsbereitschaft und Unterstützung als Gastgeber der Tagung; unserem Geschäftsführer Wolfgang Christiaens für seine gute organisatorische Betreuung der Tagung; unserer Sekretärin Ingeborg Thomas für ihre freundlich-kompetente Hilfe beim Entstehen dieses Buches; den Teilnehmern der Tagung und nicht zuletzt allen Mitgliedern der Deutschen Gesellschaft für sozialwissenschaftliche Sexualforschung, die das Zustandekommen dieses Bandes ermöglicht haben.

Zum Schluß ein Wort der Warnung: Sexualwissenschaftler – genauer: Personen, die sich wissenschaftlich mit dem befassen, was wir seit einiger Zeit die Sexualität des Menschen nennen – gehören zur Zeit keiner festgefügten eigenen Disziplin an, haben kein einheitliches Wissenskorpus, verfügen nicht einmal durchweg über einen festgelegten gemeinsamen Minimalkonsens. Wenn diese Feststellung auch für die Autoren des vorliegenden Bandes nicht in dem oben beschriebenen Ausmaße gelten mag – sie fühlen sich durchweg einer sozialwissenschaftlichen Sexualforschung verbunden, wenn auch mit unterschiedlicher Akzentsetzung –, so möge der Leser doch kein Werk aus einem Guß, keine glatte, in sich geschlossene und widerspruchsfreie Gesamtdarstellung, am allerwenigsten ein Lehrbuch „der Sexualwissenschaft" erwarten. Was ihm stattdessen vorgelegt wird, ist jedoch interessant genug: Es sind, teils sehr spezielle, Berichte, Analysen und Fragen zum gegenwärtigen, fragmentarischen Stand der sexologischen Kunst, die sich anschickt, eine Wissenschaft eigener Art zu werden.

Düsseldorf, im November 1984

Rolf Gindorf
Erwin J. Haeberle

Anmerkungen

[1] Vgl. Anmerkung 48 zum Beitrag von *R. Gindorf* in diesem Band, dort insbesondere *K. Pacharzina*, a.a.O., S. 13 ff.

[2] Vgl. die Beiträge von *E. J. Haeberle* und *B. Egger* in diesem Band.

[3] *Ford, C. S., Beach, F. A.:* Formen der Sexualität. Das Sexualverhalten bei Mensch und Tier. Aus dem Amerikanischen von *W. Schoene*. Reinbek 1969, S. 8 (zuerst New York 1951).

[4] Vgl. die entsprechende Definition von *W. Bernsdorf*, der damit vor 16 Jahren der „Sexualsoziologie" zu soziologischen Wörterbuch-Ehren verhalf: *Bernsdorf, W.* (Hrsg.): Wörterbuch der Soziologie. Stuttgart 1969^2, S. 921–927.

[5] Dazu ausführlich *Ford, C. S., Beach, F. A.*, a.a.O.

[6] In Vorbereitung am Institut für Geschichte der Medizin (Direktor: *H. Schadewaldt*; Doktorand: *B. Egger*), Universität Düsseldorf.

[7] *Haeberle, E. J.:* Die Sexualität des Menschen. Handbuch und Atlas. Berlin/New York 1983; *Ders.:* Anfänge der Sexualwissenschaft. Historische Dokumente. Berlin/New York 1983.

[8] Zu „Sexualitäten" generell vgl. die Ausführungen in: *Bell, A. P., Weinberg, M. S.:* Der Kinsey-Institut-Report über weibliche und männliche Homosexualität. Aus dem Amerikanischen von *D. Menne*. München 1978, S. 23 (zuerst 1978 als: Homosexualities: A Study of Diversity Among Men and Women). – Innerhalb der deutschsprachigen Sexualsoziologie hat jüngst *R. Lautmann* diese Plural-Verwendung für den Untertitel seines letzten Buches aufgegriffen (Der Zwang zur Tugend. Die gesellschaftliche Kontrolle der Sexualitäten. Frankfurt am Main 1984.)

Teil I:
Sexualität in wissenschaftshistorischer Perspektive

Sexualität als sozialer Tatbestand: Emile Durkheims Spuren in der Sexualwissenschaft heute

Rolf Gindorf

Fachliche Kompetenz in Sachen Sexualität wurde und wird von mancherlei Professionen reklamiert: von Biologen und Medizinern, Psychologen und Soziologen, Juristen und Theologen. Systematische Sexualforschung nach Methoden der modernen Wissenschaft ist noch recht jungen Datums. Geleistet wird sie von Vertretern unterschiedlicher Disziplinen, auf unterschiedliche Weise, mit unterschiedlichen Erkenntnisinteressen, mit unterschiedlichen Fragestellungen und mit unterschiedlichen theoretischen Bezugsrahmen. Der mächtige Strom der menschlichen Sexualität – bei der subhumanen Spezies tun wir uns da wesentlich leichter – hat offenbar so viele theoretische wie empirische Quellflüsse, speist sich aus so vielen Interessen, Perspektiven, Affekten, Mythologien und Ideologien, daß es das neuzeitliche Pflänzchen „Sexualwissenschaft" bislang nicht geschafft hat, sich zu einer anerkannten, inhaltlich bestimmten, klar abgegrenzten Fachdisziplin sui generis zu amalgamieren. Kooperation jenseits spezifischer Disziplinen und Wissenschaftsideologien ist selten; viel häufiger ist das Bemühen, den beunruhigenden Blick über den Rand des eigenen Ackers zu vermeiden. Man könnte nachgerade von einer (vor allem deutschen) sexualwissenschaftlichen Tradition sprechen: die Souveränität so manchen Forschers äußert sich bevorzugt darin, die Kollegen mit abweichenden Positionen, Methoden oder Ergebnissen nicht einmal zu ignorieren ...

Probleme wissenschaftlicher und gesellschaftlicher Differenzierung vs. Integration interessieren den Soziologen. Soziologen, zurückhaltend formuliert, haben nicht überall einen guten Ruf. Den Einen sind ihre Argumente zu wenig „wissenschaftlich" oder zu parteilich; andere empfinden ihre Abstraktionen als unnötig oder nicht nachvollziehbar; wieder andere erklären ihre Sprache, das Soziologesische, zur schlichten Glossurgie – zum gedanklich undurchdringlichen Leerlauf der Rede. Man muß kein Nestbeschmutzer sein, um hier die Vermutung auszusprechen, daß manche Soziologen durchaus substantielle Beiträge zu solchen Einschätzungen geliefert haben. Und doch haben Soziologen auch überaus Wichtiges, unsere Erkenntnis Befruchtendes, unser Leben Bereicherndes hervorgebracht.

Solch ein Soziologe war der Franzose Emile Durkheim (1858–1917). Er war Professor für Pädagogik; Soziologie-Lehrstühle gab es noch nicht. Aber ihm gelang es, die neue Wissenschaftsdisziplin „Soziologie" als eigenständigen Bereich zu etablieren und sie zu einer streng empirischen Fachdisziplin zu erheben, getrennt sowohl von der (Sozial- und Geschichts-)Philosophie als auch von der (Individual-)Psychologie. Entgegen dem damals populären Sozialdarwinismus lehnte Durkheim ausdrücklich biologisch und rassisch begründete Erklärungen sozialen Verhaltens ab. Sein Kernsatz war, Soziales sei nur durch Soziales zu erklären. Neben Max Weber ist Emile Durkheim sicher eine der beiden „herausragenden Persönlichkeiten für die Entwicklung der allgemeinen soziologischen Theorie sowie die Etablierung der modernen Soziologie als selbständiger wissenschaftlicher Disziplin"[1]. Sein Werk über *„Die Regeln der soziologischen Methode"*, 1894 zuerst in der „Revue philosophique", ein Jahr später als Buch veröffentlicht [2], ist „noch immer das wesentlichste methodologische Werk der modernen Soziologie" [3]. Man muß René König zustimmen, „daß in diesem Buche Durkheims eine ähnlich wichtige Schöpfung für die Soziologie vorliegt wie in Descartes' *„Discours de la méthode"* von 1637 für die allgemeine Philosophie ..." [4].

Sicher nahm die spezifische Beschäftigung mit der menschlichen Sexualität eher einen untergeordneten Platz in Durkheims Gesamtwerk ein. Er thematisierte sie verschiedentlich, etwa in seinem Werk über den Selbstmord (1897) [5] und im Zusammenhang mit Einzelbeiträgen über das Inzest-Tabu (1898) [6], über die Organisation der Ehe bei den australischen Ureinwohnern (1905) [7], über die einvernehmliche Scheidung (1906) [8], über Sexualerziehung (1910/11) [9] und über die sogenannte „Gattenfamilie" (posthum 1921) [10]. Aber es ist klar erkennbar, daß Durkheim „Aspekte der Sexualität und der sexuellen Kontrolle als Grundzüge sozialer Organisation ansah"[11]. Doch wichtiger als Durkheims spezifische Äußerungen zur Sexualität und ihrer Organisation erscheinen seine grundlegenden methodischen und wissenschaftslogischen Regeln, die er vor genau 90 Jahren der wissenschaftlichen Öffentlichkeit vorstellte.

Aus diesen „Regeln der soziologischen Methode" möchte ich hier zwei tragende Elemente herausgreifen:
- Durkheims Lehre vom „sozialen Tatbestand" als dem Untersuchungsgegenstand der Soziologie, sowie
- Durkheims Kritik an teleologischen Denkstrukturen im Prozeß wissenschaftlicher Erkenntnisgewinnung.

Um Mißverständnissen vorzubeugen: damit soll selbstverständlich keine auch nur annähernd erschöpfende Analyse und Kritik des Durkheimschen Wissenschaftsverständnisses oder der generellen Bedeutung und Schwächen seiner Konzeptionen angestrebt werden. Aber ich möchte die Frage zu beantworten versuchen, ob diese beiden Eckpfeiler in Durkheims Theorie – die Lehre vom „sozialen Tatbestand" und die Teleologie-Kritik – heute noch Relevanz haben für die Analyse der menschlichen Sexualität, ja ob sie nicht vielleicht sogar heuristisch wurden für die gesamte moderne sozialwissenschaftliche, insbesondere sexualsoziologische Forschung, auch wenn deren Akteure Durkheims „Regeln" nicht jeweils explizit im Sinne gehabt haben mögen. Ein Vergleich mit der frühen Ideengeschichte der deutschen Sexualforschung, wie sie Erwin J. Haeberle und Bernhard Egger in den folgenden Beiträgen liefern, ergibt interessante Aufschlüsse.

Die Lehre vom sozialen Tatbestand

Durkheim definierte sein Konstrukt vom sozialen Tatbestand [12], vom fait social, wie folgt:

> „Ein sozialer Tatbestand ist jede mehr oder minder festgelegte Art des Handelns, die die Fähigkeit besitzt, auf den Einzelnen einen äußeren Zwang auszuüben; oder auch, die im Bereiche einer

gegebenen Gesellschaft allgemein auftritt, wobei sie ein von ihren individuellen Äußerungen unabhängiges Eigenleben besitzt." [13]

Damit wollte Durkheim zugleich den eigenen, legitimen Gegenstandsbereich der neuen Humanwissenschaft „Soziologie" abstecken und ihn abgrenzen gegen die Biologie auf der einen und die (Individual-)Psychologie auf der anderen Seite. Diese Humanwissenschaft Soziologie war für Durkheim durchaus eine Naturwissenschaft; die sozialen Tatbestände repräsentieren für ihn nämlich die „fest umgrenzte Gruppe von Erscheinungen, die sich deutlich von all denen unterscheiden, welche die übrigen (!) Naturwissenschaften erforschen" [14].

Die sozialen Tatbestände sind „außerhalb meiner Person und der Sphäre meines Willens im Recht und in der Sitte begründet" [15], und indem sie auch und schon außerhalb des subjektiven Erlebens existieren, sind sie „etwas Objektives" [16]: sie sind nicht vom Individuum geschaffen, sondern wurden ihm im Wege der Erziehung, der Sozialisation bzw. Enkulturation, übertragen. Sie sind gesellschaftlich vermittelt. „Objektiv", d. h. schon außerhalb des bloß subjektiven Fühlens und Denkens existent, sind die sozialen Tatbestände auch deshalb, weil ihre Existenz unabhängig ist von ihrer Übereinstimmung mit den persönlichen Gefühlen des Einzelnen, mit seiner Billigung. Es sind „besondere Arten des Handelns, Denkens, Fühlens", „Typen des Verhaltens und Denkens", „deren wesentliche Eigentümlichkeit darin besteht, daß sie außerhalb des individuellen Bewußtseins existieren" [17].

Dabei haben die sozialen Tatbestände einen „zwingenden Charakter"; sie „drängen sich dem Einzelnen mit gebieterischer Macht auf, er mag wollen oder nicht" [18]. Indessen kann ihr Zwangscharakter aber durchaus verschleiert sein; er wird von demjenigen nicht so empfunden, der sich den sozialen Tatbeständen „willig und gern fügt" [19]. Tut er dies aber nicht, so wird er von vielfältig abgestuften sozialen Sanktionen getroffen: von informellen (wie soziale Distanzierung und Isolierung) bis zu sehr formellen (etwa strafrechtlichen). Damit entfalten soziale Tatbestände eine Tendenz zum Widerstand gegen Versuche, sie zu verletzen, zu verändern oder zu ignorieren. Ein soziales Phänomen, wie Durkheim den sozialen Tatbestand zuweilen auch nannte,

> „ist an der äußerlich verbindlichen Macht zu erkennen, die es über die Einzelnen ausübt oder auszuüben imstande ist; und das Vorhandensein dieser Macht zeigt sich wiederum an entweder durch das Dasein einer bestimmten Sanktion oder durch den Widerstand, den das Phänomen jedem Beginnen des Einzelnen entgegensetzt, das ihn zu verletzen geeignet ist" [20].

Durkheims zentrale Forderung war nun, die sozialen Tatbestände wie Dinge zu betrachten und zu behandeln. – Jede Wissenschaft macht nach Durkheim zunächst eine „ideologische Phase" durch, in der sie Ideen bearbeitet statt Dinge; von den Ideen an die Dinge geht, anstatt von den Dingen zu den Ideen; ideologische Analyse statt Wissenschaft von Realitäten betreibt [21]. „Die Menschen haben die Entstehung der Sozialwissenschaften nicht abgewartet, um sich über Recht, Moral und Familie, Staat und Gesellschaft Gedanken zu machen", sagte Durkheim [22]. Von diesen Vulgärbegriffen oder „praenotiones" wußte schon Francis Bacon [23], der sie bekämpfen und durch Tatbestände ersetzen wollte. Jene Ideen waren es für Bacon wie für Durkheim, die den Weg zur Wissenschaft versperrten: „Es sind die idola, gewissermaßen Phantome, die das wahre Aussehen der Dinge entstellen und die wir dennoch für die Dinge selbst nehmen" [24].

> „Diese Vulgärbegriffe finden sich aber nicht nur in den Grundlagen der Wissenschaft, sondern man begegnet ihnen auch jederzeit im Laufe der wissenschaftlichen Argumentationen. Bei dem gegenwärtigen Stand unserer Kenntnisse können wir nicht mit Bestimmtheit sagen, was Staat, Souveränität, politische Freiheit, Demokratie, Sozialismus, Kommunismus usw. eigentlich sind, und die wissenschaftliche Methode würde dementsprechend verlangen, daß man sich des Gebrauchs aller dieser Begriffe so lange enthalte, als sie nicht wissenschaftlich geklärt sind. Nichtsdestoweniger kommen diese Worte in den Diskussionen der Soziologen ohne Unterlaß vor. Gewöhnlich gebraucht man sie mit einer Sicherheit, als ob sie wohlbekannten und definierten Dingen entsprächen, während sie nur wirre Vorstellungen und ein unbestimmbares Gemisch von dumpfen Empfindungen, Vorurteilen und Leidenschaften in uns hervorrufen. Wir lächeln heutzutage über die sonderbaren Klügeleien, die die Ärzte des Mittelalters unter Zuhilfenahme der Begriffe von warm und kalt, feucht, trocken usw. aufbauten, ohne zu bemerken, daß wir dieselbe Methode immer noch auf eine Gattung von Erscheinungen anwenden, die es am allerwenigsten verträgt, weil sie besonders komplex ist." [25]

Die sozialen Tatbestände dagegen seien Dinge, keine Ideen, und sie

> „müssen wie solche behandelt werden. Um diesen Satz zu beweisen, muß man nicht über ihre Natur philosophieren oder die Analogien besprechen, die sie im Verhältnis zu den Erscheinungen niederer Ordnung aufweisen. Es reicht vollkommen festzustellen, daß sie die einzigen Gegebenheiten sind, welche sich der Soziologie bieten (...) Die Erscheinungen wie Dinge zu behandeln bedeutet also, sie in ihrer Eigenschaft als Data zu behandeln, die den Ausgangspunkt der Wissenschaft darstellen. Was uns gegeben ist, ist nicht (...) diese oder jene Auffassung von der Sittenidee; es ist die Gesamtheit der Regeln, die das Handeln tatsächlich bestimmen. (...) Es ist möglich, daß das soziale Leben nur in der Entwicklung gewisser Ideen besteht. Aber vorausgesetzt, daß dem so sei, so sind doch diese Ideen nicht unmittelbar gegeben. Man kann sie also nicht direkt erreichen, sondern nur durch die phänomenale Wirklichkeit, die sie ausdrückt. Wir wissen nicht a priori, welche Ideen am Ursprung der verschiedenen Strömungen stehen, in die sich das soziale Leben teilt, noch ob es solche gibt. Erst nachdem wir diese Strömungen bis zu ihren Quellen zurückverfolgt haben, werden wir wissen, woher sie stammen." [26]

Daher forderte Durkheim, alle Vorbegriffe systematisch aus der Wissenschaft auszuschalten – ungeachtet entgegenstehender ideologischer oder emotionaler Bedürfnisse oder Gewohnheiten. Durch Gruppierung der Tatsachen nach ihren gemeinsamen äußeren Merkmalen sollte das positive Objekt einer wissenschaftlichen Untersuchung festgestellt werden, da andernfalls Irrtümer unvermeidlich seien. Schließlich sollten die sozialen Tatbestände von der Seite betrachtet werden, wo sie sich von ihren individuellen Manifestationen losgelöst zeigen, damit die äußeren Merkmale möglichst objektiv seien.

Darin zeigte die Lehre vom sozialen Tatbestand ihre anti-idealistische und anti-ideologische Stoßrichtung. Indem sie die sozialen Tatbestände wie Dinge betrachten wollte, wurde zukünftiger Fortschritt in der Soziologie und endlich der Gewinn von Autonomie erwartet.

Als Beispiele für die von ihm so benannte Klasse von sozialen Tatbeständen führte Durkheim u. a. auf:

- Rechtsnormen,
- Moralgebote,
- religiöse Dogmen,
- Sprache und Schrift,
- Währungs- und Finanzsysteme,
- Bürger- und Familienpflichten.

In seinem Beispielkatalog wurden zwar die Sexualität, die sexuellen Normen und das Sexualverhalten nicht ausdrücklich aufgeführt, aber es ist offenkundig, daß auch sie zu den sozialen Tatbeständen zu zählen sind. Nach Durkheim läßt sich Existenz und Wirksamkeit der sozialen Tatbestände „für jeden einzelnen Aspekt des gesellschaftlichen Lebens“ [27] konstatieren. Wenn wir ihre Kennzeichen vor unseren Augen Revue passieren lassen, wird deutlich, daß nach unserem heutigen Verständnis auch die Sexualität des Menschen ein sozialer Tatbestand im Sinne Durkheims ist:

- sie existiert schon außerhalb des individuellen Bewußtseins;
- sie erfaßt den Einzelnen mit gebieterischer Macht, der er sich nicht (vollends) entziehen kann;
- ihre Ausformung, ihre soziale wie individuelle Gestaltung, wird durch Erziehung und Kultur vermittelt;
- demgemäß verläuft ihre konkrete Entwicklung kulturell wie individuell unterschiedlich;
- ihre der jeweiligen sozialen Norm gemäße Entfaltung wird positiv, ihre normwidrige Ausprägung wird negativ sanktioniert. Normverletzer sind von einer breiten Skala gesellschaftlicher Sanktionen bedroht, die vom Naserümpfen bis zur Todesstrafe reichen kann (wie etwa für homosexuell liebende Männer noch vor 40 Jahren in Deutschland und heute noch in Gesellschaften, die von einem wiederbelebten islamischen Fundamentalismus geprägt sind);
- ihre individuellen wie gesellschaftlichen Konkretionen bilden ein Kontinuum von anomisch-regellos bis extrem strukturiert. [28].

Sexualmoral und das an ihr orientierte Sexualverhalten entsprechen Durkheims Trennung des sozialen Tatbestands von seinen „individuellen Inkarnationen“ [29]. (Rund 40 Jahre später wird der Systemtheoretiker Talcott Parsons den sozialen Tatbestand Durkheims zu einer „empirisch verifizierbaren Aussage über Erscheinungen in Termini eines begrifflichen Schemas“ abstrahieren. Von dieser „Aussage über Erscheinungen“ grenzt Parsons diese selbst scharf ab: die sozialen Erscheinungen sind für ihn konkrete, real existierende Entitäten [30].) – In Analogie zu Durkheim beinhaltet die Sexualität als sozialer Tatbestand „die Glaubensvorstellungen, die Neigungen, die Gebräuche einer Gruppe als Ganzes genommen“ [31]. Von diesen „kollektiven Zuständen“ unterscheidet er deren „individuelle Inkarnationen“, d. h. deren „Widerspiegelung in den Individuen“ „Kollektive Gewohnheiten“ sind auf Normen zurückzuführen, aber „keine dieser Normen geht vollkommen in den Anwendungen auf, die die Einzelnen von ihr machen, da sie ja vorhanden sein können, ohne wirklich angewendet zu werden“ [32]. Daraus ergibt sich für Durkheim die Notwendigkeit, zwischen dem sozialen Tatbestand – hier: Sexualität – und seinen „individuellen Ausstrahlungen“ als zwar aufeinander bezogenen, aber grundsätzlich unterschiedlichen sozialen Phänomenen zu trennen.

Kritik der Teleologie

Lange Zeit wurde das abendländische Denken vom aristotelischen Konzept der Teleologie und Entelechie bestimmt. Es beruht auf einer metaphysischen Lehre von „Zwekken“ der „Natur“, die in ihr begründet liegen und durch Entfaltung zur Wirkung kommen. Alle Lebewesen – und analog alle sozialen Gebilde! – wurden gedacht als Wesenheiten, die ihr „Ziel“ (griechisch: *telos*) und ihren „Zweck“ in sich trugen als selbständig wirksame Kraft. Es ist in dieser Vorstellung die „Natur“ der Eichel, ein Eichbaum zu werden; es ist auch die „Natur“ des Menschen, Gott zu suchen oder soziale Beziehungen dieser oder jener Art einzugehen. Diese Naturphilosophie lehrte, daß Lebewesen und soziale „Organismen“ (!) auf ein naturgegebenes Ziel hinzustreben haben; dieses Ziel ist etwa die vollkommene Form, die reife Vollendung der Art, der Sinn der Geschichte, die Verwirklichung der wahren Natur. Dabei ist es unerheblich, ob man nun den Motor dieser Entwicklungsbewegung in einer „Seele“, einem „Weltgeist“ oder einer „aktiven Tendenz“ erblickt; gemeint ist jeweils eine Entwicklung, eine Bewegung hin auf die vorgezeichnete Aktualisierung von etwas potentiell Angelegtem: die Befolgung eines universellen Handlungsmusters, „weil“ die Natur dies zum Zwecke der Vervollkommnung verlangt.

Unter dem Einfluß teleologischer Denkstrukturen entwickelte sich im Abendland die Auffassung, daß jedwede sexuelle Betätigung daran zu messen sei, ob sie „dem Fortpflanzungs*zweck*“ diente. So entstand das bis in unsere Zeit hinein wirkende klassische, zuletzt auch medizinisch begründete Modell der Sexualität [33]. Was diesem „Zweck“ widersprach oder ihm nicht unterzuordnen war, wurde als „widernatürlich“ und damit pathologisch angesehen. Dem Medizinhistoriker geläufige Autoren wie Hermann Boerhaave [34], John Brown [35] und namentlich Samuel Tissot [36] verkündeten als ärztliche Wissenschaft, daß Samenverlust gleich welcher Art grundsätzlich schädlich und allenfalls im Ehebett zwecks Kindererzeugung zulässig sei. Der Orgasmus vergeude Körper- und Geisteskräfte und bedinge alle möglichen Krankheiten. Wenn häufiger Geschlechtsverkehr an sich schon gefährlich sei, dann sei die Samenvergeudung ohne konkrete Fortpflanzungsabsicht am allergefährlichsten. Die Mediziner des 18. und 19. Jahrhunderts wandten ein beträchtliches Maß an Mühe auf, um den Menschen die Qualen, welche die Theologen den Sündern bislang erst für die Hölle angedroht hatten, nun als zwangsläufige, naturwissenschaftliche Folge ausgelebter Sexualität schon für das Diesseits in Aussicht zu stellen. Sexuelle Aktivitäten außerhalb der von der „Natur“ allein zugelassenen Fortpflanzungsabsicht mußten in weit verbreiteten Darstellungen zu Debilität und Schlaflosigkeit, Gliederzerren und Paralyse, Akne und Tabakkonsum, Epilepsie und Bettnässen, Verstopfung und Darmverschlingung, Harnröhrenvereiterung und Nierenentzündung, Priapismus und Hodenatrophie führen [37]. Analverkehr hatte besonders grauenhafte Folgen, und daß Fellatio sowie Cunnilingus Krebs erzeugten, wußte die medizinische Wissenschaft schon 1898 [38]. Manche Ärzte hielten auch die Menstruation für pathologisch, und nicht wenige Mediziner des späten 19. Jahrhunderts leiteten aus der Tatsache der Menstruation den schlüssigen Beweis ab, daß Frauen angesichts der dadurch verursachten Belastung des Nervensystems zu intellektuellen Leistungen grundsätzlich unfähig seien [38]. Homosexuelle waren zweifelsfrei krank.

Alle diese Annahmen entsprangen teleologischem Denken und führten ihrerseits zu neuen Ideologien: zu theoretisch unzulänglichen und empirisch widerlegbaren, aber auf den ersten Blick nützlichen Fehlurteilungen der Wirklichkeit. Dabei hatte der große

Erneuerer Bacon schon im Jahre 1620 vor einem gefährlichen, weil teleologischen Naturbegriff gewarnt:

„Die, welche über die Natur als eine abgemachte Sache abzusprechen sich vermaßen, sei es aus innerer Überzeugung oder aus Professorendünkel, haben der Philosophie und den Wissenschaften viel geschadet. Je mehr man nämlich ihnen Glauben beimaß, um so mehr wurde dadurch alle fernere Forschung unterdrückt. Und gewiß haben sie durch eigne Leistungen nicht so viel gefördert, als sie geschadet haben, indem sie die Thätigkeit Andrer hemmten und misleiteten." [39]

Etwas später in seinem Text wird Bacon noch deutlicher:

„Die Vorurtheilsgötzen, die falschen Begriffe, welche den menschlichen Verstand bereits eingenommen und sich darin festgesetzt haben, haben ihn nicht blos höchst schwer zugänglich für das Licht der Wahrheit gemacht, sondern auch, wo es ihm gelungen ist, einzudringen, kehren jene oft belästigend bei der Erneuerung der Wissenschaften zurück, wofern man nicht, dieser Warnung eingedenk, stets dagegen auf seiner Hut ist." [40]

Erst später, als die Teleologie als Strukturprinzip allmählich in die Ablagekammer der Wissenschaftsgeschichte geriet, konnte sich eine moderne Wissenschaft von der Sexualität des Menschen entwickeln [41].

Den Wandel von dieser teleologischen zur wissenschaftstheoretisch modernen Denkweise, der schließlich zum generellen Niedergang der Teleologie in den Humanwissenschaften führte, leiteten bestimmte Denker in der Spätscholastik ein, deren führender Kopf Wilhelm von Ockham (ca. 1285–1350) war. Er vertrat die These, die einfachste und mithin ökonomischste Erklärung eines Phänomens sei grundsätzlich die richtige. Seine Theorie des geringsten Aufwands hat entscheidend zur Verdrängung der aristotelischen Naturauffassung beigetragen. Zwar konnten er und seine Schule die mittelalterliche Naturwissenschaft nicht umstürzen, doch hat er mit seinem Denken diesen Umsturz vorbereitet und die theoretische Basis für die Arbeit späterer Jahrhunderte vorbereitet: für Kopernikus, Brahe, Kepler, Galilei, Bacon, Descartes, Harvey und Newton. Mit Ockham begann sich die teleologische „Natur"-Kategorie aufzulösen. Mit der Entwicklung der modernen Physik, der Genetik und dem Konzept der Mutation war die aristotelisch-teleologische Erklärungsweise endgültig überholt. Das „zweckgerichtete, regulierende Prinzip" [42] verschwand allmählich aus wissenschaftlichen Vorgehensweisen.

Durkheim hatte allerdings noch allen Anlaß, gegen teleologische Denkstrukturen seiner Zeit Front zu machen. Er argumentierte zunächst, daß der Nutzen (oder angenommene Zweck) eines sozialen Phänomens nicht dessen Existenz erkläre; seine causae efficientes,seine Wirkursachen, müßten unabhängig von seinen „Zwecken" bzw. Funktionen bestimmt werden. Er kritisierte „die meisten Soziologen", weil sie

„glauben, sich über die Phänomene genügend Rechenschaft gegeben zu haben, sobald sie klargestellt haben, wozu diese nützlich sind und welche Rolle sie spielen. Es wird in einer Weise argumentiert, als ob die Phänomene einzig im Hinblick auf diese Rolle existierten und keine anderen bestimmenden Ursachen hätten als das klare oder dunkle Gefühl des Zweckes, den sie erfüllen sollen." [43]

Dazu zitiert er kritisch den teleologischen Soziologen Comte:

„Da das soziale Phänomen, in seiner Totalität erfaßt, im Grunde nur eine bloße Entfaltung der menschlichen Natur ohne irgendwelche Schöpfung neuer Tätigkeiten ist, so werden alle vorhandenen Anlagen, welche die soziologische Beobachtung nach und nach wird enthüllen können, sich wenigstens im Keime in dem Urtypus vorfinden, den die Biologie schon früher der Soziologie zum Nutzen aufgestellt hat." [44]

Dagegen setzt Durkheim die strikte Trennung von Entstehungsbedingungen und Zwekken, die er nicht mehr als immanent, sondern allenfalls noch als Funktion zuläßt:

> „Wird also die Erklärung eines sozialen Phänomens in Angriff genommen, so muß die wirkende Ursache, von der es erzeugt wird, und die Funktion, die es erfüllt, gesondert untersucht werden." [45]

Die von Durkheim geforderte anti-teleologische Vorgehensweise kann als konstitutiv für die moderne Wissenschaftstheorie angesehen werden. Noch heute bereitet sie manchen Denkern, die sich mit der Sexualität des Menschen beschäftigen, erhebliche Schwierigkeiten. – Ein Beispiel mag dies beleuchten:

Vor einigen Jahren hatte ich in einer kleineren Arbeit [46] mit Bezug auf bestimmte sexuelle Verhaltensweisen die Verwendung teleologischer Phraseologie kritisiert, derzufolge etwa ein Penis in einer Vagina „natürlich", in einem Mund oder Anus dagegen „widernatürlich" sei. Dagegen verwahrte sich nun der Heidelberger Sozialmediziner Hans Schaefer und warf mir „paralogische Argumentation" vor: Er beharre auf den biologischen Grundlagen der sozialen Ordnung und glaube an den „Plan der Natur", an das „gesunde Volk" und seine „biologische Zukunft", an die „biologisch gesunde Gesellschaft" und an die „biologisch gesunde Familienordnung". All dies sehe er bedroht von „sozial entarteten Verhältnissen", von den „sozial debilen Schichten der Bevölkerung" und schließlich von den „schwachsinnigen Pseudophilosophen der Sex-Kommune" [47].

Die zitierten Begriffe entsprechen weniger unserem Wissenschaftsverständnis als teleologischen Kategorien. Sie verweisen zudem auf eine bestimmte ideologische, um nicht zu sagen politische, Komponente der zugrundeliegenden impliziten Sexual-Theorie. Durkheims Aussage war klar:

> „Unser Bedürfnis nach den Dingen kann nicht bewirken, daß sie so oder so beschaffen sind, und es ist daher nicht dieses Bedürfnis, das sie aus dem Nichts erwecken und ihnen Dasein geben kann. Sie verdanken ihre Existenz Ursachen anderer Art." [48]

Schaefers teleologische Kritik meiner Teleologie-Kritik veranlaßte nun ihrerseits Ernest Borneman zu einem (unveröffentlichten) Brief an die Redaktion der Fachzeitschrift:

> „Gibt es nach all dem, was wir in der NS-Zeit erlitten haben, wirklich noch jemanden, der von ‚sozialer Entartung' zu sprechen wagt? Der von Hans Schaefer angegriffene Rolf Gindorf hatte recht, als er diese Mundart ‚teleologische Phraseologie' nannte. Das Telos dieses Logos ist das KZ."

Von Durkheim zu Kinsey

Kehren wir nach diesem paradigmatischen Ausflug in die Sexual-*Teleologie* nun zurück zur Sexual-*Wissenschaft*. Vor längerer Zeit begann ein später berühmt gewordener Forscher sein Werk mit einem Vorwort, aus dem ich die einleitenden Sätze zitieren möchte:

> „Man ist wenig daran gewöhnt, die sexuellen Phänomene wissenschaftlich zu untersuchen; daher dürften einige in diesem Werk enthaltene Lehren den Leser überraschen. Und doch sollte man, wenn es denn eine Wissenschaft von der Sexualität gibt, füglich von ihr erwarten, daß sie nicht in einer simplen Paraphrase überlieferter Vorurteile aufgeht, sondern uns die Dinge anders betrachten lehrt, als sie gemeinhin erscheinen; denn es ist das Ziel jeder Wissenschaft, Entdeckungen zu machen, und jede Entdeckung verschiebt mehr oder minder die vorhandenen Anschauungen. Wenn man also dem „gesunden Menschenverstand" in der Sexualwissenschaft nicht eine Autorität zuerkennen will,

welche er in den anderen Wissenschaften längst verloren hat – und man würde vergeblich nach einem Rechtstitel für diese Autorität suchen –, so muß der Forscher den resoluten Entschluß fassen, vor den Ergebnissen seiner Untersuchung, sofern sie nur methodisch gewonnen sind, nicht zurückzuschrekken. Wenn das Suchen nach dem Paradoxen bezeichnend ist für einen Sophisten, so verrät die Flucht vor dem durch die Tatsachen aufgedrungenen Paradoxen einen Geist ohne Mut oder ohne Glauben an die Wissenschaft ... (Der Leser) mag sich immer gegenwärtig halten, daß die Denkweisen, an die er zumeist gewöhnt ist, dem Studium der sexuellen Phänomene mehr schädlich als förderlich sind, und sich infolgedessen vor seinen ersten Eindrücken in acht nehmen. Sobald er sich diesen widerstandslos hingibt, läuft er Gefahr, uns zu beurteilen, ohne uns verstanden zu haben.“ [49]

Es war Emile Durkheim, der mit diesen Worten 1894 das Vorwort zu seinen *„Regeln der soziologischen Methode“* begann. Ich habe dabei lediglich die Worte „sozial“ und „Soziologie“ gegen „sexuell“ und „Sexualwissenschaft“ ausgetauscht. Ich denke nicht, daß dies eine Vergewaltigung war. – Vergleichen wir damit ein anderes Zitat, diesmal ohne jeden Worttausch:

„Schon seit geraumer Zeit gelangten immer mehr Menschen zu der Einsicht, daß man Angaben über die Sexualität sammeln müsse, die nichts anderes darstellen sollten als eine Zusammenfassung wissenschaftlicher Fakten ohne Rücksicht auf moralische Wertfragen und gesellschaftliche Sitten (...) Ehe es möglich ist, über eine dieser Fragen in wissenschaftlicher Form zu urteilen, muß mehr über das tatsächliche Verhalten der Menschen und über die Wechselbeziehungen dieses Verhaltens zu den biologischen und sozialen Seiten ihrer Lebensgeschichte in Erfahrung gebracht werden. Bisher stehen uns keine hinlänglichen Antworten auf all diese Fragen zu Gebot, denn das menschliche Sexualverhalten stellt eine der am wenigsten untersuchten Seiten der Biologie, der Psychologie und der Soziologie dar (...) Die vorliegende Untersuchung stellt nun einen Versuch dar, objektiv festgelegtes Tatsachenmaterial über die Sexualität zu sammeln, wobei eine soziale oder moralische Auswertung der Tatsachen strikt vermieden wird.“ [50]

Der Leser wird es gemerkt haben: Diese Sätze stehen in der geschichtlichen Einführung zu Beginn des großen Berichts über „Das sexuelle Verhalten beim menschlichen Männchen und Weibchen“ – so die wörtliche Übersetzung des amerikanischen Originals –, den Alfred C. Kinsey und Mitarbeiter nach jahrelangen, methodisch äußerst sorgfältigen Forschungen an über 12 000 Männern und Frauen im Jahre 1948 zu veröffentlichen begannen.

Beide Werke, das von Durkheim und das von Kinsey, waren auf ähnliche Weise pionierhaft. Beide bedienten sich im wesentlichen der gleichen wissenschaftlichen Methodik, deren Grundzüge Durkheim fünf Jahrzehnte zuvor erläutert hatte. Beide Forscher betrieben „Sozialwissenschaft“ im modernen Sinn. Beide wirkten revolutionär. Beide entfachten heftige Stürme der Kritik, weil sie mit althergebrachten Denkgewohnheiten und -schablonen brachen. Um es auf eine knappe Formel zu bringen: Was Durkheim zunächst für die Soziologie als empirisch arbeitende Wissenschaft formulierte, wandte Kinsey ein halbes Jahrhundert später in der empirischen Sexualforschung an.

Sexualwissenschaft und Sexualideologie: Abschied vom „Trieb“

Eine so verstandene Sexualwissenschaft, von teleologischem Ballast befreit und willens, sich der menschlichen Sexualität auch als eines sozialen Tatbestandes anzunehmen, konnte sich zunächst aus der erstickenden Umklammerung durch die teleologische Fortpflanzungs-Ideologie lösen, die Sexualität ausschließlich oder vorrangig unter dem

Aspekt der „Sinnerfüllung" biologischer Vermehrung betrachtet hatte. Sie konnte darüber hinaus auch den traditionellen Begriff des „Triebs", an den so viele teleologische Sinnbestimmungen geknüpft sind, als unnötig für ein umfassendes Verständnis unserer Sexualität aufgeben. Eine Reihe von Forschern sind in der Tat zu der Auffassung gelangt, daß ein ontologischer „Sexualtrieb" jenseits unseres rein subjektiven Empfindens zur Erklärung und Deutung der menschlichen Sexualität unnötig und irreführend ist [51].

Was Durkheim den Nationalökonomen hinsichtlich ihres Umgangs mit dem Begriff ‚Wert' vorhielt, das trifft auch die (psychoanalytischen) Sexualtheoretiker in ihrem Umgang mit dem Begriff ‚Trieb':

> „Wäre der Wert (Trieb) so erforscht worden wie ein reales Ding, so würden die Nationalökonomen (Sexualtheoretiker) zunächst angeben, woran man das sogenannte Ding erkennen kann, sodann seine Unterarten ordnen und durch methodische Induktion untersuchen, aufgrund welcher Ursachen sie variieren, ferner die verschiedenen Ergebnisse vergleichen, um schließlich eine allgemeine Formel daraus zu entwickeln. (...) Stattdessen begegnet man von allem Anfang an der Theorie." [52]

Bei einem sozialwissenschaftlichen Verständnis von Sexualität wird der (oft nur gedankenlos benutzte) Begriff des „Triebs" ent-selbstverständlicht und zu einem fragwürdigen, in jedem Fall überprüfungsbedürftigen Konstrukt.

Folgt man diesen Überlegungen, dann wäre unsere Sexualität nicht ein *„Triebschicksal"*, das uns mit unserer Geburt zuteil wird oder uns infolge bestimmter frühkindlicher Elternkonstellationen in vorbestimmten Bahnen hin zu oder vorbei an vorbestimmten Zielen führt (sei es nun nach den ewigen Regeln eines Weltenschöpfers oder den phantasievoll elaborierten Konstruktionen einer säkularisierten Psychoanalyse), sondern unsere Sexualität stellte eher die individuelle Verarbeitung eines hochkomplexen Produkts aus biologischem Substrat und sozialer Prägung dar. Eine so als angeboren und gelernt, als geworden und sozial geformt verstandene Sexualität wäre dann aber weder Trieb noch Schicksal im Sinne eines uns als Art grundsätzlich entzogenen Geschehens, sondern würde vielmehr zu einer von uns selbst mitbeeinflußten und mitzubeeinflussenden, mitgestalteten und mitzugestaltenden Kraft. „Grundsätzlich" hieße dabei freilich nicht, daß mit einem Schlage jedes Individuum seine eigene Sexualität zu jedem Zeitpunkt in völliger Freiheit und Souveränität willentlich bestimmen und autonom über sie verfügen könnte. Wir *haben* eine biologische wie eine soziale Geschichte, die unsere Handlungsfreiheit begrenzt. Aber determiniert sind wir stets nur im Rückblick; für unsere Zukunft dagegen gilt keine Prädestination.

So fruchtbar die – teleologische – Psychoanalyse für die Fokussierung des Sexuellen auch einst war (und so hilfreich ihr therapeutisches Instrumentarium auch heute noch sein mag), so randständig ist sie in der sexual*wissenschaftlichen* Diskussion heute. Von Inseln wie Frankfurt und Hamburg abgesehen, genießt die klassische Libido-Theorie mit ihrer teleologischen Begrifflichkeit von „Phasen" und „Reifung", ihren schichtspezifischen und ethnozentrischen Konstrukten und ihren nicht falsifizierbar formulierten Hypostasierungen weltweit nur noch geringes theoretisches Ansehen. Wer sich heute noch auf sie beruft, das „Lob des Triebes" singt, dessen „Anarchie" preist, der „Einzigartigkeit der Perversion" huldigt und zugleich empirische Sexualforschung als „tumbe Verharmlosung" schilt, der nimmt ungeachtet sonstiger Verdienste wohl nicht zu Unrecht für sich selbst in Anspruch, sich „nicht auf der Höhe der internationalen

Sexualforschung, weder inhaltlich noch methodisch", zu befinden [53]. Denn „das Sexuelle dingfest machen [54]" zu wollen: Das wäre mir keineswegs pauschal diffamierungswürdig als (bestenfalls) naive Zähl- und Meß-Forschung im Auftrag finsterer gesellschaftlicher Mächte, sondern vielmehr eine unverzichtbare und aller Ehren werte Aufgabe der Sexualwissenschaft. Eine leidenschaftliche Umarmung der Unvernunft, ein sprachmodisch aufgeputzter Appell an Irrationalismen erscheint dagegen wissenschaftlich unzulässig und politisch, d. h. für das Zusammenleben der Menschen, gefährlich.

Daraus folgt, daß wir zur Erforschung des Bestehenden und zur Gestaltung des Künftigen die *Bedingungen* des Sexuellen untersuchen müssen. Wenn, wie wir glauben, die Sexualität eine lebensbestimmende und lebensbestimmte Kraft ist, dann müssen wir als Wissenschaftler auch nach den sozialen, ökonomischen und politischen Lebensbedingungen fragen, unter denen sie sich entwickelt: nicht als Sozialingenieure, Ökonomen oder Politiker – alles ehrenwerte Berufsstände –, sondern als Sexual*wissenschaftler*. Das aber heißt für uns, daß wir uns bei all unseren sozialen, ökonomischen oder politischen Überlegungen, bei all unseren unterschiedlichen weltanschaulichen und persönlichen Überzeugungen, in unseren fachlichen Äußerungen stets als Wissenschaftler verstehen wollen, die „Wahrheit" durch unablässige Versuche der Falsifizierung auch der eigenen Meinungen anstreben. Indem wir „Wissenschaft" als den Modus menschlichen Lebens ansehen, in dem wir dem systematischen und (selbst-)kritischen Suchen nach Erkenntnis eine logische wie zeitliche Priorität vor einem nötigen Verändern des Bestehenden einräumen, wollen wir uns gegen die große Versuchung zur schrecklichen Vereinfachung, zur ideologischen Dogmatisierung, zum blinden Glauben wie zur gläubigen Häresie schützen. Insofern stehen wir dem hierzulande „Kritischer Rationalismus" genannten erkenntnistheoretischen System Karl R. Poppers und dem an Kant, Durkheim, Weber und Kinsey orientierten Wissenschaftsverständnis näher als den sich auf Hegel, Marx, Freud und Reich berufenden sozial- bzw. sexualphilosophischen Spekulationen. Dies vorausgeschickt, ist „Sexualität" für uns weder ein Fertigprodukt, ein Automatismus von Genen, Hormonen und Drüsen noch ein unantastbarer Heiliger Gral, sondern ein allseits offenes System mit zahlreichen weiteren, nämlich sozialen Determinanten. Dabei wollen wir allerdings weder *gegen* naturwissenschaftliche Biologen oder praxisorientierte Mediziner noch *gegen* teleologische Marxisten oder Freudianer, sondern möglichst *mit* ihnen arbeiten.

Die Sexualität des Menschen begreifen wir vielleicht am besten als ein ursprünglich offenes Potential, das sich unter jeweils unterschiedlichen Bedingungen physiologischer, psychischer und sozialer Art unterschiedlich entwickeln kann. Sie birgt ein Potential der *Lust*, durch das wir Freude und Antrieb erfahren können. Sie enthält zugleich ein Potential an *Sozialität*, durch das wir miteinander in Beziehungen treten, kommunizieren und Partnerschaften eingehen können. Und sie enthält auch ein Potential an Fortpflanzungs*fähigkeit*, das uns das Zeugen und Gebären von Kindern *ermöglicht* – ohne das konkrete Einlösen dieser Möglichkeiten aber grundsätzlich, von jedem, jederzeit, in jedem sexuellen Handeln oder überhaupt zu verlangen. Unsere Sexualisation ist zu einem untrennbaren Bestandteil unserer generellen Sozialisation geworden.

Wenn hier die Sexualität des Menschen als sozialer Tatbestand im Durkheimschen Sinne skizziert wurde, dann allerdings mit der entscheidenden Einschränkung, daß sie *auch* ein sozialer Tatbestand ist. Durkheim hatte das Merkmal „sozial" in seinem

Abgrenzungsbedürfnis gegenüber den anderen Humanwissenschaften nur gelten lassen wollen im Sinne von „ausschließlich sozial“: „. . . das Wort ‚sozial‘ hat einen bestimmten Sinn einzig unter der Voraussetzung, daß lediglich die Erscheinungen benannt werden, die in keine andere schon bestehende oder benannte Kategorie fallen“ [55]. Damit sollten die sozialen Tatbestände „das der Soziologie eigene Gebiet“ [56] bilden. Aber schon damals mußte Durkheim vorsichtige Abstriche von seinem soziologischen Alleinvertretungs-Anspruch machen und von „sozial-psychischen Phänomenen“, von einer „psycho-physiologischen Verfassung des Einzelnen“ sowie von „Erscheinungen von einer . . . Mischnatur“ sprechen, „mit denen sich Grenzwissenschaften . . . beschäftigen“ [57]. Faktisch hat er selbst Sozialpsychologie betrieben, wie René König treffend anmerkt [58].

Kategorien einer künftigen Sexualtheorie

Hier stoßen wir auf das Problem der Ambivalenz unserer Kategorien. *Ohne* Denkkategorien können wir keine begriffliche Orientierung gewinnen, *mit* ihnen aber behindern wir tendenziell zugleich unseren Erkenntnisfortschritt angesichts der kategorialen Grenzen. Wer zum Beispiel die Sexualität des Menschen nur oder zuvörderst unter dem Blickwinkel der Fortpflanzung betrachtet, der bleibt blind für all ihre anderen Facetten: Er entwickelt, medizinisch gesprochen, Skotome – blinde Flecken. Unsere Sexualität stellt indessen einen komplexen Tatbestand dar: einen sozialen ebenso wie, unter anderem, einen biologischen und einen psychologischen. Denn jede individuelle und soziale Entfaltung des menschlichen Potentials „Sexualität“ setzt denknotwendig zunächst ein biologisch-physiologisch-genetisches Substrat voraus: erst aus ihm kann sich etwas entwickeln. Die herkömmliche Denkgewohnheit, menschliche Sexualität je nach unserer Ausbildung und Neigung *nur* als biologische, *nur* als psychologische, *nur* als soziologische Kategorie zu begreifen, muß sich als wissenschaftlich kurzatmig erweisen. Durkheim selbst ging es damals bei der Formulierung seiner „Regeln“ auch um die Überwindung eines „Atomismus“, dessen er vor allem seinen Gegenspieler Gabriel Tarde wegen dessen psychologischer Interaktionstheorie des Sozialen bezichtigte [59]. Durkheim stattdessen wollte, wie er in seinem Werk über den Selbstmord (1897) darlegte, eine gegenseitige Durchdringung und Verschmelzung anstreben, eine „pénétration et fusion“ [60]. Aber während für ihn das Ziel dieses Interpenetrationsprozesses noch die Überführung unterschiedlicher Zustände in den Schoß eines neuen „Kollektivzustands“ bedeutete, läßt sich heute, im Anschluß an Max Weber, Talcott Parsons und Richard Münch [61], eine umfassendere theoretische Perspektive skizzieren:

Signifikantes Kennzeichen einer modernen Sexualwissenschaft wäre dann nicht eine ständig zunehmende funktionale Differenzierung in relativ isolierte Teilbereiche und Subsysteme mit wachsender Verselbständigung, sondern ihr Charakteristikum bestünde in zunehmender Interpenetration ihrer einzelnen Perspektiven, Methoden und Bereiche; in zunehmender Bindung an andere Wissenschaftsfelder; in steigender Verknüpfung von Wissensbereichen, die zuvor scharf voneinander differenziert und in sich spezifiziert waren. Am Ende eines solchen Prozesses könnte eine analytisch wie synthetisch integrierte Sexualwissenschaft als Bestandteil einer umfassenden Humanwissenschaft stehen, in der auch Durkheims zentrale Perspektiven berücksichtigt sein würden.

Dies berührt letztlich auch die Frage nach der politischen Verantwortung des Forschers für sein Handeln, die Produktion von Wissen. Wer von einem idealistischen Standpunkt aus in Durkheim geringschätzig einen konservativen Positivisten erblickt, der sollte bedenken, daß Durkheim „die deutschen Sozialwissenschaften grundsätzlich ablehnte, weil sie zu theoretisch waren und nichts dazu taten, um ein demokratisches Lebenssystem in Deutschland zu entwickeln“ [62]. Wie immer unsere Positionen in dieser Frage auch sein mögen: Vielleicht bringt uns das gemeinsame Nachdenken über einen derartigen Strukturwandel – nicht nur der *Sexual*wissenschaft – auch einen Schritt weiter zu einem sehr praktischen Ziel: der weiteren Humanisierung unseres sexuellen und damit auch sozialen Lebens.

Anmerkungen

[1] *Tiryakian, E. A.:* A Problem for the Sociology of Knowledge. The Mutual Unawareness of *Emile Durkheim* and *Max Weber*. In: Archives européennes de sociologie *7* (1966) 330.

[2] *Durkheim, E.:* Les règles de la méthode sociologique. Paris 1895. Deutsch: Die Regeln der soziologischen Methode. Herausgegeben und eingeleitet von *René König*. 6. Auflage. Darmstadt und Neuwied 1980 (Die erste deutsche Ausgabe erschien 1908, die zweite 1961).

[3] *König, R.:* Einleitung. In: *Durkheim, E.:* Die Regeln der soziologischen Methode. Darmstadt und Neuwied 1980^6, S. 38.

[4] Ebenda, S. 21.

[5] *Durkheim, E.:* Le suicide. Étude de sociologie. Paris 1897. 3. Aufl. Paris 1969.

[6] *Ders.:* La prohibition de l'inceste et ses origines. In: Année Sociologique *1* (1896/97) 1–70.

[7] *Ders.:* Sur l'organisation matrimoniale des sociétés australiennes. In: Année Sociologique *8* (1903/04) 118–147.

[8] *Ders.:* Le divorce par consentement mutuel. In: Revue Bleue (5.sér) *43* (1906).

[9] *Ders.:* L'éducation sexuelle (Diskussionsbemerkungen). In: Bulletin de la Société Française de Philosophie *11* (1910/11).

[10] *Ders.:* La famille conjugale. In: Revue Philosophique *91* (1921, Teil I) 1–14.

[11] *Tiryakian, E. A.:* Sexual Anomie, Social Structure, Societal Change. In: Social Forces *59* (1981) 1025.

[12] Wir folgen hier nicht der von *R. König* a.a.O., S. 38, mit Hinweis auf das erste Kapitel der „Regeln“ und einige Bemerkungen *Parsons* vorgeschlagenen Übersetzung von „fait social“ als „soziologischer“, sondern der üblichen als „sozialer“ Tatbestand.

[13] *Durkheim, E.:* Die Regeln ... 1980^6, a.a.O., S. 114.

[14] Ebenda, S. 105.

[15] Ebenda, S. 105.

[16] Ebenda, S. 105.

[17] Ebenda, S. 106.

[18] Ebenda, S. 106.

[19] Ebenda, S. 106.

[20] Ebenda, S. 111 f.

[21] Ebenda, S. 115.

[22] Ebenda, S. 117.

[23] *Bacon, F.:* Neues Organ der Wissenschaften. Übersetzt und herausgegeben von *Anton Theobald Brück*. Leipzig 1830, S. 30 (zuerst lateinisch: Novum Organum, I, 26. Londinum 1620).

[24] *Durkheim, E.:* Die Regeln ..., a.a.O., S. 117.

[25] Ebenda, S. 121.

[26] Ebenda, S. 125.

[27] Ebenda, S. 106.

[28] *Durkheim* nennt die konstitutiven Elemente des sozialen Tatbestands an mehreren Stellen des ersten Kapitels der „Regeln", insbesondere S. 105 ff.

[29] Ebenda, S. 109.

[30] *Parsons, T.:* The Structure of Social Action. 2. Aufl. Glenco, III., 1949 (zuerst 1937), S. 41. – Vgl. dazu *Königs* Anmerkungen a.a.O., S. 38 f.

[31] *Durkheim, E.:* Die Regeln ..., a.a.O., S. 109.

[32] Ebenda, S. 110.

[33] Vgl. hierzu und zum folgenden *Gindorf, R.:* Wissenschaftliche Ideologien im Wandel. In: *Hohmann, J. S.* (Hrsg.): Der unterdrückte Sexus. Lollar 1977, S. 129 f.; *Bullough, V. L.:* Homosexuality and the medical model. In: Journal of Homosexuality *1* (1974) 99–110.

[34] *Boerhaave, H.:* Institutiones medicae. In: Opera medica universa. Genf 1728.

[35] *Brown, J.:* The Elements of Medicine. Revised by *I. Beddoes*. Portsmouth, N.H., 1803.

[36] *Tissot, S. A. D.:* Dissertatio de Febribus Biliosis ... Tentamen de morbis ex manustpratione. Lausanne 1758 (Englische Übersetzung von *A. Hume*: Onamism; Or, a treatise upon the disorders of masturbation. London 1766).

[37] So *Kellog, J. H.:* Plain facts for old and young. Burlington, Iowa, 1882 (Nachdruck: Buffalo, N.Y., 1974) in einem weit verbreiteten Traktat.

[38] Vgl. *Bullough, V. L., Voght, M.:* Women, menstruation, and nineteenth century medicine. In: Bulletin of the History of Medicine *47* (1973) 66–82.

[39] *Bacon, F.:* a.a.O., S. 21.

[40] Ebenda, S. 32 (Nov. Org. I, 38).

[41] *Gindorf, R.:* a.a.O., S. 131, 140.

[42] *Dewey, J.:* The Influence of Darwinism on Philosophy and Other Essays in Contemporary Thought. New York 1910. – *Dewey* nennt die Natur „the purposive regulating principle". Zur Teleologie-Kritik vgl. auch *Hoffmann, M.*: The Gay World. New York 1968, bes. S. 98–111; *Collingwood, R. G.:* The Idea of Nature. New York 1960.

[43] *Durkheim, E.:* Die Regeln ..., a.a.O., S. 176.

[44] *Comte, A.:* Cours de philosophie positive. Band IV, Paris 1839, S. 353.

[45] *Durkheim, E.:* Die Regeln ..., a.a.O., S. 181.

[46] *Gindorf, R.:* Sexualität und Gesellschaft. Zur Homosexuellen-Ideologie. In: Vorgänge *9* (1970) 439–441.

[47] *Schaefer, H.:* Die Sexualität und die Medizin. In: Sexualmedizin *9* (1977) 720–728. – Verschiedene Untersuchungen zu den sexualmedizinischen Kenntnissen und sexualideologischen Positionen von Ärzten kommen zu tatsächlich erschreckenden Ergebnissen (vgl. *Pacharzina, K.*: Moralwächter im weißen Kittel. Zur Sexualmedizin in der Allgemeinpraxis. Mit einem Vorwort von Prof. Dr. med. Volkmar Sigusch, Lollar 1978). – Jüngste Beispiele bestürzender Wissenslücken und Sexualideologien bei Ärzten finden sich nach einem Beitrag von *H.-W. Rölke* (Die „Männerliebe" hat Tradition. Homosexualität als Sexualverhaltensvariante einer Minderheit. In: Dtsch. Ärztebl. *81* (1984) 2085–2089) in den Leserbriefspalten des Deutschen Ärzteblattes (Dtsch. Ärztebl. *81* (1984) 2678 ff., 2766 ff., 2850 ff.).

[48] *Durkheim, E.:* Die Regeln ..., a.a.O., S. 177.

[49] Ebenda, S. 85.

[50] *Kinsey, A. C., Pomeroy, W. B., Martin, C. E.:* Das sexuelle Verhalten des Mannes. Frankfurt am Main 1970, S. 23, 25 (zuerst: Sexual Behavior in the Human Male. Philadelphia 1948).

[51] Bekannte Sexualtheoretiker, die auf den Begriff eines „Triebs" überhaupt verzichten, sind u. a.: *Gagnon, J. H., Simon, W.*: Sexual Conduct: The Social Forces of Human Sexuality. Chicago 1973; *Gagnon, J. H.*: Human Sexualities. Glenview 1977. – Im deutschen Sprachraum bekannt geworden sind die motivations-psychologischen Erklärungen von *G. Schmidt* (Sexuelle Motivation und Kontrolle. In: *Schorsch, E., Schmidt, G.* (Hrsg.): Ergebnisse zur Sexualforschung. Köln 1975; *ders.:* Sexualität. In: *Hermann, Th., Hofstätter, P. R., Huber, H. P., Weinert, F. E.* (Hrsg.): Handbuch psychologischer Grundbegriffe. München 1977; *ders.:* Motivationale Grundlagen sexuellen Verhaltens. In: *Thomae, H.* (Hrsg.): Psychologie der Motive. Bd. 2 der Serie Motivation und Emotion der Enzyklopädie der Psychologie. Göttingen 1983). – Vgl. auch: *Fricker, R., Lerch, J.*: Zur Theorie der Sexualität und der Sexualerziehung. Weinheim und Basel 1976.

V. Sigusch hat gegen solche Vorstellungen einer triebfreien Sexualität heftig Stellung bezogen und sie ein Konzept genannt, das „Sexuelles und Sexualwissenschaft ins Mark trifft" und „mit dem „Zeitgeist kopuliert" (Lob des Triebes. In: *Dannecker, M., Sigusch, V.* (Hrsg.): Sexualtheorie und Sexualpolitik. Ergebnisse einer Tagung. Stuttgart 1984, S. 3, 13).

[52] *Durkheim, E.:* Die Regeln . . ., a.a.O., S. 123.

[53] *Sigusch, V.:* Vom Trieb und von der Liebe. Frankfurt/New York 1984, S. 9.

[54] Ebenda, S. 9.

[55] *Durkheim, E.:* Die Regeln . . ., a.a.O., S. 107.

[56] Ebenda, S. 107.

[57] Ebenda, S. 111.

[58] *König, R.:* Einleitung. In: *Durkheim, E.*: Die Regeln . . ., a.a.O., S. 39.

[59] Ebenda, S. 35.

[60] *Durkheim, E.:* Le suicide. A. a. O., S. 111.

[61] *Münch, R.:* Die Struktur der Moderne. Grundmuster und differentielle Gestaltung des institutionellen Aufbaus der modernen Gesellschaften. Frankfurt am Main 1984;
ders.: Theorie des Handelns. Zur Rekonstruktion der Beiträge von *Talcott Parsons, Emile Durkheim* und *Max Weber*. Frankfurt am Main 1982.
G. Runkel hat am Beispiel des Symbolischen Interaktionismus die Frage einer Konvergenz der verschiedenen sexualwissenschaftlichen Theorieansätze im Rahmen einer allgemeinen soziologischen Systemtheorie ebenfalls gestellt (Zur Logik der Sexualwissenschaft. In: Sexualpädagogik *6* (1978), Heft 4, S. 14).

[62] *König, R.:* Einleitung. In: *Durkheim, E.*: Die Regeln . . ., a.a.O., S. 16.

Sexualwissenschaft als Kulturwissenschaft: Zur Diskussion vor 1933

Erwin J. Haeberle

Der kühn synthetisierende Entwurf einer „Sexualwissenschaft" wurde im Jahre 1906 von Iwan Bloch gewagt, der auch schon ein Jahr später ihr erstes bedeutendes Werk vorlegte: *Das Sexualleben unserer Zeit in seinen Beziehungen zur modernen Kultur* [1]. In diesem ehrgeizigen Titel wiederum verband er nun nicht nur zwei, sondern sogar drei historisch relativ neue Begriffe, nämlich die des „Sexuellen", des „Modernen" und der „Kultur". Sein Pioniereifer ließ sich von solcher Komplexität nicht schrecken; was es aber wirklich bedeutet, eine Konstellation dieser drei Phänomene zum Gegenstand wissenschaftlicher Forschung zu machen, wurde erst im Laufe der folgenden Jahre erkennbar und ist eigentlich bis heute nicht vollständig aufgeklärt.

Bloch selber ging noch beherzt und unbefangen, ja beinahe unbekümmert an seine Aufgabe, und diese hatte für ihn ein deutlich sichtbares Ziel: Sexualreform, d. h. die „Neugestaltung und Verbesserung der bestehenden sexuellen Beziehungen". Als Arzt hatte er das Sexuelle vor allem an seinen krankhaften Äußerungen begreifen gelernt, – die Degenerationstheorien Morels, Magnans und Charcots, die *Psychopathia sexualis* Kaans und Krafft-Ebings, die eugenischen Vorstellungen Galtons und Schallmayers sowie die von Pronatalisten beschworene „Entvölkerungsgefahr" beherrschten weitgehend die Fachdiskussion – kurz, in medizinischer Sicht war das Sexuelle nicht nur problematisch, sondern auch potentiell bedrohlich sowohl für den Einzelnen wie für die Gesellschaft. Es erzeugte Angst. [2].

Angst, Scham und Schuldgefühle entstanden aber auch für alle, die der nicht-medizinischen Sexualdiskussion unter Juristen und Theologen folgten. Veraltete Strafgesetze und starre religiöse Dogmen erschwerten in einer gewandelten Welt immer mehr Menschen das Leben.

Solchem Irrationalismus war nur durch eine neue Wissenschaft zu begegnen, und diese Wissenschaft mußte über alle traditionellen Sichtweisen hinausgehen. In der Tat, Bloch, der praktizierende Dermatologe und hochgebildete Bibliomane, mehrerer Sprachen mächtig, kulturhistorisch und anthropologisch interessiert, sah sich selber berufen, die erweiterte Perspektive zu liefern:

> „Die Doppelnatur des Geschlechtstriebes, seine biologische und kulturelle Seite, läßt uns die ganze Schwierigkeit der wissenschaftlichen Sexualforschung verstehen und es begreiflich erscheinen, daß auf der einen Seite die Mediziner und Naturforscher, auf der anderen die Theologen, Philosophen, Juristen und Kulturforscher die „sexuelle Frage" von ihrem einseitigen Standpunkte aus lösen zu müssen glauben. Schon aus dieser Tatsache ergibt sich die Notwendigkeit einer Begründung der Sexualwissenschaft als einer reinen Wissenschaft für sich, die nicht, wie bisher, als Anhängsel irgendeiner anderen Wissenschaft aufgefaßt werden darf, oder etwa, was völlig widersinnig ist, diese ganz verschiedenen Disziplinen als „Sexualwissenschaften"[!] zusammenfaßt. Wohin das führen

würde, hat die rein medizinisch-klinische Betrachtungsweise von Krafft-Ebings, ... seiner Vorgänger und Nachfolger gezeigt, unter denen manche schon die Wissenschaft bereichert zu haben glauben, wenn sie neue Spezialfremdwörter ohne begrifflichen Inhalt bilden, während es doch gerade hier vor allem auf die kritische Untersuchung der tatsächlichen Vorgänge ankommt." [3]

Die leerlaufende Einseitigkeit der traditionellen Forschung war nur durch interdisziplinäre Methoden und eine großangelegte, detaillierte Datensuche zu überwinden:

„Eine rein medizinische (geschweige denn psychiatrische) Auffassung des Geschlechtslebens, obgleich sie immer den Kern der Sexualwissenschaft bilden wird, [reicht nicht aus], um den vielseitigen Beziehungen des Sexuellen zu allen Gebieten des menschlichen Lebens gerecht zu werden. Diese Beziehungen als Ganzes machen den Inhalt der besonderen „Sexualwissenschaft" aus, deren Aufgabe es ist, sowohl die physiologischen als auch die sozialen und kulturgeschichtlichen Beziehungen der Geschlechter zu erforschen und durch das Studium des Natur- und Kulturmenschen gewissermaßen die sexuellen Elementargedanken der Menschheit aufzufinden, die übereinstimmenden biologisch-sozialen Erscheinungen der Sexualität bei allen Völkern und zu allen Zeiten, den festen Grund für das Gebäude der neuen Wissenschaft. Einzig und allein diese anthropologische Betrachtungsweise (im weitesten Sinne des Wortes) liefert uns für die Sexualwissenschaft an der Hand von Massenbeobachtungen, für die das Material nicht groß genug sein kann und immer noch hinzuströmt, solche wissenschaftlich verwertbaren Grundlagen, daß sie denselben Anspruch auf Exaktheit und Objektivität erheben können wie die rein naturwissenschaftliche Einzelbeobachtung [4]."

Wenn Bloch hier als Arzt von einer „anthropologischen Betrachtungsweise im weitesten Sinne des Wortes" sprach, so vertrat er noch sehr bewußt den Standpunkt seines verehrten Vorbildes Rudolf Virchow, für den die Medizin selbst die Basis für jede soziale Reform und die eigentliche „Wissenschaft vom Menschen, die Anthropologie im weitesten Sinne, also ideal (prophetisch) die höchste Naturwissenschaft" gewesen war [5]. Speziell aber bezog er sich auf den Ethnologen Adolf Bastian, wenn er die „sexuellen Elementargedanken der Menschheit" anführte. Dieser war von der Vorstellung ausgegangen, daß in jeder menschlichen Kulturäußerung eine begrenzte Anzahl von „Elementargedanken" enthalten sind, daß also jede Sprache, Religion, Philosophie und Kunst, jede soziale Organisation und Gesetzgebung gewisse allgemeine Ideen enthält, die nur infolge verschiedener Geographie verschiedene Formen annehmen. So werden die allgemeinen Elementargedanken zu besonderen Völkergedanken, die durch Wanderung, Handel und Krieg dann auch in Gegenden gelangen, in denen sie nicht entstanden sind. Der Forscher aber hat unter dem oft befremdlichen Aufputz die Grundsubstanz herauszuspüren. [6]

Dies sollte, nach dem Willen Blochs, auch die Aufgabe des Sexualwissenschaftlers sein, und er selbst machte mit seinem Studium der sogenannten Perversionen den Anfang. Was diese Anwendung der Kulturgeschichte auf das Sexuelle anging, so konnte sich Bloch aber noch auf einen frühen, sehr illustren Vorgänger berufen, nämlich Wilhelm von Humboldt. Der hatte schon um 1791/92 den Plan einer *Geschichte der Hurerei* gefaßt und, obwohl nicht ausgeführt, in den Jahren 1827/28 noch erweitert und fragmentarisch skizziert unter dem neuen Titel *Geschichte der Abhängigkeit im Menschengeschlechte.*

In diesem Fragment fanden sich auch schon Parallelen zu Bastians „Elementargedanken", so zum Beispiel, wenn Humboldt schrieb:

„Die Geschichte eines Zustandes des einzelnen Menschen und des Menschengeschlechts durch alle Verhältnisse des Privatlebens und alle Ereignisse der Ueberlieferung hindurch zu verfolgen, ist ein bis jetzt noch zu wenig versuchtes Unternehmen. Wenn aber die Weltgeschichte wahrhaft innerlich, als ein Abriss der wirklich gewordenen Erscheinungen des geistigen und empfindenden Menschen genommen werden soll, so müssen nicht bloss die Menschen in verschiedenen Zuständen, sondern auch die allgemeinen Zustände an verschiedenen Menschen und Völkern betrachtet werden. Denn gerade sie sind das Bleibende, sich fort Erhaltende, da der einzelne, geniessende und leidende Mensch kommt und untergeht. Sie entwickeln sich und erreichen ein Ziel, da das Treiben der Einzelnen, der Völker, wie der Individuen, immer nur Trümmer und Stückwerk ist. Sie gehen von einer im Begriff der Menschheit liegenden geistigen Thatsache aus, und läutern sich zur Idee, und sind, als solche, um soviel höher, als die Menschheit selbst, dass ihnen ganze Menschengeschlechter zum Opfer gebracht werden können. Denn in ihren unvollkommeneren Entwicklungen wirken sie einengend, drückend und zerstörend, und ihr Segen trifft oft erst die späteren Generationen. Da aber die Völker aller Zonen und Zeiten nur vorübergehende Erscheinungen der Einen grossen, in ihrem Wesen ewig unerkannten Realitaet der Menschheit sind, so giebt es in dieser gewiss Ersatz, wenn frühere Geschlechter für nachfolgende entbehren und leiden ..." [7]

Der genaue Sinn dieser Betrachtung bleibt zunächst etwas dunkel, wird aber aufgehellt, wenn man das Hauptstück von Humboldts Fragment betrachtet – ein komplettes und detailliertes Inhaltsverzeichnis der geplanten Studie. Sie sollte nämlich einen ganz bestimmten „allgemeinen Zustand" historisch beschreiben und die besondere Idee, zu der er sich läutert: den Zustand der menschlichen Abhängigkeit und die Idee der menschlichen Freiheit, die sich als Gegenbild aus diesem Zustand entwickelt. Die Abhängigkeit aber ist bei Humboldt zunächst sexuell definiert. Sie ist eine Form der Unfreiheit oder Dienstbarkeit, die seit jeher im Menschengeschlechte ungleich verteilt war – sie unterdrückte die Frauen immer weit mehr als die Männer.

Die ganze Studie war daher in vier Hauptabschnitte gegliedert. Davon sollte der erste die „Geschichte des weiblichen Geschlechts" darstellen. Ein zweiter sollte dann die „Geschichte des Zeugungstriebes" behandeln, ein dritter die „Geschichte der Dienstbarkeit", und der vierte endlich die „Geschichte der Abhängigkeit in männlicher Freiheit".

Besonders denkwürdig ist dabei der Plan, die „Geschichte des Zeugungstriebes" zu liefern, also eine historische Perspektive gerade dort zu eröffnen, wo man sonst immer nur eine Naturkonstante hatte erblicken wollen. Humboldt aber löste im Ansatz hier das Sexuelle aus dem angeblich unwandelbaren Naturzusammenhang heraus und machte es als ein Gewordenes, historisch Vermitteltes, der Kulturwissenschaft zugänglich. Hierin allein schon lag eine Herausforderung, denn daß ein Trieb eine Geschichte haben könnte, war damals für die meisten (und ist heute noch für viele) unvorstellbar.

Bemerkenswert ist auch Humboldts Einteilung des Sexualverhaltens, die, zum ersten Mal in der abendländischen Literatur, völlig neutral vorgeht. Er klassifiziert den sexuellen Umgang nämlich einfach nach seinen möglichen Objekten – anderes Geschlecht (Heterosexualität), gleiches Geschlecht (Homosexualität), Tier (Bestialität) und Selbstbefriedigung:

„Umgang beider Geschlechter mit einander.
Umgang jedes Geschlechtes mit sich.
Umgang mit Thieren.
Umgang mit sich." [8]

Dieses für seine Zeit revolutionäre Schema ist tatsächlich ebenso objektiv wie umfassend, und es ist sehr zu bedauern, daß Humboldt es nicht ausgefüllt hat.

Interessanterweise sollte die „Geschichte des Zeugungstriebes" in einem Kapitel über „Hetaeren" gipfeln. Dieser thematische Aufbau kann aber nicht überraschen, wenn man bedenkt, daß die ganze Studie ursprünglich der „Hurerei" hatte gelten sollen. Außerdem wissen wir, daß Humboldt selber ein häufiger Kunde von Prostituierten war, ja, daß er eine Vorliebe für die gewöhnlichsten und billigsten Dirnen hatte. Er konnte daher über sexuelle Abhängigkeit als ihr Nutznießer aus praktischer Erfahrung sprechen. [9] Über solche persönlichen Interessen hinaus bedeutete aber gerade das historische Studium der Prostitution auch den entscheidenden Schritt in Richtung auf die spätere Sexualwissenschaft. So jedenfalls sah es Iwan Bloch, der bewundernd schrieb:

> „Aus dem ... Entwurf ersehen wir, daß [Humboldt] ... aus der Betrachtung der geschichtlichen Phasen der sexuellen Abhängigkeit die Idee der sexuellen Freiheit genetisch entwickeln wollte. Auch er hatte schon ganz richtig erkannt, daß die Prostitutionsfrage das Zentralproblem der Sexualwissenschaft darstellt, daß man daher von ihr ausgehen müsse, um das Wesen der Sexualität und ihre so vielseitigen Beziehungen zur menschlichen Kultur zu erleuchten und zu verstehen." [10]

Die Prostitution war aber das Zentralproblem der Sexualwissenschaft, „die Frage aller Fragen", weil sie einen „Januskopf" hatte, „dessen eines Antlitz auf die Natur, dessen anderes auf die Kultur" hinwies; d. h. in der Prostitution fanden sich die biologischen und soziologischen Aspekte des Sexuellen in der auffälligsten Weise vereinigt [11]. Hier ließen sich an einem Schlüsselphänomen gleichzeitig Basis und Überbau der Sexualität studieren, und für den vorurteilslosen, scharfsichtigen Forscher erhellten die beiden sich gegenseitig.

Allerdings hatten, wie Bloch richtig bemerkt, zu Humboldts Zeiten fast alle Voraussetzungen für eine angemessene sexualwissenschaftliche Forschung noch gefehlt:

> „Die Zeit für ein solches Unternehmen (war) noch nicht gekommen ... Die Kulturgeschichte sowohl als auch die allgemeine Naturwissenschaft bewegten sich noch ganz in aprioristischen Konstruktionen, die Völkerkunde war noch in ihren ersten allerbescheidensten Anfängen, kurz, es fehlte alles zu einer objektiven Grundlegung der Sexualwissenschaft und der auf diese gegründeten Sexualreform. Es bedurfte noch eines vollen Jahrhunderts exakter naturwissenschaftlicher Forschung, der Einführung ähnlicher exakter Methoden in die sogenannten Geistes- und historischen Wissenschaften, der Anhäufung eines ungeheuren Tatsachenmaterials auf dem Gebiet der Völkerkunde und der vergleichenden Sitten- und Rechtsgeschichte, um den Versuch auf einer gesicherten Basis zu erneueren." [12]

Zu seiner eigenen Zeit sah Bloch nun aber die festere Basis entstehen und beeilte sich, als erster auf ihr weiterzubauen. Seine eigene Studie der Prostitution erschien daher als Einleitungswerk in einem vielbändig geplanten *Handbuch der gesamten Sexualwissenschaft in Einzeldarstellungen.*

Der Erste Weltkrieg, Blochs anschließende Krankheit und sein früher Tod verhinderten leider die Vollendung dieses Vorhabens, aber schon seine Einleitung zum eigenen ersten Band läßt erkennen, daß der kulturwissenschaftlichen Sichtweise eine bedeutende Rolle zugedacht war. Neben einem Band von Magnus Hirschfeld über *Die Homosexualität des Mannes und des Weibes* sind dort auch noch zwei ethnologische Studien angekündigt: Ferdinand von Reitzensteins *Der Mann bei den Natur- und Kulturvölkern* und *Das Weib bei den Natur- und Kulturvölkern* [13]. Nur Hirschfelds Beitrag von über tausend Seiten wurde rechtzeitig fertig und als Teil des Handbuchs veröffentlicht. Dabei folgte er treulich der These Blochs und behandelte die Homosexualität in zwei gleichwertigen Hauptabschnitten als biologische und als soziologische Erscheinung [14].

So waren also nicht nur die Gegenstände der Sexualwissenschaft januskopfig, sondern auch diese neue Wissenschaft selbst trug ein Doppelgesicht. Sie verband von Anfang an naturwissenschaftliche und geisteswissenschaftliche Methoden oder versuchte jedenfalls, eine solche Verbindung herzustellen. Das trifft selbst im Falle von Albert Moll zu, dem großen Rivalen Blochs und Hirschfelds, der spielverderberisch und bewußt fragmentierend von „Sexualwissenschaften" sprach. Im Titel zu seinem eigenen, in Konkurrenz zu Bloch konzipierten Werk erkannte er dennoch dessen Hauptargument an. Er nannte es nämlich *Handbuch der Sexualwissenschaften mit besonderer Berücksichtigung der kulturgeschichtlichen Beziehungen* [15].

Magnus Hirschfeld, von Bloch inspiriert, gründete 1908 die erste *Zeitschrift für Sexualwissenschaft* und schrieb für sie drei programmatische Artikel. Darin bemühte er sich zunächst, einen Kontrast zur gängigen theologischen und juristischen Wertung des Sexuellen herauszuarbeiten, und so bot er, neben einigen generellen Überlegungen, vor allem praktische Vorschläge an. Sein theoretisches Verständnis blieb dabei vergleichsweise kurzsichtig, denn in seinem Objektivierungsstreben schlug er die Sexualwissenschaft kurzerhand der Naturwissenschaft zu:

> „Die Sexualwissenschaft stützt sich, wie jede andere, auf das Wissen der Einzelerscheinungen. Diese sammelt und beschreibt sie und sucht sie zu erklären, indem sie mit Hilfe des Gedankens aus den Einzelbefunden das Gemeinsame ableitet, das Naturgesetz, um uns so neu entgegentretende Einzelerscheinungen wieder verständlich zu machen ...
>
> Die Naturwissenschaft, und dieser gehört die Sexualwissenschaft ja an, sammelt die Naturerscheinungen, ist also vor allem beschreibend, dann läßt sie uns aber auch die Tatsachen verstehen, nämlich dadurch, und dies teilt sie mit jeder anderen Wissenschaft, vor allem auch mit der ehrwürdigen Trias Theologie, Jurisprudenz und Philosophie, daß sie Gedanken in die Phänomene hineinträgt und sie dadurch verbindet. Das Hauptprinzip des Gedankens ist in diesem Falle die Vereinfachung, die Zurückführung der mannigfachen Erscheinungen auf Grundphänomene bis zu der Stelle, die eine weitere Zurückführung nicht mehr zuläßt." [16]

Wenn Hirschfeld hier Gemeinsamkeiten in den Naturwissenschaften und der alten geisteswissenschaftlichen Trias findet, so bleibt er allzu oberflächlich und verschleiert gerade jene fundamentalen Unterschiede, die für die Erkenntnis fruchtbar zu machen sind. Dennoch, seine folgenden Aufsätze zur „Einteilung der Sexualwissenschaft" und „Zur Methodik der Sexualwissenschaft" haben das Verdienst, wenigstens verfahrenstechnisch, gleichsam „von außen", ihren interdisziplinären Charakter zu beschreiben.

Hirschfeld teilte seine Wissenschaft in 14 Forschungsbereiche ein, von der Anatomie über die Physiologie und Psychologie bis zur Ethnologie und Ethik. Ja, er führte dabei neben der Sexualgesetzgebung sogar die Sexualpolitik auf [17]. Was die Methoden angeht, so nannte Hirschfeld zunächst die der Naturwissenschaft, von Messer, Maß und Mikroskop bis zur chemischen Analyse und zum Züchtungsexperiment, dann aber auch Fragebögen, statistische Umfragen, Autobiographien und Biographien, historische, ethnographische und philologische Studien. Endlich forderte er die Gründung sexualwissenschaftlicher Gesellschaften, die Organisation von Kongressen und ein besonderes Institut:

> „Sehr erstrebenswert erscheint mir die Schaffung eines Archivs für Sexualwissenschaft, eines sexualbiologischen Museums, analog etwa dem phylogenetischen Institut Haeckels in Jena oder dem bakteriologischen Institut Pasteurs in Paris. Hier könnten zu streng wissenschaftlichen Zwecken neben einer Fachbibliothek wertvolle urschriftliche Dokumente und Urkunden gesammelt werden, sowie bildliche und sonstige Unterlagen für Sammelforschungen, Daten, Statistiken für vergleichende

Folkloristik und Jurisdiktion, ferner graphische Darstellungen, Resultate vergleichender Messungen, Präparate, Photographien, Diapositive, Moulagen, Instrumente, sexuelle Symbole usw. usw.; auch Zeitungsausschnitte bestimmten Inhalts wären zu sammeln, trotzdem, wie die Erfahrung gezeigt hat, diese keineswegs immer absolut zuverlässiges Material darbieten ...

Von Bedeutung erscheint es mir dabei, daß ein derartiges Institut nicht einer sexuellen Spezialfrage gewidmet ist, sondern daß es die gesamte Sexualwissenschaft umfaßt. So wichtig nämlich das planmäßige und exakte Studium spezieller Fächer der Sexologie ist, – es bleibt hier noch unendlich viel zu tun übrig –, so sehen wir bei größerer Vertiefung in den Gegenstand doch immer wieder, wie die verschiedenen Einzelfragen in engstem Zusammenhang miteinander stehen und für ein richtiges Verständnis aufeinander angewiesen sind." [18]

Alle diese praktischen Forderungen lassen keinen Zweifel daran, daß auch für Hirschfeld die Naturwissenschaft zum Studium des Sexuellen nicht ausreichte. In der Tat gab er sich als Herausgeber seiner Zeitschrift große Mühe, neben biologischen, medizinischen und psychologischen auch soziologische, juristische, historische, literarische und philologische Beiträge zu veröffentlichen. Auch der Psychoanalyse gab er ein Forum, die selber eine prekäre Mittelstellung zwischen Natur- und Kulturwissenschaft einnahm. So druckte er unter anderem Originalbeiträge von Freud, Adler, Stekel, Sadger und Abraham. Der Anspruch der Kulturwissenschaften wurde aber vor allem auch noch durch die Mitherausgeberschaft des großen Wiener Ethnologen Friedrich S. Krauss unterstrichen.

An diesen Leitlinien änderte sich im Prinzip auch nichts, als die Zeitschrift 1914 von Albert Eulenburg und Iwan Bloch neu begründet wurde. Im Gegenteil, die von Hirschfeld einmal gewählte herausgeberische Politik wurde bekräftigt und auch später von Max Marcuse bis zur letzten Nummer 1932 beibehalten. In seinem Programmartikel setzte Bloch allerdings nun einen neuen theoretischen Akzent, indem er seine eigene frühere Auffassung teilweise zurücknahm:

„Die Sexualwissenschaft als selbständige Disziplin ist die Wissenschaft vom Sexuellen, d. h. von den Erscheinungsformen und Wirkungen der Sexualität in körperlicher und geistiger, in individueller und sozialer Beziehung. Diese Begriffsbestimmung wird der eigentümlichen Doppelnatur des Geschlechtstriebs gerecht, seiner biologischen und kulturellen Seite und weist darauf hin, daß wir auch als Ärzte und Naturforscher jene sozialen und kulturellen Beziehungen um so weniger vernachlässigen können, als sie stets ein biologisches Substrat haben. Ein wahrhaft wissenschaftliches Studium der sexuellen Phänomene ist nur auf dieser biologischen Grundlage als der primären möglich. Aus den biologischen Erscheinungen der Sexualität erklären sich die geistigen und kulturellen. Dieser Kausalzusammenhang kann auch bei der Erforschung mehr kultureller und sozialpsychologischer Probleme auf diesem Gebiete nie und nimmer außer Acht gelassen werden. Trotz der innigsten Wechselbeziehungen zu den Geistes- und Sozialwissenschaften ist die Sexualwissenschaft ihrem Wesen nach eine biologische Wissenschaft." [19]

Wenn Bloch hier auf einmal das Primat der Biologie anmeldete, so drückte er unter anderem damit auch eine neue Hoffnung aus, die sich von den ersten Erfolgen der Hormonforschung nährte. Besonders die Pionierarbeit Eugen Steinachs in Prag ließ Umwälzendes erwarten, und diesem allgemeinen Sog konnte sich auch Bloch nicht entziehen [20]. Andererseits bestand aber ohnehin bei vielen Forschern damals der Wunsch, alles Geistige in der Naturwissenschaft zu verankern oder sogar reduktionistisch das Psychische aus dem Physischen zu erklären. Auch der „Seelenbiologe" Sigmund Freud, obgleich ambivalent und weitgehend verstohlen, war da keine wirkliche Ausnahme [21]. Die Biologie war das bevorzugte, wenn auch manchmal kaschierte Fundament für viele Gedankengebäude.

An diesem Punkt der Theoriediskussion ist es nützlich, sich seines historischen Datums zu erinnern. Blochs Programmartikel erschien am Vorabend des Ersten Weltkriegs in einer neugegründeten Zeitschrift, die als Organ einer ebenfalls neuen *Ärztlichen Gesellschaft für Sexualwissenschaft und Eugenik* (1913) fungierte. Diese erste sexologische Gesellschaft bekam aber fast sofort Konkurrenz von einer zweiten, der *Internationalen Gesellschaft für Sexualforschung* (ebenfalls 1913), die bald darauf auch eine konkurrierende Zeitschrift herausgab, das *Archiv für Sexualforschung* (1915). War also die Diskussion bisher von den beiden wichtigsten Pionieren der Sexualwissenschaft, Bloch und Hirschfeld, allein bestritten worden, so meldeten sich von nun an auch andere Stimmen zu Wort.

Die zweite Gesellschaft und ihre Zeitschrift gingen vor allem auf den schon erwähnten Albert Moll zurück, obwohl Max Marcuse von Anfang an als Herausgeber eine entscheidende ideologische Rolle spielte. Gleich im ersten Heft seines *Archivs* druckte er einen Aufsatz des Geisteswissenschaftlers Julius Wolf ab, der Blochs und Hirschfelds bisherige Unentschiedenheit resolut in eine klare Trennung der Forschungswege auflöste. Unter dem Titel „Sexualwissenschaft als Kulturwissenschaft" forderte er zwei fundamental verschiedene Sexualwissenschaften, die allerdings als solche beide empirisch sein sollten: eine natur- und eine kulturwissenschaftliche. Die Trennung war logisch und unvermeidlich, denn im Grunde hatte man es mit zwei völlig verschiedenen Arten der Erkenntnis zu tun:

> „Gegenstand der naturwissenschaftlichen Erkenntnis ist das nicht von Menschen absichtlich Bewirkte. Dieses und nichts anderes meinen wir, wenn wir von Naturprozessen reden. Mit der negativen Kennzeichnung des Gegenstandes naturwissenschaftlicher Erkenntnis ist aber zugleich auch gesagt, welches der Gegenstand der kulturwissenschaftlichen Erkenntnis ist. Man braucht nur die Negative fortzulassen.
>
> Für das von uns nicht absichtlich Bewirkte können wir selbstverständlich keine Beweggründe als Ursachen angeben. „Natur", so ist in diesem Sinne gesagt worden, „weiß nichts von Zwecken und Ideen". Bei fehlender Ursachenkenntnis kann aber von einem eigentlichen „Verstehen" nicht mehr die Rede sein. Zutreffend hat man die naturwissenschaftliche Erkenntnis insofern auch eine Erkenntnis von der Außenseite her genannt. Von außen erscheint alles rein körperlich, materiell. Die naturwissenschaftliche Erkenntnis gilt darum auch als verstofflichend und entseelend. An Stelle der Beweggründe bedienen sich die Naturwissenschaften durchweg hypothetischer letzter Ursachen zur Erklärung. Das trifft nicht bloß für die Mechanik, die Physik und Chemie zu, das gilt auch für die übrigen erklärenden Naturwissenschaften: die Biologie, die Physiologie und die Psychologie. Man denke nur an die Begriffe der Selektion, Variation, Tumeszenz, Detumeszenz, des Reflexes, der Assoziation u. dgl. Demgegenüber ist alles kulturwissenschaftliche Erkennen ein wirkliches Verstehen, ein Einfühlen und Nacherleben. Wer sich nicht in die Psyche des Unternehmers hineinzuversetzen versteht, dem bleiben die Zusammenhänge der kapitalistischen Volkswirtschaft ewig verschlossen. Von „innen" heraus wollen und können auch die politischen Kämpfe, die religiösen Strömungen, die Kunstbestrebungen u. dgl. erklärt und begriffen werden. Nicht mit Unrecht hat man darum alle kulturwissenschaftliche Erkenntnis als Zweckbetrachtung gekennzeichnet, denn die letzten Ursachen sind stets Zwecke, Ideale, Werte.
>
> Bei so großer Verschiedenheit empfiehlt es sich selbstverständlich nicht, natur- und kulturwissenschaftliche Erkenntnis durcheinanderzuwerfen und vielleicht selbst nicht, sie im Rahmen einer Universalwissenschaft zu pflegen. Jede der beiden Erkenntnisarten erfordert eine Wissenschaft für sich." [22]

Wolf sah auch de facto bereits beide Arten der Sexualwissenschaft getrennt bei der Arbeit und erwähnte die Bücher von Havelock Ellis als einen „Versuch enzyklopädischer Behandlung der naturwissenschaftlichen Sexualwissenschaft". Wie Wolf jedoch weiter erklärt, kann damit das Thema nicht erschöpft sein:

> „Gegenstand (dieser) Wissenschaft ist das Animalisch-Erotische, die Libido sexualis in all ihren Varianten für sich, sowie in ihrer Abhängigkeit von anderen „natürlichen" Fakten und in ihrer Rückwirkung auf solche. Eine solche Wissenschaft vom Sexualleben erschöpft aber die Erotik nicht. Unser Liebesleben ist eben nicht rein animalisch, sondern auch ein Kulturprodukt, das als solches in Wechselwirkung mit anderen Kulturobjekten und Kulturwerten wie der Wirtschaft, dem Staate, der Kunst, der Religion, dem Recht usf. steht und sich betätigt. Das Verständnis hierfür kann uns naturwissenschaftliche Forschung niemals erschließen." [23]

Als Beispiel für den kulturwissenschaftlichen Ansatz nennt Wolf dann Iwan Blochs *Sexualleben unserer Zeit*, das er aber nicht nur als lückenhaft, sondern auch als wertend und damit unwissenschaftlich kritisiert:

> „Iwan Blochs Buch ... dient dem Zwecke, bestimmte Ideale und bestimmte Forderungen an Gesetzgebung und Verwaltung durchzusetzen. Sein Buch ist ein Hymnus auf die freie Liebe ... Bloch [stellt] die Forschung in den Dienst des Ideals, dem nach ihm alle sexuelle Entwicklung notwendig zutreibt." [24]

Blochs Darstellung ist daher letztlich tendenziös und insofern nicht mehr objektiv:

> „Auch als Kulturwissenschaft muß die Sexualwissenschaft weiterhin anders verfahren. Sie darf nichts erstreben, nichts rechtfertigen oder verdammen. Genau wie die Naturwissenschaft hat sie nur zu ermitteln und zu erklären. Sie darf niemals die Erotik eines Kreises oder einer Zeit als vorbildlich hinstellen. Die Erotik der Intellektuellen ist nicht die Erotik schlechthin, sondern nur eine von vielen möglichen Varianten. Demgemäß hat die Sexualwissenschaft jedem Kreise und jeder Epoche ihr Recht zu lassen, d. h. das Sexualleben der verschiedenen Volksschichten, Völker und Zeiten nur so gewissenhaft zu durchleuchten, als es ihr eben möglich ist." [25]

Nach Wolf genügt es aber nicht, einfach sexuelle Klassenunterschiede und historische Wandlungen aufzuzeichnen, sondern man muß auf dieser Basis auch die Wechselwirkungen zwischen dem Sexuellen und den anderen Lebensbereichen studieren. Er nennt als Beispiele die Kunst und die Religion, aber auch die Wirtschaft, wobei er unter anderem auf die Verbindung zwischen puritanischer Sexualmoral und Kapitalismus hinweist. Hier spielt er, wenn auch ohne Namensnennung, offensichtlich auf Max Weber an und seine Studie *Die protestantische Ethik und der Geist des Kapitalismus* (1904/05). In diesem Fall erwies sich also die Religionssoziologie als ein Weg zum einfühlenden Verständnis, als ein Mittel, sich „in die Psyche des Unternehmers hineinzuversetzen", wie Wolf es prinzipiell für die Erklärung der modernen Ökonomie gefordert hatte.

Weit wichtiger aber als die Anspielung auf das Werk Max Webers ist die faktische Übernahme seiner Forderung nach „Wertfreiheit" der Wissenschaft. Hier tat Wolf für die Sexualforschung einen potentiell revolutionären Schritt, wenn er sich auch wohl über die logischen Konsequenzen nicht völlig im Klaren war. Sein eigener Text läßt noch manche versteckte Wertung erkennen, aber prinzipiell beschreibt er für seine Kollegen einen klaren Kurs in Richtung auf die neutrale Empirie, auch und besonders in der Kulturwissenschaft. Danach gilt es zum Beispiel, das Bevölkerungswachstum und die Klassenumschichtung, die Prostitution, die Wohnungsverhältnisse, die Berufswahl, die Mode und die Vergnügungsindustrie sexologisch zu untersuchen. Das Recht, die Religion, die Literatur, die Kunst und die Musik verlangen nach wertfreier Aufhellung ihrer erotischen Gehalte, Impulse und Wirkungen. Kurz, der Sexologie eröffnet sich hier ein neues, fast unendlich weites Feld, und ihr naturwissenschaftliches Interesse braucht deshalb nicht zu erlahmen. Im Gegenteil: In der *Internationalen Gesellschaft für Sexualforschung* „sollen beide Schwesterwissenschaften eine würdige Heimstatt finden" [26].

Die Forderung, beide Sexologien wertfrei zu halten, war freilich bei der naturwissenschaftlichen leichter zu erfüllen als bei der kulturwissenschaftlichen, die ja, nach Wolfs Definition, eigentlich eine „Zweckbetrachtung", d.h. eine nacherlebende Untersuchung von Idealen und Werten sein sollte. Übrigens hatte sich ja auch selbst die naturwissenschaftliche Denkweise nur mit Mühe und gegen viele Widerstände allmählich zur Wertfreiheit durchgerungen. (Der Fall Galilei mag hier als Memento genügen). Die Widerstände wurden jedoch durch die unübersehbare praktische Nützlichkeit der Naturwissenschaft schließlich gebrochen. Die technische Verfügung über ihre Ergebnisse lag so sehr im allgemeinen Interesse, daß sich die normfreie Betrachtung in ihr behaupten konnte.

Die Naturwissenschaft sah bewußt von übernatürlichen Normenstiftern oder Bewegungen hinter jedem Naturvorgang ab und kümmerte sich nicht mehr um letzte Zwecke und Werte [27]. Sie beschränkte sich auf kontrollierbare Daten, d.h. sie nahm die Natur als gegeben hin und ging über dies Gegebene niemals hinaus. Ihr Ziel war die möglichst genaue Beschreibung dessen, was *ist*. Sie enthielt sich jeder Meinung darüber, ob es überhaupt, oder gerade so oder besser anders *sein solle*. Aus diesem Grunde beschränkte sie sich auf den Bereich der Welt, der vom Menschen unberührt, ungeformt, unbeeinflußt ist, auf die Aspekte der Natur, die den Menschen und seine Geschichte nicht betreffen. Um Wissenschaft zu sein, mußte die Naturwissenschaft ahistorisch sein; um ahistorisch sein zu können, mußte sie vom Menschen und seiner Wirkung in der Natur absehen. Nur um diesen Preis war die immerwährende Wiederholbarkeit ihrer Experimente sicherzustellen. Von dieser Wiederholbarkeit aber hing die Verifizierung ihrer Hypothesen ab.

Das gilt auch für scheinbare Ausnahmen wie etwa die Erdgeschichte oder die Evolutionstheorie. Auch hier handelt es sich um rein materielle, keinerlei Wertung implizierende Abläufe, nicht um menschliche Historie. Als naturwissenschaftliche Theorie ist die Entwicklungslehre wertfrei, und wo immer sie, wie im Sozialdarwinismus, zur Rechtfertigung menschlicher Handlungen, etwa politischer Maßnahmen, herangezogen wurde, handelte es sich um ideologischen Mißbrauch. Ein solcher Mißbrauch war aber auch in der frühen Sexualforschung durchaus nicht selten; man erinnere sich nur an die eingangs erwähnte Degenerationsthese und an gewisse eugenische oder „rassehygienische" Forderungen.

Die Nichtberücksichtigung menschlicher Spuren in der Realität machte immer das Wesen der Naturwissenschaft aus, ganz gleich, wie man ihr wissenschaftliches Gegenstück definierte. So unterschied man zunächst etwa zwischen *scientia naturalis* und *scientia moralis*. Die Engländer sprachen von „moral sciences" und deuteten damit an, daß hier die Wertung ihren angestammten Platz behielt, nachdem sie das Feld der „natural sciences" geräumt hatte. Man sprach aber auch von Human- oder Sozialwissenschaften, die, wenngleich deskriptiv im Ansatz, doch eine kritische Tendenz in sich tragen. Ihre Gegenstände sind eben nicht Daten, sondern Fakten, nicht neutrale Gegebenheiten, sondern Tatsachen, d.h. Dinge oder Geschehnisse, die die Spuren menschlicher Tat, menschlichen Wollens, Vollbringens und Scheiterns an sich tragen. Die Geschichte und alle geschichtlichen Gegenstände, wertfrei beschrieben, wie sie sind, zeigen sich als Resultat eines Kampfes zwischen dem, was ist und dem, was hätte sein können oder sollen. Alles Faktische ist nur wirklich, da es historische Möglichkeiten verdrängt hat. Nicht nur die Tatsache, daß überhaupt etwas als Tatsache erscheint, sondern auch diese Tatsache selbst wiederum bewahrt einen menschlichen Akt in sich auf, der, wie auch immer, von einer Zielvorstellung geleitet war. Es handelt sich also stets darum, den untersuchten Gegenstand als Resultat menschlichen Handelns (res facti) kritisch zu betrachten und ihn nicht nur als Gegebenheit (datum) einfach hinzunehmen. Tatsächlich enthalten die Tatsachen, wie alles Gemachte oder Getane, selbst schon die Wertung. In diesem Sinne stellt auch die Kultur insgesamt, als die Summe alles Gemachten, eine Konstellation von Wertungen dar. Diese Wertungen sind, wie Wolf klar erkannte, Gegenstand der Kulturwissenschaft.

Im Deutschland des 19. Jahrhunderts erschien die deutliche Trennung der Wissensgebiete in dem Gegensatz von Naturwissenschaften und Geisteswissenschaften, wobei man mit Hilfe der letzteren nunmehr daranging, die Spuren des fortschreitenden Weltgeistes zu sichern. Hier wurde also das historische Moment der wertenden Wissenschaften hervorgehoben, und als historische Wissenschaften haben die Geisteswissenschaften sich denn auch zunächst vor allem verstanden. Allerdings blieb ihr Selbstverständnis auch im Rahmen dieser richtigen Einsicht lange Zeit noch getrübt. So wuchs damals zwar den alten topischen Disziplinen Rhetorik und Hermeneutik ein historisches Bewußtsein zu, und sie fanden sich bald im neuen, kritischen Fach der Literaturgeschichte vereinigt, das nun eine große chronologische Inventarisierung begann; es dauerte aber erstaunlich lange, bis man die Wertmaßstäbe, die dieser Geschichtsschreibung zugrunde lagen, als selber historisch vermittelt erkannte. Ebenso glaubte die Rechtswissenschaft lange, sich auf überhistorische Normen berufen zu können. Die Geisteswissenschaften machten zunächst mit der Geschichtlichkeit ihrer Gegenstände nicht wirklich ernst und blieben auf halbem Wege stehen. Erst die immer stärker erhobene Forderung nach Wertfreiheit auch in den Geisteswissenschaften machte den Charakter der ihnen unreflektiert zugrundeliegenden Werte klar: sie waren politisch-historische Setzungen, die der Wissenschaft von außen vorgegeben waren. Das war in der Rechtswissenschaft eine bestimmte Machtkonstellation, das waren in der Wirtschaftslehre bestimmte Besitzverhältnisse, das war endlich in der Kunst- und Literaturwissenschaft ein bestimmter ästhetischer Konsens, ein Geschmack, ein Kulturzusammenhang, eine irgendwie, irgendwann durch irgendwen etablierte Meinung über das Schöne, Wahre, Gute. In der Sexualwissenschaft aber waren es bestimmte Geschlechtsrollen und Familienstrukturen. Auf dieser Basis ruhte das überkommene „reproduktive Vorurteil", d. h. die unbefragte Annahme eines natürlichen, richtigen Sexualverhaltens, das sich in der Zeugung erfüllte. Der von Humboldt bei all seinem historischen Interesse noch naiv benutzte Begriff „Zeugungstrieb" ist vielleicht die beste Illustration dafür.

Diese Redeweise war für die späteren Sexualwissenschaftler nicht mehr akzeptabel. Selbst der konservative Albert Moll, der die Psychoanalyse und ihren Triebbegriff als zu spekulativ ablehnte, stellte notgedrungen fest:

> „Die Worte Geschlechtstrieb, Begattungstrieb, Fortpflanzungstrieb, Zeugungstrieb, wurden früher allgemein, und werden heute auch noch vielfach als gleichbedeutend und ohne Nachdenken über den

Inhalt beliebig gebraucht. Selten macht sich, wer diese Worte anwendet, deren Sinn klar. Will man z. B. mit Fortpflanzungstrieb sagen, daß der Trieb der Fortpflanzung dient oder daß er ein Trieb zur Fortpflanzung ist? Beides ist voneinander wesentlich verschieden ... Wir werden aber nicht annehmen, daß das Tier in der bewußten Absicht, sich fortzupflanzen, den Geschlechtsakt ausübt. Auch für den Menschen gelten diese Erörterungen ... Dem Kulturmenschen ist der Zusammenhang zwischen Geschlechtsakt und Geburt bekannt. Aber auch bei ihm ist der Fortpflanzungstrieb nicht identisch mit dem Geschlechtstrieb ... Jedenfalls ist bei beiden Geschlechtern nur selten die Absicht zur Fortpflanzung das bewußte Motiv des Geschlechtsaktes. Dem widerspricht es natürlich nicht, daß nicht nur bei Frauen, sondern auch bei Männern oft sehr stark der Wunsch nach Fortpflanzung besteht. Ich erwähne z. B. den Wunsch von Patrizier- oder altadeligen Familien, Nachkommen zu zeugen, damit der Stamm möglichst im Mannesstamm nicht erlösche. Hier handelt es sich um einen Akt, der durch einen rationalistischen Wunsch ausgeführt wird, nicht aber auf Grund eines Triebes." [28]

Moll machte mit diesen Unterscheidungen deutlich, daß das Sexuelle beim „Kulturmenschen" eben auch sozialer Steuerung und bewußter Planung unterliegen kann, daß man mit dem Begriff „Trieb" in diesem Zusammenhang also vorsichtig umgehen muß. Er selbst beschränkte sich deshalb auf eine simple, deskriptive Teilung des Geschlechtstriebes in einen Detumeszenztrieb (von detumescere: abschwellen) und einen Kontrektationstrieb (von contrectare: körperlich oder seelisch berühren) [29]. Dieses Schema erschöpfte für ihn die psychologische Seite. Die weitergehenden psychoanalytischen Theorien lehnte er, wie gesagt, als willkürliche „Symbolisierungen, Deutungen und Tüfteleien" ab [30].

Praktisch waren sich Moll und die Psychoanalytiker aber noch in einem Punkt einig: Die begriffliche Trennung von Zeugungs- und Geschlechtstrieb wurde von keinem von ihnen bis zur letzten Konsequenz durchgeführt. Für sie blieb der Koitus als das einzige potentiell zeugungsdienliche Sexualverhalten die unbefragte Norm. Alle anderen Verhalten galten als Abirrungen, Deviationen oder Perversionen verschiedener Schweregrade, je nachdem, wie weit sie sich von dieser Norm entfernten. Sowohl die Psychoanalytiker wie die Sexologen (mit der möglichen Ausnahme von Magnus Hirschfeld) erblickten nur im Koitus das Ideal, den Ausdruck psychosexueller „Reife", den Modellfall, in dem Sexualobjekt und Sexualziel in der einzig wünschenswerten Weise zusammentreffen [31].

Diese unkritische, wenn auch versteckte Annahme einer Grundnorm zeigt, wie weit die damalige Sexualwissenschaft noch von der erstrebten Wertfreiheit entfernt war. Die Wertung lag aber nicht nur im gepriesenen koitalen Ausdruck, also in der potentiellen Zeugungsdienlichkeit des „reifen", korrekten Triebes, sondern auch in der Vorstellung eines „Geschlechtstriebes" selbst. Mit anderen Worten, an Humboldts Begriffskombination „Zeugungstrieb" waren eigentlich beide Komponenten fragwürdig. Es war nicht nur zu untersuchen, was dieser Trieb mit der Zeugung zu schaffen hatte, sondern auch, ob hier überhaupt ein Trieb vorlag. Ja, die Idee, daß Lebewesen prinzipiell träge sind und wie Maschinen durch eine hypothetische Kraft in Bewegung gesetzt, d. h. „getrieben" werden müssen, trug selber eindeutig einen historischen Charakter, den man aber damals noch nicht erkannte. Es dauerte noch Jahrzehnte, bis Psychologen (und schließlich auch Sexualforscher) daraus die Konsequenzen zogen und den Triebbegriff überhaupt aufgaben [32].

Aber selbst von diesen Spezialfragen abgesehen, ist uns heute deutlich, daß wir nicht nur in dem Wort „Sexualität", sondern auch in dem damit bezeichneten Begriff ein neues historisches Produkt vor uns haben. Das Sexuelle ist deshalb kein fester, klar umrissener Forschungsgegenstand, sondern, wie Michel Foucault es ausgedrückt hat, ein „Dispositiv“, d. h. Summe und Resultat verschiedener Machtstrategien, die erst in der Neuzeit voll zur Entfaltung kamen:

„Die Sexualität ist nicht als Triebkraft zu beschreiben, die der Macht von Natur aus widerspenstig, fremd und unfügsam gegenübersteht ... Vielmehr erscheint sie als ein besonders dichter Durchgangspunkt für die Machtbeziehungen: zwischen Männern und Frauen, zwischen Jungen und Alten, zwischen Eltern und Nachkommenschaft, zwischen Erziehern und Zöglingen, zwischen Priestern und Laien, zwischen Verwaltungen und Bevölkerungen.“ [33]

Die Sexualität ist also nur historisch-politisch völlig zu verstehen. Nicht nur in ihrer heutigen Gestalt, sondern in ihrem Wesen ist sie ein Produkt der Geschichte. Sie ist eine in ihrem Kern historisch vermittelte Erscheinung, und als Forschungsproblem war sie erst in der Moderne möglich.

Eine Ahnung davon fand sich aber auch schon in der Theoriediskussion vor 1933. So mußte zum Beispiel Heinz Kunz einräumen, daß die Sexualität als Gegenstand einer Wissenschaft nicht eindeutig bestimmbar war:

„Gewiß: bestimmte Tatsachen sind uns allen als Ausdruck der Sexualität unzweifelbar; aber viele andere wieder, in denen die Psychoanalyse ebenfalls Ausdrucksformen des Sexuellen sieht, bilden ja auch heute noch den Grund des ungerechtfertigten Vorwurfes eines „Pansexualismus“ und von fruchtlosen Streitigkeiten. Es bietet sich deshalb von vornherein keine Aussicht auf Zustimmung, das mit Sexualität Gemeinte irgendwie gültig zu definieren ... Wir sehen keinen Weg, den Gegenstand der Sexualwissenschaft eindeutig und exakt zu bestimmen ... Zuletzt darf man aber hinweisen auf andere akademisch geduldete Wissenschaften, die grundsätzlich vor der gleichen Situation stehen, die Psychologie oder Biologie z. B.: Niemand wird es wagen, in der Hoffnung auf allseitige Zustimmung definitorisch umgrenzen zu wollen, was Seele sei oder Leben.“ [34]

Kunz drängten sich diese Gedanken auf anläßlich einer Neuausgabe von Max Marcuses *Handwörterbuch der Sexualwissenschaft* (1926), das Artikel sehr verschiedener Ausrichtung enthielt,unter anderem auch Originalbeiträge von Sigmund Freud. Dabei erwies sich aber nicht nur der wissenschaftliche Gegenstand als undefinierbar, sondern auch die wissenschaftlichen Methoden waren nicht eindeutig festzulegen:

„Wollte man die Gültigkeit einer Wissenschaft vom Dasein einer für diese Wissenschaft spezifischen Methode wie eines ihr allein eigenen Objektes abhängig machen, so gäbe es eine Sexualwissenschaft nicht. Niemand dürfte auf eine spezifische sexuologische Methode hinweisen können; was als solche erscheint, ist ... eine Mehrheit von aus anderen Disziplinen – der Psychologie, Physiologie, Ethnologie usw. – übernommenen Methoden, auf einen bestimmten Objektkreis angewandt.“ [35]

Wenn aber die Sexualwissenschaft weder einen klar bestimmbaren Gegenstand, noch eine eigene Methode hatte, woher nahm sie dann ihre Existenzberechtigung? Wie konnte sie überhaupt zustande kommen? Kunz gibt darauf eine klare und sehr erleuchtende Antwort:

„Es (war) wesentlich die ungeheure Bedeutung der Sexualität im Leben ..., die bei der Schaffung des Terminus „Sexualwissenschaft“ durch Iwan Bloch wohl die entscheidende Rolle spielte, im Gegensatz zu anderen Disziplinen, wo das affektive Moment eine mehr untergeordnete, unbewußte, aber nicht zu übersehende Wirkung ausübte. Und daß wir keine eigene Wissenschaft vom „Geruche“ oder vom „Hunger“ z. B. besitzen, das verdanken wir nicht etwa logischen Einsichten – die Berechtigung dazu wäre genau dieselbe wie bei der Sexualwissenschaft –, sondern wiederum allein dem affektiven Moment.“ [36]

Es ist in der Tat keine Frage, daß bei Bloch das affektive Moment eine entscheidende Rolle spielte; gerade deshalb hatte ja auch Julius Wolf sein Werk als tendenziös kritisiert. Bloch aber sprach es selber ganz offen aus: sein Ziel war es,

„der ehrlichen, freien und unabhängigen Forschung ... die Bahn freizumachen und für das gewaltige Werk einer Neugestaltung und Verbesserung der sexuellen Beziehungen auf Grund der veränderten Kulturverhältnisse die exakten Grundlagen zu liefern und die objektiven Richtlinien zu bestimmen. Sexualreform auf Grundlage der Sexualwissenschaft! Das ist die Aufgabe der Zukunft." [37]

Diese Absicht bestimmte auch Blochs Themenwahl, denn er wählte das Thema Prostitution nicht nur wegen seines natur- und kulturwissenschaftlichen Doppelaspekts, sondern auch als reformerischen Testfall:

„Die Prostitution ... ist auch in innerer ethischer Beziehung ... die brennendste Gewissensfrage der modernen Kulturmenschheit, ... der Probierstein für jede höhere Ethik der zukünftigen Gesellschaft." [38]

So war es also wirklich die „ungeheure Bedeutung der Sexualität im Leben", die zur Schaffung einer eigenen Sexualwissenschaft führte. Diese Bedeutung aber, die besondere, dringliche Problematik, war der Sexualität erst in der modernen Kultur zugewachsen, und gleichzeitig hatte auch erst die moderne Kultur die kritische Analyse dieser Problematik möglich gemacht. Auch dies sprach Bloch offen aus, und wiederum kann die Prostitutionsfrage dabei stellvertretend für die sexuelle Frage überhaupt stehen:

„Es ist endlich die Zeit gekommen für eine neue und selbständige Bearbeitung der ganzen Prostitutionsfrage ... Es ist das naturwissenschaftliche Zeitalter, charakterisiert durch die gewaltige Entwicklung von Technik, Handel, Industrie und Weltverkehr, durch die rapide Ausbreitung der geistigen Bildung in allen Schichten der Bevölkerung bis zu den untersten Klassen, durch das Hervortreten der Arbeiterklasse, durch die Frauenbewegung und die mächtige Erstarkung des sozialen Bewußtseins und Verantwortlichkeitsgefühles. Alle diese Momente sind noch in voller Wirksamkeit, sie bereiten eine neue Zeit, eine neue Gesellschaft vor, die von der heutigen so verschieden sein wird wie die für uns bereits der Vergangenheit angehörige sogenannte ‚Neuzeit' sich vom Mittelalter unterscheidet." [39]

Alle diese modernen Entwicklungen aber, die nun das uralte Problem der Prostitution im öffentlichen Bewußtsein verschärfen, lassen zum ersten Mal auch eine Lösung denkbar erscheinen:

„In diesem Zusammenhange gewinnt auch die Prostitutionsfrage ein ganz anderes Aussehen als sie früher hatte ... Denn erst mit der organisierten Frauenbewegung, die es in dieser Art niemals vorher in der Menschheitsgeschichte gegeben hat, beginnt eine neue Epoche für die Geschichte der Prostitution, weil erst jetzt das allein wirksame und aussichtsreiche Prinzip der Selbsthilfe und Selbsterlösung sich verwirklichen kann, das bis dahin im Kampfe gegen die Prostitution wegen der Recht- und Machtlosigkeit der Frau völlig gefehlt hat." [40]

Mit anderen Worten: die traditionelle Rolle der Frau beginnt sich zu wandeln, die fundamentale sexuelle „Abhängigkeit im Menschengeschlechte" beginnt sich zu lokkern, und gerade das Studium dieses historischen Prozesses liefert die Mittel, ihn noch zu beschleunigen. Wie Bloch weiter ausführt, ist die Prostitution nur zu überwinden, indem man an ihrer Geschichte ihr Wesen begreift. Dann aber erkennt man ihren eigentlich „unmodernen" Charakter, ihre organisatorischen Wurzeln in der Antike, ihre ethische Verankerung in der Moral von Sklavenstaaten. Diese Einsicht wiederum erleichtert die sexuelle Selbstbestimmung der Frau und schafft eine neue Ethik auf der Grundlage sexueller Gleichberechtigung.

Ist die bisherige sexuelle Abhängigkeit aber erst einmal als historisch vermittelt erkannt, so wird sie damit auch überwindbar. Dies aber heißt, daß nicht nur die Prostitution, sondern auch die bisher unbefragten Geschlechtsrollen und Familienstrukturen zum Gegenstand historischer Forschung werden müssen, und damit kommt die Sexualwissenschaft dem Ideal der Wertfreiheit wieder einen Schritt näher. Was man vorher als „natürlich" gegebene überzeitliche Norm (Datum) einfach hingenommen hatte, wird nun als Menschenwerk (Faktum) erkennbar, das selber gewisse historische Wertungen in sich aufbewahrt. Wie der Literaturwissenschaftler allmählich die Kunstgesetze und Regeln ihres jenseitigen Charakters entkleidete, wie der Jurist das Naturrecht auf positives Recht zurückführte, wie der Ökonom den Besitzverhältnissen ihre göttliche Legitimation entzog, so mußte auch der Sexologe endlich den gesamten ideologischen Überbau des biologischen Geschlechtsunterschiedes in Frage stellen. So brachte die Forderung nach Wertfreiheit auch in den Geisteswissenschaften den Fortschritt, deren Grundlagen selber zum Gegenstand der Kritik zu machen. Da diese Kritik sich aber ihrerseits auch nicht mehr auf überhistorische Normen berufen kann, sieht sie sich damit unausweichlich in der konkreten historischen Situation verankert.

Diese historisch unvermeidliche Auflösung der traditionellen sexuellen Normen ist auch der eigentliche Grund für die Unbestimmbarkeit der Sexualität als Forschungsgebiet. Wie die moderne Kultur das Sexuelle als Problem erst wahrnehmbar macht, so entzieht sie ihm gleichzeitig auch die faktische Grundlage, in der es ursprünglich verankert war. In dem Grade, wie die sexuelle Selbstbestimmung des Individuums unabhängig von seinem Geschlecht denkbar wird, schwinden die überkommenen Zwänge. Nicht nur die Geschlechtsrollen ändern sich, sondern damit auch das Selbstverständnis und das gegenseitige Erleben der Geschlechter. Das allgemeine stillschweigende Einverständnis darüber, was die Sexualität eigentlich sei, zerbricht gerade in dem historischen Augenblick, als die ersten kritischen Fragen möglich werden. Die Moderne problematisiert also das Sexuelle auf zweierlei Weise: Sie macht es einerseits zum Problem und verwischt andererseits seine Konturen. So bekommt das Sexuelle seinen modernen, paradoxen Charakter. Es ist ebenso augenfällig wie schlecht zu fassen – je greifbarer in seiner allgegenwärtigen Nähe, umso unbegreiflicher in seiner verschwimmenden Komplexität.

Aus dieser Situation entspringt, in ihr lebt die Sexualwissenschaft. Sie ist die vorläufige Antwort der modernen Kultur auf eine paradoxe Frage, die sie sich selber gestellt hat – die Frage nach einer objektiven, nichtideologischen Begründung sexueller Normen, Zwecke und Werte. Die Antwort ist vorläufig und muß es bleiben, da die Wissenschaft hier nur negativ vorgehen kann. Es ist eine eitle Hoffnung, Werte wertfrei begründen zu wollen. In der Ideologiekritik aber leistet die Sexologie bereits ihr Bestes, auch wenn sie nur naturwissenschaftlich Daten herbeischleppt, die bestehende Dogmen unterminieren. Wo sie aber als Kulturwissenschaft den Fakten kritisch zu Leibe geht, kann sie wirkliche Freiräume schaffen, die beiden Geschlechtern die volle Entfaltung erlauben.

Dieser potentielle Freiraumgewinn garantiert natürlich noch nicht, daß er auch wirklich im Sinne der freien Entfaltung genutzt wird. Die Herrschaft trägt alle Masken und spielt alle Rollen, auch die der sexuellen Liebe, ja, sogar die der Wissenschaft. Immerhin, eine echte, wertfreie Wissenschaft von der sexuellen Liebe kann, indem sie diese zwangsläufig entgöttlicht, den „Kampf der Geschlechter" für beide Seiten humanisieren.

Ob nur dumpf erahnt oder bereits klar erkannt, diese Möglichkeit der Sexualwissenschaft war ihren Pionieren Grund genug, an ihr als eigenständige geistige Unternehmung festzuhalten. So faßte denn auch Arthur Kronfeld in dem bereits erwähnten Handwörterbuch Max Marcuses den Konsens seiner Kollegen unter dem Stichwort „Sexualwissenschaft“ so zusammen:

„Ist Sexualwissenschaft ... eine in sich selber haltbare, vollgültige Eigenwissenschaft?

Das Gegenstandsgebiet der Sexualwissenschaft ist ganz gewiß kein einheitliches. Die Geschlechtlichkeit, ihre Bedingtheiten, Erscheinungsformen und Wirkungen sind von solcher überwältigender Mannigfaltigkeit und Fülle, daß sie sich aus der Totalität der Lebensvorgänge nicht isolieren lassen ... Insofern scheint es einer besonderen Sexualwissenschaft nicht erst zu bedürfen, sondern die Geschlechtlichkeit geht in der Problemfülle der Gesamtwissenschaften ohne Rest auf ...

Aber auch nach der Methode läßt sich die Sexualwissenschaft als Wissenschaft eigener Art anscheinend nicht rechtfertigen. Die Sexualbiologie beispielsweise hat keine anderen Methoden in ihrem Rüstzeug als die Biologie überhaupt ... Eine methodische Einheit fehlt der Sexualwissenschaft mit Recht und Notwendigkeit völlig ...“ [41]

Kronfeld läßt sich aber durch diesen Mangel an einem eigenen Gegenstand und einer eigenen Methode nicht beirren. Weder das eine noch das andere ist zur Rechtfertigung einer besonderen Wissenschaft nötig:

„Ich kann hier nur meine persönliche Überzeugung vortragen, die wohl auch diejenige aller Mitarbeiter dieses Handwörterbuchs ist: daß es nämlich in der Tat ein ... Kriterium gibt, welches den Anspruch der Sexualwissenschaft rechtfertigt, eine Wissenschaft eigener Artung zu sein ...

Dies Kriterium scheint mir zu liegen in der Einheitlichkeit aller der verschiedenen Forschungsrichtungen hinsichtlich ihres leitenden Gesichtspunktes, ihrer leitenden Maxime, ihres Blickpunktes, ihrer Art, auf die Lebenserscheinungen und Vorgänge eingestellt zu sein. Die Sexualwissenschaft geht in der Tat mit allen einzelnen Wissenschaften Hand in Hand, ist auf das gleiche Gegenstandsgebiet gerichtet wie diese, und teilt ihre Methoden: aber der Gesichtspunkt, unter dem sie aus den Erscheinungen und Fragestellungen auswählt, zu ihnen Stellung nimmt, erkennend und wertend sich verhält – dieser Gesichtspunkt ist überall der gleiche. Er hebt die Beziehungen zur Geschlechtlichkeit besonders heraus, sondert sie ab, in bewußter Einseitigkeit ... Diese Einseitigkeit verbürgt die Einheitlichkeit. Man erhält auf diese Weise *einen* wissenschaftlichen Aspekt von der Totalität des Lebens. Es mag nicht der endgültige sein; andere und vielleicht selbst tiefere sind möglich. Aber dieser Punkt ergibt, wie einseitig er sein mag, dennoch eine gegliederte Struktur von rangordnungsmäßig aufeinander bezogenen und in sich abgestuften Erkenntnissen und Wertungen.“ [42]

So kommt Kronfeld zum einzig möglichen Schluß und proklamiert damit auch nur, was schon Iwan Bloch gefordert hatte, nämlich einen besonderen sexologischen „Zentralstandpunkt“ [43]. Wie aber schon mehrfach betont, wurde diese gezielte Blickrichtung, die wissenschaftsstiftende Einseitigkeit, die Herauslösung und Isolierung des Sexuellen aus der „Totalität des Lebens“, erst in der modernen Kultur möglich, und so ist die Sexualwissenschaft eine durch und durch moderne Wissenschaft. Sie schreitet zusammen mit allen anderen Wissenschaften fort und durchleuchtet sie von ihrer besonderen Perspektive aus – die Naturwissenschaften sowohl wie die Kulturwissenschaften.

Kronfeld selbst nennt die Biologie, Psychologie, Anthropologie und Soziologie. Für die praktische Anwendung sexualwissenschaftlicher Einsichten nennt er die Gesetzgebung und Rechtsprechung, die Erziehung, Hygiene und Ethik. Die endliche Krönung der Sexualwissenschaft sieht er dann in einer umfassenden philosophischen Deutung von Sinn und Wesen der Geschlechtlichkeit.

Diese letztere Projektion aber bezeichnet uns heute den Punkt, über den kaum ein Theoretiker damals hinauskam. Sie beweist, daß zumindest Kronfeld und seinen Kollegen der Sinn der Wissenschaftlichkeit in ihrem Fach immer noch nicht völlig einsichtig war. Noch immer waren sie sich ihrer eigenen ideologischen Voraussetzungen nicht bewußt. Nur Hans Kunz, der sonst Kronfeld in allem folgte, blieb dem Prinzip der Wertfreiheit treu und widersprach:

„Nur ein Zweifel sei mir gestattet: daß nämlich die Sexual*wissenschaft* durch eine ‚weltanschauliche, philosophische Deutung vom Sinn und Wesen der Geschlechtlichkeit' gekrönt werde. Sie wird in Wahrheit von einer solchen getragen – freilich sehr unklar und verschwommen in den Köpfen spukend –, und wenn diese Deutung einst zur vollbewußten erwachsen, so lebt sie in einer anderen Sphäre denn der wissenschaftlichen." [44]

Diese Kritik weist den richtigen Weg und macht deutlich, wie weit die Theoriediskussion vor 1933 schon gediehen war. Sie läßt auch die nächsten möglichen Schritte erahnen, die dann aber unterblieben. Der Faschismus brachte sehr bald die Disputanten gewaltsam zum Schweigen und fügte so ihrer Wissenschaft einen Schlag zu, von dem sie sich bis heute nicht völlig erholt hat.

Dennoch, wir können, ja müssen den Faden wieder aufnehmen und wie unsere Vorgänger versuchen, unsere Arbeit theoretisch zu klären. Mit anderen Worten, wir müssen weiterhin bestrebt sein, unsere Wissenschaft „wissenschaftlicher" zu machen. Dazu gehört auch, daß wir uns die „unklare und verschwommene Deutung der Geschlechtlichkeit", die unserer Forschung immer noch halbeingestanden zugrunde liegt, voll zum Bewußtsein bringen. So bleibt uns als Sexologen auch in der Zukunft vor allem eine kulturwissenschaftliche Aufgabe – die der Ideologiekritik.

Anmerkungen

[1] *Bloch, I.:* Das Sexualleben unserer Zeit in seinen Beziehungen zur modernen Kultur. Berlin 1907. Zur Bedeutung *Blochs* für die Sexualwissenschaft vgl. die ausführliche Darstellung von *B. Egger* in diesem Band.

[2] Zum Thema Degeneration: *Morel, B. A.:* Traité des dégénérescences physiques, intellectuelles et morales de l'espèce humaine. Paris 1857; *Magnan, V.* und *M. P. Legrain:* Les dégénérés. Paris 1895; *Magnan, V.* und *J.-M. Charcot:* Inversion du sens génital et autres perversions sexuelles. Paris 1881. – *Bloch* selbst überwand die Degenerationstheorie schon in einem Frühwerk: Beiträge zur Aetiologie der Psychopathia sexualis. 2 Bde., Dresden 1902–1903.
Zum Thema ‚Psychopathia sexualis': *Kaan, H.:* Psychopathia sexualis. Leipzig 1843; *Krafft-Ebing, R. v.:* Psychopathia sexualis. Stuttgart 1886. – Die Rolle *Blochs* bei der Überwindung dieser Tradition ist dargestellt in: *Wettley, A.:* Von der ‚Psychopathia sexualis' zur Sexualwissenschaft. Stuttgart 1959.
Zum Thema Eugenik: *Galton, F.:* Hereditary Genius. London 1869; *Schallmayer, W.:* Vererbung und Auslese in ihrer soziologischen und politischen Bedeutung. Jena 1903 und 1910. – In diesen Zusammenhang gehört auch *Forel, A.:* Die sexuelle Frage. München 1905.
Zum Thema „Entvölkerungsgefahr": *Nadaillac, Marquis de:* Affaiblissement de la natalité en France, ses causes et ses conséquences. Paris 1885; *Lavasseur, E.:* La Population française. 2 Bde., Paris 1889–1892. – Die entsprechenden deutschen Warnungen erschienen, etwas verzögert, in: *Seeberg, R.:* Der Geburtenrückgang in Deutschland – Eine sozialethische Studie. Leipzig 1913; *Schrenk, E.:* Notsignal für das deutsche Volk. Berlin 1913; *Theilhaber, F. A.:* Das sterile Berlin – Eine volkswirtschaftliche Studie. Berlin 1913; *Wolf, J.:* Die ‚Rationalisierung' des Geschlechtsverkehrs in unseren Tagen. In: Sexual-Probleme *9* (1913).

[3] *Bloch, I.:* Die Prostitution. Bd. I, gleichzeitig erster Band von *Bloch, I.* (Hrsg.): Handbuch der gesamten Sexualwissenschaft in Einzeldarstellungen. Berlin 1912, S. VII.

[4] Ebenda, S. VIII.

[5] Virchows Archiv *2* (1849) 6. – *Virchows* Auffassung der Medizin als Basis für soziale Reformen und als die eigentliche Anthropologie ist zusammenfassend dargestellt in: *Schipperges, H.:* Utopien der

Medizin – Geschichte und Kritik der ärztlichen Ideologie des 19. Jahrhunderts. Salzburg 1968, S. 31–81.

[6] *Bastian, A.:* Der Mensch in der Geschichte. 3 Bde., Leipzig 1860; Das Beständige in den Menschenrassen und die Spielweite ihrer Veränderlichkeit. Berlin 1868; vgl. ferner *Steinen, K. von den:* Gedächtnisrede auf Adolf Bastian. In: Zeitschrift für Ethnologie *37* (1905).

[7] *Humboldt, W. v.:* Geschichte der Abhängigkeit im Menschengeschlechte. In: *Königlich Preußische Akademie der Wissenschaften* (Hrsg.): Gesammelte Schriften. Bd. VII. Berlin 1908, S. 654.

[8] Ebenda, S. 653.

[9] Siehe z. B. *Sweet, P. R.:* Wilhelm von Humboldt: A Biography, vol. I: 1767–1808. Ohio State University Press 1979.

[10] *Bloch, I.:* Die Prostitution. ..., S. IX.

[11] Ebenda, S. 1.

[12] Ebenda, S. X.

[13] Ebenda, S. XII f.

[14] *Hirschfeld, M.:* Die Homosexualität des Mannes und des Weibes. Berlin 1914. Nachdruck der Originalausgabe mit einer Einführung von *Erwin J. Haeberle*, Berlin 1984.

[15] *Moll, A.* (Hrsg.): Handbuch der Sexualwissenschaften mit besonderer Berücksichtigung der kulturgeschichtlichen Beziehungen. Leipzig 1911.

[16] *Hirschfeld, M.:* Über Sexualwissenschaft. In: Zeitschrift für Sexualwissenschaft *1* (1908) 2 f.

[17] *Hirschfeld, M.:* Einteilung der Sexualwissenschaft. In: Zeitschrift für Sexualwissenschaft *1* (1908) 569–587. – Der Aufsatz nennt folgende 14 Fachbereiche: 1. Sexualanatomie, 2. Sexuelle Chemie (Hormonforschung), 3. Sexuelle Physiologie, 4. Sexual-Psychologie, 5. Sexuelle Evolution (Entwicklungslehre), 6. Vergleichende Sexualbiologie (Tier-Mensch), 7. Sexuelle Hygiene, 8. Sexuelle Prophylaxe, 9. Sexualpolitik, 10. Sexuelle Gesetzgebung, 11. Sexualethik, 12. Sexuelle Ethnologie, 13. Sexuelle Varietäten, 14. Sexuelle Pathologie.

[18] *Hirschfeld, M.:* Zur Methodik der Sexualwissenschaft. In: Zeitschrift für Sexualwissenschaft *1* (1908) 700–702.

[19] *Bloch, I.:* Aufgaben und Ziele der Sexualwissenschaft. In: Zeitschrift für Sexualwissenschaft *1* (1914/1915) 3 f.

[20] Wie *Bloch* hier selber erwähnt (S. 6), war es *Steinach* gerade gelungen, bei Ratten und Meerschweinchen durch Keimdrüsenverpflanzungen die Feminisierung von Männchen und die Maskulinisierung von Weibchen zu erreichen. Das führte bald zu der Annahme, weitere endokrinologische Forschungen würden auch die Beweggründe menschlichen Sexualverhaltens entschleiern und so die Mittel liefern, es in allerseits akzeptable Bahnen zu lenken. Darüber hinaus kam *Steinach* selbst zu dem Schluß, daß die „Sexualhormone“ verjüngend wirken könnten und führte daher bei Männern die sog. Steinach-Operation ein, d. h. eine Vasektomie, die die Hormonproduktion gleichsam in den Hoden „speicherte“. An die verjüngende Wirkung dieser Operation glaubten noch in den zwanziger und frühen dreißiger Jahren viele und ließen sie deshalb an sich vornehmen, u. a. auch *Sigmund Freud*, der sogar einen gewissen Heileffekt auf seinen Krebs in ihr erkennen wollte (Mündliches Zeugnis des Steinach-Schülers *Harry Benjamin*, New York, der selbst mit *Freud* darüber sprach). Die damaligen Hoffnungen wurden jedoch am Ende nicht erfüllt, wenn auch die Endokrinologie auf andere, unerwartete Weise, z. B. in der Kontrazeption, das Sexualleben revolutionierte.

[21] Siehe *Sulloway, F. J.:* Freud – Biologist of the Mind: Beyond the Psychoanalytic Legend. New York 1979.

[22] *Wolf, J.:* Sexualwissenschaft als Kulturwissenschaft. In: Archiv für Sexualforschung *1* (1915) 2.

[23] Ebenda, S. 3.

[24] Ebenda, S. 4.

[25] Ebenda, S. 4.

[26] Ebenda, S. 7–10. – Im Zusammenhang mit dem sexologischen Studium der Musik erwähnt *Wolf* übrigens die Opern von *R. Wagner* und *R. Strauß*, die sich hier als ergiebig erwiesen hätten. Interessanterweise war später, beim ersten Kongreß der Internationalen Gesellschaft für Sexualforschung (Berlin 1926), eine Aufführung der Oper „Salome“ unter der Leitung des Komponisten *R. Strauß* Teil des Kongreßprogramms.

[27] Vgl. im Beitrag von *R. Gindorf* die Teleologie-Kritik *Durkheims*.

[28] *Moll, A.:* Analyse des Geschlechtstriebes. In: *Moll, A.* (Hrsg.): Handbuch der Sexualwissenschaf-

ten mit besonderer Berücksichtigung der kulturgeschichtlichen Beziehungen. 2. Aufl. Leipzig 1926, S. 235.
[29] Ebenda, S. 238. – *Moll* hatte diese Trennung zuerst in seinem Buch „Untersuchungen über die Libido sexualis", Berlin 1897, eingeführt. Dieses Buch hatte übrigens auch einen erheblichen, wenn auch nicht voll eingestandenen, Einfluß auf *Freud*. (Siehe oben unter Anm. 21: *Sulloway: Freud* ... a.a.O., S. 309–315 und 516–518).
[30] *Moll*, a.a.O., S. 265.
[31] In diesem Zusammenhang ist eine Jugendarbeit *W. Reichs* von Interesse, die in drei Folgen in *M. Marcuses* Zeitschrift erschien. Sie stammte aus dem „Seminar für Sexuologie", Wien, und erschien unter dem Titel „Trieb- und Libidobegriffe von Forel bis Jung" In: Zeitschrift für Sexualwissenschaft *9* (1922/1923) 17–19; 44–50 und 75–85.
[32] Siehe das Stichwort „Drive" von *R. C. Bolles* in: *Eysenck, H. J., W. Arnold* und *R. Meili:* Encyclopedia of Psychology. New York 1979. Deutsche Ausgabe in 3 Bänden 1972 bei Herder, Freiburg/Br. (Stichwort „Trieb"); vgl. auch die „Trieb"-kritischen Ausführungen von *Rolf Gindorf* auf S. 34, Anm. 51, dieses Bandes.
In der Sexualforschung ist der bekannteste Versuch, ohne den Triebbegriff auszukommen, der von *J. H. Gagnon* und *W. Simon*: Sexual Conduct: The Social Sources of Human Sexuality. Chicago 1973. – Siehe ferner *Gagnon, J. H.:* Human Sexualities. Glenview 1977. In Deutschland hat der Hamburger Sexualforscher *Gunter Schmidt* ebenfalls den Begriff „Sexualtrieb" für entbehrlich erklärt. Siehe z. B. seinen Aufsatz „Kurze Entgegnung auf Volkmar Siguschs ‚Lob des Triebes'", in *Dannecker, M., Sigusch, V.* (Hrsg.): Sexualtheorie und Sexualpolitik. Stuttgart 1984, S. 17 ff. Dort findet sich auch eine emphatische Ablehnung der Position Schmidts und eine versuchte Neubekräftigung des Triebbegriffs durch *Volkmar Sigusch*: Lob des Triebes, a.a.O., S. 3 ff.
[33] *Foucault, M.:* Sexualität und Wahrheit. Bd. I: Der Wille zum Wissen. Frankfurt am Main 1977, S. 125.
[34] *Kunz, H.:* Zur Methodologie der Sexualwissenschaft. In: Zeitschrift für Sexualwissenschaft *13* (1926/1927) 22.
[35] Ebenda, S. 21.
[36] Ebenda, S. 21 f.
[37] *Bloch, I.:* Die Prostitution. A.a.O., S. XIV f.
[38] Ebenda, S. XV.
[39] Ebenda, S. XV f.
[40] Ebenda.
[41] *Kronfeld, A.:* Sexualwissenschaft. In: *Marcuse, M.* (Hrsg.): Handwörterbuch der Sexualwissenschaft. 2. Aufl. Bonn 1926, S. 740.
[42] Ebenda, S. 740 f.
[43] *Bloch, I.:* Das Sexualleben unserer Zeit in seinen Beziehungen zur modernen Kultur. A.a.O., Vorwort.
[44] *Kunz, H.:* Zur Methodologie der Sexualwissenschaft. A.a.O., S. 26.

Ein neues Verhältnis: Sexualwissenschaft und Sozialwissenschaften bei Iwan Bloch

Bernhard Egger

Kaum sind die Anfänge der Sexualwissenschaft in Deutschland, fünfzig Jahre nach ihrer Zerstörung durch die Nationalsozialisten, wieder ins Licht breiterer wissenschaftlicher Diskussion gerückt, ist bereits eine heftige Kontroverse über Aufgaben, Bedeutung und Legitimation dieser wissenschaftshistorischen Forschungen entbrannt [1]. Vor allem von Seiten derjenigen Sexualforscher, die sich in der Tradition der Kritischen Theorie begreifen, wird auf die Verstrickung der frühen Sexualwissenschaft in eugenische Vorstellungen hingewiesen und vor unkritischer Aufnahme der alten Sexologen gewarnt. – Es versteht sich von selbst, daß es nicht Sinn und Zweck wissenschaftshistorischer Forschung sein kann, die frühen Sexualforscher zu idealisieren. Daß dies jedoch so prompt geargwöhnt wird, legt die Vermutung nahe, daß mit der beginnenden Aufarbeitung der Anfänge der Sexualwissenschaft ein wunder Punkt getroffen wurde, der auf Versäumnisse der deutschen Sexualwissenschaft nach dem Zweiten Weltkrieg hindeutet [2]. Daß auch die Väter der Sexualwissenschaft Kinder ihrer Zeit waren, ist im Grunde selbstverständlich. Sie entwickelten trotzdem richtungweisende Ansätze, die eine historische Aufarbeitung mehr als rechtfertigen.

Besonders gilt dies für die Werke von Iwan Bloch [3]. Im Folgenden soll, nach einigen biographischen Bemerkungen, Blochs Konzept einer „Sexualwissenschaft" – ein Begriff, den er geprägt hat – vor dem Hintergrund seiner Auffassungen zur Sexualpathologie und seinem grundlegenden Verständnis von Sexualität dargestellt werden. Besondere Aufmerksamkeit soll dabei Blochs Position gegenüber den Sozialwissenschaften gelten sowie dem Platz, den er ihnen im Rahmen seiner Sexualwissenschaft einräumte.

Der jüngst gegenüber einigen frühen Sexualforschern erhobene Vorwurf, in gewisser Weise selbst Wegbereiter der nationalsozialistischen Menschenvernichtung gewesen zu sein [4], kann Bloch im übrigen nicht treffen; er vertrat zu Fragen der Eugenik eine pragmatische, am Prinzip der Verantwortlichkeit orientierte Auffassung.

Biographisches

Iwan Bloch (1872–1922) stammte aus einer jüdischen Familie in Delmenhorst. Er besuchte das Kaiser-Wilhelm-Gymnasium in Hannover und studierte später Medizin in Bonn, Heidelberg, Berlin und Würzburg, wo er 1896 promoviert wurde. Nach einer klinischen Tätigkeit in Berlin eröffnete Bloch eine Praxis als Dermatologe und Spezialist für Sexualleiden. Daneben entfaltete er die verschiedensten wissenschaftlichen Aktivitäten: Kulturgeschichte, Medizingeschichte, dermatologische Forschungen und schließlich seine sexualwissenschaftlichen Arbeiten. Bloch gehörte dem Vorstand des „Bundes für Mutterschutz“ und der „Internationalen Vereinigung für Mutterschutz und Sexualreform“ an, war Mitbegründer der „Aerztlichen Gesellschaft für Sexualwissenschaft und Eugenik“ und Mitherausgeber von deren „Zeitschrift für Sexualwissenschaft“. Mit seinen sexualwissenschaftlichen Arbeiten hatte er schnell internationalen Ruf errungen; so wurde er zum Ehrenmitglied der historischen Sektion der Londoner „Royal Society of Medicine“ und der „British Society for the Study of Sex Psychology“ gewählt.

Blochs frühe Veröffentlichungen zu sexuellen Fragen erschienen unter verschiedenen Pseudonymen [5]: Gerhard von Welsenburg, Eugen Dühren, Albert Hagen und Dr. Veriphantor („Wahrheitszeiger“). Als seine sexualwissenschaftlichen Hauptwerke können gelten: seine „Studien zur Geschichte des menschlichen Geschlechtslebens“ (Pseud. Dühren und Hagen, 1899–1903), die „Beiträge zur Aetiologie der Psychopathia sexualis“ (1902–03), „Das Sexualleben unserer Zeit“ (1907) und seine Arbeit „Die Prostitution“ (1912–25).

Sexualpathologie

Ausgangspunkt von Blochs sexualwissenschaftlichen Arbeiten war die Auseinandersetzung mit der zeitgenössischen Entartungslehre, wie sie in Deutschland vor allem von Krafft-Ebing vertreten wurde. Krafft-Ebing, selbst Neurologe und Psychiater, prominentester Vertreter der Lehre von der Degeneration, hatte sexuelle Perversionen vor allem auf psycho- oder neuropathologische Zustände zurückgeführt, die er in erster Linie als erblich bedingt verstand [6]. Er schrieb 1886 im Vorwort zu seinem berühmten Werk „Psychopathia sexualis“ über die Medizin und speziell die Psychiatrie:

> „Vielleicht gewinnt sie einen Trost in dem schweren Beruf und entschädigt sie den Ethiker und Aesthetiker, indem sie auf krankhafte Bedingungen vielfach zurückzuführen vermag, was den ethischen und ästhetischen Sinn beleidigt. Damit übernimmt sie die Ehrenrettung der Menschheit vor dem Forum der Moral und die der einzelnen vor ihren Richtern und Mitmenschen.“ [7]

Eine – im weiteren Sinne – sozialwissenschaftliche Erforschung der Sexualität trat bei diesem Verständnis der „Psychopathia sexualis“ als erblich bedingter, krankhafter Anlage ganz in den Hintergrund. Die Sexualpathologie als Ehrenretterin der Menschheit fragte nicht nach Bedingungszusammenhängen in der Gesellschaft, sie beschränkte sich auf die Betrachtung des einzelnen Individuums.

Blochs Arbeiten zur Ätiologie sexueller Perversionen sind als Reaktion auf diese Theorietradition von Heredität und Degeneration zu verstehen. Gleich in seiner ersten Veröffentlichung zu diesem Thema über den *Marquis de Sade* trat Bloch der Annahme der Entartung als umfassendem Erklärungsprinzip für sexuelle Perversionen entgegen:

> „Die Medizin hat scheinbar ihre Meinung über den Marquis de Sade schon ausgesprochen. Aber dieses Urteil, selbst aus dem Munde der bedeutendsten Nerven- und Irrenärzte, muß ein einseitiges bleiben, solange man nicht das thut, was bisher unterblieben ist, solange nicht die *äußeren Bedingungen*, das *Milieu* erforscht werden, unter denen dieses merkwürdige Leben heranwuchs, sich bildete, seine Thaten vollbrachte und seine Wirkungen ausübte.“ [8]

Bloch fragte nun nach dem „Milieu", den „äußeren Bedingungen", und ging damit im Vergleich zu Krafft-Ebing gerade den entgegengesetzten Weg. Blochs Ziel wurde so auch die Untersuchung der Gesellschaft. Damit bekam die kulturhistorische Betrachtungsweise eine herausragende Stellung. Bloch versuchte,

> „als die Hauptcharaktere dieses (d. i. des 18., d. Verf.) Jahrhunderts des Unrechts den Egoismus und die geschlechtliche Unsittlichkeit" nachzuweisen, „welche allgemeinen Züge in dem Leben und den Werken des Marquis de Sade aufs höchste gesteigert, uns ebenfalls entgegentreten" ... [9].

Diese „sozial-psychologische Auffassung" [10] lieferte erst die Basis, die theoretische Legitimation für weitergehende sozialwissenschaftliche Forschungen. Bloch betonte seine

> „feste, aus kulturhistorischen Studien und Erfahrungen des modernen Lebens geschöpfte Ueberzeugung, daß wir die *Mehrzahl* der sexuellen perversen Personen für *geistig gesund halten* und ihre Perversion auf Verführung und geschlechtliche Überreizung zurückführen" [11].

Bei dieser dezidiert sozialpsychologischen Auffassung blieb Bloch jedoch nicht. Im Jahre 1904 publizierte er eine weitere Arbeit über de Sade, in der er bereits andere Akzente setzte [12]. Bloch hatte inzwischen de Sades Manuskript der „120 Tage von Sodom" entdeckt, das bereits vier Jahre vor der französischen Revolution in der Bastille vollendet worden war. Infolgedessen mußte er eine These aus seinem früheren Werk aufgeben, wonach de Sades „Theorie des Lasters" ein „Produkt der Revolution" sei [13]. Bloch folgerte daraus,

> „daß diese Ideen ohne den Einfluß der Revolution konzipiert wurden und mehr oder weniger das originale geistige Eigentum *de Sades* darstellen" [14].

Die Auffassung, daß de Sade nicht geisteskrank war, behielt Bloch trotzdem grundsätzlich bei. Er bot nunmehr jedoch eine andere Erklärung für die sexuellen Perversionen bei de Sade an, indem er nicht mehr konkrete äußere Faktoren, sondern die Phantasie als ätiologischen Faktor in den Vordergrund stellte.

> „Wir wissen jetzt, daß die meisten seiner Romane im *Gefängnis* oder der Irrenanstalt geschrieben wurden, wo ihm die Einbildungskraft ersetzen mußte, was ihm die Wirklichkeit versagte". [15]

Durch die Eigentümlichkeit der sexuellen Phantasie, „ihr Objekt zu vergrößern, in Hyperbeln zu schwelgen und ungeheuerliche Orgien zu erleben, die in Wirklichkeit unmöglich wären", wurde das Obszöne für de Sade zeitweise zum Fetisch,

> „in dessen Anblick, Ausmalung, Vergrößerung, Verzerrung er schwelgte, bis es jene gigantischen, maßlosen Formen erreicht hatte, die allein ihn befriedigen konnten" [16].

Dieser Erklärungsansatz war nun schon weit mehr individualpsychologisch als sozialpsychologisch angelegt und bedeutete eine wesentliche Positionsänderung im Vergleich zu dem Erklärungsansatz in seinem ersten Werk über de Sade. Diese Revision war wohl auch dafür ausschlaggebend, daß Bloch später sein erstes Werk über de Sade „als eine vielfach Irrtümer enthaltende unzulängliche Jugendarbeit" nicht mehr anerkannte [17].

Der Rekurs auf das „originale geistige Eigentum" de Sades folgte keinesfalls zwangsläufig aus der neuen Sachlage. Auch für die Zeit vor der Revolution hätte Bloch genügend gesellschaftliche Faktoren anführen können, die eine sozialpsychologische Deutung von de Sades Sexualität zugelassen hätten. Blochs Positionsänderung war somit mehr als eine Änderung in der Sache, sie bedeutete eine Änderung im Erklärungsmuster [18]. Die sozialpsychologische Auffassung wurde ergänzt durch die anthropologische [19].

Formuliert wurde diese anthropologische Betrachtungsweise der sexuellen Perversionen erstmals in Blochs „*Beiträgen zur Aetiologie der Psychopathia sexualis*“ (1902–03) [20]. Hier machte Bloch den Versuch, eine umfassende Theorie der sexuellen Perversionen zu formulieren. Als Hauptresultat seiner Untersuchung postulierte er – ähnlich wie schon in seiner frühen Arbeit über de Sade – die Ablehnung des Entartungsbegriffs als umfassendes Erklärungsprinzip:

> „*Die Degeneration kann nicht, wie dies von Krafft-Ebing in seiner ‚Psychopathia sexualis‘ gethan hat, als heuristisches Princip in der Erforschung, Erkenntnis und Beurteilung der geschlechtlichen Verirrungen und Perversionen verwendet werden*“. [21]

Allenfalls als „*begünstigenden* Faktor“ oder „*frequenzvermehrendes* Moment“ wollte er sie anerkennen. Darüber hinaus relativierte Bloch jedoch auch seine eigenen kulturhistorischen Studien.

> „Die (...) *anthropologisch-ethnologische* Auffassung der Thatsachen der sogenannten Psychopathia sexualis geht von der Überzeugung aus (...), daß weder die rein *medicinische* Betrachtung der sexuellen Anomalien (...), noch *historische Studien* über das Geschlechtsleben verschiedener Völker zu einer grundlegenden Erklärung der Erscheinungen auf diesem Gebiete ausreichen.“ [22]

Neben der Variabilität sexueller Phänomene, die Bloch durch seine kulturhistorischen Studien deutlich gemacht hatte, rückten nun anthropologische Konstanten ins Zentrum des Interesses. So traten Unterschiede in der historischen Entwicklung und insbesondere auch die Unterschiede zwischen Naturvölkern und zivilisierten Völkern mehr zurück. Bloch wollte

> „die von *Zeit, Volk und Kultur unabhängigen*, d. h. die allgemein menschlichen Bedingungen der sexuellen Anomalien aufsuchen (...), um zu einer in aetiologischer Beziehung genügend fundierten Theorie der Psychopathia sexualis zu gelangen“ [23].

Er nahm als „allgemeinstes Erklärungsprincip“ für die Entstehung sexueller Perversionen letztlich die Struktur des menschlichen Geschlechtstriebs an.

> „*Dagegen ist die endgültige, letzte Ursache aller geschlechtlichen Perversionen, Aberrationen, Abnormitäten, Irrationalitäten das dem Genus Homo eigentümliche geschlechtliche Variationsbedürfnis, welches als eine physiologische Erscheinung aufzufassen ist und dessen Steigerung zum geschlechtlichen Reizhunger die schwersten sexuellen Perversionen erzeugen kann.*“ [24]

Dieses „allgemeinste Erklärungsprincip“ ließ die sexuellen Perversionen als allgemein menschliche Erscheinungen verstehen. Bloch wollte folglich auch den Begriff der „Psychopathia sexualis“ nur als „Sammelnamen der sexuellen Anomalien“ gebrauchen, „ohne daß dadurch das ‚Psychopathische‘ ausgedrückt werden soll.“ Er zählte die sexuellen Perversionen

> „gewissermaßen zu den ‚Völkergedanken‘ im Sinne *Bastian's*, insofern *dieselben* Erscheinungen in ethnischer Hinsicht gleichartig sind und bei den verschiedensten Völkern und Rassen ohne wesentliche qualitative Differenzen wiederkehren“ [25].

Nach dem sexuellen Variationsbedürfnis führte er noch vier weitere Faktoren bei der Entstehung sexueller Perversionen an:

- die leichte Bestimmbarkeit des Geschlechtstriebs durch äußere Einflüsse (dadurch entstanden die Beziehungen der Sexualität zu Kunst, Religion, Mode usw.);
- die häufige Wiederholung derselben geschlechtlichen Verirrung;
- Suggestion und Nachahmung;

- den Unterschied zwischen den Geschlechtern in Wesen und Stärke der geschlechtlichen Empfindung (vor allem zur Erklärung von Sadismus und Masochismus) [26].

Durch die Kombination der genannten fünf Faktoren in Blochs anthropologisch-ethnologischer Theorie der sexuellen Perversionen blieb auch weiterhin breiter Raum für psychologische und soziologische Ansätze. Innerhalb dieses theoretischen Rahmens behandelte Bloch die Ätiologie sämtlicher sexueller Verhaltensvarianten. Er schloß die Vererbung als ätiologischen Faktor zwar nicht völlig aus und billigte auch anderen Erklärungsansätzen eine gewisse Berechtigung zu, im wesentlichen hielt sich Bloch jedoch an den Rahmen seiner anthropologisch-ethnologischen Auffassung.

Nur was die Ätiologie der Homosexualität angeht, änderte er diese Auffassung später. Die „echte Homosexualität“ [27] konnte er in seine anthropologische Auffassung nicht einbinden. Zum einen fehlte Bloch der phylogenetische Ansatzpunkt, da er annahm, es gebe keine „echte Homosexualität“ bei Tieren. Zum anderen sah er einen grundlegenden Unterschied zwischen dem Wesen der Homosexualität und anderem sexuell abweichenden Verhalten.

> „Auch von den übrigen sexuellen Perversionen, dem Sadismus und Masochismus, ist die Homosexualität grundsätzlich verschieden. Diese stellen durchgängig *extreme* Formen biologischer Erscheinungen dar, abnorme Steigerungen physiologischer Triebäußerungen innerhalb des normalen heterosexuellen Lebens, innerhalb der Sexualität überhaupt.“ [28]

So blieb die Homosexualität für Bloch ein „Rätsel“, dessen Lösung er nun doch in der Annahme „angeborener Zustände“ vermutete. Am ehesten erschienen ihm noch „*chemische* Einflüsse“, „Aenderungen im Chemismus der Sexualspannung“, plausibel [29].

Diese Auffassung brachte Bloch zwar der Zwischenstufentheorie Hirschfelds [30] in bezug auf die Annahme des Angeboren-Seins der Homosexualität näher, aber er hielt diese nicht für ein hinreichendes Erklärungsmodell in allen Beziehungen. Er sah klar die Grenzen und Bruchstellen der Auffassung Hirschfelds:

> „Aber sie versagt da, *wo Homosexualität bei Fehlen jeder Abweichung vom Typus auftritt*, also z. B. in jenen Fällen, wo männliche Individuen mit durchaus normalem männlichen Körperbau bereits von Kindheit an, lange vor der Pubertät streng homosexuell empfanden. Diese Fälle aber sind es gerade, die einer naturwissenschaftlichen Erklärung die größten Schwierigkeiten darbieten.“ [31]

Den Einfluß der Zivilisation auf die Sexualität erklärte Bloch infolge seiner anthropologischen Auffassung sexueller Perversionen grundlegend anders als etwa Krafft-Ebing. Bloch betonte, daß die sexuellen Perversionen

> „keine Produkte unseres an einer raffinierten Kultur krankenden ‚nervösen Zeitalters‘ seien, da sie zu allen Zeiten dem Wesen nach gleichartig aufgetreten sind“ [32].

Dem zeitgenössischen kulturpessimistischen Décadence-Denken trat er folglich entgegen:

> „... haben *im ganzen* die sexuellen Perversionen eine viel geringere Rolle in der Décadence untergegangener Völker gespielt, als man früher annahm. Die biologische und ökonomische Erforschung der Kulturgeschichte hat uns zahlreiche andere Momente kennen gelehrt, die bei solchem Auflösungsprozesse mindestens ebenso, ja in vielen Fällen noch mehr wirksam waren als die sexuelle ‚Entartung‘. Ja, häufig sind sexuelle Perversionen und unnatürliche Befriedigungen des Geschlechtstriebes *erst eine Folge ökonomisch-sozialer Abnormitäten* und hängen eng zusammen mit der sogenannten ‚sozialen Frage‘.“ [33]

Auch an dieser Stelle wird deutlich, wie erst durch die Überwindung des Degenerationsbegriffs die Sozialwissenschaften ihren Platz in der Erforschung der menschlichen Sexualität haben einnehmen können. Die Bedeutung der „anthropologischen Wende" für die Sexualwissenschaft ist deshalb sehr hoch einzuschätzen.

Grundlegendes Konzept von Sexualität

Blochs grundlegendes Verständnis von Sexualität war einerseits geprägt vom naturwissenschaftlichen Evolutionsbegriff Darwins, andererseits aber auch vom teleologischen System Hegels und dem romantischen Polaritätsgedanken [34].

Diese naturwissenschaftlichen und philosophischen Elemente verband Bloch zu einer übergreifenden Philosophie des Geschlechtslebens, die sowohl für die biologischen als auch die sozialen Erscheinungen der Sexualität ein gemeinsames, geschlossenes und konsistentes theoretisches Dach annahm. Einen Hinweis darauf bietet schon die häufig synonyme Verwendung von „Sexualität" und „Liebe". Leitfaden für sein Verständnis der biologischen Grundlagen der Sexualität wurden die Begriffe der Evolution und der Differenzierung:

> „Wir wissen auch, daß die *physische* Liebe des Menschen, also das Anfangsglied der Entwickelung selbst erst ein secundäres Erzeugnis, das Produkt einer Differenzierung ist, nur erklärbar durch die Entwickelung des organischen Lebens überhaupt. Die *Zwitterbildung*, d. h. die Vereinigung der beiden Geschlechtszellen in einem Individuum ist der älteste und ursprünglichste Zustand der geschlechtlichen Differenzierung. Erst später entstand die *Geschlechtstrennung* (...) als die Verteilung der beiderlei Geschlechtszellen auf verschiedene Personen." [35]

Auch die Entstehung der sekundären Geschlechtsmerkmale ordnete er in Anlehnung an Darwin und Haeckel in diesen Prozeß der Evolution ein:

> „Dann treten zu den primären Geschlechtsdrüsen secundäre Hilfsorgane wie Ausführungsgänge u.s.w. hinzu, und zuletzt entwickeln sich durch *geschlechtliche Zuchtwahl*, die Selectio sexualis, die sogenannten ‚secundären Sexual-Charaktere' ..." [36]

Aus diesen *„anatomischen* Substraten der menschlichen Liebe" leitete Bloch dann die *„Physiologie"* derselben ab:

> *„Der Fundamentalvorgang* aller Liebe bei Mensch, Tier und Pflanze, die älteste Quelle der Liebe ist die *Wahlverwandtschaft* zweier verschiedener erotischer Zellen: der männlichen *Spermazelle* und der weiblichen *Eizelle* (...). Der Zweck und das Endziel der physischen Liebe ist die Verschmelzung oder Verwachsung dieser beiden erotischen Zellen." [37]

Diesem Fundamentalvorgang ordnete er alle anderen, auch die kompliziertesten körperlichen und geistigen Erscheinungen unter:

> „Die männliche Samen- und die weibliche Eizelle bringen auf die einfachste und überzeugendste, weil *anschaulichste* Weise die tiefgehende, bereits durch die *Natur* vorgesehene und später durch die *Kultur* nur weiter fortgebildete, gesteigerte und verfeinerte *Differenzierung* der Geschlechter, die *spezifischen Geschlechtsunterschiede* zum sichtbaren Ausdruck." [38]

Die Samenzelle wandert zur Eizelle und dringt in sie ein:

> „Jene repräsentiert das *aktive*, diese mehr das *passive* Prinzip in der Sexualität. Schon in dem *wesentlichsten* Akt der Zeugung also spricht sich das natürliche Verhältnis zwischen Mann und Weib sehr klar und deutlich aus." [39]

Das Auftreten der geschlechtlichen Zeugung im Laufe der Evolution sah Bloch als

> „besonders lehrreiches Beispiel für die große Bedeutung der Differenzierung und Variation als des wirksamsten Prinzips aller Entwicklung überhaupt“ [40].

Die geschlechtliche Zeugung förderte die Differenzierung und Variabilität der Formen, so daß sich der Fortschritt zu „höheren, besseren, vervollkommneteren Formen“ vollziehen konnte [41].

Eine besondere Rolle spielten in Blochs Auffassung der Sexualität folglich die physischen und psychischen Geschlechtsunterschiede:

> „Der Unterschied der Geschlechter ist eine *Urtatsache* des menschlichen Sexuallebens, die ursprüngliche Voraussetzung aller menschlichen Kultur.“ [42]

Die „Antithese Mann-Weib“ wurde so – über die Fortpflanzung hinaus – zum Motor jeden kulturellen Fortschritts. Alles, was eine Annäherung oder gar Angleichung der Geschlechtsrollen zur Folge hatte, war für Bloch so letztlich ein Atavismus [43]. Hieraus erklärt sich auch seine ambivalente Haltung zur Frauenemanzipation. Nur die Differenzierung der Geschlechter bedeutete für ihn Fortschritt.

> „Gewisse Erscheinungen und Ausartungen der Frauenemanzipation, wie die Männertracht, das Zigarrenrauchen, sind nichts anderes als *Rückfälle* in primitive Zustände, die sich beim gewöhnlichen Volke noch bis heute erhalten haben.“ [44]

Mit Hinweis auf Darwin, Havelock Ellis und andere konstatierte Bloch:

> „Die Natur des Mannes ist aggressiv, progressiv, variabel – die der Frau rezeptiv, reizempfänglicher, einförmiger.“ [45]

Doch auch er sah einen berechtigten Kern in der Frauenbewegung

> „in der Emanzipation des Weibes von der Herrschaft der bloßen Sinnlichkeit und von der nicht minder verderblichen des männlichen Geisteshochmutes.“

Er fragte:

> „Haben wir Männer denn wirklich einen Grund, uns auf unser Wissen und unsere Intelligenz so sehr viel einzubilden? Hätten wir es *ohne* die Frau so herrlich weit gebracht?“ [46]

So lehnte Bloch die Misogynie in für seine Verhältnisse ungewöhnlicher Schärfe ab. Die eigentliche Urquelle für das Phänomen des „Weiberhasses“ sah er im Christentum, in der „christliche(n) Lehre von der ursprünglich bösen, sündhaften, teuflischen Natur des Weibes“ [47].

Bloch vermutete hinter der Fassade des Weiberhasses vor allem die Schwäche der Männer und gab in diesem Sinn eine psychologische Deutung:

> „Nur die Männer, die dem Weibe nicht *gewachsen* sind, die es nicht als freie Persönlichkeit auf sich wirken ließen, die *so wenig ihrer selbst sicher sind*, daß sie vom weiblichen Wesen eine Einbuße, Beeinträchtigung oder gar Vernichtung der eigenen Individualität befürchten, nur diese sind die echten Weiberhasser.“ [48]

So bezeichnete er Möbius' Werk „Über den physiologischen Schwachsinn des Weibes“ als eine „Entgleisung“, einen „lapsus calami“ des sonst hochgeschätzten Neurologen. In Anspielung auf dieses Werk schrieb Bloch:

> „Hinzu kommt noch bei unseren Neomisogynen der *geistige Hochmut*, der vom Standpunkt der akademisch-theoretischen Bildung, die ihm als der höchste Gipfel des Daseins erscheint, auf das geistig angeblich unbedeutende Weib herabblickt, ja wohl gar mitleidig über dessen ‚physiologischen Schwachsinn‘ lächelt und ganz und gar das tiefinnige Herzens- und Gemütsleben jedes echten Weibes

übersieht, das denn doch allein schon ein gewichtiges Aequivalent des rein theoretischen Wissens bildet, ganz abgesehen davon, daß geistig hochstehende Weiber auch heute nichts Seltenes mehr sind." [49]

Die Differenzierung von geschlechtsspezifischen Eigenschaften – „Wissen und Intelligenz" des Mannes, „Herzens- und Gemütsleben" der Frau – blieb für Bloch trotzdem eine natur- und kulturbedingte Notwendigkeit. Deshalb mutet es auch im Grunde wie ein Widerspruch an, wenn er die Existenz „geistig hochstehende(r) Weiber" offenbar anerkennend festgestellt hat.

Ähnlich ideologisierend wie für die Frauenfrage mußte sich Blochs teleologische Annahme der Differenzierung als Ziel aller Entwicklung auch für die Beurteilung der Homosexualität auswirken. In der Homosexualität sah Bloch die Aufhebung eines bereits erreichten Differenzierungsstadiums, der heterosexuellen Liebe. Homosexualität weise „eben nur auf primitive Zustände in der Sexualität zurück" [50]:

„... vom Standpunkte der Kultur und der Fortpflanzung ist die Homosexualität eine sinn- und zwecklose dysteleologische Erscheinung, wie manches andere ‚Naturprodukt', z. B. der menschliche Blinddarm (...)
... sowohl für die Gattung als auch für den Kulturfortschritt hat die Homosexualität gar keine oder nur eine sehr geringe Bedeutung." [51]

Neben der Differenzierung sind in Blochs Verständnis von Sexualität noch zwei andere Faktoren von grundlegender Bedeutung: der „Weg des Geistes in der Liebe" und die „Individualisierung der Liebe". Den „primitiven Menschen" sah Bloch noch ganz auf den rein physischen Prozeß der sexuellen Aktivität beschränkt. Erst durch das Heraustreten des Menschen aus dem Bereich bloßen Instinkts entstand für ihn die Liebe,

„deren Wesen eine innige Verknüpfung körperlicher Empfindungen mit Gefühlen und Gedanken, mit dem ganzen geistig-gemütlichen Sein des Menschen ist" [52].

In dieser Verknüpfung sah er den Ursprung einer engen Beziehung zwischen sexueller und geistiger Produktivität. Echte Kunst hatte für Bloch folglich immer eine sexuelle Grundlage; Daseinslust und Schaffenskraft des Menschen sah er gespeist von der Sinnlichkeit. Zur Beschreibung dieses Zusammenhangs benutzte er den Begriff der „sexuellen Äquivalente", die für ihn zum wesentlichen Faktor für die menschliche Kultur wurden.

„Aus diesen innigen Beziehungen zwischen sexueller und geistiger Produktivität erklärt sich die merkwürdige Tatsache, daß gewisse geistige Schöpfungen an die Stelle des rein körperlichen Sexualtriebs treten können, daß es psychische *sexuelle Äquivalente* gibt, in die sich die potentielle Energie des Geschlechtstriebes umsetzen kann." [53]

So hielt Bloch die Liebe für den „*Kern*, die *Achse* des individuellen und damit auch des sozialen Lebens" [54]. Die zunehmende Verknüpfung der Liebe mit dem Geistesleben „hatte notwendig ein starkes Hervortreten des *individuellen Persönlichkeitsgefühls* zur Folge" [55].

Die „eminente *objektive* Bedeutung" der Fortpflanzung blieb davon unberührt, doch

„Liebe und Liebesumarmung sind nicht nur Gattungszweck, sie sind auch Selbstzweck, sind nötig für Leben, Entwicklung und inneres Wachstum des Individuums selbst" [56].

Bloch verstand Sexualität so als positive Kraft im Leben des einzelnen. Sie war nicht mehr nur Fortpflanzungstrieb und notwendiges Übel zur Erhaltung der Art.

Ihre soziale Ausdrucksform fand die „Individualisierung der Liebe" in der Entwicklung von der ursprünglichen geschlechtlichen Promiskuität zur monogamen Ehe.

„In primitiven Zeiten konnten eben, ungehemmt durch die (berechtigten) Forderungen einer höheren Kultur und der mit ihr eng verknüpften gesellschaftlichen Moral, die Menschen ihre wilden Triebe auch auf geschlechtlichem Gebiete ohne Scheu befriedigen, den eigentümlichen biologischen Instinkten sexueller Natur, die in jedem verborgen liegen, freien Lauf lassen." [57]

Für die zivilisierte Gesellschaft betrachtete Bloch die Dauerehe zwischen einem Mann und einer Frau als „unverlierbares Kulturideal":

„Das Kulturideal ist die lebenslängliche Dauer der Ehe zwischen zwei freien, selbständigen, reifen Persönlichkeiten, die Liebe und Leben vollkommen miteinander teilen und durch gemeinsame Lebensarbeit sich selbst und das Wohl ihrer Kinder fördern." [58]

Abweichungen von diesem „Kulturideal" erklärte er evolutionistisch. Er nahm die Existenz einer „Doppelseele", eines „dionysischen Elements" [59] im Menschen an, das auf frühere „primitive" Formen der Sexualität zurückweist. So deutete Bloch die Prostitution als Relikt dieses Urzustandes. Die Richtung und das Ziel der Entwicklung waren für ihn jedoch vorgegeben: Liebe und Sexualität strebten zwangsläufig der Vervollkommnung, dem Ideal, zu.

Bloch beschränkte sich nicht auf wissenschaftliche Beschreibung, Untersuchung und Erklärung der Realität. Er maß die Realität am Ideal, das er mit evolutionistischer Argumentation wissenschaftlich begründen wollte. Daß er trotzdem eine ausgesprochene Toleranz für Abweichungen von diesem Ideal aufbrachte, mag auf den ersten Blick überraschen. An die Ausführungen über das Kulturideal der lebenslangen Ehe knüpfte Bloch eine liberale Haltung zur Frage der „freien Liebe" [60] und dem Problem der Ehescheidung an:

„*Aber dieses nur selten erreichte Kulturideal schließt keineswegs andere Formen der Ehe aus*, die mehr vergänglichen und temporären Charakter haben, ohne daß dadurch eine Schädigung der Individuen und der Gesellschaft herbeigeführt würde." [61]

Ähnlich war Blochs Haltung zur Homosexualität. Mit Hinblick auf das Kulturprinzip der heterosexuellen Liebe betonte er:

„In Wirklichkeit hat nur die gewöhnliche heterosexuelle Liebe zwischen einem normalen Manne und einer normalen Frau eine Daseinsberechtigung." [62]

Dem homosexuellen Menschen als Individuum wurde die Daseinsberechtigung jedoch nicht bestritten, und Bloch setzte sich sogar ausdrücklich für die Überwindung seiner Ächtung ein:

„Gewiß hat der homosexuelle Mensch als *Mensch* dieselbe Daseinsberechtigung wie der heterosexuelle. Es wäre Frevel, daran zu zweifeln." [63]

Von einer werturteilsfreien Wissenschaft war er jedoch noch weit entfernt [64]. Immerhin brachte Bloch aber ein für seine Zeit beträchtliches Maß an Toleranz auf. Zudem vertraute er zum Beispiel in Sachen Prostitution und Pornographie nicht auf Zwangsmaßnahmen. Die Pornographie wollte Bloch etwa durch die Hebung der allgemeinen Bildung zurückdrängen [65]. Er glaubte an die Macht von Aufklärung und Vernunft und sah in der Vervollkommnung im Grunde eine Entwicklungsnotwendigkeit:

„Alle Tendenzen der Zeit gehen auf eine solche radikale Vervollkommnung der Liebe, auf ihre freie, individuelle Gestaltung, nicht durch Entfesselung, sondern durch Idealisierung der Sinnlichkeit ..." [66]

Dieser Optimismus war auch ein Grund dafür, daß Bloch zeitgenössischen Abweichungen vom Ideal gelassen und tolerant gegenübertreten konnte. Er hielt sie für vorübergehende, vergängliche Erscheinungen.

Die Erklärung für diesen Optimismus und Fortschrittsglauben sieht Robert Bloch, der Sohn Iwan Blochs, in den wissenschaftlichen Strömungen der Zeit:

> „Mein Vater war eben, das ist das, was man betonen muß, ein absoluter Optimist. Er hat geglaubt, es wird immer besser; das ist wohl noch ein Teil der Darwinistischen Idee. Er war ein Kind des 18. und 19. Jahrhunderts, der heroischen Periode der deutschen Medizin und Wissenschaft, der voll an die Größe Deutschlands, die Zukunft und all das glaubte, was man eben damals bestrebte. Es kann eben niemand ganz heraus aus seiner Zeit." [67]

Ein weiteres Merkmal von Blochs Verständnis von Sexualität ist seine gute Einsicht in soziale Prozesse der Kontrolle, Sanktionierung und Stigmatisierung. Er unterzog die Moral seiner zeitgenössischen europäischen Gesellschaft einer leidenschaftlichen Kritik,

> „... die sich *gleichzeitig* über die ‚alte Jungfer' lustig macht und die uneheliche Mutter infamiert. *Diese* doppelzüngige, verrottete ‚Moral' ist *tief unsittlich*, ist das *radikal Böse*. Sie mit aller Energie bekämpfen, für das Recht der freien Liebe, der ‚unehelichen' Mutterschaft eintreten, ist sittlich und gut. Räumen wir endlich auf mit dem mittelalterlichen Popanz der Zwangsehenmoral, die geradezu ein Hohn ist auf unsere kulturellen und wirtschaftlichen Zustände." [68]

So nahm er zum Beispiel auch eine differenzierte Position zur Frage der Abtreibung ein. Er befürwortete grundsätzlich die Strafbarkeit der Abtreibung, sah die Rechtfertigung der Strafe jedoch in erster Linie in der gesundheitlichen Gefährdung der Frau durch den künstlichen Abort:

> „Daß der Staat gegen die Fruchtabtreibung als eine unsittliche und widernatürliche Handlung einschreiten muß, ist klar, und vor allem durch den Umstand begründet, daß der absichtliche Abort in so vielen Fällen Leben und Gesundheit der Frauen gefährdet (...). Jedoch ist es zweifelhaft, ob gegenüber den Müttern, besonders den unehelichen, die außergewöhnliche Höhe der Strafe gerechtfertigt, ja, ob überhaupt bis zu einem gewissen Zeitpunkte eine Strafe juristisch zulässig ist." [69]

Der letzte Satz muß wohl als vorsichtiges Plädoyer für eine Art Fristenlösung verstanden werden. Überhaupt nahm Bloch zur Frage des Sexualstrafrechts eine pragmatisch-liberale Position ein. Da er nicht, wie viele kulturpessimistische Strömungen seiner Zeit, eine fortschreitende Entartung als Ursache für den bevorstehenden Untergang perhorresziert hat, blieb sein Blick für die Beurteilung von „Sittlichkeitsvergehen" relativ klar und sachbezogen:

> „Es kann weder der Jurisprudenz noch der Psychiatrie der Vorwurf erspart werden, daß sie die ‚öffentliche Meinung', dieses furchtbare und so oft kulturfeindliche Ungeheuer, bezüglich der sexuellen Perversitäten irregeführt haben, über deren Natur erst die neuere wissenschaftliche, speziell anthropologische Forschung Licht verbreitet hat (...). Jedenfalls aber haben *an sich* die sexuellen Perversionen weder eine moralische noch forensische Bedeutung und müssen als mehr oder weniger biologische Variationen des normalen Triebes betrachtet werden.
>
> Wo dagegen ein *öffentliches* oder *individuelles* Interesse durch sie geschädigt wird, da hat allerdings der Staat ein Recht zum Einschreiten und zur Prophylaxe." [70]

Bloch vertrat die Auffassung, das Strafrecht müsse sich an der konkreten Sozial- oder Individualschädlichkeit orientieren und dürfe nicht einfach die Moralvorstellungen einer Zeit schützen. Hierin war er wiederum sehr modern und seiner Zeit voraus.

Besonders bemerkenswerte Gemeinsamkeiten im Verständnis von Sexualität bestehen zwischen Bloch und *Freud* [71]. Blochs frühe Arbeiten, die bereits seine grundlegenden

Auffassungen zur Sexualität enthalten, erschienen vor Freuds „Drei Abhandlungen zur Sexualtheorie“ (1905), so daß Freud auf Blochs Anschauungen aufbauen konnte. Blochs anthropologische Theorie der sexuellen Perversionen, seine Auffassung der „synästhetischen Reize“ und erogenen Zonen, die Bedeutung der Sexualsymbolik und schließlich seine Annahme von „sexuellen Äquivalenten“ (vgl. Freuds „Sublimierung“) trifft man später in ähnlicher Weise beim Psychoanalytiker Freud an [72]. Was das Verständnis der Homosexualität angeht, berief sich Freud explizit auf Bloch:

> „In der Auffassung der Inversion sind die pathologischen Gesichtspunkte von anthropologischen abgelöst worden. Diese Wandlung bleibt das Verdienst von *I. Bloch* ...“ [73]

Freud war zwar der Auffassung, daß Bloch „das Moment des Reizhungers in seiner theoretischen Bedeutung überschätzt hat“ [74]. Später betonte er jedoch wiederum seine Anerkennung von Blochs anthropologischer Auffassung:

> „Seinen Standpunkt in Sachen der sexuellen Perversionen hatte ich voll angenommen und seinc anderen Arbeiten sehr geschätzt.“ [75]

Auch Bloch seinerseits sprach Gemeinsamkeiten mit Freud an: Den unermüdlichen Kampf für die Gleichberechtigung der Sexualität als Gegenstand wissenschaftlicher Forschung und die „grundsätzliche Übereinstimmung in der rein objektiven naturwissenschaftlichen Auffassung und Bewertung der Sexualität“ [76].

Über die „Regelmäßigkeit und Häufigkeit des Ödipuskomplexes“, die „oft allzu phantastische Sexualsymbolik der Freudianer“ und die „lange Dauer und die unangenehmen Nebenwirkungen der Psychoanalyse“ äußerte Bloch sich gleichzeitig kritisch. Insgesamt nahm er – nach seinen eigenen Worten – zu Freuds Psychoanalyse einen „Standpunkt der wohlwollenden Neutralität“ ein und wünschte,

> „daß die Psychoanalyse trotz aller Irrgänge und allzu kühnen Hypothesen sich in ihrer weiteren Entwicklung doch noch als eine dauernde Bereicherung der Medizin im allgemeinen und der Sexualwissenschaft im besonderen erweisen möge“ [77].

Bloch hielt jedoch Freuds rein psychologische Erklärungsversuche der Neurosen letztlich nicht für ausreichend und drückte seine Überzeugung aus,

> *„daß wir ihrem wahren Wesen nur durch die Erforschung ihrer anatomisch-physiologisch-klinischen Grundlagen, nicht aber auf dem rein psychologischen Wege der Methode Freuds beikommen können.* Diese stellt sich meines Erachtens eine unmögliche Aufgabe.“ [78]

Auch hier wird deutlich, welch großen Einfluß die endokrinologischen Lehren inzwischen (die Äußerung stammt aus dem Jahre 1916) auf Bloch ausgeübt hatten. Er entwarf nun die Perspektive einer „physiologischen Erklärung der Neurosen“ auf der Basis der inneren Sekretion. Auch Freud selbst blieb jedoch von solchen biologisch-chemischen Konzepten nicht unbeeinflußt. Er schrieb im Jahre 1914,

> „... daß all unsere psychologischen Vorläufigkeiten einmal auf den Boden organischer Träger gestellt werden sollen. Es wird dann wahrscheinlich, daß es besondere Stoffe und chemische Prozesse sind, welche die Wirkungen der Sexualität ausüben und die Fortsetzung des individuellen Lebens in das der Art vermitteln. Dieser Wahrscheinlichkeit tragen wir Rechnung, indem wir die besonderen chemischen Stoffe durch besondere psychische Kräfte substitutieren.“ [79]

So betonte auch Freud die biologische Grundlage psychologischer Phänomene, wenn er auch – im Gegensatz zu Bloch – eine rein psychologische Deutung und Untersuchungsmethode als Erkenntnisprinzip benutzte.

Sexualwissenschaft und Sozialwissenschaften

Vor diesem generellen Hintergrund ist Blochs Konzept einer „Sexualwissenschaft“ zu verstehen. Am deutlichsten trat die philosophische Grundlage in seinem Verständnis der Sexualität und damit auch der Wissenschaft von der Sexualität in seinem frühesten Entwurf einer „Wissenschaft des menschlichen Geschlechtslebens“ aus dem Jahre 1899 zutage [80]. Er entwarf in der Einleitung zu seiner Arbeit über den *Marquis de Sade und seine Zeit* „Die Aufgaben einer Wissenschaft des menschlichen Geschlechtslebens (Phänomenologie der Liebe)“. Wie dieser Titel schon andeutet, lehnte sich Bloch hier eng an Hegel an [81]. Er lieferte in Grundzügen eine systematische Einteilung der Forschungsinhalte dieser Wissenschaft.

> „So existieren nur drei Probleme der Liebe, nicht mehr: das *physische*, das *historische* und das *metaphysische* Problem.“ [82]

So versuchte Bloch, das komplexe Phänomen „Liebe“ zu erfassen. Seine Einteilung in ein physisches, historisches und ein metaphysisches Problem war jedoch mehr als nur eine pragmatische Kategorienbildung für Forschungsziele. Bloch faßte diese drei Probleme der Liebe auf als

> „ebenso viele *Stufen der Entwickelung*, deren genaue Erkenntnis zugleich das wahre Wesen der menschlichen Liebe erleuchten und enthüllen wird“ [83].

Das Forschungsprogramm, das er im Folgenden entwarf, beinhaltete bereits die Ablösung der „Wissenschaft des menschlichen Geschlechtslebens“ vom Entartungsbegriff als zentralem Erklärungsprinzip und machte ein wichtiges Stück Weges frei von der „Psychopathia sexualis zur Sexualwissenschaft“ [84] – von der „Sexiatrie zur Sexologie“ [85].

Im Bereich der „Liebe als physisches Problem“ wollte Bloch die Anatomie und Physiologie der menschlichen Sexualität untersuchen. Die Anthropologie und Ethnologie bildeten dann das Bindeglied zur Betrachtung der „Liebe als historisches Problem“. Befreit vom Dogma der Degeneration und Vererbung entwarf er hier das Programm einer sozialwissenschaftlichen Sexualforschung, wie es von der Breite des Forschungsansatzes her noch heute als richtungweisend gelten kann. Bloch forderte die Untersuchung von Ehe und Prostitution als sozialen Erscheinungsformen der menschlichen Sexualität, die Untersuchung der Frauenfrage, die Erforschung der Beziehungen zwischen Moral und Geschlechtsleben, zwischen Liebe und Religion, Liebe und Literatur, Liebe und materieller Kultur und eine Ethnologie und Linguistik der Liebe [86].

Sein System stand jedoch ganz im Zeichen Hegels, den er in diesem Zusammenhang als den „Darwin der geistigen Welt“ [87] bezeichnete:

> „Die Liebe als geschichtliche Erscheinung ist nichts an und für sich. Sie ist, ganz evolutionistisch gefaßt, das zu immer größerer Freiheit fortschreitende Verhältnis zwischen der physischen Liebe und den aus der Selbstentfaltung des Geistes hervorgegangenen Formen der *Gesellschaft*, des *Rechtes* und der *Moral*, der *Religion*, der *Sprache* und *Dichtung*.“ [88]

Diese evolutionistische Betrachtungsweise führte Bloch auf die Suche nach der „höheren Bedeutung“, dem „inneren Wesen“ der Liebe. So kam er zur dritten Stufe seiner Betrachtung der Liebe, der „Liebe als metaphysisches Problem“ [89].

Bloch löste im System der Hegelschen Dialektik den Gegensatz zwischen physischer und platonischer Liebe auf, indem er „den Begriff der Liebe *evolutionistisch* faßt“. Die platonische Liebe

> „ist der sinnlichen Liebe nicht entgegengesetzt, sondern geht von ihr aus und erhebt sich zu höheren Formen, indem sie den innigen Zusammenhang zwischen *physischer* und *geistiger* Zeugung ausdrückt, worin das Wesen jeder wahren und echten Liebe wurzelt“ [90].

Dieses System einer Wissenschaft des menschlichen Geschlechtslebens, das er in einer Fußnote auch als eine „Philosophie der Liebe nach dialektischer Methode“ [91] bezeichnete, bildete zugleich das methodische, das logische und das teleologische Fundament seiner frühen kulturhistorischen Studien. Obwohl Bloch seinen Plan, diese „Philosophie der Liebe nach dialektischer Methode (...) später in weiterer Ausführung darzustellen“ [92], in dieser Form nicht verwirklicht hat, behielt dieser Denkansatz, wie noch zu zeigen sein wird, einen bestimmenden Einfluß auf sein späteres Konzept einer Sexualwissenschaft.

Durch seine evolutionistische Auffassung der physischen und psychischen Phänomene der Sexualität versuchte Bloch, das Problem des Leib-Seele-Dualismus in der Wissenschaft methodisch zu überwinden. Wie oben schon angesprochen, sah er beide vereint im Hegelschen System der Dialektik und kam so zu einer Sichtweise, die Biologie, Sozialwissenschaften und Metaphysik unter einem gemeinsamen Dach vereinigte. Blochs „*sozial-psychologische* Auffassung“ der Persönlichkeit de Sades bedeutete für ihn, „die Fäden aufsuchen, welche den subjektiven Geist des Marquis de Sade mit dem objektiven Geist seines Zeitalters verknüpfen“ [93]. Aus diesem philosophischen Fundament erklärt sich einerseits die soziobiologische Komponente in Blochs Wissenschaftssystem, die Soziales eben nicht nur aus Sozialem [94] erklären, sondern aus biologischen Phänomenen ableiten will. Andererseits erklärt dies auch die teleologische Sichtweise von Sexualität, die Annahme von Zwecken und Endzielen, das Streben nach dem Ideal. Teleologie wurde so zu einem konstitutiven Teil von Blochs Verständnis der Sexualwissenschaft [95].

Die philosophische Komponente in seiner Auffassung der Sexualität und Sexualwissenschaft trat in den folgenden Jahren mehr in den Hintergrund. Als Bloch im Jahre 1906 den Begriff „Sexualwissenschaft“ prägte, erwähnte er Hegel nicht mehr. Zur Geschichte dieses Begriffs bleibt anzumerken, daß Bloch nur im deutschsprachigen Raum der erste war, der von „Sexualwissenschaft“ sprach. Die anglo-amerikanischen Begriffe „sexology“ und „sexualogy“ sind bereits älter. Béjin wies darauf hin, daß das Wort „sexology“ schon 1867 im Titel eines Buches von Willard vorkommt [96]; außerdem erscheint der Ausdruck „sexualogy“ in einem Werk des sozialistischen Statistikers und Eugenikers Pearson im Jahre 1888. Bloch zitierte diese Stelle nicht, hat sie folglich wohl gar nicht gekannt; aber sie kommt seinen Vorstellungen schon recht nahe:

> „Not until the historical researches of Bachofen, Giraud-Teulon, and McLennan, with the anthropological studies of Tylor and Ploss, have been supplemented by careful investigation of the sanitary and social effects of past stages of sex-development, not until we have ample statistics of the medico-social results of the various regular and morbid forms of sex-relationship, will it be possible to lay the foundations of a real science of sexualogy.“ [97]

Wirklich gebräuchlich wurden die angloamerikanischen Begriffe jedoch erst in den zwanziger Jahren dieses Jahrhunderts als Übersetzung von Blochs Begriff „Sexualwissenschaft“ [98].

Als Bloch nun 1906 den Begriff „Sexualwissenschaft" einführte, konnte er sich dabei bereits auf eigene frühere Arbeiten berufen. Er betonte,

> „daß eine rein medizinische Auffassung des Geschlechtslebens, obgleich sie immer den Kern der Sexualwissenschaft bilden wird, nicht ausreiche, um den vielseitigen Beziehungen des Sexuellen zu allen Gebieten des menschlichen Lebens gerecht zu werden.
>
> Um die ganze Bedeutung der Liebe für das individuelle und soziale Leben und für die kulturelle Entwicklung der Menschheit zu würdigen, muß sie eingereiht werden in die *Wissenschaft vom Menschen* überhaupt, in der und zu der sich alle anderen Wissenschaften vereinen, die allgemeine Biologie, die Anthropologie und Völkerkunde, die Philosophie und Psychologie, die Medizin, die Geschichte der Literatur und diejenige der Kultur in ihrem ganzen Umfange." [99]

Mit der Prägung des Begriffs lieferte er auch gleich eine erste Enzyklopädie der Sexualwissenschaft, die sein Konzept mit konkreten Inhalten ausgefüllt hat. In diesem Sinn war Blochs „Sexualleben unserer Zeit in seinen Beziehungen zur modernen Kultur" ein entscheidender Schritt auf dem Wege zur heutigen Sexualwissenschaft. An die Stelle einer philosophischen Fundierung setzte Bloch im Jahre 1906 nunmehr eine betont naturwissenschaftliche Grundlage und Orientierung der Sexualwissenschaft und sah in der Medizin, später in der Biologie [100], deren Kern. In diesem Zusammenhang ist der Aufschwung der Lehre von der inneren Sekretion durch die Forschungen Steinachs [101] und die zunehmende Bedeutung der Vererbungslehre und Eugenik wichtig. Forel ging sogar so weit, Bloch die Umbenennung der „Aerztlichen Gesellschaft für Sexualwissenschaft und Eugenik" in „Aerztliche Gesellschaft für Eugenik und Sexualwissenschaft" zu empfehlen [102]. Unter dem Einfluß dieser zeitgenössischen naturwissenschaftlichen Strömungen wollte Bloch die sexualwissenschaftliche Forschungsgesellschaft auf die naturwissenschaftlichen Methoden festlegen:

> „Als ‚Aerztliche Gesellschaft für Sexualwissenschaft' wollen wir an unserer streng naturwissenschaftlichen Methode festhalten, welche überall den Kausalzusammenhang zwischen Körper und Geist ihren Untersuchungen zugrunde legt und auch bei der Erforschung mehr kultureller und sozialpsychologischer Probleme diesen Zusammenhang nicht außer acht läßt. Unter dieser Voraussetzung wird auch die Sexualwissenschaft die ihrer großen Bedeutung entsprechende Stellung unter den übrigen medizinischen Disziplinen einnehmen und bald ihre Existenzberechtigung, ihre Notwendigkeit und ihren Wert erweisen." [103]

Da es sich bei dieser sexualwissenschaftlichen Gesellschaft, der ersten dieser Art überhaupt, um eine vorwiegend ärztliche handelte, konnte diese Forderung wohl leicht Zustimmung finden. Doch auch Nicht-Mediziner und Nicht-Naturwissenschaftler galt es, in die Gesellschaft zu integrieren:

> „Wir haben ja der Tatsache, daß die Sexualwissenschaft mit so vielen Grenzgebieten der Natur- und Kulturwissenschaft Berührung hat, dadurch Rechnung getragen, daß wir in unseren Satzungen ausdrücklich den Beitritt nichtmedizinischer *Akademiker* als außerordentliche Mitglieder vorgesehen haben, weil wir auf die Mitarbeit der Naturforscher, Philosophen, Theologen, Juristen, Soziologen und Kulturforscher nicht verzichten können und wollen." [104]

Das Primat der Biologie sollte dadurch jedoch unangetastet bleiben. Der „Vererbung als mächtige(m) Faktor auch für die Genesis von Triebabweichungen" wollte Bloch nun ebenfalls ihren Platz einräumen. Zentraler Untersuchungsgegenstand wurde jedoch die Erforschung der inneren Sekretion. Daneben behielt die Erforschung der mit der Sexualität in Zusammenhang stehenden sozialen Probleme jedoch durchaus große Bedeutung bei. Seine anthropologische Betrachtungsweise subsumierte Bloch unter die naturwissenschaftliche Methodik und gab ihr somit weiterhin einen den Naturwissenschaften ebenbürtigen Rang:

> „Diese *anthropologische* Betrachtungsweise (im weitesten Sinne des Wortes) liefert uns für die Sexualwissenschaft an der Hand von Massenbeobachtungen solche wissenschaftlich verwertbaren Grundlagen, daß sie denselben Anspruch auf Exaktheit und Objektivität erheben können wie die rein naturwissenschaftliche Einzelbeobachtung." [105]

Die zunehmende Hervorhebung der Naturwissenschaften steht dennoch im Widerspruch zu Blochs eigenem Werk, das doch in erster Linie kulturwissenschaftlich-historisch geprägt ist. Verstehbar wird dieser Widerspruch nur, wenn man sich seine soziobiologischen Denkansätze ins Gedächtnis ruft. Weiterhin mag die Einsicht, daß eine Sexualwissenschaft mit naturwissenschaftlicher Fundierung eher akademische Anerkennung erringen konnte, eine Rolle gespielt haben.

Bloch nannte die Liebe ein „spezifische(s) Kulturprodukt", ein „Spiegelbild der geistigen Regungen der jeweiligen Kulturepoche" [106]. Die Scheidung der Geschlechter war für ihn „mehr eine Kultur- als eine Naturtatsache" [107]. Trotzdem blieb die Sexualwissenschaft für ihn eine im Kern medizinische bzw. biologische Wissenschaft. Auf die Frage, wie die Transmission von der Biologie auf das individuelle und soziale Verhalten konkret stattfindet, gab Bloch sehr unterschiedliche Antworten. Beim „Elementarphänomen der Liebe" und den aus ihm abzuleitenden spezifisch männlichen oder weiblichen Eigenschaften argumentierte er im Grunde teleologisch-anthropozentrisch. Außerdem führte er zur Erklärung der Sexualdifferenzen das biologische Gesetz Spencers an, das einen Antagonismus zwischen Fortpflanzung und höherer Entwicklungstendenz annimmt [108]. Durch den größeren Anteil der Frau an der Fortpflanzungsfunktion, nämlich dem im Vergleich zum Mann erhöhten organischen Verbrauch, werde die weibliche Entwicklung bedeutend mehr eingeschränkt als die männliche [109].

Biologisch-organologischen Lehren von der menschlichen Gesellschaft stand Bloch ebenfalls grundsätzlich positiv gegenüber.

> „Man hat in neuerer Zeit den interessanten und ergebnisreichen Versuch gemacht, die medicinische Betrachtungsweise in die Lehre von der Gesellschaft einzuführen. Ich verweise besonders auf die Werke zweier berühmter Sociologen, welche diese Analogien zwischen dem gesellschaftlichen und dem individuellen Organismus in sehr geistreicher Weise entwickeln, auf *Herbert Spencers* ‚Principles of Sociology' und *A. Schäffles* ‚Bau und Leben des socialen Körpers'." [110]

Für diesen Versuch, Soziales aus Biologischem zu erklären, ließen sich noch andere Beispiele anführen. Die direkte Verbindung von Biologie, Psychologie und Sozialwissenschaften stellt ein bis heute ungelöstes Problem dar und führte bei Bloch zu einer Vielfalt meist theoretisch nicht genügend verknüpfter methodischer Ansätze [111]. Im Kern bedeutet Blochs über die Grenzen von Natur- und Kulturwissenschaften hinausgreifende Sichtweise unter dem Primat der Biologie eine Aufhebung der Trennung zwischen natürlicher Evolution und Geschichte.

Spencer hatte mit seinem „System der synthetischen Philosophie" bereits den Versuch gemacht, alle Wissenschaften – von der Astronomie bis zur Soziologie – unter dem Dach eines gemeinsamen Entwicklungsgesetzes zu vereinigen [112]. Diese Synthese akzeptierte Bloch jedoch – zumindest noch im Jahre 1899 – nicht. Er behielt die Trennung zwischen Natur- und Kulturwissenschaft bei:

„Es ist wichtig zu betonen, daß es auf diesem Gebiete (d. i. der Liebe als historisches Problem, d. Verf.) keine Causalität, keine Gesetze in naturwissenschaftlichem Sinne geben kann, daß die von *Herbert Spencer* inaugurierte ‚organische Methode' der Sociologie den geschichtlichen Erscheinungen nicht gerecht zu werden vermag. Es giebt bei der Betrachtung socialer Phaenomene keine Gesetze sondern nur *Rhythmen.*" [113]

Damit beteiligte sich Bloch um die Jahrhundertwende an der zeitgenössischen Diskussion um die Position der Kulturwissenschaft und speziell der Soziologie gegenüber den Naturwissenschaften. Die in dieser Frage richtungweisenden Arbeiten des französischen Soziologen Durkheim, die die Soziologie als streng empirische Wissenschaft konstituiert hatten [114], waren zu dieser Zeit bereits erschienen. Diese Arbeiten waren in Deutschland jedoch noch nicht allgemein rezipiert. Bloch scheint sich mit Durkheim überhaupt nicht beschäftigt zu haben; er erwähnte ihn jedenfalls auch in späteren Jahren nicht. In einem von Bloch zitierten Kompendium der Soziologie von Achelis wird der Unterschied zwischen Natur- und Kulturwissenschaft am Gegensatz zwischen naturwissenschaftlicher Gesetzmäßigkeit [115] und sozialwissenschaftlicher Teleologie festgemacht:

„Aber es fragt sich, ob wir überhaupt befugt sind, für die Geschichte, ähnlich wie für die Natur, Gesetze aufzustellen (...). Da das eben nicht der Fall ist bei der unendlichen Variation des Völkerlebens, so erscheint es uns geratener, von sozialen *Rhythmen* zu sprechen, die bei bestimmten Bedingungen und Voraussetzungen sich regelmäßig wieder einstellen und dadurch den Anschein des Gesetzlichen erzeugen (...). Wir haben es deshalb nicht mit schlechthin allgemeinen, ausnahmslos gültigen Gesetzen im naturwissenschaftlichen Sinne zu tun (...). Es ist falsch, wie das gelegentlich noch geschieht, auch für die Soziologie die Verbindlichkeit dieser Gesetze in Anspruch nehmen zu wollen; dagegen darf für die Soziologie ein anderes Moment zur Geltung gebracht werden, durch das sie sich von der Naturwissenschaft anderweitig unterscheidet, nämlich das teleologische." [116]

Solange die Sozialwissenschaften in teleologischen Denkmustern verhaftet blieben, mußte eine Natur- und Kulturwissenschaft in sich vereinigende Sexualwissenschaft innerlich tief gespalten bleiben. Blochs Synthese geschah um den Preis der teleologischen Inanspruchnahme auch der Naturwissenschaft durch eine mit „Zwecken", „Endzielen" und Wertungen operierende Sozialwissenschaft. So wollte Bloch Werturteile wissenschaftlich begründen und eine „natürliche Sexualethik" schaffen.

Erst die Anwendung der zuerst in den Naturwissenschaften verwirklichten wissenschaftlichen Standards auch in den Sozialwissenschaften konnte diesen tiefen Zwiespalt verringern. Die Folgen, die sich aus dem Prinzip der Werturteilsfreiheit für die empirische Sexualforschung ergaben, legten A. Kinsey und Mitarbeiter am Beispiel der sexuellen Perversionen dar:

„Wenn es sich um die moralische Begründung irgendwelcher religiöser Gebote handelt, ist der Wissenschaftler nicht in der Lage, sich dazu sachverständig zu äußern. Diese Probleme müssen andern überlassen werden, die es gelernt haben, über ethische Werte und soziale Fragen zu urteilen. Weder was wir bis jetzt sagten, noch was wir sagen werden, soll als eine moralische Verurteilung der Geschlechtsperversionen aufgefaßt werden, noch soll es heißen, daß wir diese als eine wünschenswerte Verhaltensweise im Rahmen unserer Gesellschaft ansehen. Mit der Einwendung, daß Recht immer Recht und Unrecht immer Unrecht bleibt, und zwar ohne Rücksicht darauf, welches Tatsachenmaterial über das menschliche Geschlechtsverhalten vorhanden ist, wollen wir nicht streiten." [117]

Nur mit Sammeln von Daten kann sich die Sexualwissenschaft jedoch auch nicht begnügen [118]. Sie kann zwar nicht, wie Bloch noch glaubte, die „objektiven Richtlinien" im Sinne von wertfreien Zielvorgaben für eine Sexualreform liefern, kann Werte nicht begründen und legitimieren. Sie kann sie jedoch sehr wohl zum Gegenstand wert*urteils*freier Forschung machen. Sie kann die Soziogenese, die Veränderungen und die Auswirkungen von Werten analysieren und so die ideologische Komponente transparent machen. Der gesellschaftlichen Relevanz kann sich eine solche Sexualwissenschaft sicher sein.

Anmerkungen

[1] *Sigusch, V.:* 50 Jahre danach. Sexualmedizin *12* (1983) 252.
Pfäfflin, F.: Grußwort zur deutschsprachigen Ausgabe. In: *Haeberle, E. J.:* Anfänge der Sexualwissenschaft. Historische Dokumente. Berlin/New York, 1983, S. VI f.
Vgl. dazu auch: *Clees, E.:* Sexualwissenschaft vor 1933 – „Wenn körperliche Eigenart sich blitzartig erklärt ..." Ärzte-Zeitung *2* (1983) Nr. 203 vom 27. 10. 1983, S. 20.

[2] Vgl. hierzu: *Haeberle, E. J.:* Am Anfang stand Berlin (Interview). Sexualmedizin *12* (1983) 162–165.

[3] Bisher liegen folgende wissenschaftliche Veröffentlichungen vor, die sich ausführlicher mit Blochs Bedeutung für die Sexualwissenschaft beschäftigen:
Wettley, A.: Von der „Psychopathia sexualis" zur Sexualwissenschaft. Stuttgart, 1959 (Beiträge zur Sexualforschung, Heft 17); in dieser Arbeit wird die Theorietradition der Entartungslehren eingehend dargestellt und die Bedeutung Blochs bei deren Überwindung beschrieben.
Vgl. hierzu auch: *Leibbrand-Wettley, A.* und *Leibbrand, W.:* Medizin und „Sexualwissenschaft". Bayerisches Ärzteblatt *26* (1971) 103–123;
Rolies, J.: Iwan Bloch: de eerste Europese seksuoloog (1872–1922). Tijdschrift voor Seksuologie *6* (1981) 79–88. Rolies gibt in seinem Aufsatz einen kurzen, allgemeinen Überblick über Blochs Konzept der Sexualwissenschaft und seine sexualwissenschaftliche Forschungsmethode. Besonders geht er auf die Rolle der Ärzte in der sexuellen Befreiungsbewegung und auf einige Vorläufer von Blochs Forschungsmethode ein.
Mit den sexualpädagogischen Aspekten in Blochs Sexualwissenschaft beschäftigt sich *Wawerzonnek, M.:* Implizite Sexualpädagogik in der Sexualwissenschaft 1886 bis 1933. Köln, 1984 (Serie: Perspektiven der Pädagogik 3), S. 65–84.
Außerdem seien folgende unveröffentlichte akademische Abschlußarbeiten angeführt: *Hübner, K.:* Iwan Bloch und die Anfänge der sozialwissenschaftlichen Sexualforschung. Magisterarbeit Universität Hamburg, 1979; *Rolies, J.:* Iwan Bloch (1872–1922) „Sexualforscher, Medizinhistoriker und Sexualreformer". Inleiding tot het leven en denken van Iwan Bloch. Proefschrift aangeboden tot het bekomen van de graad van Licentiaat in de Familiale en Seksuologische Wetenschappen. Katholieke Universiteit Leuven, 1980.

[4] Siehe Anmerkung [1].

[5] Eine Bibliographie, die die meisten Pseudonyme berücksichtigt, gibt nebst einigen biographischen Bemerkungen *Ebstein, E.:* In Memoriam: Iwan Bloch. With Bibliographia Blochiana. Medical Life *30* (1923) 57–70. Diese Bibliographie ist allerdings weder vollständig noch fehlerfrei. Einige Ergänzungen bringt bereits *Rolies* 1980, a.a.O. – Ein von einem anderen Autor genanntes Pseudonym „Paul Holzhausen" kann nicht bestätigt werden. Siehe *Erlay, D.:* Ein Unbekannter im Lexikon. Der Sexualforscher Iwan Bloch – zum 100. Geburts- und 50. Todestag. Münchener Medizinische Wochenschrift *115* (1973) 513 f.

[6] Vgl. hierzu: *Wettley*, a.a.O., S. 55–65.

[7] *Krafft-Ebing, R. v.:* Psychopathia sexualis. Stuttgart, 1907, 13., vermehrte Aufl., hrsg. von *A. Fuchs*, S. V (zuerst 1886).

[8] *Dühren, E.:* Der Marquis de Sade und seine Zeit. Berlin und Leipzig, 1900, 2. Aufl., (Studien zur Geschichte des menschlichen Geschlechtslebens, Bd. 1), S. 27 (zuerst 1899).

[9] Ebenda, S. 35.

[10] Ebenda, S. 27.

[11] Ebenda, S. 425.

[12] *Dühren, E.:* Neue Forschungen über den Marquis de Sade und seine Zeit. Berlin, 1904.

[13] *Dühren*, 1900, a.a.O., S. 430.

[14] *Dühren*, 1904, a.a.O., S. 369.
[15] Ebenda, S. 374.
[16] Ebenda, S. 374 f.
[17] *Bloch, I.*: Das Sexualleben unserer Zeit in seinen Beziehungen zur modernen Kultur. Berlin, 1908, 4. bis 6., um einen Anhang vermehrte und mit einem Namen- und Sachregister versehene Auflage, S. 615 Fußnote (zuerst 1907).
[18] Diese Änderung im Erklärungsmuster ist wichtig und in der bisher über Bloch vorliegenden Literatur vernachlässigt worden.
[19] Den Begriff der Anthropologie verstand Bloch nicht im streng naturwissenschaftlichen Sinne einer deskriptiven biologischen Anthropologie, sondern mehr im Sinne einer philosophischen Anthropologie, die sich mit der Frage nach dem Wesen des Menschen und dessen Bestimmung beschäftigt. Auf die Verbindung von Blochs anthropologischem Verständnis der menschlichen Sexualität zur Ontologie hat bereits *Wettley*, a.a.O., S. 89, hingewiesen.
[20] *Bloch, I.*: Beiträge zur Aetiologie der Psychopathia sexualis. 2 Bde. Dresden, 1902/03.
[21] Ebenda, Bd. 2, S. 362 f.
[22] Ebenda, Bd. 1, S. XIV.
[23] Ebenda, Bd. 1, S. XIV.
[24] Ebenda, Bd. 2, S. 363.
[25] Ebenda, Bd. 1, S. 17; vgl. dazu auch die Ausführungen von *Haeberle* auf S. 38 dieses Bandes.
[26] Ebenda, Bd. 2, S. 364 f.
[27] Den Unterschied zwischen „echter Homosexualität" und „Pseudohomosexualität" definierte Bloch wie folgt: echte Homosexualität „ist angeboren, originär, *dauernder Wesensausfluß* der Persönlichkeit, die Pseudo-Homosexualität dagegen eine entweder äußerlich suggerierte, vorübergehende, *nicht* mit dem *Wesen* der Persönlichkeit verknüpfte gleichgeschlechtliche Empfindung oder gar nur eine *scheinbare* durch Hermaphroditismus oder andere körperliche und psychische Abnormitäten vorgetäuschte Homosexualität." [Sexualleben, a.a.O., S. 595].
[28] *Bloch*, Sexualleben, a.a.O., S. 587.
[29] Ebenda, S. 590. Eine ausführliche Darstellung von Blochs Theorie der Homosexualität gibt *Wettley*, a.a.O., S. 85 ff. Zur Bedeutung der Endokrinologie hierbei vgl. auch die Ausführungen von *Haeberle* auf S. 42 dieses Bandes.
[30] *Hirschfeld, M.*: Die Homosexualität des Mannes und des Weibes. Berlin, 1914; erschienen als Band 3 des von Bloch herausgegebenen „Handbuches der gesamten Sexualwissenschaft in Einzeldarstellungen".
[31] *Bloch*, Sexualleben, a.a.O., S. 588.
[32] *Bloch*, Aetiologie der Psychopathia sexualis, a.a.O., Bd. 1, S. 65.
[33] *Bloch*, Sexualleben, a.a.O., S. 723.
[34] Vgl. *Wettley*, a.a.O., S. 88 f.
[35] *Dühren* 1900, a.a.O., S. 4 f.
[36] Ebenda, S. 5.
[37] Ebenda, S. 6 f.
[38] *Bloch*, Sexualleben, a.a.O., S. 10.
[39] Ebenda, S. 11.
[40] Ebenda, S. 11.
[41] Ebenda, S. 12.
[42] Ebenda, S. 59.
[43] Die umfassende Gültigkeit des Atavismus-Begriffs Lombrosos lehnte Bloch, insbesondere in Zusammenhang mit der Erklärung der Prostitution, jedoch ab; vgl. *Bloch*, Sexualleben, a.a.O., S. 364 ff.
[44] Ebenda, S. 63.
[45] Ebenda, S. 77.
[46] Ebenda, S. 85.
[47] Ebenda, S. 534.
[48] Ebenda, S. 533.
[49] Ebenda, S. 535. Vgl. dazu *Möbius, P. J.*: Über den physiologischen Schwachsinn des Weibes. Halle, 1919, 11. Aufl. (zuerst 1900) – Möbius begründete seine Aussagen u. a. mit dem geringeren Hirngewicht der Frau, der schlechteren Entwicklung der Windungen des Stirn- und Schläfenlap-

pens, dem größeren Einfluß des Instinkts, der das Weib einerseits tierähnlicher und unselbständiger, andererseits jedoch auch sicherer und heiterer mache, und der Bedeutung der Mutterschaft im Leben der Frau. In der Wertung der Sexualdifferenzen als Ergebnis von natürlicher Differenzierung argumentierte er grundsätzlich ähnlich wie Bloch: „Sehen wir uns genötigt, das normale Weib für schwachsinnig im Vergleiche mit dem Manne zu erklären, so ist damit doch nichts zum Nachteile des Weibes gesagt. Ihre Vorzüge liegen eben anderswo als die Vorzüge des Mannes, und die ‚Differenzierung' der Geschlechter erscheint uns als eine zweckmäßige Einrichtung der Natur, bei der Mann und Weib nicht schlecht fahren." [S. 18].

[50] *Bloch*, Sexualleben, a.a.O., S. 44.

[51] Ebenda, S. 591.

[52] Ebenda, S. 98.

[53] Ebenda, S. 100.

[54] Ebenda, S. 102.

[55] Ebenda, S. 102.

[56] Ebenda, S. 104.

[57] Ebenda, S. 361 f.

[58] Ebenda, S. 224.

[59] *Bloch, I.:* Die Prostitution, Bd. 1. Berlin, 1912, 1. bis 10. Tsd., S. XVII.

[60] Den Begriff der „freien Liebe" benutzte Bloch im Sinne der schwedischen Pädagogin Ellen Key. In Deutschland wurden ähnliche Bestrebungen verfolgt im „Bund für Mutterschutz", der 1905 u. a. von Helene Stöcker gegründet worden war. Vgl. *Key, E.:* Über Liebe und Ehe. Essays. Autorisierte Übertragung von *Francis Mario*. Berlin, 1904, 4. Aufl.

[61] *Bloch*, Sexualleben, a.a.O., S. 224.

[62] Ebenda, S. 16.

[63] Ebenda, S. 591. Im Jahre 1902 hatte sich Bloch noch klar gegen die Aufhebung der Strafbarkeit homosexueller Handlungen ausgesprochen [Aetiologie der Psychopathia sexualis, a.a.O., Bd. 1, S. 251 ff.]. Im Jahre 1906 plädierte Bloch nun eindringlich für die völlige Streichung des Homosexuellen-Paragraphen [Sexualleben, a.a.O., S. 576 ff.]

[64] Schon Wilhelm Reich hat auf Blochs wertende Ausdrucksweise hingewiesen: *Reich, W.:* Die sexuelle Revolution. Frankfurt 1982, 91. bis 101. Tsd., S. 146 (zuerst 1936). Vgl. *Erlay, D.:* Bloch, de Sade und die Syphilis. Leben und Werk des Arztes Iwan Bloch, alias Eugen Dühren, aus Delmenhorst. Manuskript vom 3. 11. 72 für eine Sendung in Radio Bremen am 19. 11. 1972, S. 14.

[65] *Bloch*, Sexualleben, a.a.O., S. 803.

[66] Ebenda, S. 200.

[67] *Bloch, R.:* im Gespräch mit dem Autor am 3. 1. 1984.

[68] *Bloch*, Sexualleben, a.a.O., S. 308.

[69] Ebenda, S. 769 f.

[70] Ebenda, S. 725 f.

[71] vgl. *Wettley*, a.a.O., S. 84. – Zur Rolle Blochs in der Berliner Zweiggruppe der Internationalen Psychoanalytischen Vereinigung siehe *Jones, E.:* Das Leben und Werk von Sigmund Freud, Bd. II (aus dem Amerikanischen von *G. Meili-Dworetzki*). Stuttgart, 1962, S. 95.

[72] vgl. *Bloch, I.*: Über die Freudsche Lehre. Zeitschrift für Sexualwissenschaft *3* (1916/17) 57–63.

[73] *Freud, S.:* Drei Abhandlungen zur Sexualtheorie. Leipzig und Wien, 1910, 2. Aufl., S. 5 Fußnote (1. Aufl. 1905).

[74] Ebenda, S. 16.

[75] Brief von *S. Freud* an *J. Schuster*, Wien den 7. 1. 1923 (Abschrift in Besitz von *Robert Bloch*, München).

[76] *Bloch*, Über die Freudsche Lehre, a.a.O., S. 57 f.

[77] Ebenda, S. 62 f.

[78] Ebenda, S. 62.

[79] *Freud, S.:* Zur Einführung des Narzißmus (Gesammelte Werke; Frankfurt, 1973. 6. Aufl., Bd. 10) S. 144 (zuerst 1914).

[80] *Dühren*, 1900, a.a.O.

[81] *Hegel, G. W. F.:* Phänomenologie des Geistes. Zuerst Bamberg, 1807.

[82] *Dühren* 1900, a.a.O., S. 1.

[83] Ebenda, S. 1.
[84] *Wettley*, a.a.O.
[85] *Rolies*, 1981, a.a.O., S. 83. Übersetzung des Verfassers; im Original lautet die Stelle: „van seksiatrie naar seksuologie".
[86] *Dühren* 1900, a.a.O., S. 11 ff.
[87] Ebenda, S. 24.
[88] Ebenda, S. 11.
[89] Ebenda, S. 19 f.
[90] Die metaphysische Betrachtung der Liebe von A. Schopenhauer und E. v. Hartmann wies Bloch als einseitig zurück; ebenda, S. 20.
[91] Ebenda, S. 22 f.
[92] Ebenda, S. 26.
[93] *Dühren* 1900, a.a.O., S. 29.
[94] Vgl. hierzu die Ausführungen von *Gindorf* auf S. 21 ff. dieses Bandes.
[95] Zur Teleologiekritik vgl. ebenda.
[96] *Willard, E. O. G.:* Sexology as the Philosophy of Life. Chicago, 1867. Dieses Werk konnte vom Verfasser bisher leider nicht eingesehen werden. Vgl. *Béjin, A.:* Niedergang der Psychoanalytiker, Aufstieg der Sexologen. In: *Aries, Ph. und Béjin, A.:* Die Masken des Begehrens und die Metamorphosen der Sinnlichkeit. Zur Geschichte der Sexualität im Abendland; (aus dem Französischen übersetzt von *M.Bischoff*) Frankfurt, 1984, S. 244 (Fußnote).
[97] *Pearson, K.:* The Ethic of Freethought. A selection of Essays and Lectures. London, 1886, S. 371. Auch bei Pearson wurde die avisierte Sexualwissenschaft in engem Zusammenhang mit Reformbestrebungen gesehen; vgl. ebenda, S. 371.
[98] Vgl. *Haeberle, E. J.:* The Birth of Sexology. A Brief History in Documents. 6th World Congress of Sexology, Washington, 1983, S. 4.
[99] *Bloch*, Sexualleben, a.a.O., S. III.
[100] *Bloch, I.:* Die Aufgaben der „Aerztlichen Gesellschaft für Sexualwissenschaft". Berliner klinische Wochenschrift *50* (1913) 855–859, und *Bloch, I.:* Aufgaben und Ziele der Sexualwissenschaft. Zeitschrift für Sexualwissenschaft *1* (1914/15) 2–11.
[101] Vgl. den Beitrag von *Haeberle* in diesem Band, S. 42.
[102] Brief von *A. Forel* an *I. Bloch* vom 15. 10. 1917 (Original in Besitz von *Robert Bloch*, München).
[103] *Bloch*, Die Aufgaben der Aerztlichen Gesellschaft für Sexualwissenschaft, a.a.O., S. 857. Der korrekte Name der Gesellschaft war übrigens „Aerztliche Gesellschaft für Sexualwissenschaft *und Eugenik*". Ob Bloch durch die Weglassung dieses Zusatzes seine Distanz zur Hervorhebung eugenischer Fragestellungen ausdrücken wollte, oder ob er allein mit dem Begriff „Sexualwissenschaft" ohnehin auch schon eugenische Fragestellungen abgedeckt zu haben glaubte, bleibt dahingestellt.
[104] Ebenda, S. 857.
[105] Ebenda, S. 859.
[106] *Bloch*, Sexualleben, a.a.O., S. 97.
[107] Ebenda, S. 591.
[108] *Spencer, H.:* A System of Synthetic Philosophy. Principles of Sociology, Bd. 2, Osnabrück, 1966 (The Works of Herbert Spencer. Reprint of the edition 1904) (zuerst 1879).
[109] *Bloch*, Sexualleben, a.a.O., S. 59.
[110] *Bloch, I.:* Über den Begriff einer Kulturgeschichte der Medizin. Die Medicinische Woche *2* (1900) 418. Bloch wies in diesem Zusammenhang auch auf die Bedeutung von Virchows Zellularpathologie hin.
Der von Bloch genannte Soziologe und Volkswirtschaftler A. Schäffle rückte im Laufe seiner wissenschaftlichen Tätigkeit von den biologistisch-organologischen Grundprinzipien jedoch mehr und mehr ab. Bereits 1881 vertrat er in bezug auf die zwischen Biologie und Soziologie zu ziehenden Analogien eine eher vorsichtige Haltung [*Schäffle, A.:* Bau und Leben des socialen Körpers. 4 Bde. Tübingen 1881, neue, zum Theil umgearbeitete Ausgabe].
[111] Auf Blochs offene Haltung für die verschiedensten Erklärungsansätze, auch von Seiten der psychiatrischen Sexualpathologie, hat besonders *Hübner*, a.a.O., hingewiesen. Hübner sieht in Blochs Arbeiten „mehr Bestandsaufnahmen der vorwissenschaftlichen Erkenntnisse und Ansichten *für* eine *Sexualwissenschaft*" (S. 59). Hübners Einschätzung („Die Absicht der exakten,

empirischen und objektiven Einzelbeobachtung verkam zu einem unkritischen Anhäufen literarischer und wissenschaftlicher Aussagen" [S. 59]) wird Blochs Bedeutung jedoch nicht gerecht.

[112] *Spencer*, a.a.O. – Dahinter steht die Auffassung, daß das ganze Universum durch dieses Evolutionsgesetz als kohärentes, geordnetes Ganzes zu verstehen sei. Spencer verstand die menschliche Gesellschaft als höchste Form der organischen Entwicklung, als deren Prinzipien er Integration und Differenzierung annahm.

[113] *Dühren*, 1900, a.a.O., S. 11.

[114] Vgl. die Ausführungen von *Gindorf* auf S. 21 ff. dieses Bandes.

[115] Auch für die Naturwissenschaften wird inzwischen die Berechtigung von strikten, unveränderlichen „Naturgesetzen" nicht mehr fraglos akzeptiert. Siehe dazu: *Popper, K.:* Logik der Forschung. Zur Erkenntnistheorie der modernen Naturwissenschaft. Wien, 1935. – Besonders sei auf die Diskussion in der modernen theoretischen Physik hingewiesen (Relativitätstheorie, Quantentheorie, Heisenbergsche Unschärferelation).

[116] *Achelis, Th.:* Soziologie. Leipzig, 1908, 2., verbesserte Aufl., S. 53 f. (zuerst 1899).

[117] *Kinsey, A., Pomeroy, W., Martin, C.* und *Gebhard, P.:* Begriff des Normalen und Abnormen im Geschlechtsverhalten (Übersetzung von A. Willy). In: *Giese, H.* (Hg.): Die sexuelle Perversion. Frankfurt, 1967, S. 337.

[118] Vgl. *Dannecker, M.:* Menschenbild und Sexualwissenschaft. Bemerkungen zu einem verschleierten Verhältnis. In: *Sigusch, V.:* Sexualität und Medizin. Köln, 1979, S. 62–75. – Vgl. auch die Ausführungen von *Haeberle* auf S. 50 ff. dieses Bandes.

Teil II:
Sexualität, Tradition und Soziale Ordnung

Die sogenannte Liebe: Ein historischer Diskurs

Ernest Borneman

Dies ist keine Abhandlung über die soziale Dimension der menschlichen Sexualität, sondern über eine hoch spezialisierte, relativ junge und nur im Westen auftauchende Variante des menschlichen Paarungswunsches. Als Völkerkundler, der auch ein paar Semester Archäologie belegt hat, kommt mir die heutige Subvariante dieser Variante recht kurios vor.

Die putzige Situation, daß eine Frau die Werbung eines Mannes ablehnt, weil er „nur" mir ihr schlafen will, ihn aber sofort erhört, sobald er die magischen Worte „Ich liebe dich" intoniert, ist für Menschen aus manchen anderen Kulturen ein Beweis der Heuchelei und des Selbstbetrugs unserer Kultur. Erzählt man, wie ich es oft in „primitiven" Kulturen getan habe, den Mitgliedern eines „Naturvolks" unsere großen westlichen Liebesgeschichten, in denen zwei Menschen wie vom Schicksal manipulierte Marionetten in den Tod gehen, weil ihre gegenseitige Abhängigkeit größer ist als jede Verantwortung gegenüber Dritten, dann gibt es am Ende einer jeden solchen Geschichte eine lange Pause des verblüfften Nachdenkens, und dann meist die verdutzte Frage: „But sir, why didn't he take *another* woman?" Oder: „Aber Herr Professor, bitte, wieso hat sie sich denn keinen *anderen* Mann geholt?"

Die Verwirrung ist total, denn die Leute haben recht: Trotz größter Akribie ist es der Sexualwissenschaft nie gelungen, einen beweisbaren Grund zu finden, weshalb Frau A mit Herrn B unglücklicher sein sollte als mit Herrn C, für den sie in den Tod geht. Oder weshalb Herr X lieber für Frau Y stirbt, als mit Frau Z zu leben. Was ich also in meinem Beitrag frage, ist, weshalb wir jenseits gegenseitiger sexueller Anziehung, gegenseitiger Achtung, gegenseitiger Hilfsbereitschaft und temperamenteller Affinität noch eine weitere Dimension suchen, nämlich die Liebe (was immer das sein mag).

Ich beginne diesen Diskurs mit drei Fragen:

Was ist Liebe? Liebe ist die Fixierung des Paarungswunsches auf eine bestimmte Person. Liebe ist eine Hörigkeit, die den anderen zum Fetisch macht.

Inwiefern unterscheidet sich die Liebe von anderen Varianten des menschlichen Paarungswunsches? Dadurch, daß sie diesen Wunsch auf ein bestimmtes Individuum einengt und an die Stelle objektiver und verifizierbarer Eigenschaften dieses Individuums (z. B. Temperament, Potenz, Kraft, Ebenmaß der Körperproportionen) subjektive, nicht verifizierbare setzt, die nur für den Liebenden ersichtlich sind und zum großen Teil von diesem in jenen hineingelesen werden.

Welche gesellschaftlichen Verhältnisse haben diese Einengung des Paarungswunsches begünstigt? Die wachsende Kompliziertheit der Produktionsverhältnisse, die mit promisken Paarungswünschen kollidiert und stabile Familien als Ausführungsorgane des Herrschaftswillens benötigt.

Zur Rolle der Kindheit und der Kleinfamilie in der Ontogenese der Liebe

Da der andere, der mich sexuell anzieht, stets das Substitut eines Erwachsenen ist, zu dem ich mich in meiner Kindheit hingezogen gefühlt habe, beschränkt sich meine Partnerwahl auf Menschen, die einer wichtigen Bezugsperson meiner Kindheit entweder ähneln oder sich in so signifikanter Weise von ihr unterscheiden, daß meine Partnerwahl sich nur als Protestaktion gegen sie deuten läßt.

Da ich nur *einen* Vater und nur *eine* Mutter habe, statte ich meinen Partner in seiner Funktion als Substitut oder Gegenpart meiner Eltern mit einer Einmaligkeit aus, die er objektiv nicht besitzt. Da ich mir aber nicht bewußt bin, daß ich das tue, kann ich mich auch nicht gegen mein eigenes Handeln wehren und nehme deshalb nicht wahr, daß die Tugenden, die ich in dem anderen sehe, Tugenden sind, die ich ihm zuschreibe.

Deshalb taucht „Liebe" nur in Gesellschaftsordnungen mit Kleinfamilienstruktur auf. In Großfamilien oder Stammeskulturen, in denen die Knaben mit den Männern im Männerhaus und die Mädchen mit den Frauen im Frauenhaus aufwachsen, kann sich eine derartige Bindung an die Eltern gar nicht erst herausbilden, weil der Vater in der Vielzahl der Männer und die Mutter in der Vielzahl der Frauen zur vergleichsweisen Unwichtigkeit verdammt ist.

Das hat aber nicht nur Nachteile. Zwar entwickelt sich unter solchen Umständen keine so enge Bindung wie in der Kleinfamilie, aber andererseits haben die Kinder eine größere Auswahl von Bezugspersonen und sind deshalb auch in ihrer späteren Partnerwahl freier und beweglicher.

Die Kleinfamilie dagegen ist wie ein dreibeiniger Stuhl: Das Ausscheiden von Vater, Mutter oder Kind durch Tod, Krankheit oder Scheidung wirkt wie das Absägen eines Stuhlbeines und bringt das ganze Gebäude zum Fall. Deshalb werden die in solchen Familien aufwachsenden Menschen zu einer stets von Trennungsangst bedrohten Partnerwahl getrieben.

Zur Trennungsangst gesellt sich häufig auch Inzestangst, denn wenn der Partner unbewußt als Substitut der Eltern empfunden wird, deutet das Unbewußte auch den Geschlechtsverkehr als inzestuös. Als Resultat reagiert der Körper häufig mit Impotenz oder Frigidität. Schließlich besitzt die Bevorzugung des einen Menschen vor allen anderen aber auch Elemente des Fetischismus, denn jene Eigenschaften des anderen Menschen, die uns dazu bewegen, ihn allen anderen vorzuziehen, ruhen stets so tief im Unbewußten, daß sie oft auch Elemente frühkindlicher Sinnesfreuden enthalten.

Was uns bereits beim ersten Kontakt mit dem „geliebten" Menschen berührt und in vergessenes Glück zurückversetzt, kann beispielsweise der Milchdrüsengeruch unserer Amme, das kitzelnde Haar des kleinen Mädchens von nebenan, die Hauttextur der

Lieblingstante, der Tabakgeruch des Großvaters sein. Wir sind uns der Ursache dieser Faszination niemals bewußt. Denn gelänge es uns, hinter das Geheimnis dieser „Liebe auf den ersten Blick" zu kommen, so verlöre sie ihre Herrschaft über unsere Sinne. Wie alle Formen der Magie wirkt auch diese nur so lange, wie wir sie nicht durchschauen.

Sie macht also „blind". Sie macht uns nicht nur unfähig, die Schwächen des geliebten Menschen zu erkennen, sondern unterbindet auch jede bewußte und rationale Erkenntnis der Gründe, weshalb wir den anderen lieben: „Kannst du *erklären*, weshalb du mich liebst, dann liebst du mich nicht!" (George Sand an Chopin).

Wie George Sand machen die meisten Verliebten sich vor, sie liebten den anderen wegen seiner seelischen Vorzüge; ihr sexuelles Begehren sei nebensächlich. In Wahrheit aber ist es stets unser sexuelles Begehren, das den anderen mit seelischen Tugenden ausstattet. Am leichtesten läßt sich „Liebe" demnach als Ideologisierung der Sexualität definieren.

Aber nicht jede Gesellschaftsordnung ideologisiert ihr Geschlechtsleben, und nicht jede ideologisiert es in der Form der „Liebe". Offensichtlich gibt es enge Beziehungen zwischen bestimmten Phasen der Geschichte, bestimmten dort auftauchenden Gesellschaftsstrukturen und jener ideologischen Verbrämung des Geschlechtslebens, die wir in unserer Kultur „Liebe" nennen.

Zur Geschichte der Liebe

Wir besitzen keine Beweise dafür, daß das Konzept „Liebe" bereits in der Vorgeschichte bestand. Die kunnischen und phallischen Kultfiguren der Vorgeschichte waren bestimmt keine Liebesamulette. Sie zelebrierten nicht einmal den Geschlechtsverkehr, sondern ausschließlich die Fortpflanzung. Denn Nachwuchs war die Lebensversicherung der Steinzeit. Je mehr Kinder man hatte, desto größer die Hoffnung, im Alter versorgt zu werden.

Fruchtbarkeitskulte prägen die europäische Frühgeschichte. In den frühesten Schichten der griechischen Sprache gibt es mehr kultische als sexuelle Vokabeln. Die frühesten Ausdrücke für geschlechtliches Verhalten sind rein deskriptiv. Eine emotionale Dimension finden wir zum ersten Male bei Sappho, also gegen Ende des 6. Jahrhunderts vor Christus. Mit ihren Gedichten beginnt der erste beweisbare Durchbruch von der Fortpflanzung zur Sexualität und von der Sexualität zur Liebe. Alle Erwähnungen liebesähnlicher Gefühle bei Homer stammen aus späterer Zeit.

Da Sappho von ihren Gespielinnen keine Kinder empfangen konnte, sah sie den Geschlechtsverkehr als selbständige, nicht mehr der Fortpflanzung untergeordnete Tätigkeit. Diese Autonomisierung der Sexualität war der erste Schritt zum Konzept der Liebe. Der zweite war die Erkenntnis der Vergänglichkeit geschlechtlicher Beziehungen. Denn im Gegensatz zu den Heterosexuellen, die sich ein gemeinsames Altern der Eheleute durchaus vorstellen konnten, war Sappho in besonders hohem Maße auf das Schönheitsideal des *jungen* Menschen fixiert. Das Bewußtsein des Alterns, die schmerzliche Erkenntnis, daß der Verfall des Körpers nicht aufzuhalten ist, paßt ganz und gar nicht zu der heiteren Sinnesfreude der heterosexuellen Männer des alten Hellas. Gerade weil körperliche Freuden bei den griechischen Männern keineswegs tabuiert waren, galt diese neue, von Tragik überschattete Beziehung als Gefahr für das ganze Gemeinwesen.

Denn das Gemeinwesen beruhte auf der angestrebten Harmonie des Ganzen, auf den ausgewogenen Beziehungen zwischen den Männern einerseits und zwischen den Männern und ihren Göttern auf der anderen Seite. Jede *Leidenschaft* drohte das Gleichgewicht zu zerstören. Niemand hatte etwas gegen Geschlechtsverkehr, auch nicht zwischen Frauen oder zwischen Männern. Sobald die sexuellen Spiele aber zur gegenseitigen sexuellen *Abhängigkeit* oder gar zur einseitigen *Hörigkeit* führten, sahen die Griechen darin einen Wahn, einen Fluch, eine Strafe der Götter.

Ein bezeichnender Aspekt dieser neuen Leidenschaft war die Nostalgie. Sappho leitete einen *thíăsos,* einen Kultverein, der junge Mädchen zum Singen, zum Tanzen und zum Geschlechtsverkehr erzog. Wurden die Mädchen reif, so mußten die Beziehungen zwischen Lehrerin und Schülerin abgebrochen werden. So auch im päderastischen Sittenkodex des klassischen Athen, der sich weitgehend auf Sapphos Lehren stützte. Begann beim Knaben das erste Schamhaar zu sprießen, so hatte die Beziehung mit dem erwachsenen Freund zu enden. Das Bewußtsein der Kurzlebigkeit dieser „Liebe" gab ihr den Charakter einer Passion, einer vom Tode gezeichneten Hingabe.

Dieser erste Ansatz zu dem, was im Mittelalter und dann wieder im 19. Jahrhundert zu dem heutigen Konzept der „Liebe" führen sollte, starb während des Hellenismus aus. Wir finden so gut wie keine Spuren davon in der römischen Geschichte und im frühen Mittelalter. Vom 6. bis zum 11. Jahrhundert war die Sexualität, trotz aller Bekehrungsversuche der Kirche, in ganz Europa heidnisch, also hedonistisch. Erst mit den *Troubadours de Languedoc* begann ein neuer Kult der Liebe, der aber Elemente des Verzichts enthielt, die Sappho, Sokrates und Platon völlig unverständlich gewesen wären. Andererseits verstärkte der neue Kult die bereits im Liebesbegriff der griechischen Päderasten enthaltenen Bestandteile des Fetischismus und des Masochismus.

Die Liebe der Troubadours war ein Ritus des Frauendiensts. Und dieser Dienst bedeutete Erniedrigung vor der auserwählten Dame. Fetischismus und Masochismus sprechen aus den Worten und Taten der Troubadours: das Tragen des Hemdes der Geliebten, das Sammeln ihrer Haare und Schamhaare, vor allem das Bestehen der Probenacht, in der der Mann nackt neben der Geliebten liegen mußte, ohne sie zu berühren.

Die Dynamik dieser Liebe war ihre Unerfüllbarkeit. Wie der Fetischist den Koitus als vulgär betrachtet, so betrachteten die Troubadours die geschlechtliche Erfüllung als Verrat an der Liebe. Hier spricht die Stimme Manis, des persischen Propheten, der das Fleisch als Werkzeug Satans ansah. Und aus dieser Wurzel erwuchs viel von der Liebesliteratur des Abendlandes: Siegfried und Kriemhild gegen Ende des 12. Jahrhunderts, Tristan und Isolde zwischen 1200 und 1210, Calixto und Melibea um 1499, Romeo und Julia um 1590, Faust und Gretchen gegen Ende des 18. Jahrhunderts. Es ist deshalb auch nicht erstaunlich, daß Dichtung und Musik der Troubadours mit den Albigenserkriegen zu Ende gingen. Denn dies waren die Kriege der Kirche gegen die Katharer, und die Katharer waren die ideologischen Väter der Troubadours.

Es ist bis heute ungeklärt, in wie hohem Maße die Troubadours mit griechischer Literatur vertraut waren. Aber jede Schriftkultur entnimmt aus dem Reservoir der Geschichte jene Vorstellungen, die ihre eigenen Bestrebungen zu bestätigen scheinen. Das gilt auch für sexuelle Vorstellungen. Manche Vorstellungen der Manichäer und Katharer erinnern an neoplatonische Quellen des Altertums. Andererseits finden wir im romantischen Liebesbegriff des 19. Jahrhunderts nicht nur Rückgriffe auf die Gnosis, sondern auch auf vorgeschichtliche und frühgriechische Sexualvorstellungen. Allerdings nahmen die Romantiker aus den Mutterreligionen des vorhellenischen Altertums nicht die beharrenden, aufbauenden, sozialisierenden Aspekte des Femininen, sondern nur die dämonischen: nicht Sophia, die Weisheit, sondern Eva, die Verführerin. Aus all der Vielfalt der hellenischen Kultur entlehnten sie ausgerechnet das Ideal der Liebe als Leidenschaft und verkuppelten es mit dem beängstigendsten Konzept der klassischen Tragödie: dem Konzept, daß das tragische Schicksal nicht aus Schlechtigkeit, sondern aus Unwissenheit erwächst und deshalb unvermeidbar ist. Damit war die Dämonisierung der Liebe vollzogen.

Aus dem Christentum entnahm die Romantik nicht die Barmherzigkeit der Agape, nicht die allumfassende Humanität des Christus, sondern die paulinische Frauenangst und Frauenfeindlichkeit, den Sadomasochismus der Anachoreten, der Geißler, der Inquisitoren, der Puritaner. Von den Arabern, siebenhundert Jahre lang Herrscher über Spanien, entlehnten die Romantiker das Konzept des Kismet, das zwei füreinander bestimmte Liebende zusammenführt und ihr Schicksal fortan bis in den unvermeidlichen Tod regiert. Von den Troubadours, schließlich, kam die Verknüpfung der Liebe mit dem Tod, der volkstümliche Niederschlag des wohlgehüteten Geheimnisses der manichäischen Lehre: daß die Erfüllung des Eros dessen Negierung ist.

De Sade führte diese Konzepte zu ihrem logischen Ziel: zur Definition der Liebe als Zerstörung. Und die Spätromantik des l'art pour l'art – Baudelaire, Rimbaud, Verlaine und ihre Epigonen, der gotische Kult in England, die tristezza della voluttà in Italien – knüpfte an de Sade an und formte das Ideal einer Liebe, die in der Zerstörung des anderen den Preis der Leidenschaft sah.

Im frühen Mittelalter wären solche Ideale undenkbar gewesen – nicht nur, weil der Glaube an eine bessere Welt im Jenseits das irdische Jammertal erträglich machte, sondern weil die Großfamilie dem einzelnen ein Gefühl der Gemeinschaft und Zugehörigkeit gab, das von vornherein die Obsession mit dem Einzelwesen verhinderte – mit dem eigenen Ich genauso wie mit dem Ich der einzigen, auserwählten Geliebten. Eine ungeheure Kluft trennte Reich von Arm, aber eines hatte der Leibeigene mit dem Feudalherrn, der Gildenmeister mit dem Gesellen gemein: Wenn jemand in Not geriet, gab es eine Familie, auf die man sich verlassen konnte. Das Gefühl der Einsamkeit, des Angewiesenseins auf den Geliebten, auf die Geliebte, als einziger Person auf der ganzen Erde, von der unser Schicksal abhängt – das gab es noch nicht. Denn der automatisierte Haushalt unserer Zeit, die Kleinfamilie von Mann, Frau und Kind in ihrer elektrisch gesteuerten Wohnung, bestand noch nicht. Er konnte noch nicht bestehen, weil es noch keine Technologie gab, die ihn wirtschaftlich realisierbar machte.

Das hatte Vorteile und Nachteile. Die Nachteile lagen vor allem in der Unmöglichkeit, je im Haushalt allein zu sein. Die Vorteile lagen darin, daß die Kinder nie von einem

Einzelwesen, sei es Mutter oder Vater, abhängig waren, sondern stets auf Brüder, Schwestern, Onkel, Tanten, Vettern, Basen, Großeltern oder Urgroßeltern zurückgreifen konnten, die oft alle im gleichen Gehöft oder zumindest im gleichen Ort lebten.

Wenn die Mutter krank wurde, wenn der Vater starb, war das nie eine Tragödie vom heutigen Ausmaß. Die Kinder wuchsen in einem Gefühl unvergleichlich größerer Sicherheit und Geborgenheit auf. Und das spiegelte sich in ihrem Geschlechtsleben wider.

Wenn sie erwachsen waren und auf Brautschau gingen, lebten sie nie in der Illusion, ein einziger Mensch könne alle Tugenden besitzen, die sie unter den vielen Mitgliedern des großen, des ganzen Hauses verteilt gesehen hatten. Nie glaubte der Mann, eine einzige Frau sei für ihn auserwählt. Nie glaubte die Frau, ein einmaliger, unersetzlicher Mann sei für sie vorgesehen. Und nie erlebten die beiden deshalb die Enttäuschungen, die denen beschieden sind, die an das Unmögliche glauben. Denn wo sich die ganze Glückserwartung des Mannes auf eine einzige, unersetzliche Frau, die ganze Hoffnung der Frau auf einen einzigen, unersetzlichen Mann richtet, gewinnt der kleinste Makel, der leichteste Anflug einer Krankheit, der geringste Fehler sofort unverhältnismäßig große Bedeutung.

Diese maßlose Überschätzung des Geliebten ergibt sich aus dem schwindenden Glauben an höhere Wesen, aus der Krise der Religion, deren Platz die Liebe heute eingenommen hat. Aber sie erwächst auch aus dem schwindenden Glauben an die Politik als Mittel zur Lösung menschlicher Probleme. Zur Zeit der Französischen Revolution, als das Bürgertum noch in bitterer Opposition zum Feudalismus stand, gab es berechtigte Hoffnungen, daß die menschlichen Probleme sich lösen ließen, wenn man nur endlich die politischen lösen könne. Als das Bürgertum zur Macht gekommen war und die menschlichen Probleme sich noch immer nicht gelöst hatten, ja in vieler Hinsicht gravierender geworden waren, glaubte Marx (nicht ohne Grund), daß man sie lösen werde, wenn man nur die Herrschaft des Bürgertums brechen könne. Als aber die Herrschaft des Bürgertums in vielen Ländern bereits gebrochen war und die alten sexuellen Probleme nicht gleich von selbst schwinden wollten, da schwanden bei den Ungeduldigen, den Zaghaften und den Wetterwendischen die Hoffnungen, daß sich menschliche Probleme mit politischen Mitteln lösen ließen.

Der bürgerliche Westen hatte seinen Glauben an die Politik als ethisches und kulturelles Werkzeug verloren. In das Vakuum trat der Glaube an die Allmacht der geschlechtlichen Liebe – der letzte Glaube einer agnostischen Zivilisation. Es ist kein Zufall, daß dies genau in jenem Stadium der menschlichen Entwicklung geschah, in dem das Bürgertum zum erstenmal in gewissen Ländern einer Mehrheit der Bevölkerung jene Privilegien zukommen lassen konnte, die bis dahin nur beschränkten Minoritätsgruppen zur Verfügung gestanden hatten: Bildung und Freizeit.

Zum heutigen Status der Liebe

Viele von uns besitzen heute nahezu alles, was Menschen beim augenblicklichen Stand der Technik erwarten können. Und dennoch sind wir nicht glücklich. Wir fühlen uns leer, unausgefüllt, elend, ängstlich, unsicher. Wir schwanken zwischen Zorn über die Ungerechtigkeit der Welt und Gewissensbissen wegen der Ungerechtigkeiten, die wir selber begangen haben. Wir pendeln zwischen Scham und Schuldgefühl. Wir wissen nicht genau, weshalb wir uns schämen, weshalb wir uns schuldig fühlen. Wir empfinden nur ein vages, alles durchdringendes Unbehagen. Wir sagen uns: Es muß einen Ausweg geben. Es muß etwas geschehen, das uns aus diesem ganzen Elend herausholt. Eines Tages wird er kommen, der Mensch, der mich liebt, und dann wird alles anders werden.

Der Kampf gegen die Leere wird also mit der Waffe Hoffnung geführt. Was aber, wenn sich die Hofffnung nicht erfüllt? Dann muß das Alibi der falschen Partnerwahl herhalten: Es war nur die falsche Frau, es war nur der falsche Mann; die Liebe aber ist niemals falsch.

Wie hält man die Illusion der Liebe aufrecht? Indem man die Enttäuschung verzögert, indem man den Vollzug der Liebe aufschiebt: Man erfindet Hindernisse, die den Vollzug unmöglich machen. Ein solches Hindernis ist Julias Balkon. So wie Romeo die Liebe symbolisiert, symbolisiert der Balkon deren Geheimnis: das Hindernis. Wo kein Hindernis besteht, gibt es auch keine Liebe. Was der Liebende liebt, ist nicht die Geliebte, sondern das Hindernis, das der Erfüllung im Wege steht. Liebe ist Sehnsucht, denn mit der Erfüllung verfliegt sie. Deshalb muß der Liebende sterben, ehe die Leidenschaft in der Gewohnheit erstickt. Der Tod als Flucht vor der Realität ist das Geheimrezept der westlichen Liebe.

„Madam“, sagt Hemingway, „alle Geschichten, wenn man sie bis zum Ende erzählt, hören mit dem Tode auf. Wer Ihnen das vorenthält, ist kein guter Erzähler. Die Geschichte einer monogamen Liebe endet mit dem Tod des einen oder anderen Liebenden. Der Mann, der monogam ist, mag zwar glücklich leben, aber er stirbt einsam. Im Tode gibt es keinen einsameren als den, der viele Jahre mit einer guten Frau gelebt hat und sie überlebt. Wenn zwei Menschen einander wirklich lieben, kann es kein Happy End geben.“

Hemingway vollzog im Selbstmord den Ritus, den seine Erkenntnis ihm vorgeschrieben hatte. Wie viele andere, die an die bürgerliche Liebe glauben, haben den gleichen Mut zur gleichen Konsequenz? „Alle, die die Liebe erfahren haben, sind von ihr gezeichnet“, sagt er am Ende des 11. Kapitels von *Death in the Afternoon.* „Gezeichnet mit dem Zeichen des Todes.“ Und mit der todgeweihten Unschuld des Opfertieres tritt der Bürger in die Arena, in der der geliebte Mensch ihn töten wird. Selbst der dümmste, der häßlichste, der unliebsamste Bürger schließt der Wahrscheinlichkeit gegenüber beide Augen und trabt hoffnungsvoll in die Arena der Liebe, hoffend, daß ihm, der weder so schön ist wie ein Filmstar noch so weise wie ein Gelehrter, weder so reich wie ein Millionär noch so machtvoll wie ein Herrscher, die ideale Frau, der ideale Partner beschert sein werde. Dieses ideale Wesen wird all die Tugenden des guten Menschen mit all der Dämonie des Don Juan, der Eva, der Messalina verbinden. Es wird nie krank werden, nie arm sein, nie Launen zeigen, nie aus dem Mund riechen und nie sterben.

Wir alle wissen, daß es solche Wesen nicht gibt. Aber wir verschließen dem Wissen unsere Ohren und versuchen, in der Frau, mit der wir schlafen, unsere Julia – in dem Mann, mit dem wir schlafen, unseren Romeo zu sehen.

Zur sozialen Normierung der Liebe

Die Sozialgeschichte des westlichen Konzepts der Liebe ist keineswegs deckungsgleich mit der Sozialgeschichte der Sexualität. Das Ende des römischen Weltreiches legte nicht nur religiösen Menschen den Gedanken der Vergänglichkeit aller irdischen Güter nahe. Nie hat es ein leibfeindlicheres Christentum gegeben als in den ersten vier Jahrhunderten der christlichen Zeitrechnung. Im 5. Jahrhundert kam die Völkerwanderung, im 7. der Einfall des Islams, im 12. die Kreuzzüge und die Religionskriege der Kirche gegen die Katharer, im 13. die Inquisition, im 14. der Schwarze Tod, im 15. die Syphilis, im 16. die Bauernkriege, im 17. der Dreißigjährige Krieg, im 18. die französische Revolution und die napoleonischen Kriege, im 19. die Gründerjahre des Industriezeitalters.

Die Sexualität wurde in wachsendem Maße kanalisiert. Die Sexualunterdrückung hatte den Zweck, die Arbeiter zur freiwilligen Unterordnung zu bewegen: zu Disziplin, Pünktlichkeit, Fleiß und all jenen anderen bürgerlichen Geboten, die sowohl den Bauern wie auch den Fürsten des Mittelalters völlig unbekannt waren. Fabrikarbeit, das Produktionssystem des bürgerlichen Zeitalters, ließ sich ohne Pünktlichkeit, Fleiß und Disziplin nicht durchführen. Gehorsam mit Waffengewalt zu erzwingen, wie es die Feudalherren mit ihren Bauern und Lehnsleuten getan hatten, schien dem Bürgertum zwar als letzter Ausweg legitim, aber eigentlich doch altmodisch und ineffizient. Denn die Arbeiter sollten das Gefühl haben, daß Fleiß, Pünktlichkeit, Disziplin und Gehorsam keine Zwänge, sondern Tugenden wären.

Zu diesem Zweck mußte Freizügigkeit aller Art, vor allem aber sexuelle Freiheit, als Untugend, als Sünde dargestellt werden. Der Puritanismus, der die sittliche Verantwortung aus den Händen der Kirche und ihrer Priester fortnahm und in die des einzelnen Gläubigen legte, war eine der beiden gesellschaftlichen Agenturen, die diesen Prozeß der Verinnerlichung gesellschaftlicher Gebote durchführten. Die andere war die Familie. Indem der Vater dem Kinde einprägte, Gehorsam sei eine Tugend, erzog er das Kind dazu, allen gesellschaftlichen Institutionen zu gehorchen, die eine vaterähnliche Funktion ausübten, beispielsweise dem patriarchalen Unternehmertum. Ein solcher Gehorsam ließ sich auf die Dauer aber nur mit Hilfe eines permanent schlechten Gewissens durchdrücken. Nur wenn das zum Erwachsenen gereifte Kind sich immer wieder von neuem sagte, mangelnder Respekt für die Obrigkeit sei sündhaft, konnte der Respekt freiwillig gezollt werden. Und dieses schlechte Gewissen wurde auf dem Umwege über sexuelle Frustration in Bewegung gesetzt. Erst nachdem der einzelne unwiederbringliche Opfer an sexueller Befriedigung gebracht hatte, erst als seine Entsagung wirklich zu schmerzen begann, war sein Wunsch nach Freiheit und Befriedigung ein für alle Male zerstört. Denn wenn das Individuum die Selbsttäuschung durchschaut hätte, wäre der lebenslange Verzicht auf Glück, Freiheit und Befriedigung transparent geworden. Den Mut, sich selbst als lebenslang Genasführten zu erkennen, die eigene Dummheit einzugestehen und trotz aller bereits erbrachten Opfer nun doch noch den *anderen* Weg zu gehen – diesen Mut besaßen nur wenige Menschen.

Die Technik, dem Beherrschten freiwillige Zustimmung zum Beherrschtwerden abzuringen, hatte sich also bis vor kurzer Zeit vom Standpunkt der Herrscher vorzüglich bewährt. Sie begann erst dann zu versagen, als die wachsende Produktivität der Maschinen in sichtbaren Widerspruch zu den Geboten der Sparsamkeit und des Verzichts geriet. In einer Technologie des potentiellen Überflusses, in einer Ökonomie steigender Preise und schwindender Kaufkraft des Geldes waren die bürgerlichen Tugenden, vor allem die der Sparsamkeit und des Verzichts, in Zweifel geraten.

Solange die Arbeitszeit zwölf Stunden oder mehr betragen hatte, beherrschten die Unternehmer ihre Lohnarbeiter nicht nur am Arbeitsplatz, sondern auch zuhause: Kam der Arbeiter so müde von der Arbeit zurück, daß er nur noch schlafen wollte, so bestand keine Gefahr, daß er aufmucken könne. Hatte er aber Freizeit zur Verfügung, so erwuchs die Gefahr, daß er sie nutzen würde, um sich zu organisieren. Damit war eine grundsätzlich neue Form der Kontrolle nötig geworden. Statt ihn weiterhin zum Verzicht auf Sexualbefriedigung zu veranlassen, war es nun ratsam geworden, zum Gegenteil überzugehen und ihm ein Maximum an sexueller Zerstreuung anzubieten. Denn es hatte sich herausgestellt, daß es kein billigeres und wirksameres Mittel gibt, die Unterjochten von der Realität der Unterjochung abzulenken, als sexuelle Wünsche zu erwecken und die Befriedigung dieser Wünsche dann abwechselnd zu gewähren und zu verweigern.

Wer die heutige Porno-Industrie studiert, wer die zahllosen Annoncen für Gruppensex, Partnertausch, sadistische, fetischistische und masochistische Varianten des Geschlechtsverkehrs in den großen Zeitungen liest, der kann sich kaum der Vermutung enthalten, daß die neue Devise der Machthaber unserer Gesellschaftsordnung heißt: „Sex ist das Opium des Volkes. Je mehr wir ihm von dieser preiswertesten aller Drogen einflößen, desto weniger politische und ökonomische Auseinandersetzungen brauchen wir zu befürchten."

Da unsere Gesellschaft aber von inneren Widersprüchen zerrissen ist, darf es uns auch nicht überraschen, wenn wir gleichzeitig mit dieser neuen, „liberalen" Technik der Massenbeherrschung überall noch Überbleibsel der alten, sexualrepressiven Strategien finden. Diese Widersprüchlichkeit ist das Kennzeichen einer jeden Übergangsperiode von einer Herrschaftsstrategie zu einer anderen.

Wenn wir nun den Geschlechtsverkehr als Realität und die „Liebe" als dessen ideologisches Spiegelbild betrachten, dann stellt es sich heraus, daß die „Liebe" diese Vorgänge nicht nur spiegelt, sondern sie auch ihrerseits normiert – allerdings in einer anderen Weise, als es bei der Normierung der Sexualität der Fall ist. Während die Normierung der Sexualität meist eine von außen kommende ist, normiert die Liebe primär durch Verinnerlichung. Gleichzeitig wird die Liebe, genau wie die Sexualität, aber auch von außen her durch gesellschaftliche, rechtliche und andere Zwänge normiert. Sie ist also sowohl Subjekt wie Objekt des sozialen Normierungsprozesses.

Zur Liebe als Subjekt sozialer Normierung

Im Gegensatz zu der herrschenden Meinung, daß man sich erst dann „verliebt", wenn einem ein „liebenswerter" Mensch über den Weg läuft, stellt sich Liebe bei genauer Untersuchung als eine freischwebende Energie dar, die sich bereits in den ersten Lebenswochen am eigenen Körper festmacht, sich dann auf die Bezugsperson des

Kindes erstreckt und sich schließlich im Erwachsenenalter an den Körper des auserwählten Sexualpartners klammert.

Aber wer wählt den Auserwählten aus? Nicht das Bewußtsein, nicht die Ratio des Subjekts, sondern sein auf Wiederholung einer einst erlebten Befriedigung bedachtes Unbewußtes. Und wiederum auch nicht dieses allein. Denn wenn wir uns eine triebhaft funktionierende, Spannungen erzeugende *Quelle* der „Liebe“ und ein triebhaftes, Entspannung suchendes *Ziel* der Liebe vorstellen, dann ist das *Objekt* dieses Spannungs-Entspannungs-Prozesses keineswegs ein Mensch, den ich auswähle, sondern einer, der durch eine Art Konspiration zwischen meinem Unbewußten und den mir von der Gesellschaft zur Verfügung gestellten Partnern bestimmt wird.

Die Liebesbeziehungen des einzelnen ergeben sich dann weder ausschließlich aus seinen Bedürfnissen, noch ausschließlich aus den zur Befriedigung der Bedürfnisse verfügbaren Menschen, sondern aus einer Kombination der beiden. „Liebe“ – im Gegensatz zur Sexualität – ist nicht „triebhaft“, denn nicht jede Frau regt jeden (gleichaltrigen) Mann zur Paarung an – und nicht jeder Mann tut das mit jeder (etwa gleichaltrigen) Frau. Aber es schwingt doch ein Element der Triebhaftigkeit im fetischistischen Charakter der liebesbedingten Partnerwahl mit, und dieses Element hat eine konservierende, konservative, fortschrittsfeindliche Dimension, indem es nur auf diejenigen Reize anspricht, die es bereits in der Kindheit erlebt hat.

Die Liebe konserviert die Gesellschaft auf der einen Seite und zerstört sie auf der anderen durch ihren Anspruch, etwas Höheres zu sein – höher als die Selbstentfaltung des Staatsbürgers, höher als die Pflicht zum Widerstand gegen Tyrannei, höher als der Kampf gegen Ausbeutung und Korruption. Wenn ich meinem Liebesobjekt aber höhere Loyalität schulde als meiner Gesellschaft, wird Liebe zur Flucht aus der sozialen Verantwortung. Wenn die gegenseitige Zuneigung der Liebenden als wichtigste Tugend bewertet wird, sprengt sie das soziale Gebäude und löst die Paare als Minisozietäten aus dem Gefüge der Gesellschaft heraus. Dann dominieren die nominell von „Liebe“ dominierten Institutionen „Ehe“ und „Familie“ den Staat, statt ihm zu dienen.

Andererseits stellen fast alle europäischen Verfassungen Ehe und Familie unter den besonderen Schutz des Staates – so auch Grundgesetz Art. 6 (1). Dadurch verwandeln sich die nominell auf Liebe aufgebauten Institutionen aber nicht nur in Schutzkinder des Staates, sondern auch in Instrumente des Staates zum Gefügigmachen des Staatsbürgers. Denn indem die liebenden Eltern, wie wir gesehen haben, ihr Kind zum Gehorsam gegenüber der elterlichen Autorität erziehen, erziehen sie es auch zum späteren Gehorsam gegenüber der Autorität des Staates. Das liebende Paar ist also gleichzeitig die Agentur des Staates und die Agentur der Flucht aus dem Staat.

Zur Liebe als Objekt sozialer Normierung

Indem der Staat die nominell auf Liebe beruhenden Institutionen Ehe und Familie unter seinen besonderen Schutz stellt, grenzt er die nicht auf Liebe beruhenden Sexualhandlungen aus dem Schutzraum des Staates aus und macht sie zu Pariaphänomenen, zu verfemten Formen des Geschlechtsverkehrs.

Unter dem Vorwand, ihr besonderen Schutz zu gewähren, benutzt der Staat die Liebe als Knute gegen die nicht partnerfixierten, nicht auf „Leidenschaft“ beruhenden, nicht „staatstragenden“ Formen der Erotik und Sexualität. Jene heitere, lebensfrohe, von Tragik unbeschattete, spielerische Form des Geschlechtsverkehrs, die sich zumindest als diskussionswürdige Alternative zur Liebe anbietet, wird ebenso ins Abseits gedrängt wie die zahllosen Varianten prägenitaler, nichtkoitaler und nichtheterosexueller Beziehungen, die das Establishment gefährden.

Indem Liebe zum Objekt sozialer Normierung wird, normiert sie also ihrerseits alle nicht von Liebe geprägten Formen zwischenmenschlichen Handelns, Fühlens und Denkens.

Zur sozialen Dimension abweichenden Sexualverhaltens

Was die Sexualentwicklung des Individuums, seine sexuelle Ontogenese, in den von „Liebe“ geprägten Gesellschaftsordnungen bedingt, ist nicht seine somatische Geschlechtszugehörigkeit, sondern der gesellschaftliche Einfluß auf seine Psychosexualität. Auch Abweichungen werden in ihrer Art und ihrer Anzahl von der Gesellschaft bestimmt, bestimmen diese aber auch durch ihr provokatorisches Abweichen und stellen dadurch das herrschende Wertsystem in Frage. Sowohl die spezifische Form der individuellen Abweichung von dem herrschenden Liebesideal wie auch die Quantität solcher Abweichungen wird von der Effizienz oder Ineffizienz des Vermittlungsprozesses bedingt. Diese Effizienz hängt aber ihrerseits von der Art des Liebesideals und seiner Praktikabilität ab. Funktioniert der Übermittlungsprozeß im Elternhaus und den anderen Sozialisationsagenturen, so bleibt die Anzahl der Abweichungen relativ gering. Funktioniert er schlecht, so steigt sie.

Die Effizienz des sexuellen Sozialisationsprozesses hängt aber ihrerseits davon ab, ob das vermittelte Liebesideal von den Eltern und Bezugspersonen als sinnvoll und befriedigend empfunden wird. Nur wenn sie es internalisiert haben, können sie es an die nächste Generation weitergeben. Da gerade bei diesem Internalisierungsvorgang aber starke Widersprüche zwischen tatsächlicher Befriedigung und verdrängter Unzufriedenheit auftauchen, liegt hier die Ursache der Fehlvermittlung gesellschaftlich postulierter Liebesideale und damit die Ursache sexueller Abweichungen von diesem Ideal.

Die kritische Sexualwissenschaft unserer Tage hat gelernt, sich davor zu hüten, die sexuellen Normen einer gegebenen Gesellschaft gutzuheißen und die sexuellen Abweichungen zu verdammen. Obgleich die Sexualwissenschaftler versuchen, die Sexualnormen verschiedener Kulturen wertfrei zu beurteilen, so auch die eigenen, auf „Liebe“ beruhenden Normen, hat es sich als schwierig herausgestellt, den gesellschaftlichen Umständen, die sich in den Beziehungen zwischen den Geschlechtern niederschlagen, neutral gegenüberzustehen. Ausbeutung der Armen durch die Reichen, Unterdrückung der Schwachen durch die Mächtigen, Bestechlichkeit und Korruption sind objektive Tatsachen, die sich nicht mit wissenschaftlicher Neutralität übergehen lassen. Da sie es sind, die auch das Geschlechtsleben prägen, mag es durchaus sein, daß in manchen Kulturen die Sexualnormen sozial schädlich und die sexuellen Abweichungen sozial nützlich sind. Es gibt jedenfalls keine sexualwissenschaftlichen Faustregeln, die uns erlauben, den Sexualnormen einer Kultur höheren Wert beizumessen als den Abweichungen.

Unbefriedigende Formen der Sexualmoral – und dazu gehört auch die von der Liebe untrennbare Monogamie – erzeugen nun aber in der Psyche der Eltern und Erzieher Konflikte, die in ungelöster Form an die Kinder weitergegeben werden und in deren Psyche eben jene Prozesse in Gang setzen, die dann von den Eltern und den gesellschaftlichen Autoritäten als sexuelle „Fehlentwicklungen" kategorisiert werden. Aus diesem Teufelskreis zu entkommen ist äußerst schwierig, weil die Prozesse der Selbsttäuschung und Verdrängung, nachdem die Gesellschaft sie einmal in Bewegung gesetzt hat, die individuelle Wahrnehmung der Gründe eigener Unzufriedenheit (und damit auch die Forderung nach einer befriedigenderen Sexualmoral) unmöglich machen.

Oft ist es aber gerade das Leiden des einzelnen, das ihn zum Protest gegen sexuelle Bevormundung treibt, und oft ist es die Summe der sich in Abweichungen äußernden Proteste, die das sexuelle Establishment zum Wanken bringt.

Zusammenfassung

Die „Liebe" wurde gesellschaftsfähig, indem sie sich durch ein Hintertürchen einschlich: als Leidenschaft einer Frau für ein Mädchen, eines Mannes für einen Knaben. Erst als die Dichter die Freuden gleichgeschlechtlicher Liebe lange genug besungen hatten, begann die Gesellschaft, die Idee der heterosexuellen Liebe zu akzeptieren. Leidenschaft in der Ehe wurde nun stubenrein, streifte den Makel der Lächerlichkeit ab und triumphierte dadurch über die Vergötterung der Liebe als außerehelicher Leidenschaft. Das letzte Aufflackern des Kults der außerehelichen Liebe fand bei den Troubadours de Languedoc statt, die in den Katharerkriegen untergingen.

Die Geschichte der „Liebe" ist keineswegs deckungsgleich mit der Geschichte der Sexualität. Wenn wir den Geschlechtsverkehr als Realität und die Liebe als deren ideologisches Spiegelbild verstehen, stellt sich heraus, daß die Liebe nicht nur spiegelt, sondern auch normiert. Sie ist sowohl Verinnerlichung der herrschenden Sexualordnung wie auch Überwachung dieser Ordnung – nicht nur Objekt der gesellschaftlichen Normierung, sondern auch deren Subjekt.

In diesem Sinne sind Abweichungen von den herrschenden Vorstellungen einer heterosexuellen, koitusfixierten, monogamen Liebesmoral nicht nur Entgleisungen, sondern auch historisch relevante, die herrschende Liebesmoral in Frage stellende Formen des Sexualverhaltens.

Vor mehr als einem halben Jahrhundert hat der Psychoanalytiker Erwin Straus bereits argumentiert, daß die Normwidrigkeit der „Perversion" ihr Lebensnerv sei. Gleichzeitig hat er aber auch bereits 1930 plädiert, daß die Normwidrigkeit nie wirksamer sein kann als die Norm selbst.

Die Opposition gegen das Konzept der Liebe, zu der sich auch der Autor dieses Beitrags bekennt, orientiert sich also primär an den Machtansprüchen der Herrschenden. Je stärker ihr Insistieren, desto leidenschaftlicher unsere Opposition.

Literatur

Allendy, R.: Die Liebe. München, 1969.
Barth, B.: Liebe und Ehe im altfranzösischen Fablet und in der mittelhochdeutschen Novelle. Berlin, 1910.
Bell, S.: A Preliminary Study of the Emotion of Love between the Sexes. American Journal of Psychology *13* (1902) 325–344.
Berl, E.: Recherches sur la nature de l'amour. Paris, 1923.
Berne, E.: Spielarten und Spielregeln der Liebe. Reinbek, 1971.
Bezzola, R.: Liebe und Abenteuer im höfischen Roman. Reinbek, 1961.
Boase, R.: The Origin and Meaning of Courtly Love. Manchester, 1976.
Boldt, E.: Die Philosophie der Liebe im Lichte der Natur- und Geisteswissenschaft auf entwicklungsgeschichtlicher Grundlage (2 Bde). Berlin-Leipzig, 1927–1928.
Borély, M.: La décadence de l'amour. Paris o. J.
Brown, N. O.: Love's Body. München, 1977.
Bruckner, P. und *A. Finkielkraut:* Die neue Liebesunordnung. München, 1979.
Capellani, A.: De Amore. Neuausgabe der Edition von *E. Trojel* (1892) mit einem Nachwort von *Walter Bulst.* München, 1964.
Champier, S.: Le livre de Vraye Amour. Hg. von *James B. Wadsworth.* Den Haag, 1962.
Cleugh, J.: Love Locked Out. A Survey of Love, Licence and Restriction in the Middle Ages. London, 1963.
Crohns, H.: Zur Geschichte der Liebe als Krankheit. Archiv für Kulturgeschichte *3* (1905) 66 ff.
Danville, G.: La psychologie de l'amour. Paris, 1894.
De Rham, E.: The Love Fraud. New York, 1965.
Delius, R. von: Philosophie der Liebe. Darmstadt, 1922.
Dell, F.: Love in the Machine Age. London, 1930.
Dulong, C.: L'amour au XVIIe siècle. Paris, 1969.
Elkan, A.: Love in Our Time. London, 1968.
Flandrin, J.-L.: Amours paysannes, XVIe–XIXe siècles. Paris, 1975.
Fourier, Ch.: Aus der Neuen Liebeswelt. Berlin, 1977.
Freud, S.: Drei Abhandlungen zur Sexualtheorie. Frankfurt am Main, 1942, S. 29–145.
Freud, S.: Beiträge zur Psychologie des Liebeslebens. Frankfurt am Main, 1945, S. 65–91.
Fromm, E.: Die Kunst des Liebens. Berlin, 1965.
Hirschfeld, M.: Naturgesetze der Liebe. Leipzig, 1914.
Hirschfeld, M.: Vom Wesen der Liebe. Leipzig, 1906.
Horney, K.: The Overvaluation of Love. Psychoanalytic Quarterly *3* (1934) 605–638.
Huxley, A.: Fashions in Love. In (ders.): Do What You Will. London, 1929.
Kluckhohn, C.: Die Auffassung der Liebe im 18. Jahrhundert und in der Romantik. Halle a. d. Saale, 1922.
Lauster, P.: Die Liebe. Psychologie eines Phänomens. Düsseldorf, 1980.
Lawrence, D. H.: Liebe, Sex und Emanzipation. Zürich, 1982.
Lecercle, J.-L.: L'amour de l'idéal au réel. Paris, 1971.
Lucas, F. L.: The Decline and Fall of the Romantic Ideal. New York, 1936.
Luhmann, N.: Liebe als Passion. Zur Codierung der Intimität. Frankfurt am Main, 1982.
May, R.: Love and Will. New York, 1969.
Michelet, J.: L'amour. Paris, 1859.
Neumeister, S.: Das Spiel mit der höfischen Liebe. München, 1969.
Ortega Y Gasset, J.: Über die Liebe. Berlin, 1933.
Parry, J. J.: The Art of Courtly Love. New York, 1941.
Pretzmann, G.: Die Liebe. Natur und Kultur. Wien, 1982.
Reik, Th.: Das Verlangen, geliebt zu werden. München, 1974.
Reik, Th.: Geschlecht und Liebe. Stuttgart, 1950.
Ronsard, P. de: Les amours. Paris, 1963.
Rougemont, D. de: Die Liebe und das Abendland. Köln, 1966.
Ruhe, D.: Le Dieu d'amours avec son Paradis. München, 1974.

Russell, B.: Die Bedeutung der Liebe im menschlichen Leben. In (ders.): Ehe und Moral. Stuttgart, 1951, S. 82–88.
Russell, B.: Romantische Liebe. Ebd., S. 46–55.
Solé, J.: Liebe in der westlichen Kultur. Berlin, 1979.
Solovyev, V.: The Meaning of Love. London, 1945.
Stendhal: Über die Liebe. Bremen, 1969.
Susman, M.: Vom Sinn der Liebe. Jena, 1912.
Tennov, D.: Limerenz. Über Liebe und Verliebtsein. München, 1981.
Thomasius, Chr.: Von der Arzney wider die unvernünftige Liebe. Halle, 1696.
Wieland, Chr. M.: Romantische Erotik. Hg. von *Leo Colze.* Berlin, 1913.
Zahn, L.: Das Spektrum der Liebe. Zur Phänomenologie eines undefinierbaren Begriffs. In: *Hauke, H.* (Hg.): Aspekte der Geschlechtlichkeit. Heidenheim, 1969, S. 63–82.

Sexualität als soziales Problem: Systemtheoretische Reflexionen über die Lust an der Grenzüberschreitung

Gunter Runkel

Teleologische versus normalitätsproblematisierende Theorie

Häufig wird Sexualität unter dem Aspekt betrachtet, wie die Welt durch Sexualität verändert werden kann. Diese teleologische Theorie setzt Perfektion als Idee voraus und problematisiert das Nichterreichen der Perfektion [1].

So denken Ärzte über Gesundheit, Pädagogen über Erziehung, Sozialarbeiter über soziale Probleme [2]. Die Frage, die auf diese Theorietraditionen ausgerichtet ist, lautet, wie die Welt durch Sexualität verbessert werden kann.

Die Ordnung der Welt wird als gegeben vorausgesetzt und deren Defekte werden problematisiert. Eine andere Theorietradition geht von der Unwahrscheinlichkeit des Normalen aus, denn es stellt sich die Frage, wieso sich Normalität unter dem Aspekt der Kontingenz, d. h. daß es auch anders möglich ist, herausbildet. Die besondere Häufigkeit von zufälligen Aktionen und Interaktionen führt zu Strukturen, die dann als normal definiert werden. Ein solcher Ansatz löst das Normale ins Unwahrscheinliche auf und zeigt, warum es als emergentes Problem regelmäßig und damit systembildend auftritt. Eine solche Theorie geht von der Unwahrscheinlichkeit der Sexualität aus. Damit ist die Frage, wie die Welt durch Sexualität verbessert werden kann, nicht nur als unentscheidbar deklariert, sondern aus theorietechnischen Gründen ersetzt worden durch die Frage, wie ist Sexualität möglich. Man könnte dies im Anschluß an Kant die Bedingung der Möglichkeit von Sexualität nennen. So ist es zumindest problematisch, daß einer überhaupt versteht, was der andere meint, wenn er sexuelle Wünsche äußert. Auch der Erfolg einer sexuellen Interaktion ist unwahrscheinlich, weil auch dann, wenn die Botschaft verstanden wird, unsicher ist, ob sie auch angenommen wird. Zusätzlich problematisch wird dies durch eingebaute Paradoxien in der sexuellen Interaktion, so z. B. daß die Frau will, daß der Mann aktiv wird, aber nicht zu sehr, oder daß der Mann sich wünscht, daß die Frau aktiv wird, aber dann, wenn sie es wird, seine Handlungsstrategien abbricht.

Evolution, Kontingenz, Selbstreferenz, Indifferenz

Um Sexualität als soziales Problem zu erfassen, bedarf es einer Evolutionstheorie. Man könnte dies einerseits im Anschluß an Darwin mit dem Mechanismus Variation, Selektion und Stabilisierung oder im Anschluß an Parsons mit den Begriffen adaptiver

Aufschwung, Differenzierung, Inklusion und Wertgeneralisierung leisten. Die Evolution entwickelt Standards, nach denen sich spezifische Formen des Handelns realisieren lassen. Dabei erhebt sich das Problem, wie sich Sinn und Selektivität angesichts von Kontingenz konstituierten, d. h. warum soll irgend jemand irgend etwas sinnvoll finden, tun oder unterlassen, wo alles auch anders möglich ist.

Das Problem der Kontingenz wird besonders für moderne Gesellschaften problematisch, weil es kein einheitliches Wertsystem mehr gibt. Deshalb werden Wertpluralismus und Toleranz installiert, wodurch sich die Handlungsspielräume ausweiten. Solche Freiheitsgrade werden größer, weil für moderne Gesellschaften mit funktionaler Differenzierung auf Selbstreferenz umgestellt wird.

Historisch interessant ist die semantische Veränderung von Autonomie oder, allgemein formuliert, Selbstreferenz. In früheren Zeiten wurde ein selbstreferentielles Individuum eigenwillig, eigensinnig, eigenartig genannt, durchweg Begriffe, die heute noch in ihren negativen Konnotationen gebräuchlich sind. Vom modernen Individuum wird geradezu Selbstreferenz verlangt mit den damit zusammenhängenden Forderungen wie: Selbstbestimmung, Selbstfindung, Selbsterfahrung, Selbstverwirklichung, Selbstbefreiung, Emanzipation und Entwicklung der eigenen Persönlichkeit. Durch das verstärkte Umstellen der Gesellschaft auf Selbstreferenz entstehen wachsende Nebeneffekte. Die Steigerung von Selbstreferenz führt zur Indifferenz. Ein Subjekt ist gleich weit entfernt zu allen anderen, es kann die gesamte Menschheit lieben, aber keinen einzigen mehr. Indifferenz wird zur Freiheit, aber die Systeme können grenzenlose Freiheit nicht zulassen. Von daher rührt auch die Kantsche paradoxe Definition von Freiheit als Einsicht in die Notwendigkeit.

Ein Gesellschaftssystem kann nicht nur Freiheit steigern, sondern muß auch die Bindungen mitsteigern. So kann z. B. Sozialisation nur gelingen, wenn Bindungen vorhanden sind und ausgebaut werden und nicht auf Freiheit umgestellt wird.

Zur Lösung verschiedener Funktionen entwickelt sich eine zunehmende Trennung der Sexualität in eine Lust- und in eine Reproduktionsfunktion. Der Versuch der Verschmelzung dieser beiden Funktionen im „romantischen Liebeskomplex" des Bürgertums im 19. Jahrhundert wird unter dem Aspekt der wachsenden Selbstreferenz und Indifferenz brüchig. So wurde noch im 17. und 18. Jahrhundert die Liebe als Exzeß konzipiert, und es war dabei völlig abwegig, an Ehe zu denken [3]. Erst das neuzeitliche Umstellen von Liebe als Passion auf Liebe als Faktor der Partnerwahl erzwingt die Trivialisierung von Liebe und Sexualität, um sie damit auf Dauer stellen zu können. Die alte puritanische Vorstellung des „Lebensgefährten" wird zur „kameradschaftlichen Beziehung" in der Gegenwart weiterentwickelt.

Grenze, Ritual, Verschwendung und die Lust an der Grenzüberschreitung

Es bedarf Strukturen und Strukturbildung, um Liebe und Sexualität zu ermöglichen. Solche Strukturen werden durch Grenzen gebildet. Das Problem der „Grenze" wurde schon früh von Helmuth Plessner behandelt. So entwickelt Plessner von der Idee der Grenze sein Konzept der exzentrischen Positionalität. Die Grenze markiert die Stellung gegen das Umfeld, und die menschliche Lebensform besteht in der Öffnung der Grenzen [4]. Die Grenze hat eine immense Bedeutung für die Konstitution personaler und sozialer Systeme.

Identität, sei es die eines Individuums oder eines sozialen Systems, ergibt sich und stabilisiert sich aus der Grenzmarkierung. Die Grenze ist das Niemandsland, und das Ritual, das einen Grenzübergang begleitet, fällt aus der normalen Zeit heraus. Auch die gesellschaftliche Ordnung wird jeweils durch Grenzmarkierungen stabilisiert, die nicht nur das System nach außen begrenzen, sondern auch in sich strukturieren.

Da sich die Identität jeweils in der Grenzstiftung erfährt, werden Grenzauflösungen als bedrohlich oder zeitweilig auch als lustvoll empfunden. Denn es gibt nicht nur die Grenze, sondern auch die Lust an der Grenzüberschreitung, das Grenzenlose, die Traumzeit [5], den Rausch und die Utopie. Das Grenzenlose besteht nicht aus dem Außeralltäglichen, das eher das ist, was nicht jeden Tag vorkommt, wie Weihnachten oder die Messe für die Gläubigen. Das Grenzenlose ist die Aufhebung der Ordnung. Diese Auflösung der Ordnung versuchten viele Kulturen durch periodische Umkehrung der Regeln und Normen zu verhindern. So wird z. B. in den Saturnalien der Sklave zum Herrn, die Frau zum Manne, die Promiskuität zur allgemeinen Form der sexuellen Beziehungen, und im Karneval findet man noch ein Nachhallen dieser Umkehrung der Rollen, der Verkehrung der Welt.

Immer findet man den Versuch, das Außeralltägliche in das Alltägliche zu überführen und damit zu bannen. Da das Grenzenlose die Ordnung auflöst, ist für jede Theorie der gesellschaftlichen Ordnung die Frage nach den Grenzen/Systemgrenzen zentral. Parsons nennt dies als eine der vier zentralen Funktionen eines Systems „boundary maintenance" (Grenzerhaltung; Grenzstiftung). Informationen zwischen einem System und einem anderen werden über Grenzübergangsstellen ausgetauscht; gibt es keine Grenze, so gibt es kein System.

Leach hat gezeigt, daß die Schnittmenge, die die Grenze und auch die Verbindung zwischen zwei Mengen darstellt, besonderen Ritualisierungen, Normierungen und Tabus unterworfen wird [6]. Es besteht immer eine gewisse Unsicherheit darüber, wo eine Kategorie aufhört und die nächste beginnt. Immer wenn man innerhalb eines einheitlichen räumlichen oder zeitlichen Bereichs Kategorienunterscheidungen vornimmt, kommt es auf Grenzen an; man konzentriert sich auf die Unterschiede, nicht die Ähnlichkeiten, und so kommt man zu dem Gefühl, daß die Grenzmarkierungen einen besonderen Wert haben, „heilig" bzw. „tabu" sind. Deswegen wird das Überschreiten von Grenzen und Schwellen überall durch Rituale abgesichert, ebenso der Übergang von einem sozialen Status in einen anderen.

Die Grenze markiert den Übergang von Ich zu Nicht-Ich, von einem System in das andere. Dieser Abgrenzungsprozeß wird auch deutlich bei den Körperausscheidungen, wie Blut, Urin, Kot, Samen, Schweiß etc., die einerseits zum Ich und andererseits zum Nicht-Ich gehören, die den Übergang des Ichs zum Nicht-Ich markieren. Dies ist der eigentliche Grund für die in allen Kulturen anzutreffenden Normierungen der Körperausscheidungen. Die Ritualisierung ist mit den Grenzziehungen, der Kontrolle der

Körperöffnungen, der damit zusammenhängenden Entkörperlichung der Ausdrucksformen, der Nähe zum als sakral Empfundenen und der Markierung der Position in einer Gesellschaft verbunden, was sich in Körpertechniken und Körperpflegegewohnheiten, Kleidungssitten und Tischmanieren zeigen kann, die einer zugrundeliegenden Regelhaftigkeit gehorchen.

Die Ritualisierung und Normierung der Sexualität hängt auch damit zusammen, daß Sexualität für den Menschen eine Grenzsituation darstellt und durch Ritualisierung veralltäglicht wird.

Die Bedeutung der Riten sieht man besonders bei Passageriten, die einen Statuswechsel, der z. B. bei Geburt, Eintritt der Geschlechtsreife und Tod biologische Bezüge hat, begleiten. So hat Arnold van Gennep [7] schon 1908 die Grundzüge der Passageriten, die z. B. bei den Initiationsriten besonders deutlich werden, herausgearbeitet. Das erste Stadium ist die Trennung und Ablösung von der vorherigen Position, dann folgt die période de marge, ein Stadium, in dem die Ambivalenz und Zeitentrücktheit durch rituelle Handlungen festgehalten und erträglich gemacht wird, und dann auf der dritten Stufe die Integration in die neue Gruppe. Dieser Ritus begleitet das zeremonielle Austreten und anschließende Wiedereintreten in eine Gesellschaft.

Auch der Lebenszyklus wird durch Passageriten, die den Übergang eines sozialen und/oder biologischen Zustandes in einen anderen anzeigen, periodisiert; das Jahr unterliegt dem Rhythmus der in die Jahre eingebundenen Feste, und auch alltäglich ablaufende Ereignisse wie die Mahlzeiten unterliegen einer solchen Ritualisierung. Das Essen wird auch deswegen normiert, weil es ebenfalls mit einer Grenze, der Körperöffnung Mund, also mit der Umkehrung der Körperausscheidungen und mit dem Überschreiten dieser Grenze, verbunden ist. Die Ritualisierung und Zelebrierung des Essens läuft parallel zur Transformation von Nicht-Ich zu Ich und zeigt diese an. Das Ausmaß dieser Ritualisierung variiert in verschiedenen Kulturen und zu verschiedenen Zeiten, und auch die Richtung dieser Veränderungen ist unterschiedlich. So hat Norbert Elias [8] den Wandel der Tischsitten vom Mittelalter zur Neuzeit als Verfeinerung, Höfischer- und Höflicherwerden, als Übernahme der durch jeweilige Abgrenzung neu entstandenen aristokratischen und höfischen Sitten durch das Bürgertum und die nachfolgenden Schichten beschrieben, wie man auch jeweils gegenteilige Prozesse ausmachen kann, wie z. B. die Amerikanisierung und Entritualisierung des Essens in der modernen Industriegesellschaft.

In der Erziehung, die zunehmend manifeste Rituale einschränkt, werden dennoch sublime Ritualisierungen durchgeführt. Die Einführung des Kindes in die von Menschen geschaffene symbolische Ordnung der Welt wird durch Elemente der Grenzerfahrung stabilisiert, die den sozialen Raum und die Alltagswelt strukturieren. Daneben tritt die zeitliche Begrenzung als Periodisierung und Rhythmisierung des Lebens, der Einteilung nach Lebensalter, der dazwischen liegenden Grenzen mit den damit verbundenen Ritualisierungen, die der Grenzüberschreitung dienen. Der Ritus wird in traditionellen Gesellschaften zum Mythos erhöht und erhält dadurch religiöse Legitimierung [9].

Die Rituale beziehen sich auf den Übergang wichtiger Lebensabschnitte und sozialer Räume und Zeiten. Außerdem sollen die Rituale die Bereiche erträglich machen, die als „heilig" bzw. „tabu" gelten und als lebensnotwendig angesehen werden [10]. So befaßten sich traditionelle Rituale des Menschen primär mit den Gottheiten, deren Gefallen erzeugt und Mißfallen vermieden werden sollte, weil man für den Bestand des Systems den Göttern zentrale Kompetenz zuschrieb.

In der modernen Gesellschaft haben sich mit der Ausdifferenzierung verschiedener Lebensbereiche die Rituale ebenfalls differenziert und abgeschwächt, weil es kein gesellschaftliches System gibt, das alleine Bestandsprobleme zu lösen hätte. Die Rituale haben sich von den Problemen der Bestandserhaltung zu Problemen des Alltags weiterentwickelt.

Mary Douglas [11] hat die Bedeutung des Rituals für verschiedene Gesellschaften und die zunehmende Entritualisierung unserer Gesellschaftsform untersucht. Die Entritualisierung vollzieht sich in drei Phasen; zuerst wird das Ritual als äußerlich deklariert, dann ins Innere verlegt und privatisiert und zuletzt durch philanthropische Betätigung kompensiert.

Ein Folgeproblem der Entritualisierung ist die Ersetzung der Riten durch Therapie [12], weil der Ritus als kollektive Reaktion auf anomische, numinose Situationen durch Individualisierung zu persönlichen Riten, d. h. Neurosen und Ticks, weiterentwickelt wird. Neben der Spezialisierung und Automatisierung führt dies zu einer verstärkten Therapeutisierung in der Gesellschaft. Die wachsende Handlungsfähigkeit der Individuen wird durch ihre Be-Handlungsfähigkeit ersetzt.

Die moderne Gesellschaft zeichnet sich durch eine zunehmende Differenzierung von gemeinschaftlichen und systemischen Strukturen aus [13]. Früher waren diese verschiedenen Strukturen stärker verschränkt. Die gemeinschaftlichen Strukturen wurden zunehmend durchorganisiert, u. a. mit den Mitteln der asketischen Ethik und der Leistungsorientierung, um die Menschen für die systemischen Strukturen funktionaler zu machen.

In vielen Bereichen lassen sich die gemeinschaftlichen Strukturen nicht ohne dysfunktionale Folgen durch systemische Strukturen ersetzen. So gibt es keine sinnvolle Alternative zu der Sozialisation von Kindern in Familien, und jeder noch so gut ausgebildete Erzieher ist emotional engagierten Eltern oder nur deren Teil unterlegen. Auch Erfolge der Therapie abweichenden Verhaltens lassen sich nur steigern, wenn die Gemeinschaftsstrukturen gestärkt werden [14].

Ein weiteres Folgeproblem der Entritualisierung ist die zunehmende soziale Kontrolle und Disziplinierung. Der Ritus wird abgelöst durch Kontrolle. „Das Mittel zu dieser Kontrolle ist die Überwachung, die rationale Erfassung und Beobachtung und die Disziplinierung.“ [15] Michel Foucault [16] hat diesen zunehmenden Disziplinierungsaspekt herausgearbeitet, der mit der Entritualisierung korrespondiert. Der Zivilisationsprozeß der letzten Jahrhunderte ist ein ambivalenter Prozeß, der einerseits unter dem Aspekt der Rationalisierung im Sinne von Vernünftigerwerden von Gesellschaften und Wertsystemen [17] und andererseits unter dem Aspekt der zunehmenden Affektregulierung und Disziplinierung gesehen werden muß. Die wachsende Pädagogisierung unterliegt ebenfalls diesem ambivalenten Prozeß.

Der Evolutionsprozeß der letzten Jahrhunderte führt zu einer verstärkten Homogenisierung und Affektregulierung. Die Suche nach Erregung in einer Gesellschaft, die zunehmend Erregungspotentiale einschränkt [18], und die Lust an der zeitweiligen Grenzüberschreitung begründet vom Bewußtsein des Individuums her seine Souveränität. „Es gibt kein Verbot, das nicht überschritten werden kann. Oft ist die Überschreitung erlaubt, oft sogar ist sie vorgeschrieben... Das Verbot ist da, um verletzt zu werden." [19] Für Bataille ist die Überschreitung die Ergänzung und Vervollständigung des Verbotes und die Fundierung der Souveränität und Würde des Menschen [20].

Deshalb werden kollektive Erfahrungen der Grenzüberschreitung, wie die „action" der gegenwärtigen Jugend [21] oder kollektive Ausbrüche, als erregend und lustvoll empfunden, als Fundierung einer Souveränität. So aktualisiert sich immer wieder, und auch in pazifizierten Zeiten, ein Bedürfnis nach Spannung und Erregung; das Abgewehrte und Unterdrückte drängt ans Tageslicht.

Als Folgeproblem ergibt sich, Spannungs- und Erregungspotentiale in einer Gesellschaft zu institutionalisieren, die nicht destruktiv wirken. Als funktionale Äquivalente zu den traditionellen Konflikten und Kriegen bieten sich z. B. sexuelle oder sportliche Spiele an (nicht beides in einem), die einerseits solche Erregungspotentiale besitzen, andererseits aber nicht zerstörerisch sind.

Ein Bedürfnis nach Überschreiten der Normalität und des Gewöhnlichen, der friedlichen, aber langweiligen Homogenität, wird es also immer geben.

Wenn man sich die Frage stellt, wozu Ritualisierungen notwendig seien, so ergibt sich, daß sie das Leben sinnvoll strukturieren und entlasten können. Allerdings kann eine zu starke Ritualisierung in ihrer zwanghaften Form zum Ritualismus im Sinne Mertons führen, wenn Formen und Mittel völlig von den Zielen gelöst werden, wie dies z. B. in der Bürokratie auftreten kann. Das sinnvolle Verhältnis von Ritual und Entritualisierung folgt aus dem Stand des Zivilisationsprozesses, d. h. aus der Durchsetzung der höheren Stufen des moralischen Bewußtseins im historischen Entwicklungsprozeß, wenn auch die höchste Stufe nicht die Entritualisierung aller Lebensbereiche einschließt, weil Ritualisierungen auch jeweils Bedingungen des Genusses und der Herstellung eines euphorischen Gefühls sind.

In seinem grundlegenden Essay über „Die Gabe" hat Marcel Mauss [22] einen obligatorischen Tauschmechanismus untersucht, der die beteiligten Parteien dazu zwingt, ein empfangenes Geschenk zu erwidern, das er „Potlatsch" nennt. Der Potlatsch ist Teil einer Verschwendung und tritt in verschiedener Form auf, z. B. als Geschenk-Potlatsch oder als Zerstörungs-Potlatsch. In denjenigen primitiven Gesellschaften, in denen der Potlatsch noch ausgeprägt ist, findet man die absolute Verpflichtung, Gaben zu erwidern, anderenfalls man sein „mana", sein „Gesicht" und seine Autorität, verliert. Zum Potlatsch gehören außerdem Verpflichtungen, Geschenke zu machen und Geschenke anzunehmen. Wenn sich jemand einer solchen Verpflichtung entzieht, dann bedeutet dies, daß er den anderen die Freundschaft und Gruppensolidarität aufkündigt und ihnen den Krieg erklärt.

Auch in modernen Gesellschaften wirkt ein Gegenseitigkeitsprinzip. Man fühlt sich verpflichtet, Einladungen zu erwidern, sich zu revanchieren. Diese Elemente der vorindustriellen Zeit findet man noch häufig in bäuerlichen Gegenden, in denen das ganze Dorf an gemeinsamen Festen teilnimmt, was wahrlich nicht mit der herrschenden ökonomischen Vernunft vereinbar ist.

Dort tritt ein Element der Verschwendung, des demonstrativen Konsums auf, wie er auf den Bildern Brueghels sichtbar wird. Von daher ist es auch illustrativ, den Begriff ‚Reichtum' zu untersuchen. In unserer Gesellschaft ist ein Reicher jemand, der viel Geld besitzt, also Kapital akkumuliert hat; in Polynesien dagegen einer, der „mana" hat oder ein „Gesicht", wie dies die Chinesen nennen; im klassischen Rom einer, der „auctoritas" besitzt, und bei den nordamerikanischen Stämmen einer, der sehr freigiebig ist, also häufig eine Potlatsch veranstalten kann.

In Europa erkennt man Elemente des Potlatsch am Märchen von der bösen Fee, die man vergessen hat einzuladen und die deshalb Unheil über die anderen bringt, oder im Germanischen an der Doppelbedeutung des Wortes „gift", das einerseits „Gabe" und andererseits „Gift" bedeutet.

Den Potlatsch findet man in unserer Gesellschaft häufig in Trinkritualen in der Kneipe. So ist jeder, der an einer Runde teilgenommen hat, verpflichtet, seinerseits eine Runde auszugeben, bis so viele Runden getrunken wurden, wie Teilnehmer vorhanden sind; erst dann ist der Zyklus geschlossen. Dieses Gefühl der gegenseitigen Verpflichtung zeigt an, daß sich die Interaktionspartner einem gemeinsamen Kontext zugehörig fühlen. Dieses Gegenseitigkeitsprinzip, das besonders in traditionellen Gesellschaften stark ausgeprägt ist, erheischt eine Gegenleistung für empfangene Leistungen, besonders in denjenigen Bereichen, die noch nicht so stark von der calvinistischen Moral durchdrungen sind. Dagegen sind z. B. solche Trinkrituale bei modernen Getränken, wie Kaffee und Tee, die auch keine Rauschzustände erzeugen können, nicht mehr vorhanden. Mit diesen stößt man nicht an, trinkt sich nicht zu und lädt einander auch nicht zu einer Runde ein [23].

Im Potlatsch wird die Verschwendung viel deutlicher als in unserer Kultur, die Lust und Ausschweifung nur als Vorbedingung einer produktiven sozialen Tätigkeit erlaubt.

Georges Bataille hat im Anschluß an Marcel Mauss den Potlatsch als ein zentrales Element in seine Theorie der Verschwendung eingebaut. Das Ziel des Potlatsch ist nicht der Erwerb, sondern die Vergeudung nützlicher Güter [24]. Alle vorkapitalistischen Gesellschaften hatten Riten der Verschwendung entwickelt, um die Überschüsse unproduktiv zu verwenden. Das Verschenken und Zerstören von Geschenken beläßt die traditionelle Gesellschaft im Gleichgewicht und erhält sie. Die antiken Gesellschaften fanden in ihren Festen die Möglichkeit der Verzehrung des Überschusses und der Entstauung der Bedürfnisse und Sehnsüchte, und noch die mittelalterliche Gesellschaft verzehrte ihre überschüssigen Reichtümer unproduktiv.

Das Fest gehört zur heiligen Zeit mit der Überschreitung von Geboten des Alltags und mit einer Verschwendung angesammelter Güter. Das Fest und der Rausch sind der Kulminationspunkt und das eigentliche Bindeglied des kollektiven Daseins archaischer Gesellschaften. Die Überschreitung der Grenzen im Fest stellt die alternierende Seite des Lebens dar. „Das System findet sein Gleichgewicht... in der Alternanz der vernünftigen Momente der Arbeit und der tumultuösen Entfesselung der Feste." [25] Die Feste sind wie der Potlatsch und andere Riten in archaischen Gesellschaften zu einem Ring geschlossen und so in den Lauf des Jahres eingeordnet und auf den Ablauf des Lebens hin orientiert, sie stellen häufig Wiederholungen von Urzeit-Begebenheiten dar. In ihren religiösen Riten, Festen und luxuriösen Ausgestaltungen absorbieren die traditionellen Gesellschaften die überschüssige Energie.

Der Protestantismus, besonders in seiner calvinistischen Spielart, wird zur zentralen Legitimationstheorie der Neuzeit, wodurch die überschüssigen Reichtümer akkumuliert werden.und der überschüssige Verbrauch als Luxus und Verschwendung gebrandmarkt wird. Arbeit und Askese lösen nun als zentrale Werte den Luxus und Genuß ab.

Hegel hat die Verwandlung des Knechts zum Herrn festgemacht an seiner inneren Domestikation. Der Knecht ist zum Herrn geworden, aber nur soweit er arbeitet und Luxus und Müßiggang abschafft. Seine „gehemmte Begierde" [26] hat die Herrschaft in einen Dienst verwandelt, der keinen verschwenderischen Genuß mehr erlaubt. Aus dem Ideal des Reichs der Freiheit ist das Reich der Freizeit geworden.

Doch auch in der Gegenwart ist der Bereich der überschüssigen Verschwendung sehr groß. Er umfaßt die Spiele, Wettkämpfe, in einer symbolischen Form die künstlerischen Aktivitäten, in der exzessiven Form Arten des Rausches, Tanzes und der Erotik.

Daneben gibt es negative Formen der überschüssigen Verschwendung in modernen Gesellschaften, die aber hier nicht thematisiert werden. Das Bedürfnis nach Exzeß und Erregung, das nie gänzlich zu sättigen ist, und nach Ausschweifung und Grenzüberschreitung, das nie völlig eingeschränkt werden kann, hängt damit zusammen, daß das Leben selbst ein Exzeß ist: „ – es ist die Verschwendung von Leben." [27]

Eine ritualisierte Form der überschüssigen Verschwendung stellte in Europa der Karneval, die Narretei, die Fastnacht dar. Der europäische Karneval hat seinen Ursprung in den antiken Saturnalien, die an die goldene Zeit unter dem legendären König Saturnus erinnern sollten, ein Zeitalter, in dem noch alles ungeteilt gewesen sein soll, weswegen die Herren ihre Sklaven bedienten und andere soziale Rollen umgekehrt wurden.

Auch außerhalb Europas lassen sich Narrenfeste und Formen des Karnevals finden [28].

In der Antike hatten karnevalistische Veranstaltungen eine zentrale Bedeutung [29]. Die Saturnalien besaßen wesentliche Züge des Karnevals, so z. B. die Umkehrung der sozialen Rollen mit der Etablierung eines Spottkönigs und der allgemeinen Ausgelassenheit und Zügellosigkeit.

Die mittelalterliche Kultur war in einen Bereich des Ernstes, der Frömmigkeit und in einen Bereich der Ausgelassenheit und des Lachens geteilt. Die karnevalistische Welt, die tief in der Volkskultur verankert ist, hatte ihre eigenen Organisationen. Diese Narrenvereinigungen, wie die Basochiens, die Infanterie de la Mère Folie und Les Enfants Sans Souci in Frankreich, setzten gegen die Kultur der Frömmigkeit und der Angst das karnevalistische Leben voller Ausgelassenheit, Gotteslästerung und Rollenumkehrung. Der Karneval bildet in einer spielerischen Form egalitäre Beziehungen aus, die sich den hierarchischen des gewöhnlichen Lebens entgegenstellen. Im Karneval tritt das Leben aus dem Gewöhnlichen heraus. Der Karneval, der von allen Schichten der Bevölkerung selbst gelebt und nicht als Theaterstück konsumiert wird, kehrt die Welt zeitweilig um. Peter Weidkuhn hat den Zusammenhang von „Fastnacht – Revolte – Revolution" untersucht und vertritt zuerst die Arbeitshypothese, daß der Karneval potentiell revolutionär sei, und schränkt diese dann nach einer Untersuchung verschiedener Formen der Schweizer Fastnacht ein. Der Karneval (Fastnacht) ist nun „eine kulturelle Institution, die den permanenten gesellschaftlichen Konflikt regelt oder ritualisiert. Sie erlaubt es dem politisch Ausgebeuteten, Revolution zu machen, ohne wirklich Revolution zu machen, d. h., seine soziale Position periodisch immer wieder kurzfristig zu ‚verbessern', ohne daß die bestehende Herrschaftsstruktur der Gesellschaft überhaupt nur angetastet würde." [30] Dies ist eine besondere Form der Ventilsitten [31], die die angestaute Aggressivität zu zügeln vermögen. Solche Rebellionsrituale entlasten die Gesellschaft von den angehäuften sozialen Konflikten. Ritualisierte Rebellion oder Anarchie ist in vielen Kulturen zu beobachten, in der man sich zeitweilig von den sozialen Normen befreit fühlt, die man nach der „heiligen Zeit" in der profanen Zeit, der Alltagszeit, wieder übernimmt.

Der Karneval etabliert eine Vernunft jenseits der hierarchisch strukturierten Gesellschaft. Dies ist ein zentrales Thema der späten mittelalterlichen Literatur, wie im „Simplicius Simplicissimus" oder „Don Quichote". Der Narr ist der eigentlich Vernünftige, wogegen derjenige, der sich für vernünftig hält, angesichts der unbegrenzten Vernunft Gottes nur ein Narr sein kann. Dies führt dann zu einer Anerkennung und teilweise Hochschätzung des Narren, z. B. in der Gestalt des Hofnarren in der mittelalterlichen Gesellschaft [32]. Der Karneval vereinigt binär Codiertes, so das Hohe mit dem Niedrigen, das Heilige mit dem Profanen. Im Karneval findet häufig ein Wechsel von Erhöhung und Erniedrigung statt, ein Narr wird zum König gewählt und nach der Karnevalszeit wieder erniedrigt. Das Höchste und Heiligste wird ausgelacht und abgewertet.

Der Wechsel der Kleidung zeigt den Wechsel des sozialen Kontextes an, das Überschreiten von der gewöhnlichen zur außergewöhnlichen Zeit. Die Verkleidung hat zusätzlichen Signalwert. So bestehen die alten Fastnachtskostüme im Odenwald aus dem Aneinanderflicken von bunten Lumpen, Stoffresten, als dem ganz anderen, das gewöhnlich nicht getragen wird. Auch die Maskierung, die Verhüllung des Gesichtes, als ein wichtiges Element des Karnevals, besitzt Symbolcharakter. Sie hat einerseits die Funktion, Individualität zu verbergen, um sie damit verwirklichen zu können, und zum anderen die Funktion, allgemeine Interessen darzustellen [33] und gegebenenfalls Utopien einer besseren Gesellschaft vorzuspielen.

Im Karneval artikuliert sich in spielerischer Form das Unterdrückte und Verdrängte. Es treten freiere Formen der Sexualität und die alte Sehnsucht der Frauen nach Abschaffung der Männerherrschaft auf, z. B. am Schwerdonnerstag („Altweiberfastnacht"), an dem im Rheinland noch heute die Frauen („Möhnen") umherziehen, um den Männern den Schlips, ein Phallussymbol, abzuschneiden [34].

Bei der Neubegründung des Karnevals in der Restaurationsepoche nach dem Wiener Kongreß trat in verhüllter Form das Unterdrückte ans Tageslicht, so z. B. in der Karnevalszahl „elf" (z. B. Elferrat, Beginn des Karnevals am 11. 11. um 11. 11 Uhr oder der Anfang jeder Veranstaltung 11 Minuten nach der vollen Stunde), in der die Ideale der französischen Revolution „égalité, liberté und fraternité" ihre Verkleidung gefunden haben.

Neben der Vermischung der ansonsten geschiedenen Bereiche, wie oben und unten, tritt die Utopie des Überflusses, das Schlaraffenland, der Garten der Lust, dort „wo Milch und Honig fließen", eine neuere Redensart ist: „wo der Champagner in Strömen fließt." Der Garten der Lust, das Schlaraffenland, stellt eine Utopie dar, in der Not und Mühsal unbekannt sind und in der instrumentelles Handeln abgelöst wird durch das große Spiel. Das Schlaraffenland, das „Goldene Zeitalter", wird oft als Umkehrung der bestehenden Gesellschaft betrachtet. Im Schlaraffenland herrschen Überfluß und alle Freiheiten, es gibt dort keine Arbeit, kein Privateigentum und keine soziale Differenzierung [35].

„Das Paradies ist ein Fest – das Ende der Arbeit, das Gegenteil der alltäglichen Mühe." [36]

Im Karneval verbinden sich Mythen des Überflusses mit denen der Fruchtbarkeit, die Umkehrung der Werte und Hierarchien mit Formen des Rausches, Tanzes, der Illusion und Verzauberung. In ihm erscheint als ein Vorgriff auf ein besseres Leben eine Utopie des Überflusses und der Freiheit. Diese Sehnsucht wird im Karneval bespielt.

Die Aufhebung der Grenzen ist ein wichtiges Thema des Karnevals. Dieser Ausbruch geschieht jedoch nicht blind, sondern er ist an der Kontinuität des Lebens festgemacht: an Zeugung, Geburt, Reife, Tod und Vorstellungen der Wiedergeburt. Die Vorstellungen der Wiedergeburt oder des Weiterlebens nach dem Tode hängen mit dem Widerstreben, den Tod als endgültig anzuerkennen, zusammen. „Doch alle Lust will Ewigkeit, – will tiefe, tiefe Ewigkeit" [37] – und dennoch kann es Lust nur in der Zeit geben, kurzweilig und zeitweilig.

Im Karneval findet man eine doppelte Verneinung der Alltagswelt – einmal als Verkehrung und dann als orgiastische Entgrenzung. Diese Traumzeit ist zeitlos, die normale Zeit ist an den normalen Zustand gekoppelt, durch Riten werden Beginn und Ende der Traumzeit abgesichert.

Dazu gehört die Vorstellung, um die „zwölfte Stunde", am Mittag, „High Noon", stehe die Zeit still. Im zwölften Monat, der Zeit zwischen den Zeiten, durfte früher kein Fuhrwerk fahren und nicht gesponnen werden. Im Mittelalter fanden besonders die Narrenfeste in jenem Monat statt. In solchen Zeiten zwischen den Zeiten wurden die Unterschiede und das Trennende aufgehoben [38]; Ordnung wurde durch das Chaos erst erfahrbar.

So wie die Hexe auf der Grenze zwischen drinnen und draußen, auf dem Zaun oder auf der Hecke sitzt, die die Zivilisation von der Wildnis trennt und deshalb an beiden Bereichen Anteil hat, mußte jeder, der mit Bewußtsein innerhalb der Grenze lebte, einmal die Grenze überschreiten, indem er z. B. als Wilder und Werwolf durch die Wälder streifte.

Auch das Narrenschiff, ein weiteres zentrales Thema des mittelalterlichen Karnevals [39], signalisierte die Grenze und den Übergang. Das Schiff im Wasser fährt im Niemandsland. Der Narr „hat seine Wahrheit und seine Heimat nur in dieser unfruchtbaren Weite zwischen zwei Welten, die ihm nicht gehören können." [40]

Der Karneval, das Fest der Narren, erreicht seinen Höhepunkt im späten Mittelalter. Im Herbst des Mittelalters [41] feierte man in großen Städten wie Rom, Neapel, Venedig, Paris, Lyon, Nürnberg und Köln zusammengerechnet jeweils etwa drei Monate im Jahr Karneval, der durch strenge Grenzen von der übrigen Zeit abgeteilt war. Im siebzehnten Jahrhundert verkümmerte und verflachte der Karneval. Der

Calvinismus, dieser Geist des Kapitalismus und des aufkommenden Bürgertums, verwarf das närrische Treiben als Zeitverschwendung und Laster. Die Überbetonung des schaffenden Menschen im aufkommenden Bürgertum, in der Renaissance und in der Gegenwart besonders im Marxismus, ließ solche Kapricen nicht mehr zu.

Die Narren verstummten und mit ihnen die Vorstellung von einem Paradies als einem immerwährenden rauschhaften Fest mit irdischen Genüssen. Die Arbeit erhält nun im siebzehnten Jahrhundert „in den Internierungshäusern ihre ethische Bedeutung; weil die Faulheit die absolute Form der Revolte geworden ist, zwingt man die Müßiggänger aus der unbegrenzten Muße in eine nutz- und fruchtlose Mühsal der Arbeit." [42]

Der Karneval belebt die Erinnerung an halb vergessene Formen des Festes. Im Karneval gerät das Leben in den Sog von Spiel, Illusion und Verzauberung. Doch mit dem Rückgang des Karnevals traten keine anderen Feste als alternative Substitute an dessen Stelle, sondern sie wurden zurückgedrängt.

In der Gegenwart breitet sich hinter dem Rücken der Zivilisation der neue Urwald aus. Die Grenze zum Urwald, zum Niemandsland, zum Chaos, die die Menschen immer weiter weg errichteten, z. B. die „frontier" in Amerika, etabliert sich wieder in den befriedeten Gebieten, in denen ein neuer Urwald wächst, wie z. B. die steigende Kriminalität im Dschungel der Großstädte der USA anzeigt. Der Mensch rodet den Dschungel, der aber hinter ihm erneut entsteht. Er braucht die Grenzen und das Unbekannte, um in diesen Bereich vorzustoßen.

Wenn er alles pazifiziert hat, dann entsteht hinter ihm oder in ihm ein neuer Dschungel. Dadurch bleibt das Leben immer riskant, und dies könnte man auch die „Dialektik der Aufklärung" nennen. So beklagen die Erwachsenen schon seit Jahrtausenden die Unbedachtheit und Waghalsigkeit der Jugend. Wenn man das Leben noch so sehr beruhigt und befriedet, so entsteht doch immer wieder das Bedürfnis nach Spannung, nach Erregung, nach Handlungen mit ungewissem Ausgang.

Auch der Mensch selbst entgrenzt und enthemmt sich. Nichts wäre fader als eine Gesellschaft, die alle Risiken aufhöbe, ohne zu bedenken, daß es Handlungen mit ungewissem Ausgang bedarf. Nicht nur die friedliche, aber bisweilen etwas langweilige Homogenität stellt das Ziel des Lebens dar, sondern auch die Ausschweifung, die Entgrenzung, die Traumzeit. Nur im Wagnis vergewissert sich der Mensch seiner Freiheit und Souveränität.

Die Grenzüberschreitungen werden als Ekstasen inszeniert, um von den Alltagsverpflichtungen zu entlasten. Damit wird Gegenwart begründet und von den Belastungen der Zukunft und Vergangenheit befreit. Sie stellen Selbststeigerungen dar, die in neue Bewußtseinszustände hineinführen [43].

Die Erfahrung von Grenzüberschreitungen ist in allen Gesellschaften angelegt. Dabei sind ekstatische und artifizielle Grenzüberschreitungen in früheren Gesellschaften eher häufiger anzutreffen als heute [44]. Man spricht zwar heute oft über Sexualität, die „Diskursivierung des Sexes" [45] hat zugenommen, aber Liebe als Passion geht zurück.

Bei den Grenzüberschreitungen stellt sich das Problem der Limitationen in dem, was jenseits der Grenze angesiedelt ist. Dieses Jenseitige ist nur im Hinblick auf die Systeme und ihre Grenzen zu begreifen. Um nicht alle Grenzüberschreitungen zuzulassen [46], bedarf es Limitationen, oder, um es paradox auszudrücken, Grenzen im Grenzenlosen. Eine solche Limitation stellt die Theorie der Gerechtigkeit [47] dar, die vom Kantschen Imperativ ausgeht und Gerechtigkeit als Fairneß konzipiert. Das heißt, daß solche Grenzüberschreitungen ermöglicht sind, in denen sich Personen als freie und gleiche Menschen gegenseitig anerkennen.

Anmerkungen

[1] Vgl. *Luhmann, N.:* Vorbemerkungen zu einer Theorie sozialer Probleme. In: *ders.:* Soziologische Aufklärung. Bd. 3, Opladen, 1981. – Zur Problematik teleologischer Konstruktionen vgl. auch in diesem Band *Gindorf, R.:* Sexualität als sozialer Tatbestand: E. Durkheims Spuren in der Sexualwissenschaft heute.

[2] Z. B. entwickeln viele Sozialarbeiter einen Code zur Erklärung der Imperfektion der Perfektion. In diesem Code ist einerseits interessenbedingte Imperfektion, wie beispielsweise Korruption, enthalten, andererseits die Beschreibung der Täter als Sozialfälle, als die durch „äußere Widrigkeiten verhinderte Tugend". (*Pohrt, W.:* Ausverkauf. Berlin, 1980, S. 111).

[3] *Luhmann, N.:* Liebe als Passion. Frankfurt am Main, 1982.

[4] Vgl. *Plessner, H.:* Untersuchungen zu einer Kritik der philosophischen Urteilskraft. In: *ders.:* Gesammelte Schriften. Bd. II, Frankfurt am Main, 1981 (ursprünglich Habil.-Schrift 1920).

[5] Vgl. *Duerr, H.-P.:* Traumzeit. Über die Grenzen zwischen Wildnis und Zivilisation. 3. Aufl. Frankfurt am Main, 1979.

[6] *Leach, E.:* Kultur und Kommunikation. Frankfurt am Main, 1978; *ders.:* Anthropologische Aspekte der Sprache: Tierkategorien und Schimpfwörter. In: *Lenneberg, E. H.:* Neue Perspektiven in der Erforschung der Sprache. Frankfurt am Main, 1972.

[7] *Gennep, A. van:* Les rites de passage. Paris, 1908.

[8] *Elias, N.:* Über den Prozeß der Zivilisation. Frankfurt am Main, 1976.

[9] Vgl. *Malinowski, B.:* Die Rolle des Mythos im Leben. In: *Kerény, K.* (Hrsg.): Die Eröffnung des Zugangs zum Mythos. Darmstadt, 1976.

[10] Vgl. *Wittgenstein, L.:* Bemerkungen über Frazers „The Golden Bough". In: *Wiggershausen, R.* (Hrsg.): Sprachanalyse und Soziologie. Frankfurt am Main, 1975, S. 48: „Kein geringer Grund, d. h. überhaupt keine Grund kann es gewesen sein, was gewisse Menschenrassen den Eichbaum verehren ließ, sondern nur das, daß sie und die Eiche in einer Lebensgemeinschaft vereinigt waren, also nicht aus Wahl, sondern, wie der Floh und der Hund, miteinander entstanden. (Entwickelten die Flöhe einen Ritus, er würde sich auf den Hund beziehen.)"

[11] *Douglas, M.:* Ritual, Tabu und Körpersymbolik. Frankfurt am Main, 1974.

[12] Vgl. *Hahn, A.:* Kultische und säkulare Riten und Zeremonien in soziologischer Sicht. In: *Hahn, A. u. a.:* Anthropologie des Kults. Freiburg/Basel/Wien, 1977, S. 73.

[13] Bei *Habermas* (Theorie des kommunikativen Handelns, Bd. 2, Frankfurt am Main, 1981) taucht eine ähnliche Dichotomie von Lebenswelt und System auf.

[14] Vgl. *Geser, H.:* Gesellschaftliche Folgeprobleme und Grenzen des Wachstums formaler Organisationen. Zeitschrift für Soziologie *11* (1982) Heft 2.

[15] *Hahn, A.:* Kultische ... A.a.O., S. 75.

[16] So u. a. in: Überwachen und Strafen. Frankfurt am Main, 1976.

[17] Vgl. *Weber, M.:* Gesammelte Aufsätze zur Religionssoziologie, 6. Aufl. Tübingen, 1972.

[18] Vgl. *Elisas, N., Cunning, E.:* The Quest for Excitement in Unexciting Societies. In: *Lüschen, G.* (Hrsg.): The Cross-Cultural Analysis of Sport and Games. Champaign, Ill., 1970.

[19] *Bataille, G.:* Der heilige Eros. Neuwied o. J., S. 78 f.

[20] *Bataille, G.:* Der heilige Eros. A.a.O., bes. das Kapitel: Die Überschreitung; und *ders.:* Die psychologische Struktur des Faschismus. Die Souveränität. München, 1978, bes. das Kapitel: Die Souveränität – Über das Verhältnis von menschlicher Würde und Verbot, das in seiner paradoxen Übereinstimmung betrachtet wird.

[21] *Baacke, D.:* Jugend und Subkultur. München, 1972, S. 49. – „Action" bedeutet „Handlungen, die *ungewiß* sind und auch *Folgen haben.*"

[22] *Mauss, M.:* Soziologie und Anthropologie. Bd. 2, München, 1975.
[23] Vgl. *Schivelbusch, W.:* Das Paradies, der Geschmack und die Vernunft. – Eine Geschichte der Genußmittel. München/Wien, 1980, S. 187.
[24] Vgl. *Bataille, G.:* Das theoretische Werk. Bd. 1, München, 1975, S. 100.
[25] *Bataille, G.:* Die psychologische Struktur des Faschismus. Die Souveränität. München, 1978, S. 53.
[26] *Hegel, G. W. F.:* Phänomenologie des Geistes. Sämtliche Werke, Bd. 2, 3. Aufl. Stuttgart, 1951, S. 156.
[27] Vgl. *Bataille, G.:* Der heilige Eros. A.a.O., S. 19 u. 47.
[28] Vgl. *Frazer, J.:* Der goldene Zweig. Frankfurt am Main, 1977 (engl. The Golden Bough, 1922).
[29] Vgl. *Bachtin, M.:* Literatur und Karneval. Zur Romantheorie und Lachkultur. München, 1969, S. 56. *Zijderveld, A. C.:* Humor und Gesellschaft. – Eine Soziologie des Humors und des Lachens. Graz/Wien/Köln, 1976, S. 96 ff.
[30] *Weidkuhn, P.:* Fastnacht-Revolte. Zeitschrift für Religions- und Geistesgeschichte. Bd. XXI, 1969, Heft 4, S. 298.
[31] Vgl. *Bernsdorf, W.:* Ventilsitten. In: *ders.:* Wörterbuch der Soziologie. 2. Aufl. Stuttgart, 1969, S. 1220 f.
[32] Vgl. *Foucault, M.:* Wahnsinn und Gesellschaft. Frankfurt am Main, 1969; und auch *Lec, St. J.:* Letzte unfrisierte Gedanken. München, 1968, S. 9 – „Bei Hofe genießt der Narr Sonderrechte. Außerhalb des Hofes ist er der Dumme."
[33] Vgl. dazu *Kob, J.:* Die doppelte Wurzel des Maskenparadigmas in der Soziologie. Hamburger Jahrbuch für Wirtschafts- und Gesellschaftspolitik *24* (1979), bes. S. 85.
[34] Zu älteren Formen der „Altweiberfastnacht" vgl. *Duerr, H.-P.:* Traumzeit... A.a.O., S. 38.
[35] In *Ginzburg, C.:* Der Käse und die Würmer. Die Welt eines Müllers um 1600. Frankfurt am Main, 1979, S. 122 f. findet man eine um die Mitte des 16. Jahrhunderts anonym in Modena erschienene Schilderung des Schlaraffenlandes:

„...
Ein Fluß von Milch entquillt einer Grotte,
der mitten durch das Land fließt
und dessen Dämme aus Quarkkäse sind...
Der König des Ortes hat den Namen Bugalosso,
König ward er, weil er der größte Faulenzer ist...
groß wie ein Strohschober ist er und mächtig...
und aus dem Arsch entströmt ihm das Manna,
und wenn er spuckt, spuckt er Marzipan,
und anstelle der Läuse hat er auf dem Kopf Fische.
Dort braucht man keine Röcke noch Joppen,
zu keiner Zeit Hemden, noch Hosen:
nackt gehen alle, die Säuglinge und die Jünglinge.
Es ist dort zu keiner Zeit kalt oder heiß,
man sieht und berührt sich, wann man will:
o welch glückliches Leben, welche schöne Zeit...
Dort verdrießt man nicht, viele Kinder zu haben,
die zu pflegen sind, wie es bei uns ist,
denn wenn es regnet, regnet es Maultaschen.
Um die spätere Heirat der Töchter besorgt man sich nicht,
denn man wird sich um sie reißen,
ein jeder befriedigt seinen Geschmack.
Jeder hat das, was er allerwege will,
und wer jemals ans Arbeiten denkt,
wird aufgehängt, denn der Himmel rettet ihn nicht...
Es gibt dort nicht Bauern und Städter,
jeder ist reich, jeder hat, was er will,
weil die Ebenen mit Gütern überladen sind...
Die Felder sind nicht geteilt und auch das Umland nicht,
denn die Güter sind überall im Überfluß da,
so ist das Land ganz in Freiheit."

[36] *Ginzburg, C.:* Der Käse... A.a.O., S. 115.
[37] *Nietzsche, F.:* Also sprach Zarathustra. München, 1967, S. 705.
[38] Wie der Unterschied zwischen Mann und Frau. Vgl. *Duerr, H.-P.:* Traumzeit... A.a.O., S. 47, und die Darstellung von Dionysos, den Gott der Lust, als „Frauenmann", ebenda, S. 231.
[39] Vgl. *Foucault, M.:* Wahnsinn und Gesellschaft. A.a.O., bes. das 1. Kap.: Stultifera Navis.
[40] Ebenda, S. 29.
[41] Vgl. *Huizinga, J.:* Herbst des Mittelalters. 11. Aufl. Stuttgart, 1975.
[42] *Foucault, M.:* Wahnsinn und Gesellschaft. A.a.O., S. 91.
[43] Vgl. *Gehlen, A.:* Urmensch und Spätkultur. Frankfurt am Main, 1977, bes. das Kapitel: Ekstase, Rausch, Askese.
[44] Vgl. *Pohrt, W.:* Der Geheimagent der Unzufriedenheit. Berlin, April 1984, S. 45 f.:
„Es war einmal eine verlogene, verbogene bürgerliche Sexualmoral. Das schlechte Gewissen als Kneifzange benutzend, klemmte dieser finstere Saboteur in den Kabelschächten des Seelenlebens manche Triebe ein, andere ganz ab. Aber dann begann, um das Jahr 1970 herum, mit der Einführung des Sexualkundeunterrichts an der oberhessischen Gesamtschule Niedererlenbach der Fortschritt.
Seit dem Ende des Matriarchats und dem Anfang des Privateigentums, seit dem Sündenfall also und folglich schon sehr lange, war die Frau ein geknebeltes, entrechtetes, unterdrücktes Wesen. Überlastet von ihrer Doppelrolle als Hausfrau und Mutter mußte sie obendrein auch noch ihrem Gatten, einem rohen Wüstling, zu Willen sein. Dann aber erschien eines Tages Emma.
Das ist, nur wenig überspitzt, die Zeitrechnung eines fortschrittlichen deutschen Lehrers. Von der erotischen Literatur des 18. Jahrhunderts, von den Romanen Crébillons oder Casanovas, von den Erzählungen des Enzyklopädisten Diderot und des Grafen Mirabeau haben die sexualpädagogischen Aufklärungsbücher, die er gelesen hat, nichts geschrieben. So aufgeklärt wie er, meint er, waren die Leute noch nie. Und wenn er aufs Kapitalverhältnis mal besonders schlecht zu sprechen ist, so beschuldigt er es eines Sakrilegs: Es habe, so sagt er, selber vor dem Heiligsten nicht haltgemacht, denn es verwandele die Gefühle, die Lust, die Erotik, die Sexualität in eine Ware. Da stimmen ihm nicht nur die Sozialisten zu, denn die Liebe gilt in Deutschland für ein Ding, dessen Reinheit durch Geld besudelt und verdorben würde.
Anders gesagt: die Liebe darf nichts kosten.
In den Romanen Balzacs hingegen gibt es keine preiswerte Liebe, sondern sie ist immer teuer und häufig ruinös."
[45] *Foucault, M.:* Sexualität und Wahrheit. Frankfurt am Main, 1977, S. 21.
[46] Vgl. *Siegert, M.:* De Sade und wir. Frankfurt am Main, 1971.
[47] Vgl. *Rawls, J.:* Eine Theorie der Gerechtigkeit. Frankfurt am Main, 1975.

Sexualtabus: Gesellschaftliche Perspektiven in Vergangenheit und Gegenwart

Ignatz Kerscher

Begriffsdefinition

Der Begriff „Tabu“ stammt aus dem Polynesischen [1]. Seine Bedeutung geht zum einen in die Richtung „heilig, geweiht“, zum anderen in die Richtung „unheimlich, gefährlich, verboten“. Eine heilige Scheu umgibt das Tabu. Es äußert sich im wesentlichen in Verboten und Einschränkungen.

Priester und Häuptlinge, Tote und alles, was zu ihnen gehört hat, sowie das Totem sind Tabus. Weiterhin umfaßt das Tabu wichtige Lebensakte wie Geburt, Männerweihe, Heirat, sexuelle Tätigkeit. Als Quelle des Tabus wird eine eigentümliche Zauberkraft angesehen, die sich durch Berührung mit dem tabuierten Objekt fast wie eine Anstekkung auf den Frevler überträgt. Dabei heißt Tabu etwas, was zugleich heilig, über das Gewöhnliche erhaben, wie auch gefährlich, unrein und unheimlich ist. Diese magische Kraft haftet an allen Personen, die etwas Besonderes sind, wie Könige, Priester, Neugeborene, an allen Ausnahmezuständen, wie der Menstruation, der Pubertät, der Geburt, an allem Unheimlichen, wie Krankheit und Tod.

Wer ein Tabu übertreten hat, wird dadurch selbst tabu. Die Strafe für die Übertretung eines Tabu wird entweder einem automatisch wirkenden inneren Mechanismus der Selbstbestrafung überlassen oder aber die Gesellschaft übernimmt die Bestrafung des Tabufrevlers. Insofern knüpfen wahrscheinlich die ersten Strafsysteme der Menschheit an das Tabu an.

Das Tabu kann mit Wundt [2] als der älteste ungeschriebene Gesetzeskodex der Menschheit aufgefaßt werden.

Um mit Freud zu sprechen, darf es uns ahnen, „daß das Tabu der Wilden Polynesiens doch nicht so weit von uns abliegt, wie wir zuerst glauben wollten, daß die Sitten- und Moralverbote, denen wir selbst gehorchen, in ihrem Wesen eine Verwandtschaft mit diesem primitiven Tabu haben könnten, und daß die Aufklärung des Tabu ein Licht auf den dunklen Ursprung unseres eigenen ‚kategorischen Imperativ‘ zu werfen vermöchte.“ [3]

Zunächst sollen einige Sexualtabus, die – trotz wechselhafter Geschichte – von einigem Gewicht in der Vergangenheit der Menschheitsentwicklung gewesen sind und die zum Teil auch für die Gegenwart noch eine gewisse Bedeutung aufweisen, genannt werden:

- das Inzest-Tabu,
- das Tabu der Menstruation,
- das Tabu der weiblichen Sexualität,

- das Tabu der gleichgeschlechtlichen Liebe,
- das Tabu des Sexualkontaktes zwischen Mensch und Tier,
- das Tabu der Masturbation,
- das Tabu des Sexualkontakts zwischen Erwachsenen und Kindern,
- das Tabu der Kindersexualität,
- das Tabu der Alterssexualität,
- das Tabu der Gruppensexualität und der Sexualorgie,
- das Tabu der Nacktheit,
- usw.

In den nachfolgenden Ausführungen sollen einige dieser Sexualtabus in problemorientierter und phänomenologischer Weise umrißhaft skizziert werden [4].

Das Inzest-Tabu

Faßt man die Resultate der Kulturanthropologie nach Ford/Beach hinsichtlich des Inzest-Tabus zusammen, so zeigt sich, daß es bei den meisten Völkern verboten ist, sexuelle Kontakte mit den eigenen Nachkommen zu pflegen [5]. Es scheint dies ein weitverbreitetes Verbot zu sein, das in erster Linie das fortpflanzungsfähige Alter anbelangt. Demgegenüber gibt es zahlreiche Kulturen, in denen inzestuöse Kontakte im Sinne der Masturbation und der sexuellen Reizung von Kleinkindern durch die Eltern üblich sind, wie z. B. bei den Hopi, Sirinonó, Kasag-Kirgisen, Aloresen [6] und in ländlichen Gebieten. Eine weitere Ausnahme stellen die seltenen Kulturen dar, in denen die Ranghöchsten mit ihren eigenen Nachkommen Geschlechtsverkehr haben sollen, wie z. B. bei den afrikanischen Asanda [7].

Das Inzest-Tabu lastet nicht nur auf dem Geschlechtsverkehr zwischen Eltern und deren Nachkommen, sondern auch auf dem zwischen Bruder und Schwester. Bei allen zugrundegelegten Völkergruppen ist das Inzest-Tabu über die Kernfamilie hinaus ausgedehnt worden auf zahlreiche entferntere Verwandtschaftsgrade. In manchen Kulturen betrifft das Inzest-Tabu die Hälfte aller für Sexualbeziehungen in Frage kommenden Personen [8].

Die Universalität des Inzest-Tabus ist durch transkulturelle Vergleichsstudien immer wieder betont worden, obwohl das Inzest-Tabu sich in zahlreichen Kulturen außerordentlich verschieden gestaltet, so z. B. als Gruppen-Inzest der Totem-Gens oder als Inzest-Tabu der Bruder-Schwester-Beziehung.

Aus der Sicht der Psychoanalyse hat Freud in seinem metapsychoanalytischen Werk „Totem und Tabu“ interessante Vermutungen über das Inzest-Tabu vorgelegt [9]. Freud versucht, im Vergleich zwischen dem Neurotiker und dessen Berührungsangst mit dem Tabu in schriftlosen Kulturen, das Wesen und die Funktion des Tabus aus tiefenpsychologischer Sicht zu ergründen.

Er kommt zu der Deutung, daß die Tabus uralte Verbote sind, welche Tätigkeiten betroffen haben, zu denen eine starke Neigung bestand. „Grundlage des Tabu ist ein verbotenes Tun, zu dem eine starke Neigung im Unterbewußtsein besteht.“ [Freud, 1956, Bd. IX, 42] Bei der Analyse des Phantasie- und Traumlebens seiner Patienten fand Freud regelmäßig, daß sowohl zwischen Eltern und Kindern als auch zwischen Geschwistern eine starke sexuelle Anziehung besteht, die in der Ödipus-Situation in der phallischen Phase psychosexueller Entwicklung gipfelt. In der klassischen Ödipus-Situation begehrt der kleine Sohn seine Mutter und hegt Mordgelüste gegen seinen väterlichen Rivalen.

Freud entwickelt in Analogie zur Ödipus-Konstellation in der abendländischen Kernfamilie seine metapsychoanalytische These vom Vatermord in der Urgesellschaft. Eines Tages taten sich nach Freud die von einem tyrannischen Urvater vertriebenen Brüder zusammen, erschlugen und verzehrten den Vater und machten so der Vaterhorde ein Ende [10]. Die sich zusammenrottende Brüderschar stellt sich Freud so vor, daß sie von denselben einander widersprechenden Gefühlen gegen den Vater beherrscht waren, wie es die Psychoanalyse als Inhalt der Ambivalenz des Vaterkomplexes bei jedem Kinde und bei Neurotikern nachweisen konnte. Aus dem nach dem urzeitlichen Vatermord entstehenden Schuldbewußtsein der Söhne entwickelten sich die beiden fundamentalen Tabu des Totemismus, das Totem zu heiligen, und das Gruppen-Inzest-Tabu.

Wenngleich die Freudsche metapsychoanalytische These vom Vatermord in der Urgesellschaft inzwischen durch andere Forschungsresultate, z. B. über die Relativität und kulturelle Gebundenheit des Ödipuskomplexes von Malinowski [11] unwahrscheinlich ist, so können Freuds sozialpsychologische Erkenntnisse über das Tabu universelle Gültigkeit beanspruchen. Freud resümiert:

> „Das Tabu ist ein uraltes Verbot, von außen (von einer Autorität) aufgedrängt und gegen die stärksten Gelüste der Menschen gerichtet. Die Lust, es zu übertreten, besteht in deren Unbewußtem fort; die Menschen, die dem Tabu gehorchen, haben eine ambivalente Einstellung gegen das vom Tabu Betroffene. Die dem Tabu zugeschriebene Zauberkraft führt sich auf die Fähigkeit zurück, die Menschen in Versuchung zu führen; sie benimmt sich wie eine Ansteckung, weil das Beispiel ansteckend ist, und weil sich das verbotene Gelüste im Unbewußten auf anderes verschiebt. Die Sühne der Übertretung des Tabu durch einen Verzicht erweist, daß der Befolgung des Tabu ein Verzicht zugrunde liegt." [12]

Aus der Sicht der Soziologie wird das Inzest-Tabu als eine Funktion des sozialen Systems analysiert. In seinem Aufsatz: „Das Inzesttabu in seiner Beziehung zur Sozialstruktur und zur Sozialisierung des Kindes" [13] interpretiert Parsons die Funktion des Inzest-Tabu in Anlehnung an die Psychoanalyse. Durch die Frustrierung der inzestuösen Wünsche in der Kernfamilie wird das Kind motiviert, soziale Rollen zu übernehmen. Zur Aneignung sozialer Rollen im Zuge familialer Sozialisation kommt es nach Parsons nur, wenn die sexuelle Befriedigung tabuisiert, die erotische Befriedigung begrenzt ist.

> „Uneingeschränkte erotische Befriedigung steht... im gleichen Maße sowohl der Reifung der Persönlichkeit als auch dem Funktionieren der Gesellschaft unmittelbar im Wege. So unentbehrlich sie für bestimmte Lernprozesse auch ist, so stellt sie doch für die Erreichung weiterer wesentlicher Stufen der Reife das wahrscheinlich ernstlichste Hemmnis dar. Das Inzesttabu ist universal in allen menschlichen Gesellschaften. Ich möchte dies darauf zurückführen, daß es den Zentralpunkt für die Regelung des erotischen Faktors darstellt." [14]

Nach Murdock [15] dient das Inzest-Tabu auch dem Schutze der Kernfamilie. Sexuelle Rivalitäten und Eifersucht werden durch das Inzest-Tabu innerhalb der Familie auf ein Mindestmaß beschränkt. Die Tabuisierung des Inzest erfülle so die Aufgabe, die Geschlossenheit und Leistungsfähigkeit der Kernfamilie zu schützen.

Die gängigen biologischen, genetischen oder medizinischen Gründe für das gegenwärtig noch bestehende Inzest-Tabu sind nach Borneman unhaltbar angesichts der Frühgeschichtsforschung.

> „Fast alle Mythen der Weltgründung und des menschlichen Ursprungs gehen auf Inzest zurück – die ersten auf den Inzest der Götter, die zweiten auf den Inzest der Menschen. Und tatsächlich müßte die Anzahl unserer Vorfahren größer als die unserer eigenen Zeit sein, wenn die Menschheit nicht aus Inzest entstanden wäre. Da wir aber mit Sicherheit wissen, daß die Bevölkerung der Erde stetig gewachsen ist, kann es kein Argument um die Tatsache geben, daß der Mensch von Natur her ein inzestuöses Säugetier ist.“ [15]

Borneman bezieht die frühgeschichtlichen anthropologischen Materialien mit in seine Analyse ein und verweist auf das Beispiel zahlreicher früher Hochkulturen, in denen der Inzest nicht nur erlaubt, sondern bei den Herrengeschlechtern ausdrücklich zur Pflicht gemacht worden ist.

> In Sumer, Elam, Iran, dem drawidischen Indien, Südost-China, Burma, Siam, Ceylon, Java, Bali, Hawaii gehörte Inzest zur Norm. Bei den alten Peruanern durfte ein Inka nur seine Schwester ehelichen, bei den Ägyptern die Pharaonin nur ihren Bruder, bei den Persern des königlichen Geschlechtes die Geschwister nur untereinander. In Griechenland pendelte die Haltung zum Inzest jahrhundertelang zwischen ‚erlaubt‘ und ‚verboten‘ hin und her.“ [16]

Die Ansicht, daß der Geschlechtsverkehr zwischen Verwandten strafbar ist, weil er zur Degeneration der Nachkommenschaft führe, ist nach Borneman nicht stichhaltig, denn er steht im Widerspruch zu den experimentell bewiesenen Forschungsresultaten der Genetiker. Es lassen sich Hunderte von Versuchstiergenerationen durch Verbindung der Abkömmlinge eines einzigen Paares erzeugen, ohne daß die geringsten Erbschäden zu beobachten sind.

> „Das genetische Alibi für die bestehenden Inzestverbote ist also unhaltbar. Werden negative Erbfaktoren durch Inzucht begünstigt, dann auch positive. Da die Erhebung des homo sapiens über seine tierischen Vorfahren in keiner anderen Weise als durch Inzucht der ‚menschlichen‘ Eigenschaften stattgefunden haben kann, muß Inzucht um so positivere erbbiologische Resultate gehabt haben, je weiter wir in die Vergangenheit zurückgehen. Tatsächlich können wir den Umschlag der Inzest-Kulturen in die Anti-Inzestkulturen nur dort feststellen, wo eine mutterrechtliche Gesellschaft sich in eine vaterrechtliche verwandelt.“ [17]

Das Tabu der Menstruation

Zahlreiche kulturanthropologische Studien haben gezeigt, daß das Tabu gegen den Geschlechtsverkehr mit einer menstruierenden Frau weltweit besteht [18]. Shuttle/Redgrove haben in ihrem Buch „Die weise Wunde Menstruation“ [19] dieses Tabu gründlich erforscht. In Anlehnung an die Arbeiten von Frazer, Briffault, Devereux und anderer Kulturanthropologen [20] verdeutlichen sie, daß im Ursprung der Menschlichkeitsentwicklung der Fruchtbarkeitszauber von größter Bedeutung war, der von Frauen ausgeübt wurde, die als Priesterinnen, Zauberinnen, Prophetinnen und Schamaninnen wirkten. Der Menstruationszyklus steht in enger Korrespondenz mit dem Mondzyklus, so daß die Analogie zwischen beiden im religiösen Denken universell ist. Dieser Zyklus bildet nach Briffault [21] einen wesentlichen Bestandteil des ganzen menschlichen Lebensrhythmus und war historisch das erste Maß für menschliche Zeit. In allen Religionen und Mythologien haben die Mondbilder etwas mit der Frau zu tun. Briffault belegt ausführlich die Annahme, daß alle Mondkulte Menstruationskulte gewesen seien.

Die menstruellen Tabus und die Abgeschiedenheit der Frauen hatten damals vielfach den Zweck des Schutzes der Frau, damit sie in sich gehen konnte und Weissagungen, Träume und Visionen zum Nutzen des Gemeinwesens hervorbringen konnte [22].

Briffault beschreibt, wie ursprünglich die Magie den Frauen eigen und an ihre Menstruation gebunden war. Bettelheim zeigt in seinem Buch „Die symbolischen Wunden" [23] auf, daß der in der Pubertät auftretende Neid nach „magischem Blut" zu den männlichen Riten der Beschneidung geführt hat. Nur durch Initiationsriten konnte das Blut erzeugt werden, das bei Frauen von Natur aus fließt. Der Zweck der grausamen Riten der Beschneidung wird von Bettelheim darin gesehen, daß die Männer sich durch derartige symbolische Wunden die Magie und die Weisheit der menstruierenden Frauen anzueignen versuchten. Das Blut der Initiationsriten wurde oft auch für magische Rituale benutzt.

Stephens hat das Verhältnis von Sexualerziehung und Tabus gegen die Menstruation in 72 Kulturen untersucht. Als Resultat seiner Vergleichsstudie stellt Stephens fest, daß jene Gesellschaften, die ihre Kinder streng sexualfeindlich sozialisieren, gleichzeitig auch das Wissen um die natürlichen Funktionen der Frauen und den Kontakt mit dieser natürlichen Tatsache stark tabuisieren. Gesellschaften, in denen eine Erziehung zur Aggression durchgeführt wird, tabuisieren die Menstruation stärker als lebensfreundliche, friedliche Kulturen. Die Völker, die das Weibliche im Leben hassen und tabuisieren, sind die destruktivsten und kriegerischsten, oder um es anders zu deuten:

> „... dort, wo es keine Anerkennung des natürlichen Blutvergießens der Frau gibt, muß das Blut irgendwie sonst vergossen werden, wenn nötig mittels eines Krieges. Sicherlich läßt sich für unsere Kultur feststellen, daß hier beide Momente zusammenkommen. Die westlich-protestantische, kapitalistische Gesellschaft ist zweifellos die frauenfeindlichste und kriegerischste, die je existiert hat..." [24]

Das Tabu der weiblichen Sexualität

Die Tabuisierung der sexuellen Aktivität der Frau entstand aus der Angst des Mannes in patriarchalischen Gesellschaften vor der sexuellen Potenz der Frau [25]. Normal und wohlerzogen, sollte sie selbst in der Ehe keinerlei sexuelle Bedürfnisse und beim Geschlechtsverkehr keine Empfindungen kennen, sollte passiv den Akt erdulden, um ihrem Gatten zu Willen zu sein und der Mutterschaft teilhaftig zu werden. Die lustvolle Befriedigung war Privileg des Mannes. In diesen Zusammenhang gehören auch die Virginitätsforderungen sowie jene Doppelmoral, die dem Manne vielerlei Rechte einräumte, die Frau jedoch zu Monogamie, sexueller Askese und Unterwürfigkeit zwang.

Die Tabuisierung der Klitoriserotik reicht bis in die Gegenwart. Im Unterschied zur Praxis der Klitorisbeschneidung in zahlreichen Ländern der Dritten Welt findet in den industrialisierten Gesellschaften eine subtilere Methode der Repression weiblicher Sexualität in Form der Tabuisierung der Klitoriserotik statt. Daran scheint unter anderem die Psychoanalyse Freuds einen Anteil gehabt zu haben.

„Das Geschlecht des Weibes zerfällt regelmäßig in zwei Phasen, von denen die erste männlichen Charakter hat; erst die zweite ist die spezifisch weibliche. In der weiblichen Entwicklung gibt es so einen Prozeß der Überführung der einen Phase in die andere, dem beim Manne nichts analog ist. Eine weitere Komplikation entsteht daraus, daß sich die Funktion der virilen Klitoris in das spätere weibliche Geschlechtsleben fortsetzt in einer sehr wechselnden und gewiß nicht befriedigend verstandenen Weise." [26]

Frauen kennen der Psychoanalyse zufolge zwei Arten von Orgasmus: einen äußeren, klitorialen, und einen inneren, vaginalen. Nur in der Vagina empfinde die reife Frau die höchste Lust, wohingegen der an der Klitoris ausgelöste Orgasmus ein Anzeichen für das Festhalten an unreifen, kindlichen Erlebnisformen der weiblichen Sexualität sei.

Janssen-Jurreit [27] erhebt in diesem Zusammenhang den Vorwurf gegen die Psychoanalyse, sie betreibe Klitoridektomie auf abendländische Art, das will heißen, sie betreibe zwar keine chirurgischen Eingriffe zur Elimination der Klitoris, sie erreiche mit ihrer subtilen Methode des Ignorierens, der Abwertung und der Pathologisierung der Klitoriserotik eine ähnliche Wirkung: Das Tabu wird wirksam, ohne daß es einer Klitorisbeschneidung bedarf. Freilich hat das klassische Konzept der orthodoxen Psychoanalyse in jüngster Zeit durch feministisch orientierte Psychoanalytikerinnen und Psychoanalytiker wie Chasseguet-Smirgel, Gugel, Mitchell u. a. Korrekturen, Differenzierungen und Ergänzungen erfahren [28]. Die Tabuisierung der weiblichen Sexualität hat eine lange und unrühmliche Tradition in patriarchalischen Kulturen [29]. Von der Klitorisbeschneidung über die Hexenverfolgung im Mittelalter bis hin zur Vergewaltigung und Gewalt gegen Frauen reichen die Repressionsstrategien gegen weibliche Autonomie, Identität und Sexualität.

Das Tabu der kindlichen Sexualität

Ein Tabu, das immer noch nicht gänzlich beseitigt ist, gründet sich auf die Fiktion von der Asexualität des Kindes. Da Kinder noch nicht zeugungsfähig sind, leugnet die traditionelle Moral einen kindlichen Geschlechtstrieb. Beim Knaben erwache er erst in der Pubertät und bei Mädchen könne er sogar noch lange Zeit danach bis zur Ehe schlummern, sofern das Mädchen durch eine gute, abschirmende, behütende Erziehung gegen verführerische Einflüsse von außen geschützt werde. Sigmund Freud war der erste, der Anfang unseres Jahrhunderts das Tabu gegen die Sexualität des Kindes brach. Der Sturm der Entrüstung gegen diese Entdeckung hat sich selbst bis heute noch nicht ganz gelegt. Kein Gebiet der Sexualforschung ist auch heute noch umstrittener als das der Erforschung der Kindersexualität.

Die vorliegenden Untersuchungen der Kulturanthropologie, der Psychoanalyse, der empirischen Sexualforschung haben nach Borneman [30] unter anderem folgende gesicherte Forschungsresultate erbracht: Jeder gesunde Mensch durchläuft in seiner frühen Kindheit eine Periode aktiver sexueller Tätigkeiten. Das Phänomen der Säuglingsmasturbation tritt häufig auf [31] und ist vielen Kinderärzten und vielen Müttern bekannt. Die Mütter weigern sich jedoch meistens, die Tätigkeit ihres Kindes als sexuelle Handlung zu erkennen. Orgasmusähnliche Zustände sind nach Kinsey u. a. [32] bereits bei vier bis fünf Monate alten Säuglingen beiderlei Geschlechts vielfach beobachtet worden. Papa-und-Mama-Spielen oder Doktor-Spielen mit gegenseitigem Exhibieren der Genitalien, mit gegenseitigem Befühlen des Körpers und mit Aneinanderreiben der Genitalien, Absingen verbotener Reime, Verse und Lieder sexueller Thematik [33] sowie erotisch getönte Freundschaften und Liebesbeziehungen sind bewiesene Norm des kindlichen Sexualverhaltens in den Großstädten der westlichen Welt und in zahlreichen schriftlosen Kulturen [34]. Trotzdem wird die Sexualität der Kinder weithin von Eltern, Erziehern und Wissenschaftlern mit Vehemenz geleugnet. Borneman führt dies auf die Verdrängung präpuberaler Sexualerinnerungen, die puberale Amnesie zurück, die regelmäßig den nachträglichen Zugang des Erwachsenen zur sexuellen Erfahrung der Kindheit blockiert [35].

Das Tabu der Generationsschranke

Adorno vermutete im Jahre 1963, daß das stärkste von allen Tabus damals jenes gewesen sei, dessen Stichwort „minderjährig“ lautet und das schon sich ausgetobt habe, als Freud die infantile Sexualität entdeckte. Adorno weist auf die sozialpsychologische Gesetzmäßigkeit hin, „... daß Tabus umso stärker werden, je mehr der ihnen Hörige unbewußt selbst begehrt, worauf die Strafe gesetzt ist.“ [36] Die berührte Zone ist immer noch eines der stärksten Tabus, wie man an der Heftigkeit der Affekte ablesen kann, die entbunden werden, sobald man der herrschenden Meinung nicht anhängt. Unbestritten bleibt die Schutzfunktion des Gesetzes hinsichtlich gewalttätiger und machtorientierter Aspekte. Gewiß muß verhindert werden, daß Kindern Gewalt geschieht oder daß Vorgesetzte ihre Position dazu mißbrauchen, von ihnen Abhängige zu sexuellem Kontakt zu zwingen. Dennoch scheint es, daß heiliger Eifer jede nähere Besinnung unterbindet.

Die vorliegenden wissenschaftlichen Untersuchungen [37] haben ergeben, daß das Bild vom „Kinderschänder“ in der Öffentlichkeit, sozialpädagogische Aufklärungsfeldzüge und sensationslüsterne Berichterstattung der Boulevardpresse durchweg verschwommen gehalten sind und sich auf undifferenzierte stereotype Vorstellungen stützen. Die Konfrontation des stereotypen Vorstellungsbildes mit dem tatsächlichen Erscheinungsbild, wie es empirisch belegbar der Realität entspricht, bestätigt die Hypothese, daß völlig verzerrte Vorstellungen über das Ausmaß der Sexualdelinquenz an Kindern, über die körperlichen und seelischen Schäden und ganz allgemein über die Gefährdung von Kindern durch Sexualverbrecher festzustellen ist. „Beschenkte ein Nachkomme des Fontaneschen Herrn von Ribbeck auf Ribbeck im Havelland die kleinen Mädchen mit Birnen, so machte ihn seine Humanität sogleich verdächtig.“ [38]

Das Tabu der Sexualhandlungen zwischen den Generationen richtet sich gegen den Eros, den Sexus, die Lust. Dieses Tabu kontrastiert grell mit dem gesellschaftlichen Einverständnis mit dem Gewaltprinzip. „Stets noch werden, wie Karl Kraus erkannte, unerlaubte Zärtlichkeiten gegen Minderjährige härter bestraft, als wenn Eltern oder Lehrherrn sie halbtot prügeln.“ [39]

Das Tabu der Homosexualität

Die gesellschaftliche Tabuisierung der Homosexualität, sowohl der weiblichen als auch – in stärkerem Ausmaß – die der männlichen, scheint trotz teilweiser Entpönalisierung des Paragraphen 175 StGB nach wie vor ungebrochen. Es bleibt abzuwarten, ob die zahlreichen neueren Publikationen zur Homosexualität [40] zu einer substantiellen Enttabuisierung beitragen werden. Kulturanthropologische Überblicksstudien [41] kommen zu dem Resultat, daß man nicht von einer Universalität des Homosexualitätstabus sprechen kann. Zwar wird von 28 von insgesamt 76 hierzu verglichenen schriftlosen Kulturen, über die zur Frage der Homosexualität Untersuchungsmaterialien vorliegen, berichtet, daß bei den Erwachsenen jede homosexuelle Betätigung fehlt, selten vorkommt oder heimlich ausgeübt wird [42], andererseits wird bei zahlreichen anderen Kulturen, nämlich bei 49 von insgesamt 76 zugrundegelegten Kulturen, homosexuelles Verhalten für normal gehalten oder in bestimmten Formen geduldet.

Die häufigste Form, in der Homosexualität in vielen Kulturen zur feststehenden Einrichtung des sozialen und religiösen Systems gehört, ist die des Berdachen oder Schamanen. Ein Berdache ist ein Mann, der sich als Frau verkleidet, Frauenarbeit verrichtet und im Sexualleben anderen Männern gegenüber die weibliche Rolle übernimmt. Solche Männer nehmen häufig auch die Rolle von Schamanen ein. Unter Schamanismus versteht man nach Bleibtreu-Ehrenberg [43] eine Form des Kontaktes mit dem Numinosen, die noch weithin einem magisch bestimmten Weltbild verhaftet ist und zu den Religionen der Frühzeit der Menschheit gehört. Der Schamanismus wurde ursprünglich wahrscheinlich von Frauen ausgeübt; die Schamaninnen – und später die männlichen Schamanen – genossen hohes Ansehen und hatten eine Machtstellung in der Gemeinschaft inne. Bekanntestes historisches Beispiel für die Kultivierung der Homosexualität ist das antike Griechenland. Borneman [44] charakterisiert die gleichgeschlechtliche Liebe dort als eine Knabenliebe.

> „Die Homosexualität des alten Hellas war keine Männerliebe, sondern eine Knabenliebe. Sie entsprang nicht etwa einer perversen sexuellen Neigung, sondern stellte eine von zwei möglichen Antworten auf die Frage dar, wo man in der patriarchalischen Gesellschaft des alten Hellas einen Menschen finden konnte, den man nicht nur körperlich, sondern auch geistig zu lieben vermochte. Denn die Position der Ehefrau war so niedrig, ihre Erziehung und Bildung der des Mannes so tief unterlegen, daß er sie nur als Gebärwerkzeug und als Haushälterin betrachten konnte. Die einzigen Frauen, mit denen der Mann als geistig Ebenbürtige verkehren konnte, waren die Hetären ... Der Mann, der sich danach sehnte, einen geistig ebenbürtigen Menschen zu lieben, der nicht käuflich war, und von diesem Menschen in gleicher Weise geliebt zu werden, wurde zur Knabenliebe getrieben." [45]

Borneman hat in seinem Werk „Das Patriarchat" [46] eingehend die Formen der männlichen und weiblichen Homosexualität im antiken Hellas und im antiken Rom untersucht.

Die Tabuisierung der Homosexualität im nordeuropäisch-germanischen Kulturbereich ist in einer kulturhistorischen Studie von Bleibtreu-Ehrenberg [47] tiefgründig untersucht worden. Die Ächtung der Homosexualität ist demzufolge in unserem Kulturbereich bereits Jahrtausende alt. Um zu den historischen Wurzeln des Tabus der Homosexualität vorzudringen, leistet Bleibtreu-Ehrenberg eine Analyse der nordeuropäisch-germanischen Frühgeschichte. Der ursprüngliche Kult einer weiblichen Gottheit wurde von Priesterinnen mit beachtlichem gesellschaftlichem Einfluß ausgeübt. Die Analyse der sogenannten Wanen-Religion und der Asen-Religion, die verschiedene Komponenten der germanischen Religion sind, verdeutlicht, wie es zur Entstehung und späteren Ächtung und Bekämpfung des transvestitischen Schamanentums kam.

Im Verlaufe der Frühgeschichte setzte sich im Germanentum das indogermanische Ideal des Kriegertums als absolute Richtschnur für das Ausfüllen der männlichen Rollen durch.

> „Männer, die in sexuell getönten Wanen-Kulturen die Rolle der Frauen einnahmen, standen zu jenem extrem stark als Wert empfundenen Männlichkeitsideal in so schreiendem Widerspruch, daß sie auf die indogermanischen Krieger sowohl herausfordernd (da die von ihnen geglaubte und verteidigte Wertordnung auf den Kopf stellend) wie verächtlich wirken mußten." [48]

Die indogermanischen Einwanderer bekämpften den transvestitischen Besessenheitsschamanismus, in dem sich Zauberei, Kult weiblicher Gottheiten, sexuelle Riten und Agrarmysterien verquickt hatten.

Bleibtreu-Ehrenberg kann nachweisen, wie die Verfolgung der Homosexualität im Mittelalter an diese vorchristlichen Tabus anknüpft. Die Subsumierung unter die im 14. und 15. Jahrhundert entstehende Hexenverfolgung führte zu einer immensen Ausweitung des Sodomiebegriffs, welche die Jahrtausende alte Ächtung der Homosexualität noch wesentlich verstärkte. Hier liegen die Wurzeln der Tabuisierung der Homosexualität bis in die Neuzeit, wo die Verfallstheorie, die Entartungstheorie und die Verführungstheorie [49] Scheingründe für die Behauptung lieferten, die Verfolgung der Homosexualität sei vernunftgemäß.

Das Tabu der Partialtriebe

Die gegenwärtige Sexualwissenschaft geht von dem wissenschaftlich gesicherten Konzept aus, daß die menschliche Sexualität nicht nur auf den Koitus beschränkt ist, sondern sich aus einer Vielfalt von autosexuellen, heterosexuellen und homosexuellen Komponenten sowie aus Partialtrieben zusammensetzt, z. B. aus exhibitionistischen und voyeuristischen Tendenzen, Lustgewinn aus erogenen Zonen auch außerhalb des Genitalbereichs, Erotik und sexueller Phantasie. In dieser Hinsicht ist viel nachzuholen.

Es besteht ein erhebliches Defizit an differenzierten Vorspiel- und Sexualpraktiken [50]. Noch immer lasten Tabus auf nichtgenitaler und nichtkoitaler Begegnung. Die koituszentrierte Sexualnorm durchzieht nach wie vor eine ganze Reihe von sexualpädagogischen Schriften: Selbstbefriedigung, Petting und Vorspieltechniken werden zwar toleriert, jedoch nur als Surrogate, als minderwertige Ersatzformen oder als Auftakt des Koitus.

Masters/Johnson [51] haben die Tabuisierung des Liebesspiels, der Partialtriebe und der Klitoriserotik in der heterosexuellen Interaktion aufgrund empirischer Studien mit direkter Beobachtung und Interviews konstatiert. Masters/Johnson stellten drei Faktoren fest, die die sexuellen Beziehungen zwischen Ehepaaren mit tabubelasteten Zonen eingrenzen und einengen.

Erstens existiert ein soziokulturelles Dogma von der Vorherrschaft des Koitus, mit dem eine Tabuisierung aller nichtgenitaler Praktiken des Liebesspiels und der sexuellen Exzitation einhergeht.

Zweitens wurde ein frappantes Kommunikationstabu bei den heterosexuellen Paaren festgestellt, das es ihnen weder möglich macht, dem Partner mitzuteilen, was ihnen beim Sexualkontakt gefiel und Lust bereitete, noch was ihnen unakzeptabel erschien.

Ein dritter Faktor, der sich negativ auf heterosexuelle Beziehungen auswirkt, ist die soziokulturelle Rolle des Mannes als „Sexexperte".

> „Durch dieses vorgegebene Rollenschema sieht sich der Mann ohne weiteres in der Lage, genau zu wissen, was seine Partnerin sexuell von ihm erwartet – zumindest glaubt er das. Er fragt nicht, hört nicht zu, geht weder auf Einwände noch auf Vorschläge der Frau ein – er ist schlicht und einfach sexuell tätig. Und die Frau, die ebenfalls auf die Wirksamkeit der tradierten Rolle des Mannes vertraut, stellt keine Fragen, macht keine Vorschläge, sondern duldet schweigend... Der Mythos vom Mann als dem ‚Sexexperten' wirkt sich besonders verhängnisvoll auf diejenige Form heterosexueller Interaktion aus, die man getrost als die wichtigste bezeichnen kann: den Koitus. Statt eines der faszinierendsten Kommunikationsmittel zu sein, das heterosexuellen Paaren zur Verfügung steht, tendiert der Koitus dahin, zum bloßen Mittel im Geschlechterkampf zu regredieren, solange der Mann auf seiner Expertenrolle besteht und die gesamte koitale Interaktion dominiert." [52]

Weitere virulente Tabus

Zahlreiche weitere Tabus lassen sich auch heute noch in der sich als aufgeklärt verstehenden Gesellschaft konstatieren.

Trotz aller Enttabuisierung wird die *Sexualität alter Menschen* vielfach noch als nichtexistent angesehen. Die fehlende oder nachlassende Fortpflanzungsfähigkeit alter Menschen wird gleichgesetzt mit verminderter oder fehlender Sexuallust. Wie aber zahlreiche Forschungen ergeben haben [53], bleiben sexuelle Wünsche und Bedürfnisse bis ins hohe Alter bestehen. Das Tabu der Alterssexualität wirkt sich besonders kraß in Altenheimen aus.

Überhaupt wird die *Sexualität in totalen Institutionen* wie Altersheimen, Krankenhäusern, Strafvollzugsanstalten und Kinderheimen noch weitgehend tabuisiert. Ein ähnliches Tabu gilt für die *Sexualität behinderter Menschen*, die zum großen Teil in Heimen und Anstalten leben. Auch in psychiatrischen Einrichtungen werden sexuelle Bedürfnisse tabuisiert.

Die *Selbstbefriedigung* wurde früher als sexuelle Verirrung denunziert, als gefährliche Krankheitsursache; und sie wird auch heute noch als Surrogat bespöttelt und als Ausdruck einer gehemmten Entwicklung angesehen. Pilgrim [54] hat in seinem Buch „Der selbstbefriedigte Mensch" auf dieses perpetuierende Tabu hingewiesen, wenn er u. a. feststellt, daß in der Mehrzahl der sexualpädagogischen Literatur der Gegenwart Selbstbefriedigung immer noch eindeutig oder subtil diffamiert wird. Dabei ist sie nach Kinsey und Mitarbeitern eine der am häufigsten praktizierten sexuellen Befriedigungsformen des Menschen [55].

Ohne auf weitere zahlreiche tabuisierte Bereiche der menschlichen Sexualität an dieser Stelle eingehen zu wollen, sei daran erinnert, daß die Sexualität als unverstümmelte, unverdrängte Lebensäußerung an sich keinem Menschen etwas Übles bereitet [56]. Angesichts der aktuellen und potentiellen Schäden, die gegenwärtig der Menschheit von ihren Verwaltern angetan werden – und darin ist Adorno [57], Plack und Foucault zuzustimmen –, haben viele Sexualtabus etwas Irres an sich.

Sexualtabus und Industrialisierung

Um die Sexualtabus der Gegenwart adäquat zu erkennen, bedarf es einer kurzen Rückbesinnung auf die Epoche seit der Industrialisierung. Der belgische Sexualwissenschaftler van Ussel [58] hat festgestellt, daß kaum jemals eine Kultur auf der Welt so sexualfeindlich war wie die westlichen Industriegesellschaften zwischen 1700 und 1900. Van Ussel belegt mittels makrohistorischer Untersuchungen, daß die Sexualfeindschaft im Mittelalter sehr viel geringer war und erst vom 16. Jahrhundert an eine Verdrängung des Sexuellen zunahm, eine Entwicklung, die bis zum Ausgang des 19. Jahrhunderts andauerte. Der Träger der sexualverdrängenden Moral war zunächst das Bürgertum, dessen Entstehung mit der Etablierung der modernen industriellen Wirtschafts- und Sozialordnung einherging. In diesem Prozeß der Industrialisierung wurde zwischen dem 16. und 19. Jahrhundert die feudale Gesellschaftsordnung überwunden. Immer größere Teile des gesellschaftlich produzierten Reichtums wurden nicht verzehrt, sondern in einem bis dahin nicht gekannten Maße für Neu-Investitionen verwandt. Dem überwiegenden Teil der Bevölkerung wurden harte Opfer abverlangt. Ein langer Tag, ausgefüllt mit harter Arbeit, oft bis zur physischen Erschöpfung, ein geringer Lohn, all dies wurde mit äußerster Brutalität durchgesetzt. Die Arbeit wurde zur inneren Notwendigkeit. Sparsamkeit, Gehorsam und eine puritanische Sexualmoral waren die Tugenden einer freudlosen Pflichtethik.

Elias [59] hat die Auswirkungen des ökonomischen und gesellschaftlichen Wandels auf die Psychostruktur des Menschen im Verlaufe des *Prozesses der Zivilisation* beschrieben. Die neue Produktionsweise verlangte einen neuen Menschen, einen Menschen, dessen Psychostruktur den Anforderungen der frühkapitalistischen Industriegesellschaft entsprach und der sich vom mittelalterlichen Menschen grundsätzlich unterscheiden mußte. Die warenproduzierenden Tauschgesellschaft erforderte Disziplin als Garantie der komplizierter gewordenen Interaktionen und Transaktionen, Berechenbarkeit des Verhaltens im Sinne von Pünktlichkeit und Ordnung, Konsumverzicht zugunsten neuer Investitionen.

Im Zuge dieser Entwicklung wurde, wie mit Ussel überspitzt formuliert werden kann, der Körper von einem Lustorgan zu einem Leistungsorgan umfunktioniert. Während es im Mittelalter noch nicht verpönt war, in der Öffentlichkeit zu gähnen und zu rülpsen, zu furzen und zu niesen, zu kratzen und zu schnupfen, wurden diese natürlichen physiologischen Reaktionen des menschlichen Körpers tabuisiert. Die neue Tugend hieß: Selbstkontrolle aller Körperfunktionen, aber auch aller spontanen Affekte und Emotionen. Der aus der Produktionssphäre stammende Zwang zur Zweckrationalität, zur Planbarkeit und Kalkulierbarkeit des menschlichen Verhaltens führte zu immer größerer Distanzierung von den spontanen Affekten und Emotionen.

Elias und Ussel stellen für diese Epoche eine Zunahme der Tabuisierung zahlreicher die Körper- und natürliche Lebenssphäre des Menschen betreffenden Bereiche wie Geburt, Krankheit und Tod, körperliche Ausscheidungsfunktionen, Nacktheit, Sexuallust oder Eßgewohnheiten fest. Die Tabuisierung des Erlebens und Genießens visueller, taktiler und akustischer Reize verstärkte sich zugunsten einer reizarmen, sterilen und funktionellen Umwelt.

Emde Boas [60] hat die in dieser Zeit entstandene *traditionelle Fortpflanzungsmoral* beschrieben. Sexualität war Privileg der Verheirateten, d. h. von Personen, die durch eine kirchliche oder zivilsanktionierte Trauung eine Ehe geschlossen hatten. Aber auch dieses Recht war starken Einschränkungen unterworfen. Einzig der genitalreduzierte, d. h. auf die Benutzung der Genitalien unter Ausschluß aller sonstiger Liebesspiele und Zärtlichkeiten verkürzte Koitus war gestattet, der so zu erfolgen hatte, daß die Aussicht auf Befruchtung in keiner Weise beeinträchtigt wurde. Fortpflanzung war der offizielle Zweck der Ehe, und die Befriedigung des Geschlechtstriebes galt als ein für den Einzelmenschen und für die Gesellschaft höchst gefährlich bewerteter, teuflischer Trieb. Sexuallust wurde einzig als übles, aber leider notwendiges Mittel zur Fortpflanzung zugelassen. Diese Verkürzung und Verstümmelung der menschlichen Sexualität hat Gindorf in seinem Beitrag für diesen Band dem beherrschenden Einfluß teleologischer Strukturen auf Fühlen, Denken und Verhalten zugeschrieben. Das bedeutete, daß sämtliche Formen der Sexualität außer der Fortpflanzungsmoral einer vollständigen Tabuisierung unterworfen wurden.

Sexualtabus und Machtstrategien

Die Repressionshypothese in bezug auf Sexualität [61] ist in jüngster Zeit insbesondere von Foucault differenziert worden. Foucaults Hauptinteresse richtet sich auf die Strategien und Techniken der Macht, der Indienstnahme der Sexualität nicht nur durch Unterdrückung, sondern gleichzeitig durch die Schaffung eines Sexualitätsdispositivs, d. h. auf die Voraussetzungen, die die Nutzbarmachung der Sexualität durch die Macht ermöglichen.

Foucault läßt seine Analyse der Sexualität nicht bei den Aspekten ihrer Unterdrückung, Verheimlichung und Tabuisierung enden, sondern er forscht tiefergehend, wie durch die Schaffung eines Sexualitätsdiskurses und eines Sexualitätsdispositivs eine Intensivierung der Lüste, eine Konzentration auf den Sex und eine Thematisierung der Sexualität als unablässigem Gesprächs- und Forschungsgegenstand produziert wurde. Foucault geht es um die Erforschung der Prozesse der Dienstbarmachung der Sexualität für die Interessen der Macht: In welchen Formen, durch welche Strategien, mittels welcher Diskurse gelingt es der Macht, bis in die individuellsten Dimensionen der Persönlichkeit vorzudringen; auf welche Weise schafft es die Macht, den Körper, die Sinne, die Lust zu überwachen und zu kontrollieren?

In der Besorgtheit um die Sexualität, die im Laufe des 19. Jahrhunderts immer weiter um sich gegriffen hat, zeichnen sich nach Foucaults Analyse vier Bereiche des menschlichen Sexuallebens ab, die als Anknüpfungspunkte für sozialpsychologische und sexualpolitische Kontroll- und Machtsicherungsstrategien dienten:

1. die Hysterisierung des weiblichen Körpers
2. die Pädagogisierung der kindlichen Sexualität
3. die Sozialisierung des Fortpflanzungsverhaltens und
4. die Psychiatrisierung der perversen Lust

Als *Hysterisierung des weiblichen Körpers* beschreibt Foucault einen dreifachen Prozeß: Der Körper der Frau wurde als ein gänzlich von Sexualität durchdrungener Körper analysiert, d. h. einerseits qualifiziert, andererseits disqualifiziert, in einer für Tabus typischen ambivalenten Art und Weise. Aufgrund einer ihm angeblich innewohnenden sexualbezogenen Pathologie wurde der Körper der Frau in das Feld der medizinischen Praktiken integriert, „die ‚Mutter' bildet mitsamt ihrem Negativbild der ‚nervösen Frau' die sichtbarste Form dieser Hysterisierung" [64].

Die *Pädagogisierung des kindlichen Sexes* ging nach Foucault von der zweifachen Behauptung aus, daß sich so gut wie alle Kinder sexuellen Aktivitäten hingeben oder hingeben können und daß diese ungehörigen sexuellen Betätigungen physische und moralische, individuelle und kollektive Gefahren in sich bergen würden. Eltern, Familien, Erzieher, Ärzte und später Psychologen waren aufgerufen, diesen kostbaren und gefährlichen, bedrohlichen und bedrohten Keim der kindlichen Sexualität in ihre Obhut zu nehmen durch Überwachung und Bestrafung. Diese Pädagogisierung „äußert sich vor allem im Krieg gegen die Onanie, der im Abendland fast zwei Jahrhunderte gedauert hat" [65]

Die *Sozialisierung des Fortpflanzungsverhaltens* vollzog sich als sexualpolitische und familienpolitische Maßnahme über soziale oder steuerliche Maßnahmen, die die Fruchtbarkeit der Paare fördern oder zügeln sollte. Diese Bevölkerungspolitik äußerte sich einerseits als politische Sozialisierung durch die Weckung der Verantwortlichkeit gegenüber der Gesamtgesellschaft, die ausgeweitet oder eingeschränkt werden sollte (vgl. Malthusianismus), und andererseits als medizinische Sozialisierung, „die den Praktiken der Geburtenkontrolle krankheitserregende Wirkungen für Individuum und Art zuschreibt" [66].

Schließlich benennt Foucault die *Psychiatrisierung der perversen Lust* des erwachsenen Mannes. Mit der Entstehung der sexualpsychiatrischen Wissenschaft wurden alle möglichen Anomalien der Sexualität klassifiziert und kategorisiert.

> „Die *Psychopathia sexualis* von Heinrich Kaan aus dem Jahre 1846 kann uns zweckdienlicher Hinweis sein: Von diesen Jahren an datieren die relative Autonomisierung des Sexes gegenüber dem Körper, das Auftreten einer entsprechenden Medizin, einer spezifischen ‚Orthopädie', also mit einem Wort die Eröffnung des großen medizinisch-psychologischen Bereiches der ‚Perversionen', der die alten moralischen Kategorien der Ausschweifung oder Hurerei ablösen sollte." [67]

Neben die Medizin der Perversionen traten die Programme der Eugenik. Die im 19. Jahrhundert weit verbreitete Theorie der „Entartung" lieferte die Erklärung dafür, wie die Vererbung organischer, funktioneller oder psychischer Krankheiten schließlich einen Sexualperversen hervorbringt. Man braucht nur nach Erbkrankheiten in der Familie eines Exhibitionisten oder Homosexuellen zu fragen: Da findet sich immer ein halbseitig gelähmter Vorfahre, ein schwindsüchtiger Großvater oder eine schwachsinnige Tante. Die Theorie der Entartung erklärte aber auch, wie eine sexuelle Perversion zu Schädigungen der Nachkommenschaft führte, z. B. zur Rachitis der Kinder oder zur Unfruchtbarkeit der künftigen Generation.

„Der Komplex Perversion-Vererbung-Entartung bildet den festen Knotenpunkt der neuen Technologien des Sexes... Ihre Streuung war breit und ihre Verwurzelung tief. Die Psychiatrie, aber auch die Jurisprudenz, die Gerichtsmedizin, die Instanzen der sozialen Kontrolle, die Überwachung der gefährlichen oder gefährdeten Kinder liefen lange Zeit auf der ‚Entartungstour', nach dem System Vererbung-Perversion. Eine ganze gesellschaftliche Praktik, die im Staatsrassismus ihre äußerste und systematische Form erlangte, hat dieser Technologie des Sexes eine ungeheure Macht und weitreichende Wirkungen verliehen." [68]

Repressive Enttabuisierung

Adorno schrieb im Jahre 1963:

„Die Rede über Sexualtabus klingt anachronistisch in Jahren, da jedes materiell von den Eltern einigermaßen unabhängige Mädchen seinen Freund hat; in denen die mit Reklame fusionierten Massenmedien, zur Wut ihrer restaurativen Gegner, unablässig aufreizen, und in denen, was amerikanisch a healthy sex life heißt, sozusagen zur psychischen und physischen Hygiene gehört." [69]

Zahlreiche Tabus sind im Verlaufe der vergangenen zwanzig Jahre nach diesem Adorno-Zitat gefallen oder haben sich erheblich gelockert.

Es haben sich die Tabus auf die Praktizierung vor- und außerehelichen Sexualverhaltens erheblich gelockert, die Enthüllung und Darstellung des nackten Körpers an Badestränden, in Massenmedien und Peep-Shows ist erlaubt und Publikationen über sexuelle Aufklärung, pornographische Produkte wie Magazine, Filme, Videobänder finden sich in zahlreichen Haushalten. Die Strafrechtsreform erbrachte die Entpönalisierung der Homosexualität zwischen erwachsenen Männern und des Schwangerschaftsabbruchs innerhalb geregelter Indikationsbedingungen.

Dennoch ist die Frage so abwegig nicht, ob die partielle Befreiung des Sexus nicht letztlich die Zementierung des gesellschaftlichen Verblendungszusammenhangs perpetuiert. Herbert Marcuse hat diesen sozio-historischen Prozeß der kontrollierten, partiellen Enttabuisierung als einen der repressiven Entsublimierung charakterisiert. In Anlehnung an die Sublimierungsthese der klassischen Psychoanalyse analysiert Marcuse die möglichen Auswirkungen eines Abstiegs von kulturellen Niveaus der Sublimierung durch die Lockerung traditioneller Tabus ohne entsprechende politische, ökonomische und soziale Prozesse.

„Es ist oft festgestellt worden, daß die fortgeschrittene industrielle Zivilisation mit einem höheren Grad an sexueller Freiheit operiert – in dem Sinne ‚operiert', daß letztere ein Marktwert und ein Faktor gesellschaftlicher ‚mores' wird. Ohne, daß er aufhört, ein Arbeitsinstrument zu sein, wird es dem Körper gestattet, seine sexuellen Züge in der alltäglichen Arbeitswelt und in den Arbeitsbeziehungen zur Schau zu stellen...

Das Sexuelle wird in die Arbeitsbeziehungen und die Werbetätigkeit eingegliedert und so (kontrollierter) Befriedigung zugänglich gemacht... Die Reichweite gesellschaftlich statthafter Befriedigung nimmt erheblich zu; aber auf diesem Wege wird das Lustprinzip reduziert – seiner Ansprüche beraubt, die mit der bestehenden Gesellschaft unvereinbar sind. Derart angepaßt, erzeugt Lust Unterwerfung... Das Lustprinzip absorbiert das Realitätsprinzip; die Sexualität wird in gesellschaftlich aufbauende Form befreit (oder vielmehr liberalisiert). Dieser Gedanke schließt ein, daß es repressive Weisen der Entsublimierung gibt... Es scheint, daß eine solche repressive Entsublimierung in der sexuellen Sphäre tatsächlich vor sich geht..." [70]

Sexualität, die im Rahmen effektiver Kontrollen partiell freigelassen wird, dient in der gegenwärtigen Konsumgesellschaft weitgehend der manipulativen Weckung systemadäquater Bedürfnisse, dabei den Konsumenten suggerierend, die bloß partielle sexuelle Libertinage in Pornoshops, in der heterosexuellen Wegwerf-Beziehung oder spiegelbildlich in der auf Promiskuität fixierten Schwulen-Szene sei bereits die wahre sexuelle Emanzipation. Am Beispiel der Werbeindustrie läßt sich noch immer am eindrucksvollsten die Umorientierung, Kanalisierung und Inbetriebnahme sexueller Triebenergetik hin auf den Erwerb materiellen Komforts analysieren. Psychoanalytische Erkenntnis, die die Emanzipation des Menschen aus Verstricktheit in innerpsychische Konflikte intendiert, wird in den Dienst der Manipulation und Ausmünzung der verdrängten sexuellen Befreiungswünsche der beherrschten Massen gezwungen. In immer neuen Varianten benutzt die profitorientierte Werbepsychologie die sexuellen Triebwünsche der beschädigten Menschen, indem ein illustres Angebot an voyeurhafter Vorlust, an Surrogat- und Pseudobefriedigungen als Techniken zur Behebung ökonomischer Absatzprobleme des Spätkapitalismus eingesetzt werden. Die Reduzierung der Sexualität auf systemstabilisierenden „Sex", auf einen Angebotskatalog sexueller Reizattrappen und Surrogat-Stimuli, dessen Absicht die Herstellung libidinöser Beziehungen der Produzenten zu den Produkten der Warengesellschaft ist – all diese manipulativ benutzten Praktiken zeigen, wie Sexualität heute in Regie genommen und verwaltet wird.

Chancen sexueller Emanzipation

In allen industriell fortgeschrittenen Gesellschaftsordnungen, die durch ein hohes Niveau der technischen Produktivkräfte gekennzeichnet sind, läßt sich eine universelle Tendenz zur Verringerung des Maßes gesellschaftlich notwendiger Arbeitszeit ausmachen. Eine Umgewichtung von Arbeitszeit und Freizeit, wie sie durch

- die Verkürzung der Wochenarbeitszeit,
- die Ausweitung der Urlaubszeit und
- die Vorverlagerung der Ruhestandsaltergrenzen

eingeleitet wird, führt zu einer Zunahme der arbeitsfreien Zeit. Damit eröffnet sich die Potentialität einer Zeit der individuellen und kollektiven Zunahme an Freizeit, Selbstentfaltung und Emanzipation. Dies gilt besonders für den Bereich der Sexualität.

Theoretisch bestünde die Möglichkeit einer sexuellen Emanzipation größerer Teile der Bevölkerung in der neu hinzugewonnenen Freizeit. Die Emanzipation des Lustprinzips könnte sich den Herrschaftsregeln der entfremdeten Arbeits- und Produktionssphäre entziehen. Dieser systemlabilisierenden Gefahr der Emanzipation der Sexualität begegnet das Gesellschaftssystem bereits durch die Freizeit- und Bewußtseinsindustrie.

Besonders durch den Sektor der neuen Medien – Video und Kabelfernsehen – wird der durch die zunehmende Freizeit potentiell freigesetzte Phantasierohstoff in Form einer sekundären Ausbeutung verwertet, kanalisiert und umdirigiert. Die Fusion der Sexuallust mit Gewalt, Horror und Destruktivität als Sujet des Video-Marktes wird allerorten von pädagogisch Verantwortlichen beklagt. Das Kabelfernsehen wird in dieser Hinsicht nichts Neues bringen: Die rationale Angst des Menschen vor dem Inferno eines realen Atomkrieges wird durch die neuen Medien verschoben auf die neurotische, irrationale Angst vor fiktiven Sex-Monstern, Horror-Zombies und Sado-Gangstern.

Funktionen der enttabuisierten Sexualität

Die neue Medien-Lustbarkeit entschärft die potentiell emanzipatorische Sprengkraft des Eros durch dessen Integration und Funktionalisierung. Sexualität kann dergestalt zum Beispiel folgende gesellschaftliche Funktionen erfüllen:
- eine Rekreationsfunktion, d. h. Sexualität dient der Erholung und Entspannung, der Regeneration der Arbeitskraft;
- eine Kompensationsfunktion, d. h. Sexualität dient dem Ausgleich von Versagungen und Frustrationen, die aus der Berufswelt stammen;
- eine Katharsisfunktion, d. h. Sexualität dient der Abreaktion verdrängter Emotionen und psychischer Spannungen;
- eine Ventilfunktion, d. h. punktuelle Sexualität dient als Ventil für Anpassungsdruck und Normenkonformitätsdruck;
- eine Konsumfunktion, d. h. Sexualität dient dem passiven Verbrauch und Verschleiß in Analogie zum Konsum materieller Waren;
- eine Kongruenzfunktion, d. h. Sexualität wird als arbeitsähnlicher oder sportähnlicher Leistungssektor empfunden;
- eine Kontrastfunktion, d. h. Sexualität wird als deutlicher Gegensatz zur entfremdeten Arbeitswelt und zum tristen Alltag erlebt;
- schließlich eine Integrationsfunktion, d. h. Sexualität dient der Stabilisierung der traditionellen Normen, Werte und Institutionen, z. B. der Familie, des gesunden Volksempfindens etc.

Sexualität beinhaltet in der gegenwärtigen Gesellschaft vermutlich mehrere Aspekte und erfüllt wahrscheinlich mehrere der eben skizzierten Funktionen.

Sexualität könnte jedoch auch tendenziell emanzipatorische Funktionen wahrnehmen. Die Enttabuisierung der Sexualität könnte zu einer Akzentuierung der emanzipatorischen Funktionen führen; derartige Funktionen wären z. B.
- die Kontemplationsfunktion, d. h. Sexualität könnte der Selbstfindung, der Identitätsfindung, der Entdeckung verschütteter Emotionalität und der Meditation dienen;
- die Kommunikationsfunktion, d. h. Sexualität könnte Beziehungen zwischen Individuen herstellen und vertiefen; sie könnte zur Artikulation individueller Bedürfnisse im Dialog führen. Begegnung, Zärtlichkeit, Sensibilisierung für die Gefühle und Absichten anderer könnten unter die kommunikative Funktion der Sexualität subsumiert werden;
- die Partizipationsfunktion, d. h. Sexualität könnte aus der Privat- und Intimsphäre heraustreten und zu Mitwirkung am öffentlichen, kulturellen und politischen Geschehen führen. Emanzipations- und Artikulationsgruppen der Menschen als Sexualwesen gehören zu dieser Partizipationsfunktion der Sexualität.

Als Beispiele seien genannt: die feministische Emanzipationsbewegung, die homosexuelle Emanzipationsbewegung, die sogenannte Männeremanzipationsbewegungsgruppen, die Emanzipationsgruppen sexueller Minderheiten wie z. B. die der Pädophilen, die vielfältigen Aktivitäten von Sexualpädagogen, Sexualtherapeuten und anderer Sexualwissenschaftler sowie der Künstler.

Die neuen Medien und die neue Freizeitindustrie trachten danach, die potentiell emanzipatorischen Funktionen der Sexualität zu verhindern,
- indem die *Kontemplationsfunktion* durch die Suggestivkraft der medialen Totalverkabelung,
- die *Kommunikationsfunktion* durch die Isolierung und Atomisierung vereinsamter, visuell-süchtiger Konsumenten und
- die *Partizipationsfunktion* durch die Passivierung und Entmündigung des Individuums

aufgehoben werden.

Die konservative Wende

Die eben skizzierten Tendenzen der neuen Medien sprechen für die These der repressiven Enttabuisierung. Während die letzten Tabus der Sexualität auf dem Sektor der neuen Medien fallen, wird die Emanzipation der Menschen als Sexualwesen in der Wirklichkeit des Lebens zu verhindern gesucht. Überall dort, wo Emanzipationsbestrebungen die Realität zu beeinflussen und zu verändern dachten, gibt es rückläufige Tendenzen der kulturell-sozialen Entwicklung.

Der Kampf um die Rückgewinnung der sozio-kulturellen Hegemonie ist nach Oskar Negt [71] eine der Hauptkampflinien der gegenwärtigen konservativen Wende im Lande. In dem Maße, in dem sich die soziale Krise der gesellschaftlichen und wirtschaftlichen Entwicklung verschärft, sind die konservativen Kräfte darum bemüht, auch auf dem sozio-kulturellen Sektor die aufgekeimten sexuellen Emanzipationsprozesse, z. B. in den Bereichen der Sexualpädagogik, der Familienpolitik, der Frauenbewegung und der Homosexuellen-Emanzipationsbewegung, zu unterbinden.

Zum Beleg dessen sei an die Vernichtung der sexualpädagogischen Materialien „Betrifft: Sexualität" (79 400 Arbeitsmappen und 219 Filmkopien im Wert von über einer Million Mark) im Jahr 1983 auf Veranlassung des Bundesministeriums für Jugend, Familie und Gesundheit erinnert.* Aus der Erfahrung im Rahmen meiner Lehrtätigkeit an einer norddeutschen Hochschule weiß ich vom Rückgang des sexualpädagogischen Engagements der angehenden Pädagogen zu berichten, was u. a. auf Angst, Unsicherheit und schwindende Aufgeschlossenheit für einstmals tabuisierte Unterrichtsgegenstände und pädagogische Problemstellungen aufgrund von Lehrer-Arbeitslosigkeit und auf neue Tabuisierung des Sexuellen in pädagogischen Arbeitsfeldern zurückzuführen sein mag.

* Gegen diese Vernichtungsaktion hat die Deutsche Gesellschaft für sozialwissenschaftliche Sexualforschung scharf protestiert (Wortlaut s. Anhang; veröffentlicht in der Frankfurter Rundschau vom 10. 12. 1983).

Die peinliche und unwürdige Affäre zur Jahreswende 1983/84 um die (behauptete) Homosexualität eines ranghohen Militärs scheint durchaus zur Verunsicherung der homosexuellen Mitbürger und zur Auffrischung des längst erschütterten Tabus der Homosexualität geführt zu haben – wenn mich mein Eindruck aus dem ländlichen und Kleinstadt-Milieu nicht täuscht. Hier liegen allerdings auch andere Einschätzungen vor (vgl. insbesondere den Beitrag von Lindner in diesem Band). Auch zu diesem Vorgang gibt es eine Stellungnahme der Deutschen Gesellschaft für sozialwissenschaftliche Sexualforschung (Wortlaut s. Anhang; veröffentlicht in der Frankfurter Rundschau vom 12. 1. 1984).

Was konservativen Kreisen am Exempel der Wiederbelebung des Homosexualitätstabus in Sachen General Kießling nicht vollständig gelang, scheint die von den Massenmedien in großangelegten Kampagnen hochgepeitschte Angst vor der neuartigen Erkrankung AIDS, jenem „erworbenen Immunmangel-Syndrom" (das auf Englisch „Acquired Immune Deficiency Syndrome" heißt), zu schaffen, von dem unter anderen Patienten besonders Homosexuelle betroffen zu sein scheinen. Das von den Massenmedien hochgespielte Phänomen AIDS scheint die Homosexuellen-Emanzipationsbewegungen in den USA zurückgeworfen zu haben.

Schlußwort

Die repressive Enttabuisierung der Sexualität hat nicht zu einer Entfesselung der Lebenskraft, zur Zunahme von Zärtlichkeit [72] und zur Emanzipation des Eros geführt. Die Menschheit treibt dem Abgrund zu. Das existierende Destruktionspotential kann alles Leben auf unserem Planeten auslöschen. Angesichts des Damoklesschwertes der atomaren und chemischen Endkatastrophe haben die Sexualtabus etwas Irres. Es bleibt ungewiß, ob der Eros, die Lebenstriebe, sich als stark genug erweisen werden, das letzte Inferno zu verhindern.

Anmerkungen

[1] Sigmund Freud hatte im Jahre 1913 in seinem Werk „Totem und Tabu" aus metapsychoanalytischer Sicht die Wirkungsweise, die gesellschaftliche Funktion und die Entstehung des Tabus bei schriftlosen Kulturen in Anlehnung an die kulturanthropologischen Forschungsresultate seiner Zeit erörtert. Vgl. *Freud, S.:* Gesammelte Werke, Bd. IX, London, 1956.

[2] *Wundt, W.:* Völkerpsychologie, Bd. 2, Mythos und Religion, Leipzig, 1906.

[3] *Freud, S.:* Gesammelte Werke, Bd. IX, London, 1956, S. 31 f.

[4] Zur ausführlichen Darstellung des klassischen Sexualtabus der Menschheit vgl.: *Kerscher, I.:* Sexualität und Tabu. In: *Kluge, N.* (Hg.): Handbuch der Sexualpädagogik, Düsseldorf, Bd. 1, 1984.

[5] *Ford, C. S., Beach, F. A.:* Formen der Sexualität, Reinbek, 1968. Ford/Beach haben in Anlehnung an den Cross-Cultural Survey der Yale University, USA, eine kulturanthropologische Synopse über die Formen der Sexualität vorgelegt. Der genannten Kartei wurde das Material von 190 schriftlosen Kulturen entnommen, die sämtlich direkt von Völkerkundlern erforscht wurden. Ausdrücklich ausgenommen von der Überblicksstudie blieb das Material über antike Kulturen.

[6] Ebenda, S. 202.

[7] *Kossondo, B. L.:* Die Frau in Afrika. München, 1978, S. 113.
[8] *Ford, Beach,* a.a.O., S. 121.
[9] *Freud, S.:* Gesammelte Werke. London, 1956.
[10] *Freud,* a.a.O., S. 171 ff.
[11] *Malinowski, B.:* Mutterrechtliche Familie und Ödipuskomplex. (1924[1]) In: *Ders.:* Eine wissenschaftliche Theorie der Kultur. Frankfurt a. M., 1975.
[12] *Freud,* a.a.O., S. 45 f.
[13] *Parsons, T.:* Das Inzest-Tabu in seiner Beziehung zur Sozialstruktur und zur Sozialisierung des Kindes. In: *Ders.:* Beiträge zur soziologischen Theorie. Neuwied, 1964.
[14] Ebenda, S. 133 f.
[15] *Murdock, G. P.:* Social Structure. New York, 1949.
[16] *Borneman, E.:* Lexikon der Liebe. Materialien zur Sexualwissenschaft. 4 Bde. Frankfurt a. M./ Berlin/Wien, 1978.
[17] Ebenda, S. 666.
[18] *Ford, Beach,* a.a.O., S. 283.
[19] *Shuttle, P., Redgrove, P.:* Die weise Wunde Menstruation. Frankfurt a. M., 1980.
[20] *Frazer, J. G.:* Der goldene Zweig. Eine Studie über Magie und Religion. (1922[1]) Frankfurt a. M., 1977; *Briffault, R.:* The Mothers. 3 Bde. London/New York, 1969; *Devereux, G.:* Normal und anormal. Aufsätze zur allgemeinen Ethnopsychiatrie. Frankfurt a. M., 1974.
[21] *Briffault, R.:* The Mothers. 3 Bde. London/New York, 1969.
[22] *Shuttle, P., Redgrove, P.:* a.a.O., S. 65.
[23] *Bettelheim, B.:* Die symbolischen Wunden: Pubertätsriten und der Neid des Mannes. München, 1975.
[24] Zit. nach *Shuttle, Redgrove,* a.a.O., S. 68.
[25] *Sherfey, M. J.:* Die Potenz der Frau. Reinbek, 1975.
[26] *Freud, S.:* Über die weibliche Sexualität. (1931[1]) In: Gesammelte Werke. Band XIV, London, 1956.
[27] *Janssen-Jurreit, M.:* Sexismus. Über die Abtreibung der Frauenfrage. München/Wien, 1976.
[28] *Albus, A.:* Neue psychoanalytische Theorien der weiblichen Sexualität. In: Maskulin-Feminin. München, 1972, S. 169–202. *Ane, Christina, Heidi, Ingeborg und Sophinette:* Psychoanalyse und Feminismus. In: Frauenjahrbuch 1977. München, 1977. *Chasseguet-Smirgel, J.* (Hrsg.): Psychoanalyse der weiblichen Sexualität. Frankfurt a. M., 1974. *Cixous, H:* Die unendliche Zirkulation des Begehrens. Berlin, 1977. *Dräger, K.:* Übersicht über die psychoanalytischen Auffassungen von der Entwicklung der weiblichen Sexualität. Psyche *22* (1968) 410–422. *Gillespie, W. H.:* Freuds Ansichten über die weibliche Sexualität. Psyche *29* (1975) 789 ff. *Gugel, E.:* Sexualität und Individualität der Frau. Zur Kritik der psychoanalytischen Auffassung von weiblicher Sexualität. Gießen, 1975. *Irigaray, L.:* Das Geschlecht, das nicht eins ist. Berlin, 1979. *Irigaray, L.:* Unbewußtes, Frauen, Psychoanalyse. Berlin, 1977. *Irigaray, L.:* Waren, Körper, Sprache. Der verrückte Diskurs der Frauen. Berlin, 1976. *Mitchell:* Psychoanalyse und Feminismus. Frankfurt a. M., 1976. *Neubaur, C.:* Verwünschter Wunsch. In: *Chasseguet-Smirgel, J.* (Hrsg.): Wege des Anti-Ödipus. Berlin, 1978, S. 136–185. *Ruitenbeek, H. M.* (Hrsg.): Psychoanalysis and Female Sexuality. New Haven, 1966. *Safouan, M.:* La sexualité féminine dans la doctrine freudienne. Paris, 1976. *Schaps, R.:* Hysterie und Weiblichkeit. Frankfurt a. M., 1978. *Schlesier, R.:* Konstruktionen der Weiblichkeit bei Sigmund Freud. Frankfurt a. M., 1980. *Shainess, N.:* Die weibliche Sexualität und das erotische Erleben. In: Freud und die Folgen. Die Psychologie des 20. Jahrhunderts II/1. Basel, 1976, S. 412–427. *Sherfey, M. J.:* Die Potenz der Frau. Wesen und Evolution der weiblichen Sexualität. Übersetzt aus dem Amerikanischen von Eva Bornemann. Köln, 1974. *Windhoff-Héritier, A.:* Sind Frauen so, wie Freud sie sah? Weiblichkeit und Wirklichkeit. Bausteine zu einer neuen psychoanalytischen und sozialpsychologischen Theorie der weiblichen Psyche. Reinbek, 1976.
[29] *Borneman, E.:* Das Patriarchat. Frankfurt a. M., 1975.
[30] *Borneman, E.:* Unsere Kinder im Spiegel ihrer Lieder, Reime, Verse und Rätsel. Olten, 1973, S. 24 ff. *Borneman, E.:* Lexikon der Liebe. Materialien zur Sexualwissenschft. 4 Bde. Frankfurt a. M./Berlin/Wien, 1978, S. 705 ff.
[31] *Spitz, R.:* Zum Problem des Autoerotismus. In: *Kentler, H.* (Hrsg.): Texte zur Sozio-Sexualität. Opladen, 1973.
[32] *Kinsey, A. C. u. a.:* Das sexuelle Verhalten der Frau. Frankfurt a. M., 1963.

[33] *Borneman, E.:* Unsere Kinder im Spiegel ihrer Lieder, Reime, Verse und Rätsel. Olten, 1973.
[34] *Ford, C. S., Beach, F. A.:* Formen der Sexualität. Reinbek, 1968.
[35] *Borneman, E.:* Unsere Kinder im Spiegel ihrer Lieder, Reime, Verse und Rätsel. Olten, 1973.
[36] *Adorno, Th. W.:* Sexualtabus und Recht heute. In: *Bauer, F. u. a.* (Hrsg.): Sexualität und Verbrechen. Frankfurt a. M./Hamburg, 1963, S. 309.
[37] *Baurmann, M. C.:* Sexualität, Gewalt und psychische Folgen. Bundeskriminalamt-Forschungsberichte, Bd. 15, Wiesbaden, 1983. *Kerscher, I.:* Emanzipatorische Sexualpädagogik und Strafrecht. Neuwied/Berlin, 1973.
[38] *Adorno,* a.a.O., S. 309.
[39] *Adorno,* a.a.O., S. 311.
[40] *Bleibtreu-Ehrenberg, G.:* Homosexualität. Die Geschichte eines Vorurteils. Frankfurt a. M., 1981. *Brauckmann, J.:* Weiblichkeit, Männlichkeit und Antihomosexualität. Zur Situation der lesbischen Frau. Berlin, 1981. *Dannecker, M.:* Der Homosexuelle und die Homosexualität. Frankfurt a. M., 1978. *Dannecker, M., Reiche, R.:* Der gewöhnliche Homosexuelle. Frankfurt a. M., 1974. *Gindorf, R., Lautmann, R.:* Homosexualität und Normalität. Vom Irrtum unserer Kategorien. In: *Kerscher, I.* (Hrsg.): Konfliktfeld Sexualität. Neuwied/Darmstadt, 1977, S. 119–129. *Gollner, G.:* Homosexualität – Ideologiekritik und Entmythologisierung einer Gesetzgebung. Berlin, 1974. *Hoffman, M.:* Die Welt der Homosexuellen. Frankfurt a. M., 1971. *Hohmann, J. S.* (Hrsg.): Der unterdrückte Sexus. Historische Texte und Kommentare zur Homosexualität. Lollar, 1977. *Kentler, H.:* Die Menschlichkeit der Sexualität. Berichte, Analysen, Kommentare, ausgelöst durch die Frage: Wie homosexuell dürfen Pfarrer sein? München, 1983. *Kokula, I.:* Formen lesbischer Subkultur. Berlin, 1983. *Lautmann, R.:* Seminar: Gesellschaft und Homosexualität. Frankfurt a. M., 1977. *Lautmann, R.:* Der Zwang zur Tugend. Die gesellschaftliche Kontrolle der Sexualitäten. Frankfurt am Main, 1984. *Linnhoff, U.:* Weibliche Homosexualität zwischen Anpassung und Emanzipation. Köln, 1976. *Masters, W. H., Johnson, V. E.:* Homosexualität. Berlin, 1979. *Paczenski, S. von:* Verschwiegene Liebe. Zur Situation lesbischer Frauen in der Gesellschaft. München, 1981. *Pingel, R., Trautvetter, W.:* Partnerschaften homosexueller Männer. Berlin, 1985. *Stümke, H.-G./Finkler, R.:* Rosa Winkel, Rosa Listen. Homosexuelle und „Gesundes Volksempfinden" von Auschwitz bis heute. Reinbek, 1981. *Wiedemann, H. G.:* Homosexuelle Liebe. Stuttgart/Berlin, 1982.
[41] *Ford, C. S., Beach, F. A.:* Formen der Sexualität. Reinbek, 1968.
[42] Ebenda, S. 138 f.
[43] *Bleibtreu-Ehrenberg, G.:* Homosexualität. A.a.O.
[44] *Borneman, E.:* Lexikon der Liebe. A.a.O., S. 589 ff.
[45] Ebenda, S. 590.
[46] *Borneman, E.:* Das Patriarchat. Frankfurt a. M., 1975.
[47] *Bleibtreu-Ehrenberg, G.:* Homosexualität. A.a.O.
[48] Ebenda, S. 122.
[49] Ebenda, S. 351 ff.
[50] *Kinsey, A. C. u. a.:* Das sexuelle Verhalten der Frau. Frankfurt a. M., 1970. *Hite, S.:* Hite-Report. Das sexuelle Erleben der Frau. München, 1977. *Giese, H., Schmidt, G.:* Studenten-Sexualität. Reinbek, 1968. *Eichner, K., Habermehl, W.:* Der RALF Report. Das Sexualverhalten der Deutschen. Hamburg, 1978. *Masters, W. H., Johnson, V. E.:* Die sexuelle Reaktion. Frankfurt a. M., 1967.
[51] *Masters, W. H., Johnson, V. E.:* Homosexualität. Berlin, 1979.
[52] Ebenda, S. 195.
[53] *Beauvoir, S. de:* Das Alter. Reinbek, 1972.
[54] *Pilgrim, V. E.:* Der selbstbefriedigte Mensch. München, 1977.
[55] *Barbach, L. G.:* For Yourself. Die Erfüllung weiblicher Sexualität. Berlin/Frankfurt a. M./Wien, 1977.
[56] *Reich, W.:* Die Funktion des Orgasmus. Die Entdeckung des Orgons. Frankfurt a. M., 1972.
[57] *Adorno, Th. W.:* Sexualtabus und Recht heute. A.a.O. *Plack, A.:* Plädoyer für die Abschaffung des Strafrechts. München, 1974. *Foucault, M.:* Sexualität und Wahrheit. Frankfurt a. M., 1977.
[58] *Ussel, J. van:* Sexualunterdrückung. Geschichte der Sexualfeindschaft. Reinbek, 1970.
[59] *Elias, N.:* Über den Prozeß der Zivilisation. 2 Bde., Frankfurt a. M., 1976.
[60] *Emde Boas, C. van:* Die sexuelle (R)evolution. In: *Kerscher, I.* (Hrsg.): Konfliktfeld Sexualität. Neuwied/Darmstadt, 1977.

[61] *Reich, W.:* Die sexuelle Revolution. Frankfurt a. M., 1971. *Ussel:* Sexualunterdrückung. A.a.O. *Kerscher, I.:* Erziehung und Sexualität. Giessen/Lollar, 1974.
[62] *Foucault, M.:* Sexualität und Wahrheit. A.a.O.
[63] Ebenda, S. 125 ff.
[64] Ebenda, S. 126.
[65] Ebenda, S. 126.
[66] Ebenda, S. 127.
[67] Ebenda, S. 142.
[68] Ebenda, S. 143.
[69] *Adorno, Th. W.:* Sexualtabus und Recht heute. A.a.O., S. 299 f.
[70] *Marcuse, H.:* Der eindimensionale Mensch. Neuwied/Berlin, 1967, S. 91 ff.
[71] *Negt, O.:* Rede auf der Arbeitstagung der IG Metall „Perspektiven der Arbeitszeitverkürzung" vom 24. bis 26. 8. 1983 im Bildungszentrum Sprockhövel.
[72] *Ostermeyer, H.:* Zärtlichkeit. Bensheim, 1982.

Männliche Homosexualität in Japan: Tradierte Kultur und westlicher Einfluß

John P. Collins

Männliche Homosexualität besitzt in Japan eine beobachtbare Geschichte und Tradition innerhalb jeder sozialen Schicht vom 9. Jahrhundert bis heute. Zur Zeit des Feudalsystems vom Adel und dessen Samurai praktiziert, bleibt die Homosexualität unter Männern ein ständiges, wenn auch verdecktes Thema im egalitären Japan von heute. Nachweise finden sich in der zeitgenössischen Kunst und Literatur, im klassischen Theater und in modernen Nachtklubs, im Erziehungswesen und in der Industrie, kurz: überall – außer in der Politik [1].

Diese Ausnahme verweist bereits auf die Verwestlichung des modernen Japans, die mit der Meiji („Erleuchteten Regierung")-Restauration im Jahre 1868 begann. Der westliche Einfluß führte dazu, daß die vormals allgemeine und öffentliche Akzeptanz von Homosexualität als einem natürlichen Phänomen unterdrückt bzw. aus der öffentlichen Sphäre verbannt wurde, ohne sie allerdings aus der Kultur zu eliminieren. Homosexualität unter Männern zeigt sich weiterhin bei etwa 5% der Bevölkerung, wenn auch in einer diskreten und nicht auffälligen Weise. Durch kein Gesetz pönalisiert und durch Tradition gebilligt, gilt Homosexualität heute als bestenfalls neutraler und harmloser Zusatz zu heterosexuellem Verhalten, das von allen japanischen Männern zwecks Erfüllung ihrer vorgeschriebenen gesellschaftlichen Verpflichtungen von Ehe und Familie erwartet wird.

Die homosexuelle Subkultur Japans hat sich als eine Vermischung mit westlichen Vorstellungen von Homosexualität entwickelt und stellt gleichzeitig auch eine Reaktion auf westliches Gedankengut dar. Der auffälligste Unterschied zwischen beiden Konzepten kann im japanischen Verständnis des Verhältnisses zwischen Sexualverhalten und emotionaler Beteiligung gesehen werden.

Eiichiro Ishida weist auf den scharfen Gegensatz zwischen japanischer und westlicher Kultur bei diesem Aspekt hin. Liebe in der westlichen Welt ist intensiv und leidenschaftlich, gekennzeichnet durch unerbittliche Kompromißlosigkeit und Intoleranz; in diametralem Gegensatz dazu steht das japanische Bedürfnis nach Kompromiß, Toleranz und Anpassung [2]. Die Japaner, die gefühlsmäßig zu sanftem Pathos und zarten Empfindungen neigen, finden die westliche Verknüpfung von Wollust und Schuld unnatürlich, inhuman oder schlicht ermüdend. Natur ist Natur, würden die Japaner sagen, und was immer in der Natur vorhanden ist – einschließlich sexueller Lust –, kann nicht verleugnet werden. Diese Haltung bezeichnen die Japaner als *vokubo-shizenshugi* („Wunschnatürlichkeit"). Sie erkennen jedoch auch, daß die offene Akzeptanz von Sexualität nur vereinbar ist mit einer ausgeglichenen, gezähmten und empathischen Emotionalität; in einer Kultur mit Leidenschafts-gesteuerter und Objekt-orientierter Emotionsstruktur dagegen gälte offene Sexualität als gefährlich. Auf Japaner wirkt das Schwanken der Abendländer zwischen zügelloser sexueller Agression und frommer Selbstkasteiung ermüdend oder sinnlos.

Homosexualität ist daher in Japan weder Anlaß für gefühlsgeladene Rhetorik noch für eine auf gesellschaftliche Veränderung zielende politische Bewegung. Als Magnus Hirschfeld Tokio im Jahre 1931 besuchte, hatte er folgendes Gespräch mit Professor Miyaki vom Institut für Psychiatrie der Kaiserlichen Universität: „Sagen Sie mir, mein lieber Hirschfeld", fragte Miyaki, „wie kommt es eigentlich, daß man soviel über Homosexualität in Deutschland, England und Italien hört, aber nichts dergleichen bei uns?" Hirschfelds Antwort: „Das, mein lieber Kollege, liegt daran, daß sie bei Ihnen erlaubt und bei uns verboten ist." [3]

Während für den westlichen Beobachter Homosexualität in Japan ein nahezu unsichtbares Phänomen zu sein scheint, vergleichen sich die japanischen Homosexuellen selbst mit „einer Pflanze, die im Dunkeln blüht". Im folgenden werden wir versuchen, die homosexuelle Subkultur in ihrer heutigen Erscheinungsform zu beschreiben.

Gesellschaftliche Organisation und Homosexuellen-Subkultur

Bereits im Jahre 1931 bemerkte Hirschfeld, daß der Hibiya-Park im Zentrum von Tokio am südwestlichen Rand der Anlagen des Kaiserlichen Palastes, ganz ähnlich den Parks in Europa, ab den frühen Abendstunden als Treffpunkt für homosexuelle Männer bekannt war; ein Ort, wo „Homosexuelle und ihre Kontaktaufnahmen nur den Eingeweihten erkennbar waren" [4]. In dieser Funktion war der Hibiya-Park bereits seit der Meiji-Restauration benutzt worden, als ein Teil dieses Geländes militärischen Ausbildungszwecken diente.

Zwanzig Jahre später berichtet Yukio Mishima, daß der Hibiya-Park weiterhin die Funktion eines Treffpunkts für homosexuelle Männer habe, der nach Einbruch der Dunkelheit ein eigenes Leben bekäme:

> „(Heterosexuelle) Liebespaare, die tagsüber oder vor Sonnenuntergang Arm in Arm die schmalen Pfade im hinteren Teil des Parks durchwanderten, dachten sicher nicht im Traum daran, daß nur wenige Stunden später dieser Park vollkommen anders genutzt würde. Man könnte sagen, daß der Park dann sein Gesicht verwandelt hatte." [5]

Bekannte Wege und vertraute Merkmale des Parks erhielten „Nachtnamen". Eine starke Steigung war als „Männerlaufbahn" bekannt, und die lange Seitenstraße des Parks hieß „Straße des ersten Blickkontakts". Zur Zeit Mishimas trat ein weiterer Faktor im Nachtleben des Parks hinzu: Die frühen Abendstunden zogen die japanischen Homosexuellen an, während spät abends die *gaijin,* die Ausländer, kamen.

Die widersprüchlichen Gefühle, die Japaner im allgemeinen gegenüber Fremden hegen, manifestieren sich auch bei japanischen Homosexuellen und ihrer Partnerwahl. Die Japaner identifizieren sich häufig als entweder *naisen* oder *gaisen,* d. h. entweder nur an Japanern oder zusätzlich auch an Ausländern interessiert. So kann jeder Treffpunkt für Homosexuelle in Japan als *naisen*- oder als *gaisen*-Ort charakterisiert werden, und erwartungsgemäß hängt der Modus der sozialen Interaktion zwischen homosexuell

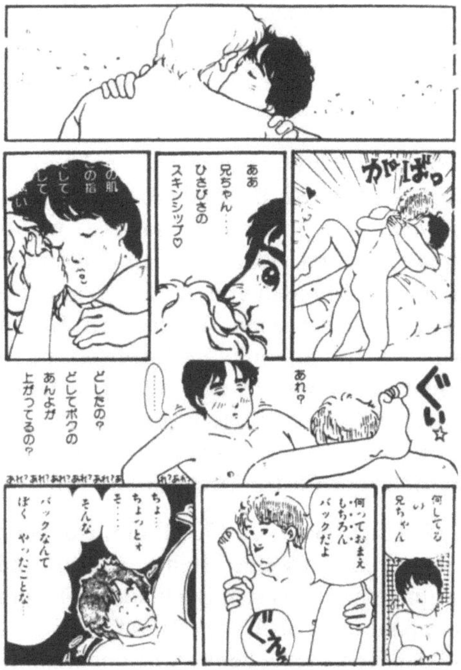

Bildergeschichte aus einer Homosexuellen-Zeitschrift, die verschiedenste Formen homosexuellen Verhaltens zeigt

liebenden Männern in Japan von dieser Selbstkennzeichnung ab. Ein *naisen* kommuniziert etwa mit einem anderen *naisen* im *uchi-ura,* dem intimen Interaktionsmodus, während sein Kontakt zu einem heterosexuellen Japaner im *soto-omete,* d. h. rituellen Modus, verlaufen würde, je nach der zwischen ihnen bestehenden Status-Differenzierung (gewöhnlich, wenn er der Rangniedrigere ist). Aber unabhängig vom Vorgesagten kann sich ein *gaisen* gegenüber einem Ausländer auch beim Erstkontakt im *soto-ura* oder anomischen Interaktionsmodus verhalten, um dann – nach einiger Zeit oder unter den rechten Umständen – in den *uchi-ura* oder Intimmodus zu wechseln [6]. Eingefleischte *gaisen* haben normalerweise ebenso selten Beziehungen untereinander wie bei uns in der amerikanischen Gesellschaft die sogenannten „rice queens", also Weiße mit einem erotischen Interesse an Asiaten. Zwar kann keines dieser Interaktionsmuster als absolut gültig angesehen werden, aber sie gelten als ein deutliches Verhaltensmuster in japanischen Homosexuellenmilieu.

So wie *naisen* und *gaisen* Partner ihrer Wahl nach der jeweiligen Abendstunde im Hibiya-Park finden können, so können sie auch entsprechende Partner an anderen Orten kennenlernen, die für entweder überwiegend *naisen*- oder *gaisen*-Interaktionen bekannt sind. Das Kontakt-Promenieren, im westlichen Homosexuellen-Jargon „cruising" genannt, spielt sich für *naisen* im Hibiya- sowie im Ueno-Park ab, im Arbeiterviertel im Nordosten Tokios gelegen. Die Kontaktsuche für *gaisen* dagegen findet gewöhnlich in den Parks statt, wo ausländische Touristen und bereits mit der lokalen Situation vertraute ausländische Homosexuelle anzutreffen sind: im Meiji-Jingu-Park und dem dazugehörigen Bahnhof im Westen vom Tokio-Zentrum, dem Olympia-Park-Stadion und Schwimmbad weiter westlich, und selbst im Shiba-Park um den Aussichtsturm der Innenstadt. Die Kontaktaktivitäten sind saisonabhängig, wie an allen Touristen-Orten, aber ganz fehlen sie in der japanischen Hauptstadt nie.

In geringerem Ausmaß bieten auch bestimmte Eisenbahnhöfe der Strecken um Tokio passende Kontaktmöglichkeiten. Diese Bahnhöfe befinden sich häufig in der Nähe von Verkehrsknotenpunkten, etwa der Bahnhof Shinagawa, wo die Züge der neuen Tokaido-Linie aus Yokohama eintreffen, oder nahe den großen Einkaufszentren, wie etwa der Bahnhof Shimbashi, wenige Minuten von der Ginza in der Stadtmitte, oder auch in der Nähe von Vierteln mit einer großen Anzahl von Homosexuellenbars, wie die Bahnhöfe Ueno im Nordosten und Shinjuku im Nordwesten. Dieses letztere Gebiet im Bezirk Shinjuku („Shinjuku-ku") war in den fünfziger Jahren ein ausgesprochenes Bordellviertel; heute beherbergt es die größte Konzentration von Homosexuellenbars in Tokio. Die Hauptstraße Naka-dori ist praktisch das Tokioter Äquivalent zu der Christopher Street in New York oder der Castro Street in San Francisco.

Im Shinjukuviertel befinden sich mehr als 150 Homosexuellenbars bzw. -lokale; mehr als fünfzig sind im Uenoviertel, und eine Reihe anderer sind über die ganze Stadt verstreut. In diesen Stadtteilen befinden sich Buchläden, Theater, Saunen, *ryokan* (d. h. kleine Stundenhotels im japanischen Stil), die alle auf homosexuelle Kunden eingestellt sind. Die genaue Anzahl der Homosexuellenbars ist unbekannt, weil sie nicht einmal in den einschlägigen japanischen Führern verzeichnet sind. Viele sind auch nicht spezifisch als Homosexuellen- oder Heterosexuellen-Treffpunkte angelegt. Sie sind das, was ihre Kundschaft aus ihnen macht, und die Kundschaft kann sich rasch ändern. Für den ausländischen Besucher ohne Kenntnis der Landessprache ist es nahezu unmöglich, diese Treffpunkte zu finden oder sie auch nur als solche zu erkennen, selbst wenn er in einem ist, sofern er nicht von einem Ortskundigen eingeführt wird.

Die meisten Homosexuellenbars lassen sich also als *naisen-* oder *gaisen*-orientiert einstufen. Die Gegend um Ueno ist fast ausschließlich *naisen,* während das Shinjuku-Viertel eine Anzahl von Bars hat, wo sich *gaisen* und Ausländer wohlfühlen können. Das gleiche gilt auch für andere Treffpunkte, wie Saunen oder (Film-) Theater: sie lassen sich durch ihren Zulaß oder Ausschluß für Fremde kennzeichnen.

Diese Dichotomie bestimmt auch den Modus der interpersonalen Kontakte in jeder dieser Situationen. *Naisen* können sich in jeder beliebigen Umgebung leicht einander nähern. Nur ein offensichtlicher Statusunterschied könnte verbindlich vorschreiben, daß ein Ranghöherer den Kontakt mit einem Rangniedereren anbahnt. *Gaisen* erwarten in den meisten Situationen, daß der Ausländer den Kontakt aufnimmt. Ob und inwieweit ein japanischer Mann auf die Kontaktaufnahme positiv reagieren kann, hängt weitgehend vom Grad der verwandten Diskretion ab. In den meisten Situationen erfolgt der Kontakt über Blicke, körperliche Nähe, diskretes Berühren der Finger und auch freundlichen Wortwechsel. Ausnahmen von diesem Muster finden sich in besonderen situativen settings zwecks Erleichterung von anomischem Verhalten, z. B. in speziellen Räumen innerhalb von Saunen oder in den mehrstöckigen „Liebes-Hotels", die den Badehäusern und Saunen westlicher Großstädte entsprechen. Hier ist dem Japaner aufgrund der eingebauten Diskretion anomisches Verhalten erlaubt; zudem ist der

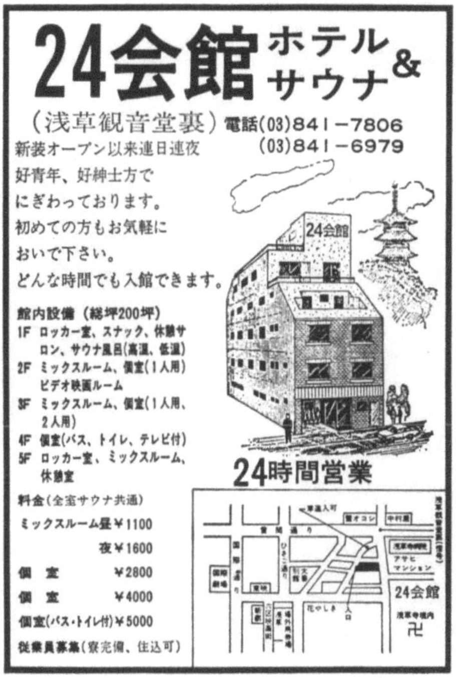

Zeitungsannonce eines „Liebes-Hotels“, das in seiner Funktion dem amerikanischen „Bad“ oder der europäischen „Sauna“ für Homosexuelle entspricht

Zweck der Einrichtung im voraus bekannt und erfordert daher nicht die unter Umständen peinliche Verbalisierung einer im übrigen offenkundigen Absicht.

Außerdem gibt es noch eine weitere Kontaktebene, zu der man durch eine Art Makler Zugang findet. In Tokio gibt es eine Anzahl von *uri-sen,* üblicherweise als „host bars“ bezeichnet. Hier kann der ausländische Besucher (bzw. gewöhnlich der ältere Japaner) eine Auswahl aus einer Gruppe von verfügbaren japanischen Männern treffen; mit dem Wirt der Bar, dem Gastgeber (host), handelt er dann Preise und Einzelheiten des gewünschten Zusammenseins mit dem Gewählten aus, sei es für einige Stunden oder für die ganze Nacht. Auf diese Weise formgerecht vorgestellt und eingeführt, steht es dem Japaner dann frei, von einem anomischen Verhaltensmuster zu einem intimen Muster zu wechseln, falls er den Kunden besonders sympathisch findet.

Die jungen Männer in den *uri-sen* sind „Stricher“ in dem Sinn, daß sie ihre sexuellen Dienstleistungen verkaufen, aber zugleich machen sie auch nur Gebrauch von einer ihr kulturelles System nicht bedrohenden Möglichkeit der Kontaktaufnahme mit Ausländern: einer Methode, die das konventionelle Interaktionsmuster nicht verletzt. Solche jungen Männer in einem *uri-sen,* wie dem College-no-Ousama (College König) in Shinjuku-ku, werden selten als *hasura* (Stricher) bezeichnet. Dieses Wort wird eher für jene relativ seltenen Japaner verwandt, die ihre sexuellen Dienstleistungen auf eigene Faust vermarkten. Man findet die *hasura* am ehesten in Parks, Bahnhöfen, Kinos und Foyers von Hotels westlichen Stils. Manche *hasura-* und *urisen-*Jungen sagen von sich

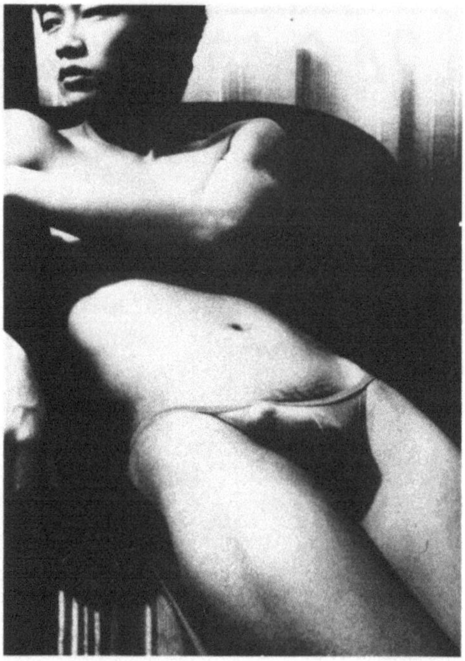

Junge in einem *uri-sen* als modernes Äquivalent der historischen männlichen Geisha

selbst, daß sie ihren Körper ausschließlich des Geldes wegen verkaufen und daß ihre behauptete Heterosexualität durch ihr homosexuelles Verhalten in keiner Weise beeinträchtigt werde.

In welcher Umgebung auch immer der Kontakt geschlossen wird, gehen sowohl *naisen* als auch *gaisen* zur Durchführung der eigentlichen sexuellen Aktivität gewöhnlich irgendwo anders hin (mit Ausnahme jener Orte, die wie die „Liebes-Hotels" eigens dafür vorgesehen sind). Da nur wenige junge Japaner allein wohnen, können die meisten auch nicht einfach jemanden mit zu sich nach Hause nehmen. Studenten wohnen oft in Studentenheimen, und Angestellte haben vielleicht Familienangehörige bei sich wohnen, möglicherweise sogar Frau und Kind. Daher gibt es viele *ryokan,* die ihre Zimmer homosexuellen Kunden zu einem Preis von 10 bis 20 US-Dollar für eine Zeitspanne von zwei Stunden zur Verfügung stellen. Allerdings erlauben die allermeisten *ryokan* für homosexuelle Paare in Tokio keine Benutzung durch Ausländer, aber ein Einheimischer kennt wahrscheinlich die Ausnahmen. – Für den Gast eines Hotels westlichen Stils ist es andererseits offenbar kein Problem, zu jeder Tages- und Nachtzeit einen Japaner mit aufs Zimmer zu nehmen. Dies spiegelt das öffentliche Desinteresse an dem wieder, was der Fremde gewissermaßen auf seinem eigenen Boden tut.

Andere Homosexuellen-Hotels haben besondere Räume für sado-masochistische Praktiken, für „bondage" und „discipline", sowie für Anhänger des *fundoshi,* des traditionellen japanischen Lendenschurzes. Gewöhnlich sind Ausländer in jedem Teil eines

Homosexuellen-Hotels in Japan willkommen, aber bestimmte Zonen, wie z. B. die *fundoshi,* sind nur japanischen Homosexuellen vorbehalten.

Die weite Verbreitung solcher Hotels und die Art ihrer Betriebsführung zeugen vom Einfluß des Westens auf den Lebensstil der homosexuellen Bevölkerung Japans (mit der rühmlichen Ausnahme, daß in Japan solche Orte ausnahmslos peinlich sauber und hygienisch sind). Die herausragenden Merkmale des homosexuellen Lebens in Japan sind und bleiben Diskretion und Etikette.

Sexuelle Aktivitäten spielen sich nur selten an öffentlich zugänglichen Orten ab, obgleich es auch gelegentlich zu sehr kurzen Begegnungen in einem nächtlichen Park kommen kann. Auch sieht man bei weitem nicht soviel intimes Verhalten (Küssen, Schmusen) in der japanischen Subkultur wie in der amerikanischen oder europäischen. Sexualität findet zumeist nur im privaten Bereich statt – und ist auch dort nicht allzu wichtig zu nehmen. Ist man privat sexuell, so ist man doch dies nicht etwa heimlich und verstohlen; ist man leidenschaftlich, so doch nicht melodramatisch.

Es gibt kaum Belege dafür, daß japanische Homosexuelle bestimmte sexuelle Aktivitäten so bevorzugen, daß andere ganz ausgeschlossen werden. Es gibt keine Anzeichen für eine landesweite Präferenz, einen all-japanischen Fetisch. Japanische Homosexuelle erwecken eher den Eindruck, daß sie in ihrem Sexualverhalten ebenso ungehemmt wie in ihrem Sozialverhalten gehemmt sind. Während der sexuellen Interaktion werden „aktive" und „passive" Rollen problemlos ausgetauscht und lösen offenbar keine automatischen Assoziationen mit einer bestimmten „männlichen" oder „weiblichen" Geschlechtsrolle aus.

Männliche und weibliche Verhaltensweisen können jedoch im sprachlichen Ausdruck differenziert werden. Als Gattungsbegriff bezeichnet das Wort *homo* jeden homosexuellen Mann oder Jungen; das Wort *gei-boi* jedoch bezieht sich auf einen effeminierten jungen Mann in einer Homosexuellenbar, in der er zur Unterhaltung der Gäste

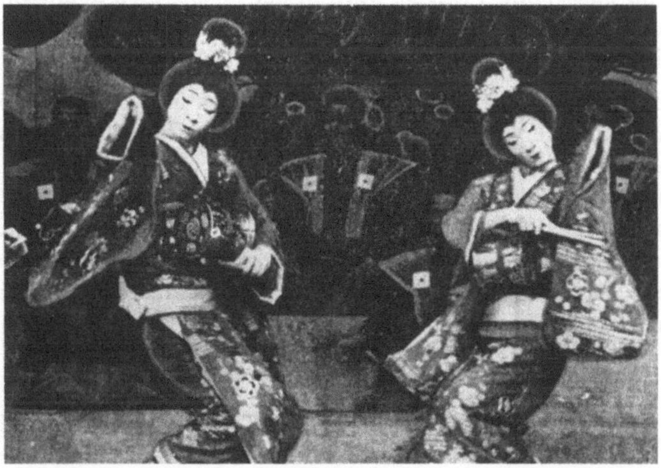

Junge Homosexuelle als Kabuki-Darsteller

eventuell Frauenkleidung trägt. Beide Bezeichnungen sind aus dem Englischen entlehnt, nehmen aber in der japanischen Kultur eine besondere Bedeutung an.

Während man das Wort *nanshoku* ganz allgemein für einen homosexuellen Mann benutzt, ist *wakashu* das spezifische Wort für einen effeminierten Homosexuellen, und wenn die Effeminierung noch weiter getrieben wird, spricht man von *okama* (entsprechend dem deutschen Wort „Tunte" bzw. „Supertrine"). Einzelne sexuelle Praktiken haben oft bildhafte oder humorvolle Bezeichnungen, wie etwa *shakuhachi* (Flöte) für Fellatio oder *shonika* (Kinderarzt) für einen Pädophilen. Altersunterschiede werden einfach durch die Begriffe *nenja* und *shonen* (älter bzw. jünger) gekennzeichnet.

Angemerkt sei, daß weder die unterschiedlichen sexuellen Praktiken noch bestimmte soziale Verhaltensweisen wie Transvestismus mit strafrechtlichen Sanktionen bedroht sind. Nach § 174 des japanischen StGB und § 1, Absatz 20 des Gesetzes über Bagatelldelikte sind einverständliche homosexuelle Handlungen außerhalb der Öffentlichkeit zwischen Beteiligten über 18 Jahren nicht strafbar [7].

Sexualkontakte zu Minderjährigen lassen sich relativ leicht herstellen, da ohnehin alle sexuellen Beziehungen großer Diskretion unterliegen. Minderjährige befinden sich in einigen der „Liebeshotels" und können auch über die „Gastgeber" eines *uri-sen* vermittelt werden. Es hat jedoch den Anschein, daß minderjährige Japaner im allgemeinen mehr von älteren Japanern als von ausländischen Touristen bevorzugt werden. Obwohl solche Beziehungen ja gesetzwidrig sind, wird kaum ein solcher Fall direkt bekannt; sicherlich eine Folge der für den Gesamtbereich der Sexualität in Japan typischen Diskretion.

Verbreitete Homosexuellen-Zeitschriften zeigen das volle Spektrum sexueller Betätigung zwischen Männern auf, wobei allerdings die Geschlechtsteile für gewöhnlich versteckt oder bedeckt sind. Küssen und Schmusen, im Ausländerklischee als für Japaner unüblich empfunden, kommt anscheinend in Intimsituationen ebenso häufig vor wie in unserer Kultur. Es bleibt jedoch auf das Intimverhalten beschränkt und wird nicht in der Öffentlichkeit gezeigt. Sadomasochistische Elemente und Unterwerfung („bondage" und „discipline") spielen auch in der japanischen homosexuellen Fantasie eine große Rolle, und gleiches gilt für Uniformen und Militär-Requisiten; in der Praxis jedoch sind sie deutlich seltener anzutreffen.

Mit dem Erscheinen von Homosexuellen-Zeitschriften in den letzten 15 Jahren wurde die Chiffre-Kleinanzeige zum geeigneten diskreten Instrument der Kontaktaufnahme zwischen japanischen Homosexuellen und auch zwischen Einheimischen und Ausländern, die einen Besuch in Japan planen. Die Interessengemeinschaft zwischen dem Anzeigenaufgeber und dem Beantworter ermöglicht schon beim ersten Treffen das Entstehen anomischer und selbst intimer Verhaltensmuster. In Japan lebende ausländische Homosexuelle berichten, daß ein solches Inserieren für beide Seiten die besten Ergebnisse mit dem geringsten Unbehagen erzielt.

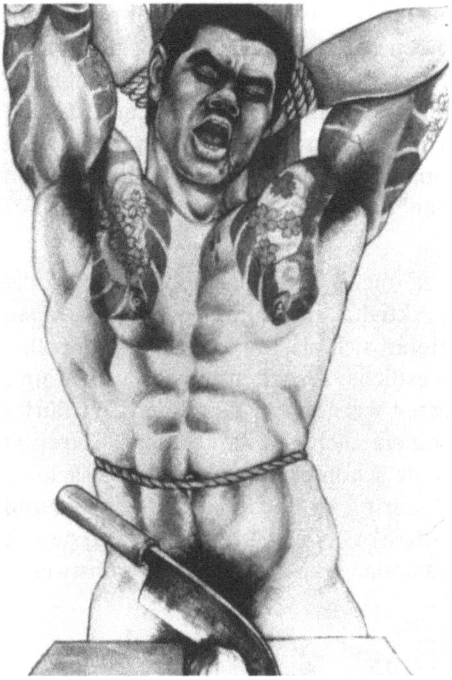

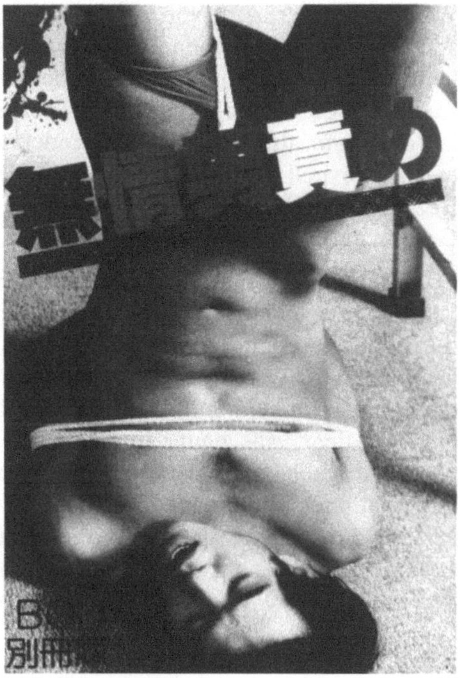

Sadomasochistische Phantasie und „bondage“-Darstellung aus zwei japanischen Homosexuellen-Zeitschriften

Homosexuellen-Gruppen

Das Sexualleben in Japan ist in erster Linie eine Angelegenheit des privaten Ausdrucks. Für das homosexuelle Leben gilt dies noch mehr. Dies führt dazu, daß ungeachtet der großen Anzahl japanischer Homosexueller, die in mannigfache Weise miteinander interagieren, eine signifikante homosexuelle Bürgerrechtsbewegung nicht existiert und damit auch eine „gay community“ mit eigenen Institutionen und Strukturen unsichtbar ist. Eine Politisierung des Bewußtseins sexueller Minderheiten, wie sie in den westlichen Gesellschaften festgestellt werden kann, gibt es in Japan praktisch nicht. Angesichts des Mangels an legalen oder religiösen Sanktionen gegen Sexualität ist dies auch nicht überraschend. Die Entwicklung einer antagonistisch „schwulen“, d. h. politisch bewußt homosexuellen Subkultur als Protest gegen die Gesellschaft, wurde durch die allgemeine gesellschaftliche Toleranz verhindert. „Homosexuell“, das internationale „gay“ oder das sich in Deutschland allmählich vom Schmähwort zum allgemein akzeptierten und Identität-stiftenden Begriff mausernde „schwul“ haben jeweils verschiedene Bedeutungsinhalte. Im japanischen Gebrauch dagegen fehlen gänzlich die Konzepte von positiver sexueller Identität und von aktivistischem Sendungsbewußtsein. In Japan ist „gei“ lediglich ein Synonym für „homosexuell“, und Homosexuelle sind definiert als *sexuelle* Nonkonformisten.

Wenn man überhaupt von einem sozialen Stigma sprechen kann, dann hat es mit der auch für den japanischen Homosexuellen geltenden sozialen Verpflichtung zu tun, zu heiraten und eine Familie zu gründen. Er wird nicht als Homosexueller stigmatisiert, sondern gegebenenfalls als jemand, der sich seinen gesellschaftlichen Pflichten entzogen hat und *dafür* als randständig behandelt wird. Erfüllt er aber diese Pflichten, dann kann er auch sexuell tun, was er will. Die meisten japanischen Männer mit homosexuellen Beziehungen wünschen sich gar keine „Schwulenbewegung", die sie vom Rest ihrer Gesellschaft trennen würde.

Die wenigen Aktivisten und Gruppeninitiatoren, die es in Japan gibt, räumen die Schwierigkeit einer Erforschung homosexueller Aktivität in all ihrer Vielfalt in Japan durchaus ein: denn nur wenige Japaner identifizieren sich als Teil einer homosexuellen Gruppe. Wir zweifeln jedoch nicht daran, daß westliche Verhaltensmuster auch weiter die Homosexuellenpopulation in Japan beeinflussen werden; im Laufe der Zeit dürfte viel von dem, was heute in Japan nur unter einem dichten Mantel der Diskretion geschieht, auch im Ausland bekannt werden. Heute schon erreichen uns hauptsächlich Informationen durch das Medium der bildenden Künste. In Büchern, Zeitschriften und in der Fotografie ist die alte und moderne sexuelle Vorstellungskraft und Fantasiewelt Japans in ihrer exotischen Schönheit sofort erkennbar. Japans erotische Kunstwerke verkünden aller Welt die japanische Sexualität.

Homosexuelle Erotika

Die lange Tradition der erotischen Kunst Japans ist insofern einzigartig, als sie die einzige bedeutende Verkörperung östlicher erotischer Kunst darstellt, die weder religiös noch philosophisch inspiriert ist. Zudem ist Japan das einzige Land, in dem unverhüllte Erotik ein allgemein akzeptiertes Sujet profaner Kunst war und ist. Warum ist Japan solch ein Sonderfall? Die Antwort auf diese Frage findet sich in den alten Traditionen und Legenden des Landes, die entscheidend zur Formung seiner heutigen Kultur beigetragen haben.

Aus der japanischen Volksliteratur verschwand nie der phallische Symbolismus des Schöpfungsmythos von *Izanagi* und *Izanami,* in dem der Juwelenspeer des Himmels ins Meer geschleudert wird und das vom Speer abtropfende Meerwasser zu den Inseln koaguliert, die Japan bilden. Der Phallizismus ist nicht nur ein primitives Konzept, sondern in gleicher Weise moderne Lebenspräsenz. Trotz der Bemühungen der Meiji-Regierung, den Phalluskult als Relikt aus primitiver Vorzeit auszurotten, zeugen noch heute viele der alten phallischen Traditionen von seiner Lebendigkeit. In einem Tempel in Kamakura wird noch immer ein Altar mit einem Riesenphallus verehrt, und *enji* (Penisnachbildungen aus Papier, gefüllt mit süßem Bohnenbrei) werden Wallfahrern und Touristen zum Kauf angeboten.

Phallussymbole sind allgegenwärtig, und zwar nicht nur als Figuren einer vergangenen Kultur, sondern vielmehr als moderne Symbole von Gesundheit und langem Leben. Die bekannteren dieser Symbole sind der Storch, der Kranich, der *daikon*-Rettich, Pilze und selbst die komische Maske des Kobolds *Tengu* mit der Riesennase. Der *harikata* (Dildo,

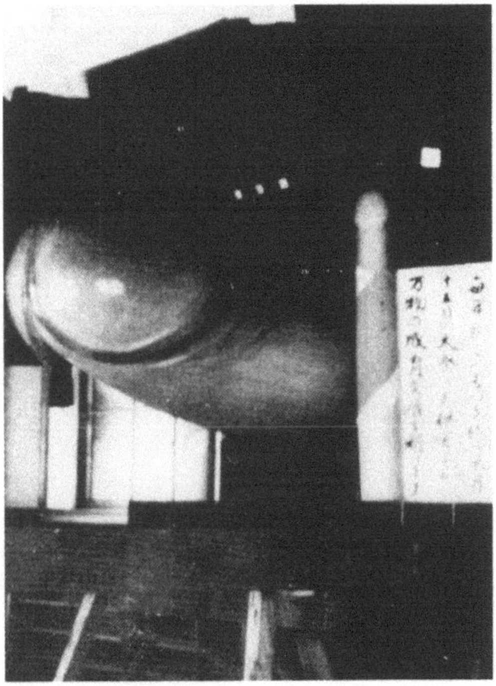

Riesenphallus in einem Tempel in Kamakura

Kunstpenis) erfreut sich heute noch der gleichen Beliebtheit wie früher, und der Sexualhumor ist voller Anspielungen auf Penisgröße und Potenz. Erotische Kunst wurde in Japan schon seit den Anfängen der Zivilisation hervorgebracht. Nur sehr wenig hat die Jahrhunderte überdauert und ist noch erhalten, aber buchstäblich tausende von Beispielen liefert die Kunst des *ukiyo-e,* eine Bewegung, die in der Zeit zwischen 1600 und 1860 ihre Blüte hatte und zahlreiche Formen erotischer Kunst hervorbrachte, von den *kibyoshi* (Comic strips) bis zu den berühmten Holzblockdrukken. *Shunga* („Frühlingsbilder") ist der Sammelname für die erotischen Gemälde, Drucke und illustrierten Japan-Bücher. Geschickt und einfallsreich von einigen der größten grafischen Künstler aller Zeiten gemalt und gezeichnet, führen uns diese Bilder die sexuellen Praktiken und Sitten einer lebendigen und ungehemmten Gesellschaft bis zum intimsten Detail vor Augen. Die besten dieser *shunga* vermitteln eben jene Frühlingsfrische, die ihnen ihren Namen gab.

Im alten Japan wurde der Geschlechtsakt einfach als ein natürliches und in sich erfreuliches Geschehen angesehen. Eine Entsprechung zu unserem westlichen Konzept von sozialschädlicher und sexistischer Pornografie gab es nicht, und die Darstellung von Sexualität wurde in keiner Weise mit moralischer Verwerflichkeit in Verbindung gebracht. Auch das Kinderspielzeug war unverkennbar phallischer Natur. Diese unbekümmerte und unverklemmte Haltung machte auch nicht vor dem Schlafzimmer halt. Zahlreiche Bilder belegen, daß homosexuelle Liebe zwischen Männern und Frauen, Analverkehr, Gruppensex und eine Reihe weiterer Praktiken gang und gäbe waren, die

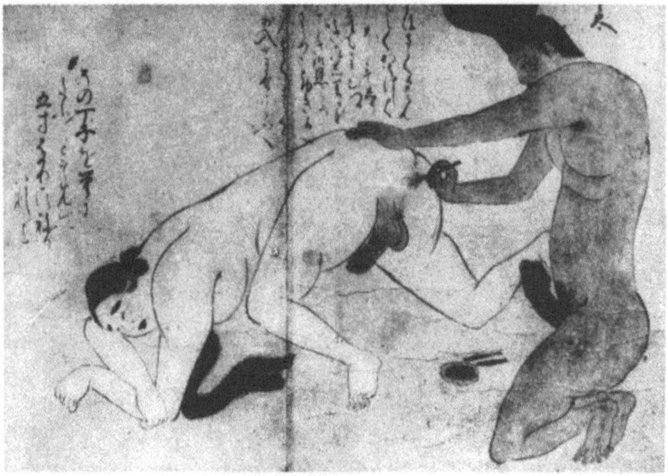

Analverkehr zwischen Männern auf einem Rollbild des 13. Jahrhunderts (*Chigo no soshi*)

im Westen mehr oder weniger mißbilligt wurden und werden. Die häufige Abbildung von homosexuellem Geschlechtsverkehr ist ein einzigartiges Merkmal japanischer erotischer Kunst. Sie dürfte auf die für die Japaner profane Natur aller sexuellen Aktivität zurückzuführen sein; eine Zensur männlicher oder weiblicher Homosexualität seitens der Religion oder der Gesellschaft fand nicht statt.

Erst in der Meiji-Reformperiode wurden die *shunga* von dem neuen Regime verboten; sie galten nun als verräterischer Ausdruck einer überwundenen primitiven Entwicklungsstufe und als hinderlich für die Umwandlung Japans in einen modernen Industriestaat. Natürlich war es unmöglich, die *shunga* über Nacht aus der Welt zu schaffen, und so werden sie auch heute noch produziert – nur nicht öffentlich. Die Einstellung des modernen Japan gegenüber den *shunga* ist auf eine merkwürdige Weise ambivalent. Trotz der intensiven Bemühungen, die Kunst der *ukiyo-e* in den Westen zu exportieren (ein Trend, der heute gegenläufig ist), sind sehr viele der *shunga* in japanischen Händen geblieben. Die offizielle Haltung ihnen gegenüber ist nach wie vor von strenger Mißbilligung und fast besessenem Puritanismus gekennzeichnet. Eine öffentliche Ausstellung von *shunga* ist in Japan verboten und ihre Reproduktion nur in zensierter Form erlaubt. Westliche Publikationen mit unretuschierten Bildern werden von den Zollbehörden unweigerlich beschlagnahmt.

Diese amtliche Prüderie nach westlichem Muster hat sich auf Zeitschriften, Illustrierte und jede Art von veröffentlichter Fotografie ausgewirkt. Zur Zeit ist die Abbildung von Schamhaar oder Geschlechtsteilen in öffentlich ausgestelltem oder zum Verkauf angebotenem Material verboten. Auf erotischen Fotos in Japan sieht man daher die Genitalien üblicherweise be- oder verdeckt; bei Importen aus dem Ausland werden die für die offizielle Moral anstößigen Teile geschwärzt. In Japan gemachte Fotoaufnahmen werden beim Entwickeln retuschiert. Bei dieser Situation erübrigt sich der Hinweis, daß die gesetzlichen Vorschriften durch Polaroidkameras, Videobänder und illegale Importe von „pornografischem“ Material umgangen werden.

Eine derartige staatliche Zensur hat in Japan zu einer Art von erotischer Darstellung geführt, die man nach westlichen Begriffen nur als „weiche Pornografie“ bezeichnen kann. Die homosexuellen Magazine als Hauptquelle homosexueller Erotika zeigen

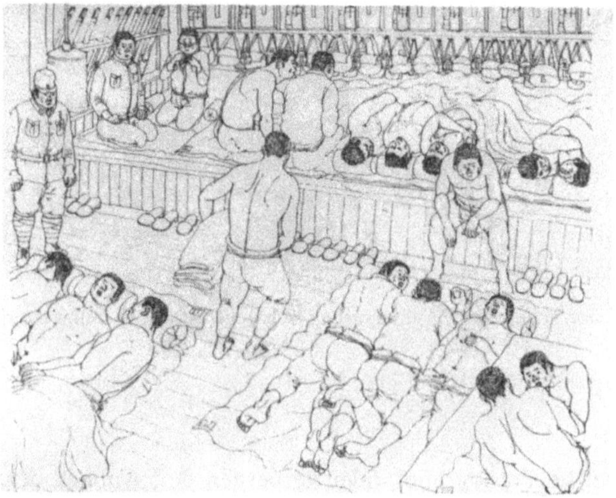

Das Leben in einer Kaserne der Kaiserlichen Armee. Beachte die beiden Männer oben rechts. (Zeichnung aus dem 19. Jahrhundert)

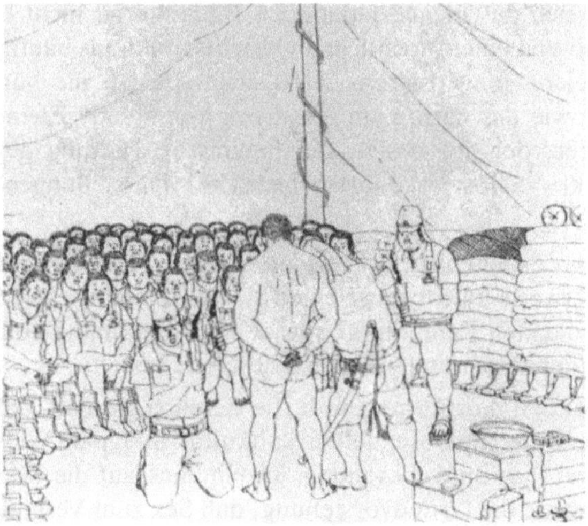

Die Soldaten der Kaiserlichen Armee werden über Geschlechtskrankheiten informiert.

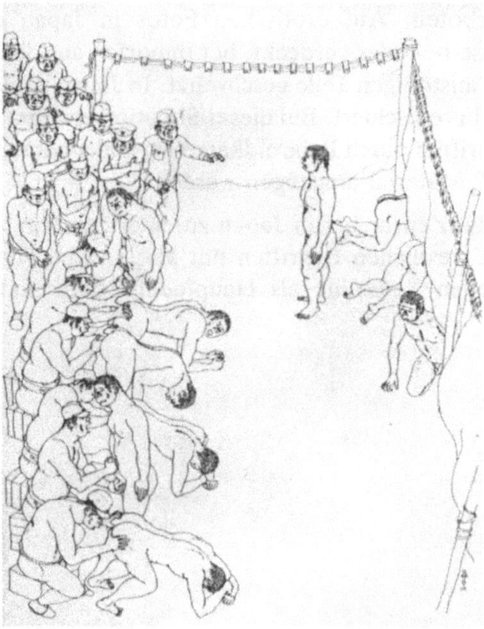

Die Soldaten der Kaiserlichen Armee untersuchen sich gegenseitig auf Feigwarzen.

daher solche „weiche Pornografie" oder verbergen den Anblick der Geschlechtsteile durch Übermalen.

Richtigerweise sollte das Wort „Erotika" zur Beschreibung solchen Materials benutzt werden, denn als eigentliche Pornografie im Sinne einer deutlichen Darstellung sexuellen Verhaltens läßt sich das meiste japanische Bildmaterial nicht bezeichnen. Homosexuelle Erotika sind von einem westlichen Gesichtspunkt aus häufig nichts als Darstellungen eines überzeichneten Posierens. Und doch spiegelt die künsterlische Qualität solchen Posierens sowie das darin zum Ausdruck kommende Element von Diskretion genau den Stil wider, der am besten die japanische Haltung gegenüber Sexualität allgemein ausdrückt. Selbst sadomasochistische Darstellungen wirken beinahe „hübsch".

In japanischen homosexuellen Erotika spielen häufig Kinder und Jugendliche eine Rolle. Merkwürdigerweise reicht das Fehlen des problematischen Schamhaars häufig aus, die Bilder von nackten Zehnjährigen trotz der offenkundig homosexuellen Dinge, die sie treiben, die Zensurschranke legal passieren zu lassen.

Aus den vorausgehenden Ausführungen dürfte deutlich werden, daß die Manifestationen und Stilbildungen der homosexuellen Subkultur in Japan Widerspiegelungen des allgemeinen Kulturmusters sind, besonders im Hinblick auf die Merkmale Diskretion, Unbekümmertheit sowie die Grundvorstellung, daß Sex zum Vergnügen da ist. Von der Hauptkultur unterscheidet sich die homosexuelle Teilkultur nur darin, daß vom japanischen Homosexuellen auf seiner Suche nach Partnern und Möglichkeiten der konkreten Lebensgestaltung ein höheres Maß an Individualismus und Spontaneität benötigt wird.

Wer sich als nichtjapanischer Beobachter um ein Mindestmaß an Aufmerksamkeit bemüht, kann – in begrenztem Umfang – ausmachen und erleben, was homosexuelle Japaner tun, welche Orte sie aufsuchen, wie sie miteinander in Beziehung treten, was sie lesen und was ihnen Freude und Lust macht. Hingegen ist es weitaus schwieriger, ihre Gefühls- und Gedankenwelt mit Sicherheit zu bestimmen. Pioniere wie *Kinsey* und *Asayama* haben gezeigt, daß der beste Weg zum Gewinnen von Informationen das Befragen ist. Dabei werden wir feststellen, daß der Sprung vom Öffentlichen ins Private, vom öffentlich wahrnehmbaren Verhalten in die individuelle Sphäre japanischer Homosexueller, weitaus gewaltiger als in jeder westlichen Kultur ist.

Schlußbemerkungen

Interviews mit homosexuellen japanischen Männern zeigen, daß Vorkommen und Häufigkeit homosexuellen Verhaltens ebenso wie die Praktiken homosexueller Betätigung mit den entsprechenden westlichen Daten vergleichbar sind. Die Bedeutung solchen sexuellen Handelns und die Fähigkeit zur Entwicklung von homosexuellen Beziehungen werden entscheidend von kulturellen Werten Japans bestimmt: Zum einen weist Homosexualität in Japan nicht die gleiche Intensität auf wie im Westen, zum anderen wird sie weder mit sozialen noch mit psychischen Strafen wie Schuld oder Reue in Verbindung gebracht.

Die Homosexuellen-Subkultur Japans ist ihrem westlichen Gegenstück einerseits ähnlich, andererseits aber auch in wichtigen Aspekten verschieden. Ihre herausragenden Kennzeichen sind Lässigkeit, Diskretion, Unaufdringlichkeit, Spontaneität und Individualismus. Homosexualität ist im kulturellen und sozialen System Japans bislang noch (politisch) unsichtbar und als alternativer Lebensstil nicht öffentlich akzeptabel.

Künftige Forschungsarbeit ist nötig, um zu einer besseren Einschätzung und einem umfassenderen Verständnis der homosexuellen Subkultur im Japan von heute zu gelangen.

Anmerkungen

[1] Zur männlichen Homosexualität in Japan vgl. *Childs, M.:* Japan's Homosexual Heritage. Gai Saber *1* (1977) 41–45;
in buddhistischen Gemeinden: *Doumoulin, H.:* A History of Zen Buddhism. New York (McGraw Hill), 1965;
im frühen japanischen Theater: *Domoto, M.:* Die Geschichte der Homosexualität im Theater. (Japanisch). Tokio (Barajujisha), 1970;
in den Samurai-Gemeinschaften: *Ihara, S.:* Comrade Loves of the Samurai. Tokio (Tuttle), 1972;
in der Meiji-Periode: *Mori, O.:* Vita sexualis. Tokio (Tuttle), 1972;
im kaiserlichen Schulsystem: *Roden, D.:* Schooldays in Imperial Japan. Berkeley (U. C. Berkeley Press), 1980;

in der erotischen Kunst: *Rawson, P.:* Erotic Art of the East. New York (G. P. Putnam's Sons), 1968;
in der zeitgenössischen Literatur: *Mishima, Y.:* Confessions of a Mask. New York (New Directions), 1958: *ders.:* Forbidden Colors. New York (Putnam), 1968;
in zeitgenössischer Dichtung: *Takahashi, M.:* The Penisist. Chicago (Chicago Review Press), 1975.

[2] *Ishida, E.:* The Culture of Love and Hate. Japan Quarterly *8* (1961) 394–402.

[3] *Hirschfeld, M.:* Men and Women. New York (Putnam), 1935, S. 30.

[4] Ebenda, S. 31.

[5] *Mishima, Y.:* Forbidden Colors. A.a.O., S. 55.

[6] Japaner unterscheiden Situationen nach einer Dichotomie von *uchi* (intern, innen, privat) und *soto* (extern, außen, öffentlich). Zusätzlich läßt sich jede Situation durch eine zweite Dichotomie kennzeichnen, nämlich *omote* (für die Öffentlichkeit sichtbar) und *ura* (dem Blick der Öffentlichkeit entzogen). Genauere Situationsdefinitionen lassen sich durch Kombinationen der Begriffe kennzeichnen: *uchi-ura* (intim) ist eine Situation, in der jemand einen anderen als Innenstehenden wahrnimmt, der ihn vor öffentlicher Bloßstellung schützen wird; *soto-omote* (rituell) ist eine Situation, in der der andere als Außen- und Höherstehender definiert und damit der formelle Kommunikationsmodus verwandt wird; *soto-ura* (anomisch) schließlich ist eine Situation, in der jemand zwar als Außenstehender gesehen wird, aber als einer, mit dem man ohne Beachtung der Etikette-Regeln umgehen kann. Die letztgenannte „anomische" Situation liegt beim Zusammentreffen mit einem Ausländer vor, der dem japanischen Wert- und Normsystem nicht angehört und damit für die sonst vitalen Etikettefragen ohne Bedeutung ist. – Situationsdefinitionen können von einem Augenblick auf den anderen und von Person zu Person wechseln.

[7] *Marmor, J.:* Homosexual Behavior: A Modern Reappraisal. New York (Basic Books), 1980, S. 197, Fußnote 7.

[8] *Murray, S., Arboleda, M.:* Stigma Transformation and Relexification in the Diffusion of ‚Gay'. Vortrag auf der Tagung der American Sociological Association, San Francisco, 1982.

[9] *Haddad, M.:* The Discreet Charm of Gay Life in Japan. The Advocate Nr. 359, Januar 1983, S. 40–43.

[10] Zur Sexualforschung in Japan vgl. *Asayama, S.:* Comparison of Sexual Development of American and Japanese Students. Psychologia *1* (1957) 129–131;
ders.: Sexual Behavior in Japanese Students: Comparison for 1974, 1960, and 1952. Archives of Sexual Behavior *5* (1967) 371–390;
ders.: Existing State and Future Trend of Sexuality in Japanese Students. In: *Forleo, R., Pasini, W.* (Eds.): Medical Sexology. Littleton, MA (PSG Publishing Co.), 1980;
Shinozaki, N.: Das Sexualleben der Japaner. (Japanisch) Tokio (Bungei Shuppansha), 1953;
Yasuda, T.: Grundwissen der Sexualwissenschaft. (Japanisch) Tokio (Sekai Hyoronsha), 1950.

Übersetzung aus dem Amerikanischen: Rolf Gindorf

Teil III:
Sexualität, Identität und Soziale Rolle

Das Werden einer Frau: Entwicklungsstufen der weiblichen Geschlechtsidentität

Hans Molinski

Sexualmedizin und Öffentlichkeit haben erst in jüngeren Jahren begonnen, ein besonderes Interesse für das Thema der Geschlechtsidentität zu entwickeln. Seit sich nämlich die Transsexuellen auf einmal so nachhaltig zu Wort gemeldet haben, ist es deutlich geworden, daß wir nicht nur zwei, sondern drei große Gruppen von Sexualstörungen zu unterscheiden haben.

Ärztliche Definition und Einteilung von Sexualstörungen

Mit dem Begriff Sexualstörung ist aber schon ein Reizwort gefallen. Die Öffentlichkeit neigt nämlich dazu, über das Thema Sexualstörung in einer merkwürdig doppelseitigen Einstellung zu sprechen. Einerseits werden Sexualstörungen allenthalben mit Faszination diskutiert und in detaillierter Ausführlichkeit beschrieben. Gleichzeitig aber wird die vorwurfsvolle Frage gestellt, wer denn überhaupt ein Recht dazu habe, bestimmtes sexuelles Verhalten und Erleben abqualifizierend als eine Störung zu bezeichnen.

Wissenschaften, welche die Natur und das Wesen der Phänomene bestimmen möchten, mögen in der Tat in Schwierigkeit geraten, wenn sie definieren wollen, was eine Sexualstörung ist und was nicht. Die ärztliche Definition des Begriffes Sexualstörung ist operational: Der Arzt spricht nur dann von einer Sexualstörung, wenn ein Patient zu ihm kommt und von sich selber aussagt, daß er sich durch sein sexuelles Verhalten und Erleben gestört fühlt. Nicht der Arzt, sondern der Patient bestimmt also, ob eine Sexualstörung vorliegt und was der Inhalt der Sexualstörung ist.

Was aber klagen Patienten als störend an? Da sind drei große Gruppen von unterschiedlichen Sexualstörungen zu unterscheiden.

Bei den *funktionellen Sexualstörungen* liegt die Störung im Ablauf der Lustphysiologie. Es handelt sich also um Störungen im psycho-physischen Ablauf der sexuellen Erregung selber. Hierher gehören z. B. Alibidinie, Ejakulationsstörungen, Erektionsstörungen, der Symptomenkomplex der sogenannten Frigidität oder Orgasmusstörungen unterschiedlicher Art.

Bei den *Störungen des sexuellen Verhaltens und Erlebens* nimmt zwar die Lustphysiologie einen ungestörten Verlauf und es kommt zur Erregung und zum Orgasmus. Der Patient muß sich dabei in einer Art und Weise verhalten, welche er selber als leidvoll und störend erlebt, so daß er um ärztliche Hilfe bittet. Dabei kann es sich um recht unterschiedliche klinische Bilder handeln, wie etwa männliche und weibliche Sexualphobien mit vermeidendem Verhalten und Erleben; um kompensatorische Phänomene scheinbarer Hypersexualität; um sadistische, masochistische, exhibitionistische Verhaltensweisen und vieles andere mehr.

In jüngeren Jahren nun fängt die Sexualmedizin an, von einer dritten Gruppe von Sexualstörungen zu sprechen, nämlich von den *Störungen der Geschlechtsidentität*. Dabei geht es weder um die Lustphysiologie noch um das zur Lust führende Verhalten und Erleben, sondern um eine weitere Dimension, welche jedoch von der Wissenschaft bislang eher unscharf erahnt als exakt definiert werden konnte.

Was ist männlich, was ist weiblich?

Um zu einer sinnvollen Definition des Begriffs Geschlechtsidentität zu kommen, ist es zweckmäßig, zunächst einmal von den beiden Eigenschaftswörtern männlich und weiblich auszugehen. Es wird hier also nicht etwa nach dem Inhalt oder gar dem Wesen von Männlichkeit und Weiblichkeit gesprochen. Ich muß offen zugeben, daß ich überhaupt nicht angeben könnte, was diese beiden abstrakten Begriffe beinhalten sollten, wie aus dem folgenden Text wohl deutlich werden dürfte. Hier wird nur danach gefragt, auf wen oder auf was sich die Eigenschaftsworte männlich und weiblich beziehen. Welches Individuum ist männlich, welches weiblich? In die Beurteilung dieser scheinbar ganz einfachen Frage müssen jedoch unterschiedliche Gesichtspunkte eingehen.

1. Das biologische Geschlecht

Ob ein Individuum männlich oder weiblich ist, scheint zunächst natürlich eine rein biologische Frage zu sein. Diese Frage muß jedoch in einzelnen Fällen auf den verschiedenen Stufen der biologischen Organisation unterschiedlich beantwortet werden.

Chromosomales Geschlecht:
Der Chromosomensatz XY wird als männlich, der Chromosomensatz XX als weiblich bezeichnet. Es können aber Abweichungen vorkommen, wie z. B. ein Chromosomensatz von XXY oder XXYY. Solche Zwischenformen, sogenannte Intersexe, haben gleichzeitig sowohl männliche (XY) als auch weibliche (XX) Züge. Das chromosomale Geschlecht liegt also bei der Befruchtung fest, es ist aber nicht immer als eindeutig männlich oder weiblich zu bezeichnen.

Gonadales Geschlecht:
Ein Individuum mit männlichem chromosomalem Geschlecht kann Ovarien entwickeln; ein Individuum mit weiblichem gonadalen Geschlecht kann Spermien entwickeln. In solchen Fällen spricht man von echten Zwittern oder von echtem Hermaphroditismus.

Hormonales Geschlecht:
Es ist nicht einfach so, daß die sogenannten weiblichen Sexualhormone nur bei der Frau und die sogenannten männlichen Sexualhormone nur beim Mann vorkommen würden. Vielmehr sind das männliche und das weibliche Geschlecht durch spezifische Konstella-

tionen beider Hormongruppen gekennzeichnet, wobei komplizierte zentralnervöse Vorgänge einen steuernden Einfluß ausüben. Dieses hormonale Geschlecht – ein unüblicher Ausdruck, welcher meist durch die Begriffe weibliches bzw. männliches Endokrinium ersetzt ist – stimmt nun nicht in allen Fällen mit dem gonadalen und chromosomalen Geschlecht überein.

Anatomisches Geschlecht:
Auch das anatomische Geschlecht braucht nicht mit dem chromosomalen, gonadalen oder hormonalen Geschlecht des Individuums übereinzustimmen. Dabei können sich die Diskrepanzen auf die Strukturen der inneren Geschlechtsorgane oder der äußeren Geschlechtsorgane erstrecken: Pseudohermaphroditismus internus oder externus.

Hinsichtlich des biologischen Geschlechts sind also das chromosomale, gonadale, hormonale und das anatomische Geschlecht zu unterscheiden, wobei bei letzterem noch die Gegebenheiten des äußeren und des inneren Genitale zu beachten sind. Im Normalfall koinzidieren die aufgezählten Parameter; sie können aber auch auseinanderfallen. So gibt es nicht nur eindeutig männliche oder weibliche Wesen, sondern auch Zwischenformen, die sogenannten Intersexe und Zwitter. Das biologische Geschlecht ist also eine objektiv festgelegte, aber nicht in jedem Fall eine eindeutige Größe.

2. Das soziale Geschlecht

Bei der Beantwortung der Frage, was männlich und was weiblich ist, geht es nicht nur um biologische Faktoren, sondern auch um Wirkkräfte, die von der interpersonalen und gesellschaftlichen Umgebung ausgehen. Zum morphologischen und physiologischen Geschlechtsdimorphismus kommt also die Ausbildung eines psycho-sozialen Geschlechtsdimorphismus. Dieser Prozeß wird dadurch eingeleitet, daß der Arzt auf dem Geburtsschein das ihm zutreffend erscheinende biologische Geschlecht einträgt, welches dann dem Standesamt gemeldet wird. Dieses amtlich angegebene Geschlecht bestimmt, wie das Kind von den Eltern, von der Schule, von der Gesellschaft angesehen und behandelt wird; es bestimmt also den Sozialisationsprozeß einschließlich Name, Kleidung, gesellschaftlichen und rechtlichen Möglichkeiten und Pflichten.

Das heißt aber, das soziale Geschlecht ist eine objektiv gegebene Wirkkraft, die an das Individuum von außen herangetragen wird. Die klinische Erfahrung zeigt, daß die prägende Kraft dieses sozialen Geschlechts außerordentlich stark ist. Das genitale Verhalten im engeren Sinne des Wortes sowie das geschlechtsabhängige Verhalten und Erleben im weiteren Sinne des Wortes können eben nicht nur auf biologisch verankerte psycho-physische Triebkräfte zurückgeführt werden, sondern sie sind in ganz starkem Ausmaß auch von eben diesem sozialen Geschlecht abhängig. Dabei sind die ganz frühen Einflüsse aus dem interpersonalen und sozialen Umfeld noch prägender als spätere Einflüsse etwa in der Schulzeit oder in der Adoleszenz.

Das soziale Geschlecht braucht nicht immer mit dem biologischen Geschlecht übereinzustimmen. Das gilt insbesondere auch für Zwitter und Intersexe. Wenn einem biologisch weiblichen Wesen ein männliches soziales Geschlecht zugeordnet wird, wird die resultierende Persönlichkeit durch überwiegend männliche Züge geprägt sein und umgekehrt.

3. Das psychische Geschlecht

In den psycho-sozialen Geschlechtsdimorphismus gehen aber nicht nur die gerade beschriebenen Faktoren ein, die in der Außenwelt liegen, sondern auch irgendwie geartete subjektive Faktoren, welche im Erleben des betreffenden Individuums selber liegen. Neben dem biologischen und sozialen Geschlecht ist also auch ein psychisches Geschlecht zu unterscheiden. Der Wissenschaft aber ist die Definition eines solchen psychischen Geschlechts bislang recht schwer gefallen, und der Prozeß einer Begriffsbildung ist noch nicht hinreichend abgeschlossen. Die erste unbefangene Antwort lautete natürlich, psychisch männlich sei, wer männliche psychische Eigenschaften und damit Männlichkeit habe. Umgekehrt sei das weibliche psychische Geschlecht durch weibliche psychische Eigenschaften, d. h. durch Weiblichkeit ausgezeichnet.

Was aber soll der Inhalt der abstrakten Begriffe Männlichkeit bzw. Weiblichkeit sein? Der Inhalt dessen, was in psychischer Hinsicht als männlich und was als weiblich gilt, ist einem ununterbrochenen Wandel unterzogen und variiert mit Zeit und Ort. Nur eines bleibt konstant: Immer werden männliche und weibliche Charakteristika als konträr erlebt und meist als komplementär und kompensatorisch.

In den Wildwestfilmen z. B. sind die Männer immer rauh und wild; inmitten aller Wildnis aber trägt die Frau auf einmal Spitzenkleider und Häubchen und zeigt dabei feenartige Züge. Als der Verfasser jung war, galt weitverbreitet, daß der Mann das Vaterland verteidige und den Feind töte; die Frau aber würde friedfertig Heim und Kinder hüten. Heute ist bei vielen ein ganz anderes Bild wirksam: Der moderne Mann sei friedfertig und verweigere den Wehrdienst; sie aber habe das Recht, über das Weiterleben der Leibesfrucht nach eigenem Gutdünken zu entscheiden.

C. G. Jung geht in der Definition eines psychischen Geschlechts einen Schritt weiter. Er bleibt zwar dabei, daß es männliche psychische Züge gebe, welche von den weiblichen Zügen unterschieden seien; aber er vertritt die Meinung, daß beide Geschlechter über beiderlei Art von Zügen verfügen würden. Der Animus umfasse die psychisch männlichen Anteile der Frau; die Anima umfasse die psychisch weiblichen Anteile des Mannes.

Eine solche Sprechweise führt jedoch in eine begriffliche Sackgasse. Wie kann es berechtigt sein, psychische Züge, die nur den Mann auszeichnen – nämlich der Besitz einer Anima – als weiblich zu bezeichnen? Diese Kritik will den Reichtum an psychologischer Einsicht, der mit den Begriffen Animus und Anima verbunden ist, nicht schmälern. Es soll lediglich darauf hingewiesen sein, daß es sich bei Animus und Anima um eine unlogische Begriffsbildung handelt. Dadurch werden dem weiteren Fortschritt der Einsicht aber unnötige Grenzen gesetzt, welche jedoch durch die gleich anzuführende Abänderung der Begriffe überwunden werden kann. Darüber hinaus bleibt auch bei C. G. Jung's Beitrag die Frage nach dem Inhalt von männlichen und weiblichen Zügen unbeantwortet.

Ein dritter Versuch, das psychische Geschlecht zu definieren, geht von dem Begriff geschlechtsabhängiger Rollenstereotypen und Rollenerwartungen aus, reduziert das psychische Geschlecht also auf das oben definierte soziale Geschlecht. Das psychische Geschlecht sei identisch damit, daß das Individuum diese Rollenstereotypen in seinem Handeln und Verhalten verwirklicht.

Bei einer solchen Sicht wird jedoch übersehen, daß es notwendig ist, neben den in der Außenwelt objektiv vorhandenen Wirkkräften – nämlich dem sozialen Geschlecht – auch ein subjektives psychisches Geschlecht zu unterscheiden, welches sich freilich so weitgehend dem Versuch einer Definition entzogen hat.

Das Bemühen um die Definition eines psychischen Geschlechts führte in einem vierten Schritt zu dem wegweisenden Buch von Money und Ehrhardt aus dem Jahr 1972 [1]: „*Gender Identity*: The sameness, unity, and persistence of one's individuality as male, female, or ambivalent, in greater of lesser degree, especially as it is experienced in selfawareness and behaviour; gender identity is the private experience of *gender role*, and gender role is the public expression of gender identity."

Wenn man diese recht komplizierte Definition genau studiert, erkennt man, daß der Begriff der *gender identity* zwar weiterhin von dem Rollenverhalten in der Außenwelt abgeleitet wird; daß andererseits aber auch die Begriffe einer männlichen und weiblichen Individualität sowie einer Selbstwahrnehmung eingeführt werden. Das tragende Hauptwort dieser langen Definition der *gender identity* bleibt dabei der Begriff einer Individualität, welche durch ausführliche Zusätze definiert ist.

Trotz aller Definition bleibt eine solche Individualität aber ein geheimnisvoller Begriff. Denn was ist eigentlich eine Individualität? Die frühere Frage nach dem Wesen einer irgendwie gearteten Männlichkeit bzw. Weiblichkeit ist nun durch die Frage nach dem Wesen einer irgendwie gearteten Individualität ersetzt. Money und Erhardt sind mit ihrer ursprünglichen Definition augenscheinlich selber nicht ganz zufrieden. Denn in ihrer deutschen Übersetzung von 1975 [2] ist das tragende Hauptwort in der Definition der Geschlechtsidentität nicht mehr die sogenannte Individualität selber, sondern die Erfahrung einer solchen Individualität: „Unter Geschlechtsidentität versteht man die überdauernde Erfahrung der eigenen Individualität, des eigenen Verhaltens und der eigenen Erlebnisweisen als eindeutig und uneingeschränkt männlich, als eindeutig und uneingeschränkt weiblich oder als im größeren, bzw. kleineren Grad ambivalent. Die Geschlechtsidentität ist die eigene Erfahrung der Geschlechtsrolle und die Geschlechtsrolle ist die Manifestation der Geschlechtsidentität nach außen."

Definition des Begriffs der Geschlechtsidentität

Auf die Frage nach der Definition des psychischen Geschlechts gibt es also bis zu diesem Punkt keine befriedigende Antwort. In den eigenen Arbeiten bevorzugt der Verfasser andere Begriffe: Das Bild der Frau von ihrer eigenen Weiblichkeit; das Bild des Mannes von seiner eigenen Männlichkeit.

Diese beiden Begriffe sind identisch mit dem Begriff der Geschlechtsidentität. Denn diese Bilder beziehen ich ja darauf, wie das Individuum sich selber unter dem Gesichtspunkt der eigenen Geschlechtszugehörigkeit erlebt.

Diese beiden Begriffe sind aber auch identisch mit dem Begriff des psychischen Geschlechts. Auf die Frage, was psychologisch männlich und was psychologisch weiblich ist, gibt es zwar keine objektiv gültige Antwort. Wohl aber gibt es eine subjektive

Antwort. Das psychische Geschlecht ist die subjektive Vorstellung, das subjektive Bild, welches der einzelne über Art und Inhalt seiner Geschlechtszugehörigkeit hat.

Das psychische Geschlecht – definiert als Geschlechtsidentität – ist also im Gegensatz zum biologischen Geschlecht und im Gegensatz zum sozialen Geschlecht keine objektiv festgelegte Größe, mit der das Individuum unausweichlich konfrontiert ist. Die Geschlechtsidentität ist vielmehr ein subjektives Bild, eine subjektive Phantasie des betreffenden Individuums selber.

Wenn der Psychoanalytiker stichwortartig von einem Objekt spricht, meint er nicht etwa das reale äußere Objekt selber; vielmehr spricht er in Wirklichkeit von der inneren Repräsentanz des Objektes, also von seinem eigenen persönlichen Bild des äußeren Objektes. In diesem Sinn korrespondiert der Begriff der Geschlechtsidentität mit dem Begriff der Objektrepräsentanz. Bei der Geschlechtsidentität handelt es sich nicht um das Bild einer in der Außenwelt gegebenen Männlichkeit oder Weiblichkeit, sondern um das Bild, das das Individuum von sich selber unter dem Gesichtspunkt seiner Geschlechtszugehörigkeit hat.

Das Bild der eigenen Weiblichkeit und das Bild der eigenen Männlichkeit stellen nicht etwa abstrakte Begriffe dar; sie haben keinen spekulativen Inhalt und beziehen sich nicht auf irgendeine rätselhafte Wesenheit. Vielmehr beziehen diese Begriffe sich auf einen konkreten und empirisch faßbaren psychischen Inhalt. Der Begriff des psychischen Geschlechts, definiert als Geschlechtsidentität, hat also nichts mit der Frage zu tun, ob Mann und Frau objektiv mit unterschiedlichen psychischen Eigenschaften ausgestattet sind oder nicht.

Die Aussage, daß es sich bei der Geschlechtsidentität „lediglich" um eine subjektive Phantasie handelt, sollte nicht darüber hinwegtäuschen, daß es sich um einen Wirkfaktor von ganz außerordentlicher Prägnanz handelt. Die Geschlechtsidentität entscheidet in weitgehendem Ausmaß über das Verhalten und das Lebensschicksal des einzelnen: Jeder steht unter dem Drang, seine eigene Identität, also seine eigene Phantasie von sich selbst, zu verwirklichen.

Die Geschlechtsidentität braucht weder mit dem biologischen Geschlecht noch mit dem sozialen Geschlecht oder mit der *gender role* übereinzustimmen. Ganz im Gegenteil, durch diesbezügliche Diskrepanzen, wie sie z. B. beim Zustandsbild der Transsexualität vorliegen, ist die Sexualmedizin ja gerade zunehmend auf das Problem der Geschlechtsidentität aufmerksam geworden.

Abschließend sei noch angefügt, daß der Verfasser übrigens nicht nur das Bild der eigenen Männlichkeit bzw. der eigenen Weiblichkeit untersucht, sondern zusätzlich auch das Bild vom jeweiligen Gegengeschlecht. In Anbetracht des kompensatorischen und komplementären Charakters beider Bilder ist es fast nur eine Frage der Definition, ob man das Bild vom Gegengeschlecht zur Geschlechtsidentität zuzählen möchte oder nicht.

Entwicklungsstufen der weiblichen Geschlechtsidentität

Der hier zugrunde gelegte Begriff der Geschlechtsidentität bezieht sich also auf dasjenige Bild, welches das Individuum von sich selber unter dem Gesichtspunkt der eigenen Geschlechtsidentität hat. Ein solches Bild ist nicht gleich von allem Anfang an da. Vielmehr entwickelt es sich nur langsam, nimmt ständig neue Formen an und geht somit von der frühen Kindheit an bis in das hohe Alter hinein durch eine Abfolge von Entwicklungsschritten.

Dabei kann hier aber nur die Entwicklung der weiblichen Geschlechtsidentität, nicht aber die Entwicklung der männlichen Geschlechtsidentität beschrieben werden. Das hängt ganz einfach damit zusammen, daß der Verfasser an der psychosomatischen Abteilung einer Universitäts-Frauenklinik arbeitet, so daß sich sein empirisches Beobachtungsmaterial als auch seine Blickrichtung hauptsächlich auf die Frau beziehen.

Man kann die Entwicklung der Geschlechtsidentität in zwei unterschiedlichen Reihen von Entwicklungsstufen darstellen. In den eigenen Arbeiten hat der Verfasser zunächst die Bilder selber beschrieben, so, wie sie während der klinischen Arbeiten mit nervösen Frauenleiden empirisch zur Beobachtung gekommen sind [3]. Später wurde dann in Zusammenarbeit mit D. Hertz eine Einteilung nach formalen Reifungsschritten vorgenommen. Für den vorliegenden Beitrag ist es aber aus Gründen der besseren Verständlichkeit und Anschaulichkeit günstiger, in umgekehrter Richtung erst die normalen Entwicklungsschritte zu beschreiben, um dann zu den Bildern selber überzugehen. Dabei müssen kurze Andeutungen genügen, so daß der Verfasser für ein eingehenderes Studium auf die beiden erwähnten Bücher verweisen muß [3, 4].

Einteilung der weiblichen Geschlechtsidentität nach formalen Gesichtspunkten

Die Geschlechtsidentität ist ein Teilaspekt der Ich-Identität; desjenigen Bildes also, welches das Individuum von sich selbst hat. Offensichtlich kann es also keine Geschlechtsidentität geben, bevor das Kleinkind nicht angefangen hat, ein beginnendes Bild von sich selbst zu formen.

Die traditionelle Psychoanalyse kennt eher den Begriff eines Ichs als den einer Ich-Identität. Das Ich wird von der Psychoanalyse als eine psychische Instanz aufgefaßt, welche bestimmte psychische Funktionen wie etwa Hören, Sehen, kausales Denken, Triebkontrolle und anderes mehr umfaßt, wogegen unter Ich-Identität das Bild aufzufassen wäre, welches das Individuum von sich selber hat. Wenn in den Lehrbüchern der Psychoanalyse beschrieben wird, wie und auf welchen Wegen sich schon bald nach der Geburt erste Ansätze einer Ich-Instanz ausbilden, wird freilich auch erwähnt, daß dabei u. a. auch das frühe Körperbild eine Rolle spielt.

Der Hinweis, daß es keine Geschlechtsidentität geben kann, bevor sich nicht eine gewisse Ich-Identität ausgebildet hat, ist im gegenwärtigen Stand der Diskussion nicht ganz überflüssig. Denn nicht selten wird der sozialkritisch gemeinte Vorwurf erhoben, alles sei ja sowieso schon von vornherein durch gesellschaftlich bedingte Einstellungen gelenkt und vorbestimmt. Denn schon im Kreißsaal und beim Stillen würden männliche und weibliche Säuglinge unter dem Einfluß solcher gesellschaftlich bedingter Einstellungen unterschiedlich behandelt. Natürlich ist es richtig, daß solche frühen Erfahrungen, die durch das eben erwähnte soziale Geschlecht bedingt sind, eine allgemeine psychische Prägung ausüben. Nur haben solche frühen Erfahrungen zunächst noch nichts mit der Geschlechtsidentität zu tun. Denn der Säugling hat ja noch gar kein Bild vom eigenen Ich und damit auch kein Gefühl und keinen Begriff von einer Ich-Identität.

Es muß aber noch eine zweite Voraussetzung erfüllt sein, bevor sich eine Geschlechtsidentität ausbilden kann. Das Kind muß nämlich wissen, daß es die beiden Begriffe männlich und weiblich gibt. Denn wie könnte das Kind sonst sein Bild von einem beginnenden eigenen Ich unter dem Gesichtspunkt der eigenen Geschlechtszugehörigkeit erleben?

Die kognitive soziale Geschlechtsidentität

Die Geschlechtsidentität beginnt erst mit dem Spracherwerb. Das Kind lernt jetzt durch die Worte und die Sprache, daß die Umgebung alles in männlich und weiblich unterteilt: Personen, Eigennamen, Tiere, Sachen usw. So wird die Welt des Geschlechtlichen in einer kognitiven Weise aus dem sozialen Bereich heraus an das Kind herangetragen.

Das Kind lernt aber auch, daß diese Unterscheidung für den eigenen sozialen Status sehr wichtig ist. Das Kind beobachtet ganz genau und überprüft, daß sich männliche und weibliche Wesen unterschiedlich verhalten; daß man unterschiedlich behandelt wird, je nachdem, ob man der männlichen oder der weiblichen Gruppe zugerechnet wird. Und das Kind lernt natürlich auch, daß es selber der einen oder der anderen Gruppe angehört.

Der Geschlechtsunterschied wird aber noch nicht als biologisch verankertes Erleben empfunden. Er wird lediglich gelernt und gewußt.

Freilich werden die geschlechtsspezifisch geprägte Vorerfahrung und das schon erworbene Körperbild jetzt retrograd in die beginnende psychische Geschlechtsidentität eingebaut. Dabei ist freilich ein Denkprozeß eingeschaltet, und bei einem Denkprozeß können die Dinge so oder so laufen. Daraus wird deutlich, daß die ursprünglich prägende Erfahrung keineswegs so zwingend wirkt, wie manche Kritiker es gerne anklagen.

Die infantile genitale Geschlechtsidentität

Der Inhalt der Geschlechtsidentität wird dadurch erweitert, daß mit zunehmender biologischer Reifung gewisse Sensationen und Regungen im Genitalbereich auftreten, denen das Kind seine Aufmerksamkeit zuwendet. Mit etwa drei Jahren spielt aber auch ein weiterer Umstand eine Rolle. Das Kind ist nicht mehr in Windeln eingewickelt, und es wird nicht mehr auf den Topf gesetzt; sondern es uriniert, indem es sich irgendwo hinhockt oder indem es sich irgendwo hinstellt, vielleicht sogar auf einen Stuhl, um im hohen Bogen seine Kunstfertigkeit zu genießen. Dieser Unterschied ist für das Kind von außerordentlichem Interesse. Die Sensationen und das Urinieren sind so interessant, daß das Kind anfängt, das eigene Genitale vorzeigen zu wollen; und auch am Holzpferdchen oder an der Eisenbahn wird nachgeschaut, was nun daran ist oder nicht. Die sexuelle Neugier und die Sexualforschung werden angekurbelt. Die Eltern dulden das alles nicht uneingeschränkt, und so werden sozio-kulturell bedingte Ängste mit in das Bild der eigenen Weiblichkeit hineingebracht.

Kognitive soziale Geschlechtsidentität wird also gewußt. Die infantile genitale Geschlechtsidentität aber ist durch das Spüren körperlicher und genitaler Vorgänge erweitert.

Von ganz besonderer Wichtigkeit ist dabei, daß das Kind von nun an eine ganz andere innere Beziehung zum Bild des Gegengeschlechts entwickelt. Nicht nur das Bild des eigenen Geschlechts, sondern auch das Bild des Gegengeschlechts werden reichhaltiger und lebendiger. Das Eigenschaftswort „sexuell" bezieht sich fortan auf zwei ganz unterschiedliche Phänomenbereiche, nämlich einmal auf den Bereich genitalen Erlebens und gleichzeitig auch auf den psycho-sozialen Unterschied zwischen Mann und Frau. „Sexuell" ist beides.

Es wäre reizvoll, jetzt die von der Psychoanalyse beschriebene ödipale Phase und die sogenannte Latenzphase unter dem Gesichtspunkt der Geschlechtsidentität zu beschreiben. Interpersonale Erfahrungen und die Vermittlung des sozio-kulturellen Erbes – u. a. in der Schule – spielen hier eine Rolle.

Die adoleszente genitale Geschlechtsidentität

Eine grundsätzlich neue Dimension tritt mit der Pubertät ein. Dabei handelt es sich zunächst einmal um den biologischen Reifungsschritt, daß jetzt die körperlichen Voraussetzungen für Lust und Orgasmus ausgereift sind. Das kleine Kind der ödipalen Phase mag sagen, es würde Papa oder Mama heiraten, und es mag Vater-Mutter-Kind spielen. Aber es erahnt noch nicht, was das Erleben körperlicher Lust bedeutet. Nach der biologischen Reifung der Lustphysiologie aber kommt das veränderte körperlich empfundene Verlangen nach genitaler Lust; das Erleben eines zyklischen mensuellen Geschehens im Körper; das Verlangen nach gegengeschlechtlicher Freundschaft wird inhaltlich verändert und intensiver. Inhaltlich kommt es so in der Adoleszenz zu mannigfaltigen Fortentwicklungen des Bildes der eigenen Weiblichkeit und des Gegengeschlechts und damit auch zu all den Folgeerscheinungen und zu all den Problemen der frühen, mittleren und späten Adoleszenz.

Die reife genitale Geschlechtsidentität

Zu einer reifen genitalen Geschlechtsidentität kann es erst kommen, nachdem im psychischen Bereich zwei Verschmelzungsprozesse abgeschlossen sind. Das Erleben von Intimität und das Lusterleben müssen zu einem einheitlichen genitalen Erleben verschmelzen. Das genitale Erleben aber muß mit dem Erleben der Mütterlichkeit in Verbindung treten und zu einem mehr oder weniger einheitlichen Erleben verschmelzen. Beide Aufgaben nehmen viele Jahre in Anspruch. Daraus resultieren dann natürlich nachhaltige Veränderungen im Bild der eigenen Weiblichkeit.

Unter Zärtlichkeit ist nach H. S. Sullivan das dem Individuum eigene Bedürfnis zu verstehen, die Bedürfnisse des anderen zu befriedigen. Der kleine Ödipus ist zunächst noch ein egoistischer Tyrann, der immer nur an die eigene Befriedigung denkt. In der Präpubertät fängt es an, daß die Bedürfnisse des anderen – zunächst vor allem des gleichgeschlechtlichen Freundes – ähnlich wichtig werden wie die eigenen Bedürfnisse: Auf einmal wird etwas darum getan oder umgekehrt nicht getan, weil es dem anderen gefällt oder umgekehrt nicht gefällt. Die Fähigkeit zur Intimität fängt also früher an als die Fähigkeit zum Erleben genitaler Lust. Beide Erlebnisbereiche verschmelzen normalerweise im Verlaufe einer längeren Entwicklung; oder sie tun es – wie z.B. bei bestimmten Sexualstörungen der Frau – eben nicht.

Von der Entwicklung des Bildes der Mütterlichkeit wird gleich anschließend die Rede sein.

Die soeben angedeuteten Entwicklungsstufen der weiblichen Geschlechtsidentität – mehr als Andeutungen sind hier nicht möglich – verlaufen mehr oder weniger zwangsläufig und gesetzmäßig. Dabei handelt es sich nicht etwa um eine biochemisch festgelegte Gesetzmäßigkeit. Der gesetzmäßige oder regelhafte Ablauf der Entwicklungsschritte kommt vielmehr dadurch zustande, daß das heranwachsende Individuum mit regelhaft auftretenden biologischen und interpersonalen Gegebenheiten konfrontiert ist.

Entwicklungsstufen der weiblichen Geschlechtsidentität nach dem Inhalt der Bilder

Der Begriff der Geschlechtsidentität bezieht sich nun nicht nur auf die Frage, ob sich das betreffende Individuum als männlich oder weiblich zuordnet. Vielmehr hat das Bild der eigenen Männlichkeit, bzw. das Bild der eigenen Weiblichkeit, immer auch einen konkreten Inhalt. Die konkreten Bilder der eigenen Weiblichkeit, unter denen sich das junge Mädchen und später die Frau erleben, kommen ebenso reaktiv auf bestimmte biologische und interpersonale bzw. soziale Gegebenheiten zustande, und sie lassen sich wiederum als eine Stufenfolge prototypischer Entwicklungsschritte beschreiben [3].

Das Bild der eigenen Weiblichkeit beginnt mit dem Thema der Mütterlichkeit; konkreter gesagt, mit dem Thema einer archaischen Mütterlichkeit. Mit der Auflösung der Mutter-Kind-Dualunion, wenn das kleine Mädchen also anfängt, sich wenigstens teilweise als ein von der Mutter unterschiedenes Wesen wahrzunehmen, erlebt dieses sich selber unter dem Bild der Nur-Tochter. Mit der Mutter aber verbindet es das Bild einer Mütterlichkeit, welche durch orale und destruktive Züge gekennzeichnet ist. Denn in seinem Hunger phantasiert das kleine Mädchen Mutter und Mütterlichkeit unter dem Bild spendender Fülle. In seiner physiologisch bedingten Schwäche aber phantasiert das kleine Mädchen die Mutter als übermächtig, um sich ihrer Führungsrolle anvertrauen zu können. Da die Nur-Tochter sich nicht vorstellen kann, wie sie ohne die Mutter existieren könnte, muß sie die Erfüllung des Wunsches phantasieren, daß die Mutter sie nie hergeben werde. Das kleine Kind erlebt Mutter und Mütterlichkeit also als lebensspendend, gleichzeitig aber auch als einengend, nicht freigebend, zurücknehmend, mit anderen Worten als destruktiv.

In einem weiteren Entwicklungsschritt identifiziert das kleine Mädchen sich nun mit diesem Bild der Mutter; also nicht mit der Mutter schlechthin, sondern zunächst mit diesem mütterlichen Aspekt der Mutter. Während das kleine Mädchen sich zunächst lediglich als Objekt einer archaischen Mütterlichkeit erlebt hatte, fängt es nun an, diese Art von Mütterlichkeit seinen Puppen gegenüber zu praktizieren. Innerhalb der Phantasie des Spielens erlebt das Kind sich nun also selbst unter diesem Bild archaischer Mütterlichkeit. Das aber bedeutet eine beginnende Ablösung von dem Ausgeliefertsein an die archaische Mütterlichkeit und von dem Bild der Nur-Tochter; es bedeutet also einen beginnenden emanzipatorischen Schritt.

Nachdem die Überwindung des Bildes archaischer Mütterlichkeit durch die Identifizierung mit dem mütterlichen Aspekt der Mutter eingeleitet worden ist, müssen in der folgenden Phase vier verschiedene Leistungen erbracht werden, welche jedoch im Fall der normalen Entwicklung nicht voneinander abgetrennt werden können. Mit zunehmender Reife aller Funktionen kann das kleine Mädchen schrittweise an den einengenden Zügen der archaischen Mütterlichkeit Anstoß nehmen. Da jetzt der Geschlechtsunterschied zwischen Vater und Mutter eine größere Bedeutung annimmt, bezieht sich die weitere Identifizierung mit der Mutter zunehmend auf das Verhalten der Mutter dem Vater gegenüber, also auf den heterosexuellen Aspekt der Mutter. Das kleine Mädchen identifiziert sich jetzt aber auch mit dem Vater. Wenn die Entwicklung bei dieser Identifikation mit dem Vater stehen bleibt, hat die erwachsene Frau ein männlich determiniertes Bild der eigenen Weiblichkeit. Das kleine Mädchen entwickelt in der Auseinandersetzung mit dem Vater nicht nur per Identifikation gewisse männliche Züge, sondern es erprobt dem Vater gegenüber auch weibliche Verhaltensweisen; z. T., wie gesagt, in Identifikation mit der Mutter.

Je nachdem, welcher dieser vier Aspekte eventuell unerledigt bleibt oder zu Fixierungen führt, resultieren im Erwachsenenalter ganz unterschiedliche Bilder der eigenen Weiblichkeit. Das Entscheidende aber ist, daß die Vorstellung von der eigenen Weiblichkeit, die bis zu dieser Entwicklungsstufe hin lediglich die Bereiche der Mütterlichkeit und des Tochter-Seins umfaßte, jetzt um die beginnende Entfaltung des heterosexuellen Erlebens erweitert worden ist.

In den Jahren der Latenzzeit und der Vorpubertät entwickeln sich beide Aspekte des Bildes der eigenen Weiblichkeit in einer mehr verdeckten Weise weiter. Es dauert Jahre, bis sich all das, was zu wachsen angefangen hat, richtig konsolidiert.

Vor der Pubertät ging die Entwicklung des Bildes der eigenen Weiblichkeit von den mütterlichen Zügen aus und nahm vorläufig abschließend die Identifikation mit dem heterosexuellen Aspekt der Mutter mit in das Bild der Weiblichkeit hinein. Nach der Latenzphase treten Entwicklungsschritte in umgekehrter Reihenfolge auf. Dieses Mal geht der Anstoß zunächst nicht vom mütterlichen, sondern vom heterosexuellen Erlebensbereich aus. In den Jahren der Pubertät wird das Bild der eigenen Weiblichkeit für das heranwachsende Mädchen wieder hochaktuell. Es geht ihr dabei aber mehr um den heterosexuellen Aspekt der Weiblichkeit. Das Bild der Mütterlichkeit bleibt weiterhin weitgehend in der Latenz. Frauen, die in ihrer Entwicklung auf dieser Stufe stehen geblieben sind, neigen zu dem ausschließlich um die Sexualität im engeren Sinne kreisenden Bild der Weiblichkeit, das in illustrierten Zeitschriften so weit verbreitet ist.

Erst nachdem die Überwindung der archaischen Mütterlichkeit eingeleitet worden war, wurde der genitale und heterosexuelle Aspekt mit in das Bild der Weiblichkeit hineingenommen. Eine reifere, über das Archaische hinausgehende und den Partner miteinbeziehende Mütterlichkeit aber entwickelt sich erst in einem weiteren Schritt aus der gerade geschilderten Belebung des genitalen Bereichs im Bild der eigenen Weiblichkeit.

Dieser weitere Entwicklungsschritt geht von der Partnersuche aus und führt dann zu dem Bild der den Partner miteinbeziehenden Mütterlichkeit. Erst wenn es zur Abwendung vom Vater und zur Hinwendung zum Partner gekommen ist, und erst wenn der Eros seine volle Entfaltung und auch seine Erfüllung gefunden hat, wird ein weiterer Entwicklungsschritt der Mütterlichkeit vollzogen. Wer aus dem Verlangen, die partnerschaftliche Beziehung mit dem Mann fortzusetzen, schwanger wird und gebiert, hat zu dem Kind eine von der archaischen Mütterlichkeit unterschiedene Einstellung. Die Mütterlichkeit dieser Entwicklungsstufe ist bewußter und reflektierter, kennt die Partnerschaft mit dem Mann und bezieht den Partner in die Beziehung zum Kind mit ein; respektiert die eigene Individualität und auch die Individualität des Kindes; sie ist realistischer, anerkennt und akzeptiert einen Interessenkonflikt zwischen Mutter und Kind. Auf der präödipalen Entwicklungsstufe kam es der Mutter lediglich darauf an, Mutter eines Kindes zu sein, um es in einer ursprünglichen, naturhaften Mütterlichkeit aufziehen zu können. Sie ist zwar Mutter, aber gewissermaßen ohne Mann. Psychologisch gesehen handelt es sich lediglich um eine Zweierbeziehung. Die Frau der jetzt diskutierten Entwicklungsstufe will dagegen nicht lediglich ein Kind überhaupt haben, sondern sie will ein Kind mit dem geliebten Mann – und es ist eine Dreier-Beziehung.

Mit diesen Angaben soll nicht etwa der Eindruck erweckt werden, der wesentliche Aspekt einer reifen Partnerschaft sei unter allen Umständen, daß die Mütterlichkeit eine besonders betonte Entfaltung erfahren haben müsse. Es kann sehr wohl eine reife Partnerschaft mit dem Mann aus dem Erosbereich heraus geben, in der die Mütterlichkeit nicht eine entscheidende Rolle spielt. Die reifere Beziehung zum Mann und die reifere Beziehung zum Kind entwickeln sich parallel, und beide Entwicklungen können ineinander übergreifen.

Das Bild der eigenen Weiblichkeit entsteht also in Reaktion auf gewisse biologische und interpersonale Gegebenheiten, wodurch die Regelhaftigkeit des Verlaufes bedingt ist. Mit zunehmendem Lebensalter aber gewinnen die individuelle Lebenserfahrung und die soziale Situation an Einfluß, so daß der weitere Verlauf in der Entwicklung des Bildes der eigenen Weiblichkeit nicht mehr so regelhaft verläuft. Der Inhalt des Bildes der eigenen Weiblichkeit ändert sich mit Verlöbnis, Ehe, Mutterschaft, Berufstätigkeit, Scheidung, Verwitwung, körperlicher Erkrankung und dergleichen.

All das hier Dargestellte also ist der Inhalt desjenigen Bildes, das das Individuum von sich unter dem Gesichtspunkt seiner Geschlechtszugehörigkeit hat. Es braucht kaum näher ausgeführt zu werden, daß dieses Bild, diese Phantasie, den gesamten Lebensablauf außerordentlich nachhaltig beeinflussen kann.

Erst in jüngeren Jahren haben wir gelernt, daß es auch eine Pathologie hinsichtlich der eigenen Geschlechtsidentität geben kann. Dieses Thema kann hier aber nicht mehr abgehandelt werden.

Anmerkungen

[1] *Money, J., Ehrhardt, A.:* Man and Woman. Boy and Girl. Differentiation and Dimorphism of Gender Identity from Conception to Maturity. Baltimore u. London, 1972

[2] *Dieselben:* Männlich – Weiblich. Die Entstehung der Geschlechtsunterschiede. Aus dem Amerikanischen von A. Ehrhardt und G. Schmidt. Reinbek, 1975 (Zuerst Baltimore u. London, 1972)

[3] *Molinski, H.:* Die unbewußte Angst vor dem Kind. München, 1972, 1981²

[4] *Hertz, D. G., Molinski, H.:* Psychosomatik der Frau. Entwicklungsstufen der weiblichen Identität in Gesundheit und Krankheit. Berlin, Heidelberg, New York, 1980

Transsexualität: Ethnosoziologische und ethnomethodologische Perspektiven eines Problems der Selbstidentifikation

Gisela Bleibtreu-Ehrenberg

1. Ethnologische Fakten

Das Vorkommen von Transvestition, deren Übergänge zur Transsexualität fließend sind, sowie von lebenslanger Transsexualität bei beiden Geschlechtern ist aus vielen naturvölkischen Ethnien bekannt [1], tritt dort überwiegend im Rahmen der schamanistischen Religionskategorie auf und findet sich im Zusammenhang mit dem Glauben an eine (oder mehrere) vom Leib des Menschen unabhängige Seele(n). Wo kein derartiger Seelenglaube existiert, (z. B. in Papua-Melanesien) [2], gibt es Transvestition und Transsexualität nur höchst vereinzelt und deutlich infolge Beeinflussung aus solchen geographischen Bereichen, in denen schamanistische Kulte vorkommen [3]. Es leuchtet unmittelbar ein, daß die Vorstellung, eine z. B. weibliche Seele sei – entweder irrtümlich oder als Strafe oder infolge des Einflusses höherer Mächte – in einen männlichen Leib quasi eingesperrt oder umgekehrt, ohne die Überzeugung vom Dasein einer vom Körper getrennt gedachten individuellen Seele nicht wohl nachvollziehbar ist. Soma und Psyche werden hier dezidiert *nicht* als Einheit aufgefaßt.

Das Zahlenverhältnis zwischen Mann-zu-Frau-Transsexuellen und Frau-zu-Mann-Transsexuellen entspricht in den betreffenden Regionen grosso modo vergleichbaren Schätzungen bei uns [4]; der Entschluß zum Geschlechtswandel wird zumeist als notwendige Folge des Befehls von Geistern interpretiert. Allerdings ist dieses uralte Verständnis, auf dessen religiöse Wurzeln hier aus Raumgründen nicht eingegangen werden kann [5], in den von Weißen kolonisierten Ländern mittlerweise stark abgeblaßt. Spätestens seit Ende des letzten Jahrhunderts säkularisiert, ist dieser Teil alten Glaubensgutes zum bloßen Brauchtum abgesunken und wurde schließlich nurmehr als Jux betrieben. Der einstmals auf die Religion hinweisende Bezug ist aber selbst im Verfallsstadium noch so gut wie immer nachweisbar [6].

Eine Tendenz, Propaganda für den eigenen Lebensstil zu machen, die man auch gegenwärtig oft bei Transsexuellen trifft, ist beim transsexuellen Schamanen fast die Regel gewesen und erklärt sich durch dessen Bestreben, Ratsuchenden durch diejenigen Maßnahmen zu helfen, die seinerzeit ihn selbst stabilisiert hatten. Bemerkenswert ist außerdem die in den alten Berichten immer wieder betonte Zwanghaftigkeit, die das Individuum in anders nicht zu bewältigenden Konfliktsituationen die Transvestition bzw. die Transsexualität als Ausweg wählen läßt: Der Drang wird als absolut unwiderstehlich geschildert. Ideologische Untermauerung des Gefühls, „nicht anders zu können", ist der erwähnte Glaube, hier handele es sich um Geisterbefehle, die nicht zu befolgen Tod oder Wahnsinn mit sich brächte. Freilich konnte man die Geister, sofern das transsexuelle Dasein enttäuschte oder sich als praktisch undurchführbar erwies, durch anhaltendes Gebet auch dazu bringen, ihre diesbezüglichen Wünsche zurückzunehmen, was nicht allzu selten vorgekommen zu sein scheint. Früher, so die allgemeine Ansicht, vermochten die Geister sogar eine volle leibliche Geschlechtsumwandlung zu bewirken; diese Fähigkeit ist aber im Lauf der Zeit abhanden gekommen [7].

Die Konfliktsituationen, in denen derartige Geisterbefehle empfangen wurden (und zwar in Träumen, Visionen oder mittels der Weisung eines erfahrenen Schamanen), konnten recht unterschiedlicher Natur sein: Unfähigkeit, den jeweils typischen, d. h. geschlechtsrollenspezifischen Part in der Arbeitsteilung wahrzunehmen (wozu gelegentlich, z. B. bei kleineren Jägerstämmen, bei Männern schon körperliche Gebrechen wie allgemeine Schwächlichkeit oder schlechte Augen gehörten), manchmal auch der persönliche Wunsch, sein Dasein von Grund auf zu ändern. Doch auch Weihungen als Kind seitens der Eltern oder aufgrund eines eigenen Gelübdes bei schwerer Krankheit sind nachweisbar. Äußerlichkeiten (besondere ‚Schönheit' bei Jungen, besondere ‚Robustheit' bei Mädchen) oder individuelle Vorlieben und spezielle Geschicklichkeit hinsichtlich Beschäftigungen, die traditionell dem entgegengesetzten Geschlecht zugeordnet zu werden pflegten, kamen hinzu. In höher entwickelteren Kulturen wurde die Mann-zu-Frau-Transsexualität, die stets mit einer Imitation des gegengeschlechtlichen sexuellen *und* sozialen Verhaltens auftrat (d. h. über das reine „Arrangieren" von Weiblichkeit hinausging), fester Kultbestandteil und später zur Durchsetzung patriarchaler Tendenzen ihrem eigentlichen Sinn entfremdet und machtpolitisch instrumentalisiert [8].

Reste temporärer (Kult-)Transvestition finden sich bei uns noch heute im Karneval [9] (denn Europa hat, wie ganz Eurasien, zu dem einstmals schamanistisch orientierten geographischen Raum gehört, wie noch manche unserer sehr alten Volksmärchen zeigen [10]). Festgehalten werden muß, wie nachhaltig die Leib-Seele-Dichotomie in alle Hochreligionen als konstituierendes Moment einging [11], so daß bei uns, gestützt auf das Christentum, die Idee fortbestehen konnte, der Mensch bestünde aus zwei voneinander trennbaren und unterscheidbaren Teilen, wobei der Leib nur eine Art Gefäß für die – ihm hierarchisch übergeordnete – Seele sei.

2. Das Selbstbild des Transsexuellen

Im Mittelalter in Zusammenhang mit Teufelspakt, Hexensekte und Inquisition gebracht und in der Neuzeit irrtümlich mit Transvestition und Homosexualität verwechselt bzw. in eins gesetzt [12], stellt die Transsexualität tatsächlich eine Befindlichkeit eigener Art dar. Sie ist gekennzeichnet durch die Unzufriedenheit des Betroffenen mit dem jeweiligen Sosein seiner Leibhaftigkeit und dem Wunsch, als „Behältnis" für die eigene Seele den Leib des anderen Geschlechts zu besitzen. Der Transsexuelle (womit hier stets *beide* Geschlechter gemeint sind) steht vor dem Spiegel und sagt: „Das soll ich sein, *ich?* Das bin ich niemals! Dieser Körper da gehört nicht zu mir, ich finde ihn abstoßend und mir zutiefst fremd! Ach, wenn ich doch nur den hätte, der wirklich zu mir paßt! Alles, alles würde ich darum geben!" Die tagtägliche Erfahrung, als jemand durch die Welt zu gehen, der man eigentlich nicht ist, dem eigenen Dafürhalten nach falsch reagieren zu sollen und von der Umwelt grundsätzlich verkehrt eingeschätzt zu werden, stürzt den Transsexuellen immer aufs Neue in schwärzesten Kummer. Er persönlich empfindet sich durchaus nicht als gestört (wie die anderen ihn beurteilen); sein Selbst erscheint ihm völlig in Ordnung zu sein. Was falsch ist, ist „lediglich" der Leib (ganz wie im naturvölkischen Rahmen als eine vom Geist unabhängige Instanz verstanden), insbesondere dessen Reproduktionsorgane bzw. die primären und sekundären Geschlechtsmerkmale. Die Sehnsucht, daß aus falsch richtig werden möge, gewinnt bei dem Betreffenden schließlich die Überhand; alle Lebensbestrebungen ordnen sich ihr unter. Dabei kommt das Zwanghafte, Unwiderstehliche zum Ausdruck, das bei den vorerwähnten Naturvölkern zu dem Glauben geführt hatte, es handle sich hier um den Befehl von Geistern, denen man sich unmöglich widersetzen könne.

Transsexuelle vermeinen ganz genau zu wissen, was für psychische und soziale Implikationen ihr Wunschgeschlecht auszeichnen. Sie irren dabei natürlich oft gewaltig. Ein besonders intelligenter Mann-zu-Frau-Transsexueller hat mir allerdings schriftlich mitgeteilt, „man müsse alles neu lernen"; die mehr oder weniger kritiklose Übernahme generell verbreiteter Geschlechtsrollenklischees scheint demnach auch eine Frage der Bildung und beruflichen Ausbildung zu sein. Wenn sogar rein somatische Empfindungen des Gegengeschlechts (z. B. ein Menstruationszyklus wenigstens „stimmungsmäßig") behauptet werden, handelt es sich um ein ungetrübtes Wunschdenken. Kein Mann kann sich theoretisch vorstellen, wie es ist, leibhaftig ein Baby zur Welt zu bringen (das kann noch nicht einmal eine Erstgebärende!), und keine Frau kann sich die Emotionen vorstellen oder gar „nachempfinden", die ein Mann bei der Erektion und Ejakulation spürt. Dennoch reagieren Transsexuelle, wenn sie solch unzutreffende Vorstellungen hegen, weniger unsinnig, als das auf den ersten Blick erscheinen mag: haben doch ganze Heerscharen von Ärzten, Psychiatern und Psychologen den Frauen jahrzehntelang genauestens „erklärt", was sie etwa beim Koitus zu spüren hätten, und die artigen unter den Schülerinnen haben alles brav geglaubt. Wieso sollten dann Transsexuelle kritischer sein?

Tatsache ist freilich, daß man einen Mann genauso wenig in eine Frau „verwandeln" kann wie eine Katze in einen Hund. Auf dem Büchertisch dieses Kongresses liegt der neue Sexualatlas unseres Vorstandsmitgliedes Erwin J. Haeberle aus: Wer an die Möglichkeit einer „Totaltransformation" glaubt, betrachte unvoreingenommen die dort dargestellten unterschiedlichen Verhältnisse hinsichtlich des Reproduktionsapparats der beiden Geschlechter, um sich zur Realität zu bekehren. Und selbst wenn eine komplette Umoperation bezüglich der primären Geschlechtsmerkmale durch Fortschritte der Chirurgie einst möglich sein sollte, so läßt sich die letztinstanzliche „Befehlszentrale" für die jeweilige lebenslange Geschlechtsausprägung, die chromosomale Konstellation, doch niemals austauschen. Der Wunsch Transsexueller nach einer *echten* Umwandlung ihres Körpers in den des Wunschgeschlechtes muß deshalb unerfüllbar und somit für sie selbst illusionär bleiben. Ich möchte einmal einen Vergleich wagen, der ein ganz anderes Lebensgebiet betrifft: Auch ein Entwicklungshelfer, der lange Jahre in Schwarzafrika tätig war, eine reinblütige Sudanesin geheiratet hat und *„going native"* lebt, bleibt nichtsdestoweniger ein Weißer, und der Umstand, daß er schließlich die Staatsangehörigkeit seines Landes angenommen hat, macht ihn nicht zum gebürtigen Schwarzen.

Kurzum: Alle medizinischen Hilfen, die Transsexuellen zwecks „Geschlechtsanpassung" geboten werden können, sind ausschließlich Vorbedingungen, um deren soziale Akzeptanz durch eine bis dahin „uneinsichtige" Umwelt zu befördern; sie sind – oft lebensrettende – *„Kosmetik"*.

Doch obwohl der Geschlechtsumwandlungswunsch des Transsexuellen illusionär ist, ist er in sich doch völlig ehrlich. Nicht selten hört man die Vermutung, viele Betroffene wollten nur deshalb das Geschlecht wechseln, um hinterher sozusagen guten Gewissens homosexuell reagieren zu dürfen, d. h. Transsexualität sei in Wahrheit nichts anderes als larvierte Homosexualität [13]. Gewiß mag es nicht gar zu wenige Fälle geben, wo dies sogar zutrifft, als Faustregel aber darf man solche Beobachtungen nicht auffassen. Außerdem besteht bei manchen Transsexuellen eine Diskrepanz zwischen ihrer sozialen und sexuellen Präferenz [14], die dem Konzept einer „in den falschen Körper gesperrten Seele" eklatant zuwiderläuft: Diese Menschen wünschen sich die leibliche Anähnelung an das Gegengeschlecht mit der typischen Inbrunst, es verbindet sich damit für sie aber *nicht* auch der Wunsch nach Sexualkontakten mit Menschen, die dasjenige Geschlecht haben, das ihrem eigenen chromosomalen Geschlecht entspricht. Mit anderen Worten: solche Transsexuelle reagieren *nach* der Operation nicht „heterosexuell", sondern „homosexuell" *im Sinne des „neuerworbenen" Geschlechtes*. Soziale und sexuelle Präferenz divergieren. Erklärungen seitens der Psychiatrie hinsichtlich dieses Phänomens wirken etwas mager: Man verweist darauf, daß es eben in der gesamten Bevölkerung immer ein paar Homosexuelle gebe, und einige seien denn auch unter den Transsexuellen [15]. Damit wird m. E. die Frage bloß verschoben. Vergessen wird dabei auch, daß und wie intensiv sich Homosexuelle seit Jahrzehnten bemüht haben, das Stigma der Zugehörigkeit zu einem ‚dritten Geschlecht' loszuwerden [16]; soll diese Chimäre nun auf dem Umweg über die Transsexualität wieder eingeführt werden? Denn nichts anderes meint ja der erwähnte Erklärungsversuch, der sozialwissenschaftliche und individualpsychologische Ätiologietheorien zur Homosexualität ausblendet.

Die Vermutung einer rein sexuellen Motivation als Ursache des Transsexualitätswunsches muß also zurückgewiesen werden. Etwas anders steht es um die Überlegung, ob nicht *soziale* Gründe vorliegen könnten; sie hat entschieden manches für sich, vor allem, wenn man die Erklärungen betrachtet, die Transsexuelle selbst so oft für ihren Wunsch angeben. Die Versuchung, in einer patriarchalisch orientierten Welt aus der Kaste der „underdogs" auszubrechen und „Identifikation mit dem Agressor" zu betreiben, dürfte für viele Frauen und Mädchen bis zum Beginn der neuen Frauenbewegung sicherlich beträchtlich gewesen sein – wo die Repression weiblicher Lebensentfaltung unerträglich war, wurde das Hinüberwechseln in die Reihen der Männer als Ausweg angesehen und „verwirklicht". Für Männer, die persönlich weder willens noch fähig waren, die vorgeschriebene starre männliche Rolle durchzuhalten, darf man umgekehrt dasselbe annehmen.

Für das Selbstbild des Transsexuellen ist freilich die – vermutete oder tatsächliche – Ursache seines Wunsches höchstens von sekundärer Bedeutung. Meist gibt er aus sehr gut nachvollziehbaren Gründen das an, was der jeweilige Gutachter, von dessen Wohlwollen er ja in vieler Hinsicht total abhängig ist, selbst zu glauben scheint. (Was Wunder, daß jedwede psychiatrische Schule denn auch „ihre" Transsexuellen aufzuweisen hat!) Sofern der Transsexuelle in dieser Situation dem Gutachter das Blaue vom

Himmel vorlügt, tut er das aus schierer Notwehr. Denn (was man bei der Diskussion des gesamten Bereichs immer wieder nur zu leicht vergißt): Das Selbstbild des Transsexuellen ist ebenso fest in seiner Persönlichkeit verankert, wie Ihres oder meines, und der Versuch, es ihm auszureden oder wegzutherapieren, ist für ihn nicht weniger bedrohlich als für uns etwa „Gehirnwäsche". Die Selbstidentifikation des Transsexuellen mit dem Geschlecht, das sein Körper nicht hat, ist nur von außen bizarr, von der Persönlichkeit des Betroffenen her in keiner Weise. Er hat kein anderes Verständnis seiner selbst als das, das wir als absurd empfinden, und weil er kein anderes hat, muß der Versuch, ihm das fortnehmen zu wollen, durchaus lebensbedrohlich wirken. Eicher [17] referiert den Fall eines Transsexuellen, der durch Exorzismus geheilt wurde; mir selbst ist einer bekannt, in welchem sich die Heilung spontan nach Beitritt in die Moon-Sekte einstellte. Ich gewann den Eindruck, da hätte jemand seine gesamte Identität abgelegt oder dem Großen Meister zur freien Verfügung überstellt, wie das auch alle übrigen Neuaufgenommenen taten (und *freiwillig* taten). Solche Fälle werden verständlich, macht man sich klar, daß in beiden den Ex-Transsexuellen anstelle der abgelegten Identität eine neue geboten wurde, die ihrerseits zwar fremdbestimmt gewesen ist, die Betreffenden aber keineswegs mit ihren Problemen alleinließ. Insofern kann hier von einer totalen *Neuinterpretation* des Selbst gesprochen werden (ungeachtet der negativen Umstände, auf denen die Konversion beruhte).

Weil der Natur der Sache nach alle Umwandlungsoperationen beim Transsexuellen das tatsächlich Ersehnte, nämlich eine echte Verwandlung, nicht zu leisten vermögen, sind manche Betroffenen nach der Euphorie, die die erste Operation (sozusagen als „immerhin ein Anfang") auslöst, stark an weiteren operativen (oder hormonellen etc.) Behandlungen interessiert. Sie geben die Hoffnung nicht auf, dadurch dem ursprünglichen Ziel doch näher zu kommen. Die Idee, solch nimmermüde Bestrebungen seien bloß der Ausfluß einer (an sich als krankhaft einzustufenden) Operationssüchtigkeit, geht völlig fehl [18]. Gäbe es eine echte Umwandlungsmöglichkeit, würde der Transsexuelle sich ihr unterziehen und danach keinen Grund mehr zur Unzufriedenheit haben – es sei denn, sein Selbstbild unterliege einer neuerlichen Uminterpretation, was, wie auch aus dem naturvölkischen Bereich bekannt, manchmal vorkommen kann.

3. Kurze Hinweise auf Ätiologietheorien zur Transsexualität

Die zuerst von Magnus Hirschfeld begonnene Suche nach einem Auslöser, der gleichzeitig Homosexualität, Transvestitismus und Transsexualität verursachen sollte und als biologisch determiniert vorgestellt wurde, gilt heute als obsolet und wird nur noch von wenigen Wissenschaftlern weitergeführt [19].

Psychoanalytische Deutungsversuche gibt es in großer Zahl, sie stammen zumeist aus den USA. Eine psychoanalytischen Ansätzen zumindest nahe Einstellung zeigen einige deutsche Arbeiten, worin Transsexualität als randständig aufgefaßt wird [20]; m. E. hat dies Konzept eine gewisse Verwandtschaft mit den Theorien zur sozialen Marginalität [21]. Wenigstens zeigt sich darin ein Bestreben, soziale Verursachungsfaktoren nicht gänzlich auszublenden.

Zwei neuere deutschsprachige Schriften zur Ätiologiefrage sind sich letztlich darüber einig, daß die Wissenschaft in diesem Hinblick während der letzten Jahrzehnte keine nennenswerten Fortschritte gemacht habe [22].

Dies ist enttäuschend und unbefriedigend, nicht nur für die zahlenmäßig ja nur kleine Gruppe der Transsexuellen, sondern auch für alle, die sich vom Fortschritt der Sexualwissenschaft etwas für den Zuwachs an Wissen über das Gattungswesen Mensch erhoffen. Ein neuer Deutungsansatz ist außerdem um so mehr ein Desiderat, als durch unsinnige „Aufklärung" seitens der Medien gerade über das Thema der Transsexualität zunehmend blanker Unfug publiziert wird (und zwar überwiegend analog dem Schema „Seele im falschen Körper"; anscheinend dauert es immer Jahrzehnte, ehe sich neue wissenschaftliche Ergebnisse bis in die Niederungen der Publizistik herumsprechen).

4. Transsexualität als Problem der Selbstidentifikation

Den m. E. fruchtbarsten Ansatz zu einer Theorie der Ätiologie nicht nur von Transsexualität, sondern von Sexualität und Identität überhaupt hat bereits 1961 H. Lichtenstein in den USA vorgetragen [23]. Der Artikel kann hier nicht ausführlich referiert werden; für die uns interessierende Frage ist vor allem der Gedanke wichtig, das kleine Kind verfüge über eine angeborene Fähigkeit zur Adaption an die Wünsche und Strebungen der eigenen Mutter (bzw. Bezugsperson), die ihm gewissermaßen ein „Identitätsthema" aufpräge. Diese Fähigkeit zur Anpassung geht über kindliche Identifikation mit der Mutter hinaus, sie berücksichtigt die unbewußten Wünsche der Mutter, die sich in deren Verhalten dem Kind gegenüber auszudrücken vermögen. Es handelt sich um einen je einmaligen Prozeß; dieselbe Mutter kann ein anderes Kind zu einem anderen Zeitpunkt anders „prägen". Der von Lichtenstein benutzte Terminus Prägung, der aus der Ethologie stammt [24], wird von ihm jedoch nicht im selben Sinne benutzt wie dort, sondern er spricht von einem lediglich analogen, d. h. strukturell ähnlichen Vorgang. Ich kann mich des Eindrucks nicht erwehren, daß Lichtenstein in diesem eminent wichtigen Punkt nicht recht verstanden worden ist; jedenfalls findet man in der Literatur Hinweise auf sein Konzept meist ohne diese Einschränkung. Dazu kommt, daß der Autor außerdem noch von sensiblen Phasen beim kleinen Kind spricht, die es auf jene mütterliche Beeinflussung besonders einstimmen; sensible Phasen spielen nun aber gerade in der Prägung junger Tiere eine bedeutende Rolle, so daß sich Verwechslungsmöglichkeiten geradezu anbieten [25].

Tatsächlich meint Lichtenstein, in der kindlichen Adaptionsbereitschaft manifestiere sich sowohl Tendenz als auch Fähigkeit, das eigene Selbst erfolgreich in die „angeborene Umwelt" des Menschen (die immer vor allem eine soziale ist) einzupassen und im Verlauf dieser Integration das Selbst zur Identität fortzuentwickeln. Insofern sei das Individuum in seiner Entwicklung nicht völlig frei, da es diese an den Reaktionen seiner Umwelt ausrichte: Die Umwelt (d. h. vor allem die Mutter oder die sie ersetzende Bezugsperson) determiniert damit die Identität des Kindes. Mit anderen Worten: kindliches Verhalten ist nicht mehr, wie bei den meisten Tieren, instinktabhängig und instinktgebunden, sondern wird bestimmt von einem sich aktiv um die eigene Sozialisation bemühenden Re-Agieren, das seinerseits eine Vorform des *Lernens* darstellt.

Mit diesem Konzept als Ausgangspunkt möchte ich den Vorschlag machen, sich der Ätiologie der Transsexualität einmal unter besonderer Berücksichtigung dessen anzunähern, was man *Sozialisationsauftrag* nennen könnte.

Der elterliche Sozialisationsauftrag an *alle* Kinder dürfte während der langen Jahrtausende, die der Mensch als Wildbeuter lebte, sehr schlicht „Werdet wie wir!“ gelautet haben; erst seit der neolithischen Revolution wurde das Gleichmaß des Lebens, an das jeder voll angepaßt war, durch beginnende Urbanisation, neue Methoden zur Lebenserhaltung, neue Techniken u. v. a. zunehmend komplizierter. Auch der Sozialisationsauftrag ändert sich, schwankt zunächst von Schicht zu Schicht, differenziert sich entsprechend der zunehmend unterschiedlichen Aufgaben, die dem einzelnen als adäquat gelten. Erst mit Beginn der Neuzeit ist der Punkt erreicht, an dem die Vereinzelung so weit geht, daß man von einem einzigartigen Sozialisationsauftrag für jedes Individuum sprechen kann. Und selbstredend sind die Sozialisationsaufträge für Jungen und Mädchen so verschieden wie eh und je [26].

Betrachten wir als Absender des Sozialisationsauftrages die Mutter und als Adressaten ihr Kind, und zwar unter Zugrundelegung des oben dargelegten Lichtensteinschen Konzeptes, so enthält der jeweils in einem bestimmten Alter der Mutter einem ganz bestimmen Kind zugeteilte Auftrag diejenigen Strebungen, unbewußten Wünsche und auch Ängste, die die Mutter genau zu dem Zeitpunkt genau diesem bestimmten Kind gegenüber empfindet. Zu einem anderen Zeitpunkt mag sie einem weiteren Kind völlig andere Sozialisationsaufträge übermitteln. Die Sozialisationsaufträge spiegeln sowohl die (soziale, psychische, gesundheitliche, geschlechtsspezifische) Situation der Mutter wider als *auch* den kulturellen Kontext, die kulturellen „Traditionen“, in deren Stil man Kinder dort, wo die Mutter lebt, zu erziehen pflegt. Und je weniger kulturgebunden, je plastischer das Erziehungsverhalten der Mutter sich gestalten darf, ohne daß eine auf traditionelle Kindererziehung Wert legende Gesellschaft ordnend eingreift, desto größer ist die Wahrscheinlichkeit, daß die Mutter ihr Kind nach ihrer eigenen Façon prägt und nicht analog dem – vielleicht nurmehr rudimentär vorhandenen – ursprünglichen Erziehungsstil. Das *kann* für das Kind ein Segen sein, aber auch das Gegenteil. Wenn nämlich die Mutter *paradoxe Sozialisationsaufträge* übermittelt, die weder für dies Kind noch überhaupt für irgend jemanden „lebbar“ sind, da ihre Einzelelemente nicht zueinander passen oder sich sogar gegenseitig ausschließen, dann prägt die betreffende Mutter dem betreffenden Kind ein paradoxes Thema auf, und das Resultat ist später ein Mensch, der mit seiner persönlichen Entwicklung offenkundig Schwierigkeiten hat. Paradoxe Sozialisationsaufträge können vorliegen, wo die Mutter eigene Probleme verdrängt und delegiert, deren Lösung sie unbewußt von dem winzigen Kleinkind erhofft. Paradoxe Sozialisationsaufträge sind sogar „erblich“, nämlich da, wo nicht einlösbare elterliche Forderungen von Generation zu Generation weitergeleitet werden. Paradoxe Sozialisationsaufträge liegen vor, wenn mütterlicher Anspruch und kindliche Möglichkeiten zur Realisation sich nicht decken. Ganz groß werden die Schwierigkeiten des Kindes, wenn die Mutter nicht bloß paradoxe, sondern sogar *wechselnd paradoxe* Sozialisationsaufträge übermittelt: hier haben wir den Fall der sogenannten „schizophrenogenen“ Mutter, deren Kind, das die ihm gegebenen zweifach paradoxen Sozialisationsaufträge zu erfüllen sucht, den Anschein erweckt, psychotisch zu sein.

Transsexualität, die sich schon im frühen Kindesalter zeigt, dürfte mit großer Sicherheit das Resultat solcher paradoxer Sozialisationsaufträge sein, die vor allem hinsichtlich des Geschlechts, das dem Kind eignet, und der Geschlechtsrolle, die der Sozialisationsauftrag ihm diktiert, divergieren. Zu einer erheblichen Unsicherheit des Kindes bezüglich seiner Geschlechtsidentität muß es jedoch auch dann kommen, wenn der Sozialisationsauftrag zwar keine unmittelbaren Konflikte mit dem Körpergeschlecht hervorruft, dem Kind jedoch eine soziale Rolle zur Verwirklichung thematisiert, die traditionsgemäß dem Geschlecht zugeordnet wird, das das Kind nicht hat.

Lichtenstein hat in seinem obenerwähnten Aufsatz betont, die von der Mutter dem Kleinkind übermittelte „Prägung“ sei irreversibel. Ich möchte dem widersprechen: Sie dürfte zwar in der Mehrzahl der Fälle tatsächlich unaufhebbar sein, aber nicht *prinzipiell,* da es sich um letztlich Gelerntes, nicht Angeborenes handelt (angeboren ist vielmehr die Tendenz, sich lernend in die soziale Umwelt hineinzuleben), und da Gelerntes auch verlernt werden kann. Die Vorbedingung hierfür scheint allerdings erstens Freiwilligkeit zu sein und zweitens die Gewißheit, nach Verlernen nicht mental und sozial ins Nichts zu stürzen (es sei an die Beispiele des „Verlernens“ der Transsexualität durch Exorzismus bzw. Annahme einer neuen Religion erinnert). Ohne Zweifel spielen sich alle mit der Übernahme und Ausführung von Sozialisationsaufträgen verbundenen Lernvorgänge im Leben des Kindes so frühzeitig ab, daß bewußte Erinnerung daran unmöglich ist.

Transsexualität gilt bis heute (wie einstmals Homosexualität) als ein der Heilung bedürftiger Zustand, den man, weil er traditionellerweise zur „Abklärung“ an Ärzte delegiert wurde, zum Forschungsgebiet der Psychiatrie rechnet: Gerichtsärzte sind es im vorigen Jahrhundert gewesen, die aufgrund ihrer Gutachterfunktion damit zu tun bekamen. Sie haben sich nach dieser Aufgabe nicht gedrängt, sie aber auch nicht zurückgewiesen. In diesem Jahrhundert verlagerte sich die Beschäftigung mit der Transsexualität dann zunehmend auf andere Facharztsparten, weil Transsexuelle es leid waren, als geistesgestört eingestuft zu werden, und traditionelle Therapieverfahren sich als nutzlos erwiesen hatten. In gewisser Weise profitierten sie auch von dem steigenden Interesse der Wissenschaftler am Ätiologie-Problem der Homosexualität, die, so häufig mit Transsexualität und Transvestismus verwechselt, durch die Bemühungen selbst Betroffener langsam aus dem psychiatrischen Feld herausgelöst wurde. Chirurgen und Urologen waren die Pioniere der neueren Transsexualitätsforschung. Nichtsdestoweniger weist das Phänomen doch Züge auf, die jene traditionelle Einbindung in die Psychiatrie durchaus verständlich machen. Denn Transsexuelle äußern Wünsche, die außer ihnen niemand verstehen kann, sie sind häufig depressiv verstimmt, suizidgefährdet und sozial schlecht angepaßt – alles Charakteristika, die sie mit z. B. Schizophrenen teilen. Doch gleiche Symptome müssen bekanntlich nicht notwendig dieselben Ursachen haben. Für viele in Wahrheit psychisch bedingte Störungen gilt ähnliches; sie sind von echter Schizophrenie manchmal so schwer zu unterscheiden, daß gerade der Umstand, daß es solche Störungen gibt, die eben *nicht* auf Gehirnkrankheiten beruhen, in der Neuen Psychiatrie gelegentlich als Argument dafür herhalten muß, daß es echte Geisteskrankheiten gar nicht gebe (ein Standpunkt, den ich nicht zu teilen vermag).

Befaßt man sich mit der Geschichte der Psychiatrie, so fällt immer wieder auf, daß sich zwei jeweils herrschende Lehrmeinungen gegenüberstehen und gegenseitig ablösen: Die eine sieht Geisteskrankheiten als reine Hirnstörungen an, die andere hält sie für das Resultat „falschen Denkens" – d. h. einer „falschen Moral", „Unvernunft", „seelischer Probleme" usw. Mit dem Kompromiß, es müsse gewiß beides möglich und meist auch bei ein- und demselben Fall gegeben sein, bringt man das Problem nicht aus der Welt. Ein Beispiel: *Pinel* öffnete die alten französischen Asyle und fand darin allerlei Typen, nicht aber die gemeingefährlichen Halbtiere, für deren Bewahrung die Anstalten angeblich unabdingbar gewesen sein sollten; auf seinen Vorstellungen beruhte eine humaner vorgehende Psychiatrie. Diese, von unbezweifelbar ärztlichem Ethos getragen, begann sich intensiv mit möglichen Störungsursachen im Gehirn zu beschäftigen. Weil ihr dafür aber noch das wissenschaftliche Rüstzeug fehlte (z. B. die Biochemie), kam sie nicht recht voran, so daß aus wohlverstandenem wissenschaftlichem Eifer schließlich jener schreckliche Fanatismus wurde, der, und zwar nachdem sich einige Geisteskrankheiten als erblich erwiesen hatten, nun als Prophylaxe für geistige „Volksgesundheit" die Ausmerzung „lebensunwerten Lebens" forderte [27]. Reaktion darauf war eine betonte Hinwendung zu denjenigen Geistesstörungen, die von reinen Verhaltensstörungen kaum mehr unterscheidbar waren, und die Psychoanalye nebst ihren Folge-Theorien trat in den USA weitgehend das Erbe einer vordem rein somatisch orientierten Wissenschaft an. In Europa ward sie um so eher rezipiert, als die – groteskerweise ursprünglich „gut gemeinten" – psychiatrischen Vorschläge zur Gesunderhaltung des Volkes zur späteren nationalsozialistischen Ausrottungspolitik Mißliebiger sowohl geführt als auch ihr gedient hatten. Vor wenigen Jahren – vor allem in Italien – war diese Pendelbewegung wissenschaftlicher Grundlagenforschung an ihrem weitesten Punkt angekommen; man glaubte, Geisteskrankheiten zum Verschwinden zu bringen, indem man die Anstalten für überflüssig erklärte und auflöste. Mittlerweile fragt man sich nicht ohne Besorgnis, wohin uns eine nun zu erwartende neuerliche Somatisierung der Psychiatrie wohl bringen mag...

Führt man ohne Zorn und Eifer beide sich diametral entgegenstehenden psychiatrischen Ansätze auf ihre Grundvorstellungen zurück – dem, was jeweils im tiefsten „gemeint" ist –, so zeigt sich folgendes: die psychologisch-psychoanalytisch argumentierende Psychiatrie hat es mit Informationen und deren Be- und Verarbeitung durch den Menschen zu tun; die somatisch vorgehende betrachtet die Zentrale, wo Informationen durch das Zusammenwirken vieler Einzelfaktoren überhaupt erst einmal wahrgenommen werden – das Gehirn. Die Aussagen von Schizophrenen nach einem schweren Schub, die von dem währenddessen Erlebten berichten, zeigen, daß ihre Reaktionen auf dieses wahnhafte Erleben als solche sehr normal, sogar nachvollziehbar sind. Hier war die Wahrnehmung gestört, deshalb wirkte das Verhalten ebenso. Sind hingegen die Informationen, die ein intaktes Wahrnehmungsvermögen zu bearbeiten hat, falsch oder irreführend-paradox, so ist das Verhalten, das aus ihnen resultiert, für Außenstehende gleichfalls abnorm. Diese Außenstehenden gehen ja davon aus, der Betreffende habe dieselben Informationen erhalten wie sie selbst.

An diesem Punkt nun kommen die Transsexuellen ins Spiel: Ihr Verhalten ist paradox (und insofern dem von wirklich Geisteskranken ähnlich, wenn auch nicht vergleichbar), weil die Informationen, die sie während ihrer frühesten Sozialisationsphase in Form von paradoxen Sozialisationsaufträgen erhielten, unzutreffend waren. Schon die vorerwähnten zwei Fälle einer Heilung der Transsexualität durch Religion genügen, um das unter

Heranziehung des Popperschen Falsifikationskriteriums zu beweisen. Die denkbare Gegenrede, beim geheilten Transsexuellen habe es sich eben nicht um einen echten gehandelt, wäre Rabulistik: Was sollte man wohl antworten, wenn jemand erklärte, ein geheilter Bettnässer sei halt kein echter gewesen, sondern einfach bloß ein ungezogenes Kind?! – Es scheint nach dem Dargelegten vertretbar, einmal einen mehr soziologischen Ansatz zur Interpretation des Phänomens Transsexualität zu wählen und es aus dem überwiegend psychiatrischen Forschungsbereich herauszulösen (wohin die Notwendigkeit von Gutachten vor einer Operation immer wieder führt) – zumal psychiatrische Koryphäen übereinstimmend erklären, die ganze Frage sei so rätselhaft wie eh und je!

Zu einem neuen Denkansatz gehört auch eine neue Betrachtungsweise, die in Lichtensteins Vorstellungen selbst nicht enthalten ist. Nach längerem Suchen fand ich sie in der von Harold Garfinkel entwickelten *Ethnomethodologie* [28], auf deren komplizierte Theorien vom menschlichen Alltagshandeln hier nur verwiesen sei, ohne sie darlegen zu wollen, was auf kleinem Raum ohnehin unmöglich ist. Ethnomethodologie versucht zu verstehen (sie bedarf der Empathie); ihre konstitutive methodologische Grundregel ist die Methode der dokumentarischen Interpretation, die darauf abzielt, die einer Erscheinung zugrunde liegenden Muster mit Hilfe verbaler und visueller Darstellung freizulegen. Durch genaue Fixierung des „Wie“ menschlichen Handelns wird das „warum“ greifbarer. Es besteht eine gewisse Verwandtschaft der Ethnomethodologie zum soziologischen Gebiet der Inhaltsanalyse, ferner enge Bezüge – besonders in den angewandten Verfahren – zur Linguistik. Ethnomethodologische Studien sind zeit- und arbeitsaufwendig, und der Untersucher ist nicht (lediglich) teilnehmender Beobachter, sondern seine persönlichen Gefühle und Einstellungen zum untersuchten Objekt gehen in diese Analyse mit ein – welches Wissen heilsame Skepsis gegen „sichere Überzeugungen“ und unbezweifelbare Ergebnisse hervorruft. Ethnomethodologie ist in vieler Hinsicht eine ausgesprochen ketzerische Wissenschaft: Nichts als gegeben hinnehmen! Da der Untersucher sich legitimiert fühlt, das eigene Selbst in den Untersuchungsprozeß mit einzubringen (faktisch läßt sich dies ohnehin nicht verhindern, nur gibt der Ethnomethodologe diese Tatsache zu), tut das jeder auf seine ganz persönliche Weise, sozusagen mit einem eigenen Stil, weshalb viele Ethnomethodologen (zum Ärger anderer Sozialwissenschaftler) denn auch erklären, Ethnomethodologie lasse sich nicht eigentlich lernen, da es sich im Grunde um eine Kunst handele. Dem stimme ich überzeugt zu, denn wer sich ethnomethodologisch mit Soziologie befaßt, merkt sehr bald, daß dabei Fähigkeiten gebraucht und hervorgelockt werden, die auch fürs Schreiben relevant sind: Einfühlungsvermögen, das Gespür für Worte und die in diesen mitschwingenden, anklingenden Bedeutungsschattierungen, die Bereitschaft, auch abenteuerlich anmutende menschliche Handlungsweisen unvoreingenommen zu betrachten, absolut vorurteilslos zu sein ... Übrigens hat sich die Ethnomethodologie schon früh mit Transsexualität beschäftigt [29].

Wenn transsexuelle Menschen über ihr Sosein und dessen Entwicklung berichten, überkommt einen oft der Eindruck, hier handele es sich quasi um „Lebensläufe von der Stange“ – so stark ähneln sie sich. Dies Gefühl wird vom Transsexuellen zwar nicht bewußt, jedoch dennoch absichtlich hervorgerufen: Es hat sich nämlich hinsichtlich der Durchsetzung des Wunsches nach einer Operation bewährt, indem es gewisse pseudologische Schlüsse im Kopf des jeweiligen Psychiaters ablaufen läßt. Es gibt eine Art

Topos, wie „der" Transsexuelle seine typische Entwicklung durchlaufen „hat", und je identischer die angebliche Lebensgeschichte des jeweils Betroffenen damit ist, desto mehr steigen seine Chancen, die gewünschte Operation ohne Komplikationen zu erwirken. Der erwähnte Topos läßt – in immer demselben Rahmen natürlich – für den einzelnen jedoch Spielräume, die er, je nach persönlichem Intelligenz-, Bildungs- und Informationsgrad, freihändig ausfüllen kann. Dies ist der Moment, währenddessen die *individuelle Selbstidentifikation* des Transsexuellen einsetzt (die generelle war die, wesenhaft zu dem Geschlecht zu gehören, welches der eigene Körper nicht besitzt).

Ohne diese individuelle Selbsteinschätzung wäre ein erfolgreiches Leben nach der Operation undenkbar. Ihre Erarbeitung bedarf beträchtlicher Kreativität, weil der Transsexuelle über echte persönliche Erfahrungen, von denen er seine zu konstituierende Individualität ableiten könnte, ja tatsächlich nicht zur Verfügung hat. An diesem Punkt dürfte auch die Scheidewand sein, die eine gute oder schlechte bis erfolglose postoperative Einpassung bestimmt: die Betroffenen müssen ihre neue Identität gleichsam „erfinden". Es sei gestattet, in diesem Hinblick an Sartre's Existenzphilosophie zu erinnern, der die eminente Wichtigkeit des Erfindens bei der Gestaltung des individuellen Daseins immer wieder betont hat, und zwar für alle Menschen. In diesem Bereich nun vermag der Transsexuelle das zu verwerten, was ihm, unabhängig von dem transsexuellen Drang als solchem, aus dem präoperativen Dasein als Mitgift überkommen ist; hier verwirklichen sich die Betroffenen etwa als Künstler, als Helfer für Leidensgenossen, als Inhaber von Wunschberufen usw. Aus diesem Grunde ist es so extrem wichtig, daß Qualifikationen aus dem präoperativen Leben postoperativ nicht ihre Geltung verlieren (bei uns trotz Transsexuellengesetz meist noch nicht ohne Kämpfe gegeben). Alle, aber auch wirklich alle Bemühungen Dritter um postoperative berufliche und allgemein soziale Eingliederung Transsexueller sollten geeignet sein, den Betroffenen klarzumachen, daß dabei eigene Verantwortung und Anstrengung ausschlaggebend sind: viele davon denken nämlich buchstäblich immer nur bis an den Punkt der Operation in ihrem Leben heran, danach, meinen sie, werde alles von selbst besser. Was mit hoher Wahrscheinlichkeit wirklich besser wird, das ist der Leidensdruck, alles andere wird wahrscheinlich erst einmal schlechter, auf alle Fälle komplizierter.

Nur wenige Menschen besitzen die Fähigkeit, die gerade ein soeben operierter Transsexueller am dringendsten brauchte: die zur mentalen Neuorientierung. Sie geht darüber, sich in jemand anderen zu versetzen, weit hinaus (es handelt sich um die Kunst des Dichters, des Zauberers und des Hochstaplers – übrigens nicht um die des Schauspielers!), und sie kommt bei Transsexuellen nicht häufiger vor als bei anderen Menschen. Nur: Nach der Operation müssen Verhaltensweisen verfügbar sein, für deren Training nicht Jahrzehnte Zeit war, sondern nur wenige Jahre, manchmal nur Monate. Der Situation inadäquates postoperatives Verhalten darf deshalb nicht überraschen: Neigung zur plakativen Selbstdarstellung vor einem möglichst großen Publikum – oft als Exhibitionismus verkannt – ist schiere Unsicherheit (dasselbe Phänomen tritt auch bei Naturvölkern auf, wenn der „Geschlechtsgewandelte" sich seinem Stamm das erste Mal in der Tracht und mit den Attributen seines neuen Geschlechts präsentiert). Promiskutiver Sex bei gerade operierten Mann-zu-Frau-Transsexuellen ist kein Symptom für Mangel an sexuellem Geschmack, sondern dient einzig dem Zweck, sich selbst möglichst oft zu vergewissern, daß die ersehnte Umwandlung realiter passiert sei – alle Männer halten einen ja für eine Frau! Jeder, mit dem Beziehungen aufgenommen werden, beweist die erfolgreiche Verwandlung aufs neue. Viele, ja wohl die meisten operierten Transsexuellen legen ein betont geschlechtsrollenspezifisches Sozialverhalten an den Tag, das klischeehaft wirkt. Damit provozieren sie jedoch das – erwünschte und für die Stabilisierung der neuen Selbstidentifikation wichtige – nicht weniger klischeehafte Reagieren ihres sozialen Umfeldes. Dies wiederum wirkt als Verstärker im Sinne einer simplen, unbewußten Privatstatistik: „Schon drei Männer haben mir diese Woche im Bus ihren Sitzplatz angeboten – wie weiblich ich doch wirken muß!"

Solche Verstärker, wie positiv sie an sich für den Transsexuellen sein können (die Selbstidentifikation wird durch die Fremdidentifikation immer wieder bestätigt), besitzen jedoch nicht selten die verhängnisvolle Eigenschaft, ein letztlich sehr unflexibles Verhalten zur Gewohnheit werden zu lassen. Das geht dann auf Kosten der persönlichen Kreativität, die jeder Mensch zu entwickeln bestrebt sein muß, der auf Dauer in seiner Haut halbwegs zufrieden sein möchte: Das Ziel sollte kein Mann und keine Frau „von der Stange" sein, sondern ein Mensch, der in und mit seinem individuellen Widerspruch unverwechselbar ist. Wenn viele Transsexuelle dies Ziel fatal verfehlen, so ist das tragisch, aber nichts für Transsexuelle Eigentümliches. „Dies bist du selbst, dir kannst du nicht entfliehn" – solch bewußte, verantwortliche Identifikation mit dem ureigensten Wesen ist für alle Menschen etwas, das erarbeitet werden muß, keine Selbstverständlichkeit.

In dieser Sicht sind Transsexuelle weder Opfer biologischer Pannen noch verhinderte Homosexuelle, sondern ihre Probleme resultieren aus dem unbewußten, lebenslänglichen Mühen, paradoxe Sozialisationsaufträge zu erfüllen, die sie als ganz kleine Kinder von ihren Bezugspersonen vermittelt bekamen und an die sie sich nicht erinnern können. Dies Schicksal teilen sie mit – leider – den meisten von uns allen: Auch nichttranssexuell empfindende Männer und Frauen können unter paradoxen Sozialisationsaufträgen lebenslang zu leiden haben; welche Formen der „Realisation" dann Auftragserfüllungen jener Art annehmen, hängt von den Aufträgen (und somit von den Beauftragern) ab, nicht von den Kindern.

Wer Transsexuelle zu „heilen" versucht, gerät in eine schwierige Lage: Freiwillig kann ein Transsexueller sich diesem Versuch nicht unterziehen, weil er sich damit selbst aufgäbe und allen Halt in sich verlöre, was der (Transsexuellen so wenig wie anderen Leuten ermangelnde) gesunde Menschenverstand schlankweg ablehnt; Heilung mittels „Gehirnwäsche" würde zwar möglich sein, ist aber extrem inhuman, denn vorher müßte man den Willen des Betreffenden brechen. „Aversionstherapien" (besonders dann, wenn sie in Situationen vorgeschlagen werden, in welchen der Betroffene alles andere denn frei ist und also auch nicht freiwillig entscheiden kann, etwa unter schwerstem elterlichen oder behördlichen Druck) sind deshalb strikt abzulehnen. Für transsexuell empfindende Männer und Frauen jenseits der Pubertät sind m. E. die Aussichten für alle nicht-operativen Therapieformen trübe.

Was Kinder mit transsexuellen Tendenzen betrifft, so halte ich die Prognose prinzipiell für günstiger. Untersucht man die Situation solcher Kinder ethnomethodologisch oder bearbeitet man die schriftlichen Selbstzeugnisse erwachsener Transsexueller inhaltsanalytisch, so trifft man durchweg auf Hinweise, die eine Kehrtwendung zum nichttranssexuellen Verlauf der jeweiligen individuellen Entwicklung mindestens als möglich gewesen erscheinen lassen. Eltern transsexueller Kinder, die sich über deren voraussichtliche Entwicklung besorgt zeigen und deshalb den Rat von Fachleuten suchen, beweisen damit keineswegs, daß sie früher keine paradoxen Sozialisationsaufträge vermittelt haben – beide parentalen Verhaltensweisen schließen einander nicht aus. Denn dieselben Eltern, die z. B. ihrem erstgeborenen Kind, einem Mädchen, den paradoxen Sozialisationsauftrag gegeben hatten, „eigentlich ein Junge zu sein“, mögen das Tomboy-Verhalten der kleinen Tochter von der Geburt eines Brüderchens wenige Jahre später ab plötzlich nicht mehr, wie bisher, nett finden und akzeptieren, sondern auf einmal kommt es ihnen anstößig vor: Der „Stammhalter“, den das Töchterchen ersetzen sollte, ist ja nun da. Oder Eltern können (was ihre ehrliche Mitarbeit zweifelhaft erscheinen ließe) zwar nach außen hin den Mangel an geschlechtsrollentypischem Verhalten ihres Kindes beklagen und nach Abhilfe dafür suchen, tatsächlich und im intrafamiliären Rahmen jedoch hören sie nicht auf, ebendies Benehmen subtil zu fördern, ja zu fordern. Derlei gibt es auch auf anderen Bereichen der kindlichen Entwicklung, wie jeder weiß, der sich mit Kinder- bzw. Familientherapie befaßt hat. Die beste Hilfe, die man Kindern in dieser Lage geben kann, besteht m. E. darin, sie dem krankmachenden Einfluß ihrer Bezugspersonen zu entziehen. Ich bin mir bewußt, damit ganz unpopuläre Gedanken zu äußern, befinden wir uns doch offenbar am Anfang einer Ära der Renaissance des sogenannten Familiengedankens. (Das zum Schluß dargebotene krasse Beispiel eines verantwortungslos praktizierten Elternwillens verursacht mir bis heute Unbehagen, weil ich, als es mir zur Kenntnis gelangte, nicht den Mut gehabt habe, mich einzumischen.)

Dem erwachsenen Transsexuellen kann m. E. nur die Operation helfen, ein halbwegs erträgliches Leben zu führen. Nur sie kann den enormen Leidensdruck mindern, unter dem Transsexuelle stehen. Dieser Druck ist es, der sie notorisch selbstmordgefährdet macht. Psychiatrische Einwände, „geschlechtsumwandelnde“ Operationen seien doch in Wahrheit nichts als Kastrationen, sind zwar somatisch gesehen richtig; das Paradoxe in der Existenz des die Operation erst anstrebenden Transsexuellen wird dabei aber übersehen. Ob den Ärzten, die derart argumentieren, wohl ein durch Suizid verstorbener Mensch lieber ist als ein zwar faktisch kastrierter, doch halbwegs zufriedener, vor allem: lebendiger?

Was Ärzte mehr denn bisher leisten sollten, ist vorbehaltlose Aufklärung über die letztlich recht engen Grenzen, in denen das äußerlich Sichtbare am Geschlecht eines Menschen „korrigierbar“ ist (welches Wort durchaus einen Euphemismus darstellt, da ja von Korrektur nicht eigentlich gesprochen werden kann, sondern von Kosmetik). Damit sind die Hausärzte überfordert [30]. Während des Studiums hören sie vielleicht ein-, zweimal von der gelegentlichen Existenz transsexuell empfindender Menschen, und meist dürfte dies irgendwie im Zusammenhang mit der Diskussion von Psychosen geschehen sein. Die Nachsorge bei operierten Transsexuellen muß intensiviert werden, wobei der Arzt vornehmlich darauf achten sollte, den Betreffenden gar nicht erst auf die Idee verfallen zu lassen, ihm sei ein Wunder geschehen und von nun an könne er leben wie jeder x-beliebige Angehörige seines Wunschgeschlechtes, nämlich *ohne* lebenslange Hormongaben etc. Den sensationellen, unsachlichen, falsche Hoffnungen weckenden

Medienberichten müßte ärztlicherseits entschiedener entgegengetreten werden. Und noch ein gar nicht so schwer zu erfüllendes Desiderat: Man untersucht heute Babys gleich nach der Geburt bei uns auf verschiedene schwere Krankheiten, um eventuell nötige Therapien so frühzeitig wie möglich einleiten zu können; derartige Untersuchungen sind gesetzlich verankert. Mir ist unbegreiflich, weshalb im Rahmen dieser Vorsorgemaßnahmen nicht auch grundsätzlich eine chromosomale Geschlechtsbestimmung der Neugeborenen vorgenommen wird. Dadurch würde die häufige Verwechslung von genetisch bedingter Intersexualität mit Transsexualität von vornherein verhindert; auf lange Sicht müßten solch dezidiert eindeutige Zuschreibungen dann auch in der breiten Öffentlichkeit mehr und richtigeres Wissen über die Natur der Transsexualität als eigenständigem Zustandsbild vermitteln.

5. Ein Fall von kindlicher Transsexualität

5.1 Das Kind Toni

Eine ihre drei Buben sehr naturnah erziehende, gelassene Frau wird vom Jüngsten gefragt, woran man eigentlich erkennen könne, ob ein Kind ein Junge oder ein Mädchen sei. Die Mutter wundert sich und antwortet: „Aber das weißt du doch! Jungen und Männer sehen nackt aus wie du und deine Brüder und der Vater, und erwachsene Frauen so wie ich. Aber kleine Mädchen haben noch keine Brüste. Wieso fragst du?"

Der Junge druckst herum, dann berichtet er, nach Worten suchend und sichtlich fasziniert, von einem neuen Jungen aus dem Kindergarten, der allen erzählt, daß er „in Wirklichkeit" eigentlich ein Mädchen sei.

Die Mutter sagt, sie verstehe das nicht, und beschließt, der Angelegenheit auf den Grund zu gehen. Sie telefoniert also mit der Kindergärtnerin. Die erklärt, es handele sich nicht um die erste Anfrage: Mehrere Mütter hätten sich schon erkundigt, was es mit diesem anscheinend sexuell mißgebildeten Kind auf sich habe, von dem alle sprächen. Und was man einerseits für dies arme Kind tun, beziehungsweise, wie man andererseits die übrigen dazu bringen könne, es zu akzeptieren, wie es sei.

„Aber *wie* ist es denn?" fragt die Mutter, die einen kleinen Zwitter vermutet. Körperlich sei das Kind ein normal gebauter Junge, sagt man ihr. Doch die Eltern, übrigens sehr progressive Leute, hätten sich ein Mädchen gewünscht, weil Mädchen von Natur aus viel aggressionsloser und überhaupt viel netter als Buben seien. Sie behandelten das Kind als Mädchen und schärften ihm immer wieder ein, es sei ein Mädchen, und sie riefen es mit einem weiblich klingenden Kosenamen, den es auch im Kindergarten trage. Wenn man dem Kind sage, es sei ein Junge, bräche es in Tränen aus.

Die Mutter möchte das gern selbst erleben, um sich ein Bild zu machen, und lädt dies Kind zu ihrem Jungen ein. Es erscheint ein hübsches Kind in Hosen mit Blümchen, langen blonden Locken und schüchternem Wesen. Es ist Sommer und warm, und die Mutter erlaubt ihrem Sohn, im Garten alle Kleider auszuziehen. Der kleine Besuch weigert sich standhaft, dasselbe zu tun. Schließlich beginnt er zu weinen und sagt mit der Ehrlichkeit und Naivität seiner vier Jahre, er wolle sich deswegen nicht ausziehen, weil man dann sehen könne, daß er ein Schwänzchen habe und darum glaube, er sei ein

Junge. Er fügt hinzu, aber Mutti und Vati sagten, er sei ein Mädchen, und die lögen nicht. Ganz bestimmt gebe es auch Mädchen mit Schwänzchen, und „ganz bestimmt bin ich so eines!“

Die Mutter läßt die Sache erst einmal auf sich beruhen, hört aber durch die Erzählungen ihres Sohnes aus dem Kindergarten, daß „Toni“ (wie sie vermutet: durch das viele Zusammensein mit ihrem Jüngsten, einem besonders wilden und „männlichen“ Kind) zwar weiterhin darauf beharrt, „eigentlich“ ein Mädchen zu sein, aber anfängt, sich weniger mädchenhaft zu benehmen. Sie hat den Eindruck, daß „Toni“ sich mit dem Gedanken anfreundet, vielleicht doch ein Junge zu sein. Häufige Vergleiche im Kindergarten haben wohl Zweifel in ihm erweckt, ob es tatsächlich „Mädchen mit Schwänzchen“ gebe (alle Mädchen im Kindergarten hatten keines).

Die Angelegenheit, soweit sie mir zur Kenntnis kam, nahm ihren Abschluß, indem Tonis Eltern ihr Kind aus dem Kindergarten herausnahmen, weil es dort „aufgehetzt“ werde.

5.2 Kurzkommentar

Ein einleuchtenderes Beispiel für den typischen paradoxen Sozialisationsauftrag als diesen Fall könnte man sich nicht einmal ausdenken: Hier haben Eltern ihr Kind bewußt und gezielt so mißinformiert, daß dessen normal ausgebildete kognitive Fähigkeiten in ständiger Konfrontation mit der elterlichen Autorität keine Chance hatten, sich über das wirklich vorliegende eigene Geschlecht eindeutig Klarheit zu verschaffen. Bedenkt man den Streß und die Peinlichkeit für diesen doch noch mitleiderregend kleinen Jungen, womit das Hin und Her im Kindergarten wochenlang verbunden war, erwägt man die durch seit Jahren erfolgte Internalisation empfundene Notwendigkeit, sich unentwegt wegen des „zugeschriebenen“ Geschlechts unter vielen fremden Kindern und ebenso fremden Erwachsenen rechtfertigen zu müssen, während der Elternwille weiterhin Glauben an das nicht mit der Realität übereinstimmenden Geschlecht forderte, liegt die Vermutung nahe, dies Kind werde, etwas älter geworden, dies alles schleunigst verdrängen. Etwa vom Beginn des Grundschulbesuchs an (denn ab diesem Zeitpunkt ist ja die Prätendierung des falschen Geschlechts nicht länger durchführbar) könnte Toni sogar alles damit Zusammenhängende gänzlich vergessen haben, während eine grundlegende, tiefe Unsicherheit darüber, zu welchem Geschlecht er denn nun in Wahrheit gehört, bestehen bliebe und zu Beginn der Pubertät den Prozeß der Selbstidentifikation mit dem chromosomalen Eigengeschlecht massiv und nachhaltig störte.

5.3 Der Fall Toni und die ethnomethodologische Vorgehensweise

Leider ist es nicht möglich, auf dem hier zur Verfügung stehenden Raum das berichtete Beispiel so darzustellen, daß dabei zur Gänze deutlich wird, wie man den Fall Toni ethnomethodologisch angehen müßte. Dafür benötigte ich mehr Platz, als der gesamte Beitrag beanspruchen darf. Ich mußte mich deshalb damit begnügen, diesen Fall bloß zu referieren. Zu einem korrekten ethnomethodologischen Vorgehen würde – ganz grob aufgelistet und unter Verzicht auf Erwähnung der nötigen Feinstrukturierung – etwa gehören: Genaue Schilderung des Rahmens, in dem mir der Fall berichtet wurde: Haben meine Bekannten die Wahrheit erzählt, welche Motive trieben sie bzw. welche gaben sie für den Umstand an, daß sie mir davon überhaupt was sagten? (Längeres, per Videokamera und Tonband festgehaltenes Interview, möglichst nach 14 Tagen wiederholt.) Dasselbe Prozedere für die Kindergärtnerin und diejenigen Eltern, die sich (Warum? Seit wann? In welcher Form?) für Toni interessiert hatten. Was sagten die Kindergartenkinder? (Interview der ganzen Gruppe sowie einzelner Kinder, sofern einige sagen, daß sie noch gern „von sich aus" Kommentare dazu geben würden. Wichtig: War Toni beliebt oder nicht, und aus welchen Gründen?) Bei alledem immer nachfragen, ob dies oder jenes Toni gesagt hat oder ob man das bloß selbst von/über ihn denkt; fixieren, unter welchen genauen Umständen (erster Eindruck eminent wichtig!) alle von Tonis Seltsamkeit Kenntnis bekommen hatten. Versuchen, Toni's Eltern zu interviewen; versuchen, Toni zu interviewen. Ergebnisse so genau und ausführlich wie möglich auflisten, so kommt man Eindrucks- und Meinungsveränderungen auf die Spur. Gab es Vorannahmen, Vorurteile? Wer erweist sich als „Meinungsführer" in diesem Fall, d. h. wessen Meinung wird schließlich von allen übrigen akzeptiert, so daß aus ihr „Verhalten" resultiert? (Und natürlich ist „Meinung" schon Verhalten!) Bei korrekt durchgeführter Untersuchung kommt kein Therapievorschlag heraus, wohl aber ein getreueres Bild der sozialen Situation, in der sich Toni während des Untersuchungszeitraumes befand, als bei den sonst üblichen Verfahren. Dadurch läßt sich sicherer abschätzen, welche Möglichkeiten er, realistisch betrachtet, in seiner Lage überhaupt hat (was für jedwede Therapie zunächst einmal am wichtigsten sein dürfte). Nun nehmen wir den Idealfall an: Es gibt noch einen zweiten Interviewer, und zwar einen männlichen, der alles, was ich gefragt habe, ein zweites Mal zu erfahren sucht, wobei (mindestens partiell) ein sozusagen „völlig anderer" Tatbestand herauskommen könnte. Beide kompletten Sätze von Interviews müßten anschließend miteinander verglichen werden, und wenn man damit fertig wäre, würde „der Fall Toni" ein umfängliches Buch geworden sein.

Übrigens benutzt die Ethnomethodologie, nicht zuletzt aufgrund ihrer Wurzelverwandtschaft mit der Linguistik, eine elaborierte Fachsprache, von der Anfänger sich aber nicht abschrecken lassen sollten. Die Kompliziertheit des Jargons tut der Brauchbarkeit der Methode keinen Abbruch.

Anmerkungen

[1] *Bleibtreu-Ehrenberg, G.:* Der Weibmann. Kultischer Geschlechtswechsel im Schamanismus – eine Studie zur Transvestition und Transsexualität bei Naturvölkern. Frankfurt/M., 1984.

[2] *Layard, J. W.:* Malekula: Flying Tricksters, Ghosts, Gods and Epileptics. The Journal of the Royal Anthropological Institute of Great Britain and Ireland *60* (1930) 500–600; *Bleibtreu-Ehrenberg, G.:* Mannbarkeitsriten. Zur institutionellen Päderastie bei Papuas und Melanesiern, Frankfurt/M., 1980.

[3] *Bleibtreu-Ehrenberg, G.:* Homosexualität und Transvestition im Schamanismus. Anthropos *65* (1970) 189–228.

[4] Ebenda, S. 191.

[5] *Bleibtreu-Ehrenberg, G.:* a.a.O. (1984).

[6] *Bleibtreu-Ehrenberg, G.:* Pädophilie und Gewalt in naturvölkischen Gesellschaften und außereuropäischen Hochkulturen. In: *Albrecht-Désirat, K., Pacharzina, K.* (Hrsg.): Sexualität und Gewalt. Bensheim, 1979, S. 130–134.
[7] *Devereux, G.:* Institutionalized Homosexuality of the Mohave Indians. Human Biology *9* (1937) 498–527.
[8] *Bleibtreu-Ehrenberg, G.:* a.a.O. (1984).
[9] *Bleibtreu-Ehrenberg, G.:* Tabu Homosexualität. Die Geschichte eines Vorurteils. Frankfurt/M., 1981, S. 236–237; *Lever, M.:* Zepter und Narrenkappe. Geschichte des Hofnarren. München, 1981, S. 69–76.
[10] So z. B. in der Sammlung der *Gebrüder Grimm* das Märchen vom ‚Machandelboohm' und das vom ‚Bruder Lustig'.
[11] *Bleibtreu-Ehrenberg, G.:* a.a.O., S. 196–200 (1981).
[12] *Bleibtreu-Ehrenberg, G.:* a.a.O., S. 19–25 (1980).
[13] *Springer, A.:* Pathologie der geschlechtlichen Identität. Transsexualismus und Homosexualität. Wien, 1981, S. 113–149, 237 und passim.
[14] *Kröhn, W., Bertermann, H., Wille, R.:* Nachuntersuchung bei operierten Transsexuellen. Der Nervenarzt *52* (1981) 26–31.
[15] *Eicher, W.:* Transsexualismus, Stuttgart, 1984, S. 167.
[16] Der Ausdruck stammt von einem Dichter: *Gautier, T.:* Mademoiselle de Maupin. Paris, 1835; in dem alten französischen Roman finden sich bereits, evoziert rein durch poetische Imagination, sämtliche Topoi nicht-geschlechtsrollenspezifischen Verhaltens, die seitdem als typische Charakteristika homosexuellen und transsexuellen Lebensgefühls geschildert worden sind.
[17] *Eicher, W.:* a.a.O. (1984); dort zitiert nach *Barlow, D. H. et al.:* Gender Identity Change in a Transsexual: An Exorcism. Arch. Sexual Behavior *6* (1977) 387–395.
[18] *Springer, A.:* a.a.O., S. 192 (1981).
[19] *Dörner, G.:* Sex-hormone-dependent brain differentiation and reproduction. In: *Money, J./Musaph, H.* (Eds.): Handbook of Sexology, New York, 1978.
[20] *Sigusch, V., Meyenburg, B., Reiche, R.:* Transsexualität. In: *Sigusch, V.:* Sexualität und Medizin, Köln, 1979.
[21] *Stonequist, E. V.:* The Marginal Man. New York, 1937; *Merton, R. K.:* Social Theory and Social Structure. Glencoe, 1957^2.
[22] *Springer, A.:* a.a.O. (1981), S. 31, 68; *Eicher, W.:* a.a.O. (1984) S. 46.
[23] *Lichtenstein, H.:* Identity and Sexuality. J. Amer. Psychoanal. *9* (1961) 179–260.
[24] *Meysel, P.:* Taschenlexikon der Verhaltenskunde. Paderborn, 1976, S. 149–150.
[25] Derart unstatthafte Gleichsetzungen finden sich sogar in hochwissenschaftlichen Lexika, z. B. bei *Immelmann, K., Meves, C.:* Prägung als frühkindliches Lernen. In: *Immelmann, K.* (Hg.): Verhaltensforschung. Sonderband zu *Grzimeks* Tierleben. Zürich, 1974, S. 337–353.
[26] *Scheu, U.:* Wir werden nicht als Mädchen geboren – wir werden dazu gemacht. Frankfurt/M., 1977. – Trotz aller berechtigten methodischen Einwände immer noch ein Buch, das das Wesentliche trifft.
[27] *Sigusch, V.:* Vom Trieb und von der Liebe. Frankfurt/M., 1984, S. 184–189.
[28] *Weingarten, E., Sack, F., Schenkein, J.:* Ethnomethodologie. Beiträge zu einer Soziologie des Alltagshandelns. Frankfurt/M., 1976^2.
[29] *Garfinkel, H.:* Studies in Ethnomethodology, Englewood Cliffs, 1967, Appendix.
[30] Der ‚Pschyrembel' (*Pschyrembel, W.:* Klinisches Wörterbuch. Berlin, 1982^{254}), die Biblia pauperum praktischer Ärzte, führt in seinem Syndromenkatalog den Begriff Transsexualität überhaupt erst in der o. a. Ausgabe erstmals auf. Vorher muß Transsexualität demnach bei uns als nicht zur Medizin gehörig eingestuft worden sein; m. E., weil sie bis vor kurzem ihren angestammten Platz noch im Strafrecht gehabt hatte.

[illegible] *Bleibtreu-Ehrenberg, G.*: Päderastie und Gewalt in [illegible] Gesellschaften und außereuropäischen Hochkulturen. In: *Schorsch-Heinrich, [illegible]*, K. (Hrsg.): Sexualität und Gewalt. [illegible] 1979, S. [illegible]

[illegible]

[illegible] Zur Anthropologie [illegible] In: *A. Mitscherlich* [illegible] ... [illegible] und [illegible], die seitdem [illegible] ... worden sind.

[illegible] *W.* und *D. [illegible]* ... [illegible] Gender [illegible] Change in a [illegible] Anthropos [illegible] Research [illegible]

[illegible] *A.* [illegible] *G.* [illegible]

[illegible] *G.*: Sexualmedizin [illegible] In: [illegible]

[illegible] *Sigusch, V.*: Sexualität und Medizin. [illegible] 1979.

[illegible] *Money, J.*: Gender [illegible]

[illegible] In: *Zur Semiotik, K. (Hrsg.)* [illegible] 1979, S. [illegible]

[illegible]

[illegible] *W.*: Die [illegible] Berlin [illegible] 1887, S. [illegible]

[illegible]

Soziale und sexuelle Interaktion bei Jugendlichen: Ein handlungstheoretischer und empirischer Ansatz

Cornelius J. Straver

1. Theoretischer Ansatz

1.1 Verhalten oder Handeln

Die heutige empirische Sexualforschung beschäftigt sich – auf den Spuren von Kinsey und seinen Mitarbeitern – überwiegend mit ‚behavior studies', Verhaltensstudien. Bei Kinsey waren sie durch seine frühere Arbeit als Biologe bedingt: Tierstudien. Seinerzeit war diese Sichtweise ein bedeutsamer Schritt vorwärts, nämlich weg von der moralisierenden Betrachtung der Sexualität. Daß die empirischen Forscher auf diesem Gebiet seitdem auf der Linie der ‚behavior studies' weitergemacht haben, lag sicher nicht nur an Kinsey. Diese Forschungsrichtung wurde mindestens genauso bestimmt durch die herrschende Tradition in den Sozialwissenschaften: Menschliches wurde analysiert als *Verhalten,* d.h. man beschränkte sich auf die Analyse äußerer, beobachtbarer (und meßbarer) Verhaltensweisen, ohne Berücksichtigung der vielfältigen inneren Prozesse der handelnden Personen selbst, ihrer Einschätzungen und Wertungen. Letztere wurden isoliert untersucht unter dem Etikett „Attitüden" und als vom Verhalten unabhängige Variablen verstanden zur Erklärung des beobachtbaren (oder berichteten) Verhaltens, als ob sich innere Einstellungen, ihre darin enthaltenen Einschätzungen und Wertungen, vom äußeren Verhalten trennen ließen. Die immer wieder festgestellten Zusammenhänge zwischen traditionellen Einstellungen und restriktivem Verhalten bzw. zwischen liberalen Einstellungen und permissivem Verhalten sind möglicherweise ein Artefakt aus der Anwendung dieser Theorie.

Im allgemeinen wird in den Sozialwissenschaften nach dem Modell verfahren, Verhalten durch das Aufdecken von Zusammenhängen (meist statistischer, d.h. probabilistischer Art, am liebsten kausal gedacht) mit außerhalb des Verhaltens liegenden Faktoren zu erklären. Daß die Erklärung für ein Verhalten möglicherweise im Verhalten selbst liegt, wird kaum oder selten thematisiert. Kennzeichnend für dieses Wissenschaftsmodell ist auch, daß die Verhaltensweisen selbst meist nur oberflächlich beschrieben werden. Man beschränkt sich auf die Wahrnehmungen des ‚common sense' und geht allzu rasch dazu über, Fragen hinsichtlich möglicher kausaler Erklärungen zu stellen. Für diese Betrachtungsweise sind die Ursachen oft wesentlich wichtiger als eine tiefergehende Analyse und Beschreibung der vielen Dimensionen des Verhaltens selbst. Dennoch hat dieses gängige Modell, obwohl man es vereinfachend und reduktionistisch nennen kann, durchaus zu einer Anzahl brauchbarer Ergebnisse geführt. Es ist ein ‚shorthand approach', der häufig – schon aus ökonomischen Gründen – unvermeidbar ist. Wir werden später noch darauf zurückkommen.

Andererseits führte die Anwendung dieses Modells jedoch bei einigen der Theorie der Symbolischen Interaktion und verwandten Richtungen anhängenden Sozialwissenschaftlern zu Unzufriedenheit und auch Verwirrung. Zuviel ließ es ungeklärt und sogar unbeschrieben. Nehmen wir als Beispiel das sexuelle Verhalten. Dies wird ja primär erlebt als Verlangen, Sehnsucht nach einem bestimmten Partner, Wunsch nach Kontakt und Austausch, psychisch und physisch, affektiv. Auch in bezug auf den körperlichen Kontakt ist der behavioristische Ansatz unzureichend. Der amerikanische Sozial-Sexologe John Gagnon hat einmal erklärt, aus behavioristischer Sicht sei der körperliche Kontakt so etwas wie das Reiben von zwei Holzstücken, bis Feuer entsteht. Und was die Sexualität von Jugendlichen anbelangt: Inwiefern taugt eine behavioristische Sichtweise dazu, die vielen vergeblichen Annäherungsversuche zu erklären, die Unsicherheiten, die zu verwirrten und verwirrenden Gefühlsäußerungen führen? Auf dem Gebiet Jugendsexualität ist nicht die Anzahl physischer Handlungen relevant, auch nicht, in welchem Alter und in welcher Reihenfolge sie stattfinden, sondern was die Jugendlichen sich vorstellen, was für sie einen Partner anziehend macht, welche Wege sie einschlagen, um mehr über die betreffende Person herauszufinden und mit ihr in Kontakt zu treten, welche Entscheidungen sie treffen und wie sie diese Bemühungen erleben und werten.

Weder Kontakt noch sexuelles Verhalten ergeben sich automatisch, auch wenn es aufgrund des impulsiven Vorgehens manchmal den Anschein hat. Der bereits erwähnte John Gagnon hat darauf hingewiesen, daß ein bis zum Orgasmus führender Kontakt notwendigerweise allmählich aufgebaut werden muß, und zwar durch Austausch von symbolischen Signalen, durch die wechselseitige Abstimmung dieser Signale mit körperlichen Berührungen und – so können wir hinzufügen – durch den stetigen Aufbau einer Verbindung zwischen Entspannung und Konzentration. Eigentlich geht beim Sexualkontakt sehr wenig von selbst.

Ich meine nun, daß wir in der Sexualforschung wesentlich weiter kommen würden, wenn wir nicht länger, wie es immer noch geschieht, die Erfahrung und das Verhalten von Jungen und Männern, sondern von Mädchen und Frauen zum Ausgangspunkt nehmen würden, um damit auch das Handeln von Jungen und Männern besser zu verstehen.

Etwas allgemeiner betrachtet entsteht jedes soziale Verhalten nicht von selbst, d. h. als ein einfaches Reiz-Reaktions-Schema (stimulus-response), als ein (eventuell konditionierter) Reflex. Soziales Verhalten entsteht durch Wahrnehmung, Abschätzung und Verwertung von sozialen Kenntnissen und Regeln sowie durch die Fähigkeit zum Handeln. Beim Wahrnehmen einer Situation wird diese eingeschätzt; ihr wird eine bestimmte Bedeutung zugemessen, man entnimmt ihr Perspektiven zur Erreichung eines erstrebenswerten Zustandes und erhält so eine Handlungsmotivation. Gegebenheiten und Chancen werden geprüft, Ressourcen zur Erreichung des Handlungszieles mobilisiert, und während und nach dem Handeln finden Evaluierungen statt. Mit anderen Worten: Verhalten läuft nicht einfach nur ab, es wird organisiert und gelenkt. Hinzu kommt, daß das gelenkte Handeln in Interaktionen vor sich geht: Bei der Wahrnehmung und Abschätzung der eigenen Handlungsmöglichkeiten wird das Verstehen der Absichten des Handelnden durch den anderen antizipiert. Das eigene Handeln wird fortwährend abgestimmt auf Signale, die zeigen, wie der andere die Situation einschätzt, welche Wünsche und Erwartungen dieser seinerseits einbringt usw. Aus diesem Grund ist der Ausgangspunkt für die Sexualforschung nicht *Verhalten*, sondern *Handeln*, und zwar interaktionales Handeln.

Das Konzept Handeln impliziert, daß das Verhalten intentional aufgefaßt und folglich auf Grund der vom Handelnden gesteuerten Handlungsweise beschrieben und analysiert wird. Das Konzept Verhalten dagegen impliziert, daß man von außen beobachtbare Endprodukte des Handelns registriert. Um dann noch etwas Wissenschaftliches damit tun zu können, muß man diese Endprodukte in Zusammenhang mit äußeren Vorbedingungen usw. bringen. Bei der Analyse von Handlungen versucht man, das Handeln in seiner Gerichtetheit wahrzunehmen: Was wird angestrebt, und wie wird das Handeln dazu aufgebaut? Die Erklärung für das Handeln liegt dann in der beschreibenden Analyse selbst.

1.2 Soziale Aspekte des Handelns

Das in Interaktionen reagierende und handelnde Individuum steht zwischen den sogenannten sozialen Faktoren und dem sogenannten sozialen Verhalten. Dies zeigt sich am deutlichsten, wenn man die sogenannten sozialen Faktoren dynamisch und interaktionistisch versteht. Die Zugehörigkeit beispielsweise zu einer bestimmten „sozialen Schicht" hat nur dann Einfluß auf das Verhalten, wenn und insoweit für bestimmte Einkommens- oder Ausbildungskategorien verschiedene soziale Kriterien gelten, verschiedene emotional-affektive Umgangsformen vorherrschen usw. Der immer wieder propagierte Zusammenhang zwischen sozialem Verhalten einerseits und den soeben angedeuteten Hintergrundfaktoren andererseits in der gängigen Sozialforschung hat nur dann eine Berechtigung, wenn empirisch nachgewiesen wurde, daß die verschiedenen sozialen Kategorien unterschiedliches Denken implizieren und für das Handeln unterschiedliche Bahnen vorgesehen sind. Gerade für unsere westeuropäische Gesellschaft wird man vielfach von diesen Annahmen abrücken müssen. Soziale Realität besteht aus dem täglichen Umgang und den darin enthaltenen Signalen für das Handeln. Dieses wird durch alltägliches Erleben und Vorbild kontinuierlich einerseits bestätigt, andererseits modifiziert. Handeln unterliegt also auch einem dauernden Wandel. Auch wo Soziales sich institutionalisiert hat, ist es der Veränderung unterworfen: Das (bis dahin gängige) Verständnis solcher Institutionen kann sich wandeln, Regeln mögen nicht mehr beachtet werden usw. Ein bekanntes Beispiel dafür ist die monogame und dauerhafte Ehe.

Eine dynamische und interaktionistische Auffassung des Sozialen erscheint u. a. für die Erklärung des Einflusses von sozialen Veränderungen von Nutzen. Auch diejenigen, die das Soziale als „Tatsache", als außerhalb des einzelnen Menschen stehend und ihn beeinflussend auffassen, werden deswegen nicht davon ausgehen, daß beispielsweise „Emanzipation" einfach so auf den Menschen einwirkt. Wenn Mädchen und Frauen, oder, um ein anderes Beispiel zu nennen, junge Homosexuelle ihre Situation auch künftig nicht anders evaluieren und gestalten, so hat eben überhaupt keine Emanzipation stattgefunden, egal wieviel Mühe bestimmte Autoren oder andere Propagandisten sich in dieser Richtung auch geben mögen. Es bestehen unterschiedliche Ebenen des gesellschaftlichen Einflusses auf die Emanzipation. Im Prozeß der öffentlichen Meinungsbildung redet man heute anders über Geschlechtsrollen und Heterosexualität infolge von Ansichten und Einschätzungen, die man sich gegenseitig anbietet und bestätigt (vgl. den Diskurs, wie er in den Werken von Foucault beschrieben wird). Im täglichen Handeln aber müssen die Menschen neue Perspektiven für ihre eigene Situation finden und tastend und forschend daran gehen sie auszuformen. Dabei stoßen sie dann auf Barrieren, die von Institutionen und Regeln ausgehen, die frühere Generationen oder einflußreiche Gruppierungen erdacht haben, und sie erfinden mehr oder weniger wirksame Formen von Widerstand dagegen, um die gängigen Definitionen von sozialer Wirklichkeit zu revidieren. Es besteht also eine Wechselwirkung zwischen der kollektiven und der individuellen Ebene, wobei die handelnden und meinungsbildenden Individuen sowohl partizipieren als auch verändernd wirken, wofür jedoch Machtpositionen und Handlungsstrategien eine bedeutsame Rolle spielen.

Selbstverständlich läßt sich der soziale Prozeß auch globaler verstehen, nämlich als ein historischer Prozeß in größerem Zusammenhang. Aber auch dann wird man, der interaktionistischen Sicht folgend, diesen sozialen Prozeß als Aufeinanderfolge von Verhandlungen und Auseinandersetzungen begreifen, wobei die ungleichen Machtpositionen der Teilnehmer oder teilnehmender Gruppierungen das Ergebnis dieser Verhandlungen und Auseinandersetzungen bestimmen werden. Das Ergebnis dieser Interaktionen zwischen Gruppierungen oder Blöcken sind neue Definitionen der sozialen Wirklichkeit und neue Regeln für die Ausführung zwischenmenschlicher Interaktionen. Das Werk von Norbert Elias liefert eine Reihe von Ansätzen für ein derartiges interaktionistisch-dynamisches Studium sozialer Prozesse.

1.3 Soziales Handeln

Konkret ist die soziale Kognition die Schaltstelle zwischen den sozialen Faktoren und dem Verhalten. Der Begriff soziale Kognition hat einen zweifachen Sinn: Einerseits umfaßt er das (bewußte oder unbewußte) Wissen, das das Handeln in sozialen Situationen bestimmt und lenkt; andererseits gewinnen die Menschen dieses Wissen aus sozialen Interaktionen. Für das soziale Handeln umfaßt diese Kognition u. a. die folgenden Elemente:

a) Muster für die Interpretation von Situationen
b) normative Regeln
c) operative Regeln
d) interpretative Regeln.

Im sozio-sexuellen Kontext existieren für die Interpretation von Situationen bekannte Muster, namentlich das Betonen von Geschlechtsunterschieden als einer komplementären Polarität, und daran anknüpfend Konzepte in bezug auf Sexualität und Annäherung. Ein Mädchen am Anfang der Pubertät wird wohl kaum bestürzt zu seiner Mutter laufen und sagen: „Es wachsen so komische Beulen auf meiner Brust!". Jungen (und vielfach auch Mädchen) werden finden, daß Sex erst dann „richtig" ist, wenn es zu einer Immissio kommt. Dies ist um so merkwürdiger, als wir wissen, daß Mädchen dabei häufig nur wenig sexuelle Befriedigung erfahren. Mit anderen Worten: Ein biologisches und Fortpflanzungs-Konzept bleibt immer noch im Hintergrund als richtungweisendes

Muster erhalten. Wahrscheinlich hält sich dies mit solcher Hartnäckigkeit, weil dieses Muster mit Gefühlen von Dominanz und Unterwerfung einhergeht, und zwar auch für einen Jungen, der lieber nur zärtlich sein möchte.

Normative Regeln haben in den Sozialwissenschaften einen hohen Stellenwert. Faktisch werden „Regeln" mit „Normen" gleichgesetzt. Dennoch bleibt die Frage, ob Normen tatsächlich so bestimmend sind. Normen beziehen sich auf Grenzsituationen und nicht auf das Handeln schlechthin. Sie markieren Grenzen, die nicht überschritten werden dürfen (prohibitiv), oder bezeichnen manchmal auch ein globales Ziel, das erreicht werden muß (indikativ). Aber sie geben nicht an, wie man handeln kann. Faktisch würde es – gäbe es ausschließlich normative Regeln – niemals ein Handeln geben. Für das Handeln an sich braucht man vor allem „Regeln der Kunst", d. h. das Wissen – sei es durch Erfahrung, durch Vorbilder oder vom Hörensagen –, wie man an Dinge wie Kontaktaufnahme oder körperliche Intimität herangeht.

Innerhalb dieser operativen Regeln – dieser „Regeln der Kunst" – sind verschiedene Formen zu unterscheiden. Erstens braucht man ein Arsenal von *Prozeduren.* Man muß wissen, wie man jemanden anspricht, was man sagt, welche non-verbalen Gesten und Aktionen brauchbar bzw. effektiv sind u. ä. Zweitens sind *Szenarien* notwendig, d. h. ein Plan, in welcher Abfolge man die Prozeduren einschaltet. Nach dem ersten Ansprechen, das einen Kontakt begründet, muß man wissen, wie man fortfährt, wobei alle weiteren Schritte in irgendeiner Form auf den ersten Schritt bezogen sein müssen. Drittens braucht man *Kommunikationsstrategien.* Man muß Gefühlsäußerungen und andere Signale hinsichtlich Präferenzen, Interessen usw. des anderen interpretieren und darauf reagieren können, damit überhaupt ein gewisser Einklang entstehen kann. (Interessant ist in diesem Zusammenhang, daß unfreiwillig Alleinstehende häufig die Signale von an ihnen interessierten anderen offenbar nicht oder nicht ausreichend erkennen.)

Des weiteren muß man fähig sein, über das zu *„verhandeln",* was gemeinsames Ziel der Interaktion sein soll. Viertens benötigt man *Handlungstheorien* oder zumindest Ansätze dazu, die all diese Elemente verbinden. Das heißt, man muß eine ungefähre Ahnung davon haben, welche Verfahren usw. welchem Ziel dienlich sein können. Dazu gehört aber auch die Fähigkeit, diese Handlungstheorien zu evaluieren und – wenn sich die Situation entwickelt und verändert – revidieren zu können (zum ‚Theorie'-Konzept in diesem Zusammenhang siehe Mischel 1973).

Interpretationsregeln braucht man für mindestens drei Zielsetzungen: Erstens zur Interpretation der verbalen und non-verbalen Signale des Partners im Sinne bestimmter Handlungsziele oder Perspektiven; zweitens, um die entstehende Interaktion für sich selbst in Übereinstimmung mit (oder Abweichung von) den sozial vorgegebenen und damit übernommenen Perspektiven zu sehen; drittens, um eine gemeinsame Vorstellungswelt zu konstituieren. Es ist bemerkenswert, wie sehr Gefühle des Glücks oder des Unbehagens davon abhängen, ob man eine Interaktionssituation erreicht oder nicht, die mit (sozialen und persönlichen) Perspektiven in Einklang steht.

Gagnon und Simon (1973) haben darauf hingewiesen, daß eine sexuelle Situation nicht einfach so entsteht. Sie muß als solche erkannt und interpretiert werden, sonst ist sie lediglich eine allgemein-soziale Situation zwischen Personen, die nur zufällig unterschiedlichen bzw. gleichen biologischen Geschlechts sind. Gagnon und Simon behaupten dann, daß den Teilnehmern ein „script“ (Szenario) vorschwebt, in dessen Rahmen Interaktion stattfinden könnte, wobei „script“ identisch ist mit „social script“, d. h. einem sozial vorgegebenen Szenario. Mir scheint es jedoch wichtig zu sein, dieses Element „script“ oder „Szenario“ nach einer wesentlich größeren Zahl von Handlungselementen zu differenzieren, wie dies weiter oben versucht wurde. Hinzu kommt, daß nicht nur nach sozial vorgegebenen Szenarien gehandelt wird. Effizientes Handeln nur aufgrund von sozial vorgegebenen Szenarien ist nicht möglich. Diese müssen je nach Situation modifiziert bzw. oft auch durch bessere ersetzt werden. Menschen benutzen die sozial vorgegebenen Szenarien und Regeln, um daraus ihre eigenen Szenarien und Regeln zu machen. Gerade dies nun bildet die Handlungskompetenz, d. h. die Fähigkeit, adäquat in einer Situation reagieren zu können.

1.4 Soziales Handeln und Sozialisation

Nicht nur die normativen, auch die operativen und interpretativen Regeln bilden sich hauptsächlich im täglichen Umgang mit Gleichaltrigen. Sie werden in Interaktionen fortlaufend bestätigt, aber auch modifiziert. Durch Erzählungen über Verhalten anderer und entsprechende Kommentare, durch Verhaltensweisen von Jugendlichen, die bereits etwas „erfahrener“ sind, lernt man nicht nur, was man machen muß, sondern auch, *wie* man es machen muß und wie Situationen zu interpretieren sind. Van Hessen (1964) unterscheidet vier Funktionen, die Gleichaltrige füreinander erfüllen. Diese sind:

1. Bereitstellen von Perspektiven und Handlungszielen;
2. Anbieten eines sozialen Rahmens, in dem man schrittweise zu „höheren“ Erfahrungsebenen vordringt;
3. Liefern konkreter Beispiele (operative Regeln!);
4. Feedback: moralische und emotionale Unterstützung ebenso wie Relativierungsmöglichkeiten, etwa bei Fehlschlägen.

Wie wichtig diese Punkte sind, zeigen jene Fälle, in denen Jugendliche keinen Anteil haben an dieser gemeinschaftlichen Entwicklung, zum Beispiel Jugendliche, die zu scheu sind oder durch andere Ursachen alleine stehen. Dies trifft etwa zu auf junge Homosexuelle, die sich schon in der Pubertät bewußt geworden sind, daß die gängigen Perspektiven nicht ihre Perspektiven sind: Oft machen sie halbwegs mit, aber öfter stehen sie außerhalb in einer erzwungenen Latenz, um dann später angewiesen zu sein auf die homosexuelle Subkultur mit all ihren Einseitigkeiten, Beschränkungen und auch Fehlentwicklungen. Diese homosexuelle Subkultur kann andererseits oft auch eine Notwendigkeit sein, um eine eigene Identität aufbauen zu können. Aber den meisten jungen Homosexuellen in unserer Gesellschaft fehlt der notwendige Freiraum in der Zeit des Heranwachsens, in dem sie frei experimentieren, Partnerbindungen schließen und beenden und sich sozial integrierbare Perspektiven aneignen können (siehe dazu u. a. die Untersuchung von Sanders, 1977).

1.5 Vorteile und Grenzen dieses Ansatzes

Die Vorteile dieser handlungstheoretischen Betrachtungsweise liegen auf der Hand: Sie ermöglicht eine weit genauere Wahrnehmung und Beschreibung dessen, was geschieht, welche Aspekte in welcher Reihenfolge und mit welchen Konsequenzen für das soziale Handeln eine Rolle spielen. Für zumindest drei Gebiete ist dies wichtig. Erstens bietet dieser Weg einen besseren Aufschluß über das Einwirken von sogenannten sozialen Einflüssen auf das Handeln: Wo setzen diese genau an, und wie werden sie in der Handlungssequenz verarbeitet? Gleiches gilt – zweitens – für das Studium von Sozialisationsprozessen: Was nimmt der Jugendliche wahr, welche Perspektiven entwickelt er, wie beschafft er sich Informationen über das „Wie“ seiner sozialen Interaktionen, welche Phasen beim allmählichen Aufbau der Kompetenz durchläuft er, was verlernt er in diesen Perioden, welche Routine erwirbt er usw.? Ein Teil dieses Lernprozesses besteht im Erwerben der Fähigkeit, sich in einen anderen zu versetzen, wie unlängst ausführlich beschrieben wurde in den Sammelbänden von Geulen (1982) und von Edelstein und Keller (1982). Drittens ist diese Betrachtungsweise wahrscheinlich von größerem Nutzen als die gängige Sexualforschung, wenn es darum geht, in Therapie und Beratung Hilfen zu geben. Wenn man weiß, wie Handlungen aufgebaut werden und was diesbezüglich gelernt werden muß, kann man auch besser erkennen, wo Defizite liegen, was man nicht oder nicht richtig gelernt hat u. ä. Das ermöglicht eine gezieltere Hilfeleistung oder Begleitung. Es scheint mir nicht zufällig zu sein, daß die Praxis nicht auf die Ergebnisse der heutigen Sexualforschung gewartet hat und sie tatsächlich auch nicht verwertet. Die meisten heutigen Untersuchungsergebnisse sind zu global: Sie lassen den Prozeß selbst in der „black box“. Die Praxis hat für die Handlungsanalyse zum Teil ihre eigenen Wege gefunden.

Die Nachteile des handlungstheoretischen Ansatzes sind auch klar: Er fordert viel vom Forscher und manchmal auch vom Geldgeber. In der Praxis ist er dann auch manchmal nicht oder nur unter Schwierigkeiten möglich. Deshalb ist es wichtig, genau zu fragen, bevor man eine Untersuchung anfängt, welche Kenntnisse man für welche Zwecke und welche Zielgruppen sammeln soll. Für einige Forschungszwecke würde nämlich der einfache (und m. E. im allgemeinen zu einfache) „shorthand“-Ansatz der „behavior studies“ ausreichen.

2. Empirischer Ansatz: Annäherungssituationen

Aus praktischen Gründen beschränken wir uns hier auf das Aufbauen von Annäherungssituationen. Auf eine Beschreibung des Aufbauens von körperlichen Interaktionen und Intimität sowie der diesbezüglichen Probleme müssen wir an dieser Stelle verzichten. Ebenso können wir die Untersuchungsergebnisse über Annäherungssituationen nur knapp referieren (ausführlichere Informationen dazu siehe Straver 1984).

2.1 Ein Handlungsmodell

In meinem soeben erwähnten Buch habe ich insgesamt acht Schritte unterschieden. Diese sind:

- Phantasieren
- Planen
- Regeln aktivieren
- mentale Vorbereitung
- den Kontakt aufbauen
- symbolisch handeln
- verhandeln
- das Ergebnis festlegen.

Ich bleibe auch hier bei dieser Einteilung in acht Schritte, will aber gleichzeitig versuchen, den einen oder anderen noch etwas zu differenzieren.

Handeln beginnt mit einer Perspektive, d. h. ein gewünschter Zustand wird antizipiert (siehe auch Schütz 1982, S. 20). Diese Antizipation motiviert zur Aktion. Der Wunsch nach Kontakt zu einem bestimmten Menschen äußert sich zunächst darin, daß man sich ein ungefähres Bild von einem wünschenswerten Zustand macht. Wenn ich jemanden sehe, der auf mich wirkt oder „auf den ich fliege“, geht in mir etwas vor. Meine Phantasie fängt an zu arbeiten, ich sehe mich selbst zusammen mit dem anderen, wie wir miteinander reden, gemeinsam etwas unternehmen, schmusen oder was auch immer. Zunächst ist die Phantasie noch recht unbestimmt und vielleicht auch verworren. Oft ahnt man nur eine gewisse Stimmung des Zusammenseins. Aber das gibt den Auftrieb, um über eine Gelegenheit nachzudenken, mit dem anderen in Verbindung zu kommen und im späteren Verlauf tatsächlich etwas zu unternehmen.

Nun beginnt die Handlungsplanung. Diese findet in der Praxis meist während des Handlungsvollzugs statt, läuft ihm aber logischerweise voraus und muß auch in der Praxis – will man Erfolg haben – als kontinuierlich begleitende Reflexion stattfinden. Diese Handlungsplanung umfaßt wenigstens die folgenden Elemente und Schritte:

- eine Situation bzw. Gelegenheit wählen;
- das Arsenal von operativen Regeln aktivieren: ein Szenario mit Prozeduren für den Eröffnungszug und die Fortsetzung eines Kontakts ausdenken; sich überlegen, wie man die erotische Definition der Situation dem anderen vermittelt u. ä.;
- sich die gängigen normativen Regeln bewußt machen und beschließen, inwieweit man sich diesen unterwerfen will;
- Mut fassen gegenüber aufkommenden Zweifeln oder dem eingegangenen Risiko u. ä.

Oft ist es sehr wichtig, eine günstige Gelegenheit zu wählen. Unsere Untersuchung hat gezeigt, daß man in der Regel nicht einfach aus dem Stand versucht, mit dem Jungen oder dem Mädchen, auf den/das man aufmerksam geworden ist, einen Kontakt zu knüpfen. Oft wird zunächst versucht, Informationen zu sammeln: Ist er/sie noch frei, was für ein Mädchen/Junge ist sie/er eigentlich, wie stehen meine Chancen? Die Freunde und Freundinnen sind dafür eine wichtige Quelle.

Die mentale Aktivierung des verfügbaren – und wie wir noch sehen werden, häufig begrenzten – Arsenals von Verfahren und Strategien scheint ebenfalls ein wichtiger

Faktor zu sein. Jugendliche scheinen dabei oft sehr zu schwanken (siehe auch unter 2.2). Jedenfalls: Um einen Traum zu verwirklichen, muß man die Phantasie in ein Konzept des Handelns umsetzen. Ein solches Konzept kann zwischen einer ungefähren Vorstellung von der Situation liegen und wie man sie in den Griff bekommen kann, und einem etwas detaillierteren Szenario: Ich muß erst dies oder jenes versuchen, anschließend kann ich dann... Ein Handlungskonzept ist allein schon deswegen notwendig, weil ich nicht weiß, ob der andere die gleichen Kontaktmöglichkeiten im Auge hat, die ich in meiner Phantasie gesehen habe: Ich muß versuchen, diese dem anderen zu vermitteln und ihn für meinen Traum zu gewinnen. Eine bestimmte Strategie ist erforderlich, um ihm oder ihr klar zu machen, welche Perspektive ich für uns beide wünsche. Das heißt nicht, daß der Plan gleich so weitergehen muß. In der Praxis werde ich mir nur den Anfang überlegen, und wenn dann der Kontakt weitergeht, die folgenden Schritte. Dazu muß ich aber versuchen, die Situation einzuschätzen; ich muß prüfen, welche Chancen ich bei dem anderen habe; welche Umstände einem Anfang förderlich sind und wie ich die Aufmerksamkeit des anderen fesseln kann; was ich kann und was ich mir zutraue. Im allgemeinen verfügt unsere Gesellschaft über ein ganzes Arsenal von Methoden und Empfehlungen. Leider sind längst nicht alle brauchbar, jedenfalls oft dann nicht, wenn es gerade um einen konkreten Partner geht. Die gängigen „Regeln der Kunst“ gehen zum Teil von falschen Annahmen aus, beispielsweise davon, daß Jungen sich immer kühn und aktiv, Mädchen dagegen sich am liebsten abwartend verhalten wollen. Wie wir noch sehen werden, stimmt diese Annahme überhaupt nicht: Ein sehr großer Teil der Jugendlichen will sich lieber nicht nach diesem Schema verhalten.

Was die normativen Regeln angeht, sollte man schon beim Planen ungefähr wissen, was geht und was nicht. Die Regeln geben an, was sozial akzeptabel ist, sie geben die Grenzen an: Wenn du dies oder jenes tust, schlägst du über die Stränge. Interessant ist in diesem Zusammenhang, daß Jugendliche diese Regeln zwar häufig sehr wohl kennen, sich jedoch nicht daran halten (wollen). Sie scheinen zu denken: So oder so komme ich viel besser zurecht, das letzte Mal hatte ich damit auch Erfolg, es ist mir egal, wie „man“ darüber denkt usw.

Bei der mentalen Vorbereitung gibt es noch einen wichtigen Punkt: Daß ich einen Plan gemacht und auch schon – angesichts meiner eigenen Reaktionen und der Situation – bestimmte Vorgehensweisen gewählt habe, reicht ja noch nicht aus für einen guten Start. Ich muß mir nämlich noch „ein Herz fassen“, wie das so schön heißt. Denn jetzt kommt ein Sprung ins Ungewisse: Ich muß eine eventuelle Zurückweisung oder ein eventuelles Scheitern riskieren und das daraus vielleicht entstehende Gefühl, versagt oder mich lächerlich gemacht zu haben. In einer neuen Kontaktsituation, in der ich den anderen nicht kenne oder jedenfalls nicht weiß, wie er oder sie zu mir steht, muß ich aus mir herausgehen, kann dabei aber überhaupt nicht abschätzen, wie mein Annäherungsversuch ankommen wird. Ich muß also gleichzeitig überlegen, wie ich mich zurückziehen kann, ohne zu sehr das Gesicht zu verlieren. Ich plane also besser behutsame Schritte, die so oder so verstanden werden können, beispielsweise auch als bloße Freundlichkeit oder als Interesse an einem netten kleinen Schwatz.

Von den bis jetzt beschriebenen Vorbereitungs- oder Planungsschritten unterscheiden wir die Ausführungsschritte. Wie schon gesagt, läßt sich jedoch in der Praxis beides meist nicht scharf voneinander trennen. Zur Ausführungsseite rechnen wir die folgenden Elemente und Schritte:

- Einleitungsschritte, Kontakt aufbauen
- waches Aufnehmen und Verarbeiten von Informationen
- Unsicherheiten überwinden
- symbolisch handeln
- verhandeln
- zu einem Ergebnis kommen.

Wie wir später noch sehen werden, bereiten gerade die *Einleitungsschritte* vielen Jugendlichen Schwierigkeiten. Im großen und ganzen geht es hierbei um zwei Arten von Eröffnungszügen, die zwei verschiedene „Stile" des Vorgehens repräsentieren. Der eine ist die bekannte Form der Annäherung, bei der Jugendliche den Unterschied zwischen Jungen und Mädchen betonen. Annäherung ist dann eher ein besonderes Spiel mit Provokation und Eroberung, Anmachen und Angemacht-Werden. In diesem Fall beziehen sich die „Regeln der Kunst" auf ein erotisches Spiel mit allen entsprechenden Merkmalen: Anreizen, gespielte Abweisung, wieder anreizen, angeblich oder tatsächlich eine Beziehung eingehen usw. – Den anderen Stil könnte man als „kameradschaftlichen Umgang" bezeichnen. Die Kontaktaufnahme zu neuen Jungen und Mädchen ähnelt dann mehr der Art, wie man mit Altersgenossen allgemein Kontakt aufzunehmen versucht, folgt also mehr den Regeln des gewohnten sozialen Umgangs.

Für das *wache Wahrnehmen und Verarbeiten von Informationen* der anderen Seite gibt es kein Szenario, auch bestehen dafür keine „social scripts". Jedoch gibt es interpretative Regeln auf der individuellen und der sozialen Ebene. Manche davon sind schrecklich primitiv und schon deswegen unrichtig, wie etwa die von manchen Männern vertretene Auffassung, daß eine Frau nein sagt, wenn sie ja meint. Auch für Annäherungssituationen scheinen in Kreisen von Jugendlichen durchaus Hinweise zu bestehen, die Aufschluß darüber geben, ob ein Mädchen einen mag. Offenbar unterscheidet sich hier die Welt der Jungen ganz erheblich von der der Mädchen: Während Mädchen untereinander stundenlang darüber reden können, was ein bestimmter Junge mit bestimmten Äußerungen und Gesten nun eigentlich meint, ist das gegenseitige Informieren unter Jungen äußerst verkürzt und schematisch und ermöglicht deshalb wenig Anhalt. Jungen befinden sich in dieser Hinsicht im Vergleich zu Mädchen im Rückstand. Sie müssen einiges ausschließlich durch Erfahrung und zum Teil gegen die eigene „peer group" entwickeln. Dabei stützen sie sich u. a. auf die „Grammatik" des üblichen sozialen Umgangs (etwa: aus dem Grad der Aufmerksamkeit des Mädchens für das, was man sagt, Anweisungen beziehen u. ä.).

Das *Überwinden von Unsicherheiten* – ebenfalls ein schwieriger Schritt beim Aufbau eines Kontakts – ist ein Element für die Steuerung des Handelns, das von interpretativen Regeln abhängt. Auf die Bedeutung dieses Punktes werden wir später zurückkommen, wenn wir unsere Untersuchungsergebnisse besprechen: Einerseits die vielen Unsicherheiten, die Jugendliche in Annäherungssituationen erfahren, und andererseits die Art und Weise, wie Jungen und Mädchen mit den Unsicherheitsgefühlen umgehen, die sie bei ihrem Kontaktpartner wahrnehmen.

Symbolisch handeln heißt: einen indirekten Weg einschlagen, um Gefühle zu übertragen, die man nicht direkt aussprechen kann. Zum Beispiel: Ich habe mir eine reizvolle Situation erträumt – wie erreiche ich nun, daß der andere das auch erleben will. In meinem Traum war ich fasziniert von seiner Anziehungskraft – was ich empfinde, ist eine ganz besondere Zuneigung, aber diese Empfindung wird vom anderen noch nicht geteilt. Ich möchte ihn spüren lassen, was ich für ihn empfinde, und ich möchte, daß er meine Gefühle erwidert. Um Emotionen auszudrücken, kommt es nicht auf die Kunstfertigkeit der Rede an, sondern auf emotionale Signale: wieviel Wärme in meiner Stimme liegt, wieviel Freundlichkeit ich zeige, wie ich die andere Person anschaue, ob ich den Eindruck erwecken kann, dem anderen „nahe zu stehen" – sei es buchstäblich oder tatsächlich. Vielleicht muß ich eine Zeitlang reden, um die Aufmerksamkeit des anderen zu fesseln, oder ich kann eine gemeinsame Aktivität vorschlagen. Dabei kann ich dann allerhand Gelegenheiten benutzen, um die Möglichkeit einer gegenseitigen Anziehung nahe zu legen. Ich kann beispielsweise sagen, „das hast du aber nett gesagt", und durch meinen Tonfall ausdrücken „ich finde dich sehr nett", oder ich sage „das machst du aber ganz toll", wenn ich meine „ich schätze oder bewundere dich". Dadurch, daß ich dem anderen meine Anerkennung oder Bewunderung zeige, will ich in ihm ein positives Gefühl für mich wecken und so eine Kettenreaktion auslösen. Während so ein positives Klima entsteht, versuche ich beim anderen die Gefühle zu wecken, die ich mir von ihm erträumt habe.

Verhandeln bedeutet hier den Vorgang, daß man zwar versteht (oder meint zu verstehen), was jeweils der andere beabsichtigt, aber selbst etwas anderes will. Du hast beispielsweise das Gefühl, daß der andere versucht, dich „rumzukriegen", aber nur für eine Nacht, und das möchtest du nicht. Oder du willst zwar eine Beziehung, aber nur auf freundschaftlicher Basis, während du den Eindruck hast, daß der andere dabei ist, sich in dich zu verlieben. Da versuchst du nun, deine Haltung deutlich zu machen: Durch beiläufige, aber vielsagende Bemerkungen, durch Ignorieren bestimmter Äußerungen des anderen („selektiv" reagieren), oder indem du Geschichten von anderen mit deutlicher moralischer Nutzanwendung erzählst. Das „Verhandeln" kann nun dazu führen, daß sich eine anfängliche Vorstellung ändert. Was als Spiel begann (flirten und herausfordern), kann als ernsthafte Absicht enden. Oder es begann mit dem Versuch, ein sexuelles Abenteuer zu erleben, und das Ergebnis ist „nur" eine zusätzliche nette Bekanntschaft.

Zu einem Ergebnis kommen: irgendwann ist Spiel und Gegenspiel so weit gediehen, daß man eine vorläufige Bilanz ziehen kann. Man sollte gegenseitig erkennen, wie die Sache steht und was man zusammen „erreicht" hat. Man sollte voneinander wissen, ob ein Interesse besteht weiterzumachen, sich wiederzusehen. Manchmal geschieht dies durch eine neue Verabredung; oder sie bleibt zwar offen, aber die Gewißheit ist da, daß man weitermachen will und daß neue Kontaktsituationen kommen werden. Jugendliche wissen sehr genau, daß man versuchen sollte, den ersten Kontakt mit einem (irgendwie gearteten) Ergebnis abzuschließen.

Oben wurden bereits einige Umstände der Person und der Umwelt angedeutet, die zum Erfolg des Handelns in Kontaktsituationen beitragen. Aus Platzgründen werden wir auf diese jetzt nicht weiter eingehen. Wohl aber möchte ich die Bedeutung des oben skizzierten Modells diskutieren und einige dazu manchmal auftauchende Fragen beantworten.

Der erste Einwand, der manchmal erhoben wird, läuft darauf hinaus, daß ein solches Modell zu simpel sei, um all das zu erfassen, was in einem Handlungsaufbau geschieht. Insbesondere wird dann auch die Frage gestellt, ob das Modell nicht zu sehr von Jungen und ihrer Situation ausgehe und deshalb weniger Gültigkeit für Mädchen besitze.

Aus unserer Untersuchung – und aus allgemeinen Beobachtungen – wissen wir jedoch, daß auch Mädchen in einer Annäherungssituation zahlreiche Schritte unternehmen, auch wenn diese sich häufig in Form und Stil von denen der Jungen unterscheiden. Außerdem wissen wir, daß Mädchen gerne wesentlich aktiver sein möchten, als es ihre soziale Rolle vorschreibt (siehe weiter unten). Ein beschreibendes Modell, wie oben skizziert, muß zwar soviele Aspekte der Handlungssituation wie möglich erfassen, es muß sich aber auch beschränken: Wenn man zuviel auf einmal sagen möchte, sagt man faktisch nichts mehr.

Ein zweiter Einwand richtet sich gegen den angeblich technologischen Charakter der skizzierten Steuerung des Handelns. Handelt es sich nicht ausschließlich um „technische Fähigkeiten"? Ich glaube nicht. Es geht um Interaktionskompetenz, wobei der Begriff Kompetenz auch Dinge einschließt wie die Fähigkeit, sich in einen anderen zu versetzen, emotionalen Austausch usw. Man könnte sogar sagen: Es geht gerade um diese emotionalen Qualitäten in der symbolischen Interaktion. Mit den besten Absichten gegenüber anderen erreicht man im Grunde genommen nichts: keine Interaktion und schon gar keine befriedigende Interaktion. Man muß seine Absichten klar machen, den anderen mit den eigenen Äußerungen erreichen können u. ä.

Ein dritter Einwand: Wie erfährt man, was bei der Steuerung des Handelns abläuft? Häufig wird hier die „teilnehmende Beobachtung" empfohlen, was auch richtig ist. Aber auch dann weiß man nicht, was den Jugendlichen bei seinem Handeln bewog, außer man fragt ihn direkt. Das bedeutet, daß man die Erfahrung des Handelns auf die Ebene des Bewußten heben muß. Dafür gibt es zwei Wege: zum einen Tiefen-Interviews und zum anderen die Aufforderung an den Probanden, so konkret wie möglich zu schildern, wie er damals handelte und, daran anknüpfend, tiefergehende Fragen zu stellen. Dann zeigt sich, daß Probanden viel mehr wissen, als ihnen im täglichen Leben bewußt wird. Von Cranach und Kalbermatten (1982) haben hierfür das „Konfrontations-Interview" vorgestellt: Video-Aufnahmen von Jugendlichen bei ihren Interaktionen werden ihnen später gezeigt mit der Aufforderung zu erzählen, was sie im jeweiligen Moment beschäftigt hat, weshalb sie dies oder jenes taten usw.

2.2 Die Untersuchung

In unserer Untersuchung (siehe Erläuterungen im Anhang) mit einer repräsentativen Stichprobe aus holländischen Jugendlichen (15 bis 21 Jahre) sind mehrere Elemente aus unserem Modell deutlich geworden. Weil das Modell jedoch erst allmählich entstand – in Wechselwirkung von theoretischer Reflexion, Materialsammlung und -analyse – wurde eine Reihe anderer Elemente noch nicht oder nur bedingt in der Untersuchung berücksichtigt. Einige davon eigneten sich auch nicht sehr für die Operationalisierung in den strukturierten Interviews der Hauptuntersuchung: Sie sind deshalb lediglich darstellbar an den offenen Interviews, die in zwei Voruntersuchungen durchgeführt wurden. Wenn nachfolgend auf numerische Untersuchungsergebnisse verwiesen wird, stammen diese aus der Hauptuntersuchung. Die Untersuchung selbst können wir hier verständlicherweise nur knapp referieren (für detailliertere Informationen siehe Straver 1984).

Perspektive und Phantasie: Ob jede Annäherungssituation mit Phantasieren anfängt, wissen wir nicht. Wohl aber wissen wir, daß Jugendliche ganz allgemein viel über das andere (oder auch eigene) Geschlecht tagträumen und phantasieren. Auf der Straße achten sie häufig auf reizvolle Jungen oder Mädchen, wobei diese mentale Beschäftigung häufig schon deshalb die Form von Aktionen annimmt: Sich in einem Zug oder Bus nahe zu einem reizvollen Jungen oder Mädchen hinsetzen u. a.

Mit der Wahl einer günstigen Gelegenheit für einen Kontakt meine ich nicht nur das Aufsuchen bestimmter Orte (wie etwa Discos) in der Hoffnung, mit jemandem in Kontakt zu kommen. Vielmehr geht es insbesondere um das Herbeiführen bestimmter Momente und Situationen, die Kontakte implizieren. Dies tun jedoch sehr viele Jugendliche nicht. Ein sehr großer Teil von ihnen findet Kontakt, wenn die günstige Gelegenheit von jemand anderem geschaffen wird. Meist ist dies der Freundeskreis, zu dem andere neue Jungen und Mädchen mitbringen, mit denen man dann wie von selbst und beiläufig in Kontakt kommt. Jugendliche, vor allem Mädchen, berichten, daß sie eigens für ihre Freundinnen Gelegenheiten herbeiführen, beispielsweise durch Organisieren einer Party und Einladen des Jungen, auf den die Freundin ein Auge geworfen hat. Was sich hier zeigt, gehört einerseits zu dem, was vorher gesagt wurde über die wichtige Funktion der Gleichaltrigen für das Annäherungshandeln, und andererseits zu dem noch zu diskutierenden informellen Stil der Kontaktsuche.

Jugendliche wissen, daß *operative Regeln* sehr wichtig sind. In den offenen Interviews schien den meisten bewußt zu sein, daß ein Kontakt nicht von selbst entsteht, sondern daß man etwas *tun*, und zwar *richtig tun*, muß. Sie bewundern diejenigen, die das können. Dabei glauben sie jedoch, daß diese Fähigkeit angeboren ist. Manche aber waren sich bewußt, daß sie dies durch Erfahrung allmählich gelernt hatten. Im allgemeinen fühlen sich Jugendliche gegenüber einer solchen ersten Kontaktsituation offenbar unsicher (sie wissen nicht, was sie sagen sollen usw.). Und oft meinen sie, im Vergleich zu Gleichaltrigen zu versagen: Von den Jungen gaben 50% und von den Mädchen 44% an, einige bis sehr viel Mühe mit Kontakten zu Personen des anderen Geschlechts zu haben. Aber auch die Kontaktaufnahme zum eigenen Geschlecht fällt ihnen häufig schwer. Viele Jugendliche scheinen ganz generell Schwierigkeiten mit Kontakten zu haben und die allgemeine „soziale Grammatik" nicht oder nicht richtig zu kennen.

Es gibt klare Belege dafür, daß es manchmal einen Widerspruch gibt zwischen den sozial empfohlenen Szenarien und dem von Jugendlichen selber gewünschten Handlungsentwurf. Es zeigt sich nämlich, daß über die Hälfte der Jungen lieber erst abwartet, ob das Mädchen Interesse zeigt. Andererseits würde ein großer Teil der Mädchen lieber aktiver sein: Sie bewundern aktive Mädchen mehr als solche, die sich abwartend, d. h. passiv verhalten, und fast die Hälfte der Mädchen wünscht, daß ein Junge nicht oder nicht immer aktiv wird, sondern zunächst ihre Signale abwartet.

Bezogen auf die normativen Regeln haben wir den Mädchen und Jungen eine kleine Situationsskizze vorgegeben: Stell' dir vor, ein Mädchen – Ellen heißt sie – sitzt in einer Disco. Sie steht auf einen bestimmten Jungen, weiß aber sehr wenig von ihm. Sie möchte gerne mit ihm in Kontakt kommen. Dafür gibt es mehrere Möglichkeiten: Sie stellt sich in seine Nähe und versucht, ihn auf sich aufmerksam zu machen; sie fragt ihn direkt, ob er tanzen möchte; sie schaut ab und zu in seine Richtung und wartet, bis er sie bemerkt; sie geht zu ihm und spricht ihn an.

Mädchen wurden dann gefragt: Gib bitte bei jeder dieser Möglichkeiten an, wie du dazu stehst, was du tun würdest, wenn du Ellen wärest. Und die Jungen wurden gefragt: Was würdest du davon halten, wenn Ellen sich bei dir so verhalten würde. Anschließend wurden Jungen und Mädchen gefragt, was ihre Freunde und Freundinnen für zulässig bzw. nicht zulässig halten. Wir beschränken uns hier auf die Aussagen der Jugendlichen über ihre eigenen Auffassungen; darüber hinaus können wir hier lediglich einige Punkte andeuten. Es zeigt sich, daß Jungen den Mädchen weit mehr an aktivem Verhalten zugestehen, als Mädchen selbst glauben. Ferner zeigt sich, daß Mädchen sich passiver verhalten als sie eigentlich möchten. „Aktives Verhalten" meint hier vor allem, auf den Jungen zuzugehen und ein Gespräch anzufangen, aber auch die direkte Aufforderung zum Tanz wird von der Mehrheit der Jungen akzeptiert.

Das Problem der hier angedeuteten Fehleinschätzungen und der daraus resultierenden Blockierung des aktiven Verhaltens bei Mädchen scheint mit durch die Tatsache verursacht zu sein, daß Jungen in dieser Hinsicht nicht eindeutig „modern" in ihren Auffassungen sind. Zwar akzeptieren sie überwiegend, wenn ein Mädchen auf sie zugeht, aber sie schätzen es auch, wenn ein Mädchen sich abwartend verhält. Durch mangelnde Kommunikation zwischen den Geschlechtern und durch die Tatsache, daß ein Mädchen natürlich nicht weiß, ob der begehrte Junge vielleicht nicht doch zu der „konservativen" Minderheit gehört, tendieren Mädchen wahrscheinlich öfter dazu, sich an die traditionellen, d. h. sicheren Verhaltensweisen zu halten, die häufig im Gegensatz stehen zu ihren eigenen Wünschen und den Bedürfnissen vieler Jungen (siehe oben).

Ein Beispiel dafür, daß man öfter den normativen Regeln nicht gehorcht, finden wir in den Aussagen der Mädchen über das „Aufmerksamkeit-Erregen" als Verhaltensform bei der Kontaktaufnahme. Während fast die Hälfte meint, daß die Jungen, die sie am besten kennen, diese Verhaltensform nicht billigen, sagen sie trotzdem, daß sie selber solch eine Verhaltensform doch gut finden.

Für das „Mut fassen" und „Überwinden der eigenen Unsicherheit" als besondere Elemente der Handlungssequenz liefert die Voruntersuchung mehrere Hinweise, namentlich über die Versuche, die eigene Verletzbarkeit vor dem anderen zu verbergen. Aus Platzgründen können wir dies hier nicht erörtern.

Der Handlungsvollzug und seine Elemente: Soeben haben wir bereits gesehen, daß viele Jugendliche eine informelle Art der Annäherung (ein Gespräch anfangen, wenn die Gelegenheit günstig ist) den traditionellen Formen von „Eroberung"' und „erobert werden" vorziehen; an diesen hält nur ein Drittel der Jungen und etwas mehr als ein Drittel der Mädchen fest. Die „Informalisierung" (siehe Wouters 1977) zeigt sich auch deutlich in den Antworten auf die Aufforderung, möglichst konkret zu beschreiben, wie man in der Praxis vorgeht. Dabei fallen drei Dinge auf: Erstens, eine nicht geringe Zahl (ca. 15%) der Jungen und Mädchen weiß nicht, was sie tun soll; zweitens, etwa ein Drittel (Jungen) und noch etwas mehr (Mädchen) handelt nach dem traditionellen Rollenmuster; drittens, etwa 40% folgt dem informellen Muster. Insgesamt bedeutet dies aber, daß Jugendliche im allgemeinen nicht über das nötige Rüstzeug für eine solche Handlungsaufgabe verfügen, denn das informelle Muster heißt in diesem Kontext meist lediglich, eine günstige Gelegenheit für ein Gespräch abzuwarten, nicht aber, in der Lage zu sein, eine solche Gelegenheit auch selbst zu schaffen.

Hinsichtlich des *wachen Aufnehmens und Verarbeitens von Signalen* des Kontaktpartners können wir lediglich Eindrücke wiedergeben. Das gleiche gilt für die Art und Weise, wie man reagiert, wenn man Unsicherheiten beim Partner feststellt. Jugendlichen fällt es schwer, Gefühle von Unsicherheit zu zeigen, und noch schwerer, solche aufzufangen, wenn sie von anderen kommen. Auffallend ist, daß Mädchen, die sich bemühen, einen Jungen zu beruhigen, wenn er unsicher ist, dabei meist auch Erfolg haben. In jedem Fall entsteht Kontakt. Umgekehrt aber, wenn Jungen sich bemühen, Mädchen zu beruhigen, gelingt das längst nicht immer. Vielleicht haben Jungen doch eine geringere Sensibilität und Einsicht in Beziehungen als Mädchen.

Symbolisches Handeln in Kontaktsituationen meint, daß man durch verbale und nonverbale Äußerungen versucht, den anderen auf eine emotionale Wellenlänge zu bringen, die der eigenen entspricht. Die Beschreibung der Einleitungsschritte bei der Kontaktaufnahme – insbesondere in den ausführlichen offenen Interviews – zeigt, daß diese Einleitungsschritte oft emotionale Untertöne haben, mit denen man eine gewisse Aufmerksamkeit und Wärme dem anderen nahebringen will. Es würde zu weit führen, dies hier näher auszuführen. Über die beiden letzten Elemente der Handlungssequenz, nämlich *„verhandeln“* und *„zu einem Ergebnis kommen“*, haben wir lediglich einige ungefähre Ergebnisse, davon mehr über das Treffen von Verabredungen, weniger über das Verhandeln. Das läßt es wünschenswert erscheinen, diese Untersuchung zu wiederholen, um dabei detaillierter auf eine Reihe von Elementen eingehen zu können.

3. Ergebnisse und Fragen

Insgesamt liefert das Material genügend Belege für die verschiedenen Elemente in unserem Modell; erst recht, wenn man diese im Zusammenhang mit anderweitig ausführlich beschriebenen Ergebnissen betrachtet. Aber das beweist noch nicht das Handlungsmodell an sich. Dieses Modell unterstellt ja, daß das Zustandebringen einer Interaktion eine bestimmte Abfolge von Schritten beinhaltet und weiter, daß die genannten Elemente dieses Herstellen der Interaktion ausreichend beschreiben. Die Richtigkeit dieser beiden Thesen sollte in weiteren Untersuchungen näher geprüft werden. Jedenfalls scheint aber zunächst klar, daß das Modell verschiedentlich ergänzt und angereichert werden kann, etwa durch Aufnahme der „common sense“-Theorieansätze (Mischel 1973), die Handelnde anwenden. In Frage käme auch die genauere Beschreibung, wie Szenarien für die Handlungssituation entworfen und bestimmte Strategien beim Verhandeln eingesetzt werden, oder wie emotionale und kognitive Elemente sich gegenseitig ergänzen u. ä. Unbedingt nötig wäre dies aber nicht; denn auch ein eher globales Modell kann gültig und brauchbar sein.

Inwiefern sind wir jetzt klüger? Bei der summarischen Wiedergabe der Untersuchungsergebnisse fallen vier Punkte auf.

Erstens ist deutlich geworden, wieviel zu einer einfachen Handlung gehört, damit sie zu einer Kontaktaufnahme führt. Ich hoffe, daß jetzt einleuchtender erscheint, wenn wir anfangs festgestellt haben, daß im sexuellen wie im allgemeinen Verhalten sich wenig von selbst ergibt. Jugendlichen scheint dies auch bewußt zu sein (vgl. oben).

Zweitens hat sich ergeben, daß die Kompetenz der Jugendlichen auf diesem Gebiet häufig schwach bis sehr schwach ausgeprägt ist, was bei vielen von ihnen zu Gefühlen von Unbehagen führt. Dieses Problem wird dadurch noch verstärkt, daß dies nicht nur für die Kompetenz in erotisch gefärbten Interaktionen gilt, sondern auch insofern, als die „Grammatik" der allgemeinen sozialen Interaktion nicht oder nicht genügend beherrscht wird. Dieser Umstand hängt zusammen mit der Erziehung und der sozialen Umwelt vor der Pubertät. Hinzu kommt als weiterer erschwerender Faktor die (fatalistische) Annahme vieler Jugendlicher, „entweder man hat es oder man hat es nicht", die eine allmähliche Erweiterung der Kompetenz durch Erfahrung, Vorbild und andere Informationen nicht gerade fördert.

Drittens glauben wir aus unserer Untersuchung entnehmen zu können, daß ein großer Teil der Problematik anscheinend verursacht wird einerseits durch Fehleinschätzungen zwischen den Geschlechtern über gegenseitige Bedürfnisse und Wünsche und andererseits (dadurch bedingt) durch die noch mangelnde gegenseitige Offenheit der Geschlechter über Wünsche und Schwierigkeiten. Dies ist sicherlich ein Thema für die Frauen- und Männeremanzipation.

Viertens haben wir gesehen, wie sehr Jugendliche bei ihren erotischen Kontakten angewiesen sind auf den Freundeskreis und allgemein auf Gleichaltrige, insbesondere auf die dort herrschende informelle Atmosphäre. Dies könnte gleichzeitig erklären, warum bei älteren Alleinstehenden (darunter auch viele Homophile) die Suche nach befriedigenden Kontakten häufig nicht gelingt: Sie sind meist auf die etablierten Kontaktgelegenheiten angewiesen, denen jene informelle und selbstverständliche Kontaktatmosphäre fehlt und wo häufig die Spannung durch Zwänge zu groß ist.

Worin besteht schließlich der praktische Nutzen all dieser Erkenntnisse? Mit dem hier angewandten Modell, das den Handlungsablauf und dessen eventuelle Problematik differenzierter sieht, können Lernziele genauer bestimmt werden. Eine Folgerung aus unserer Untersuchung ist deshalb auch beispielsweise, daß die Organisation von Assertivitätstraining und anderen Kursen, die das Selbstvertrauen stärken können, zwar nützlich, aber unzureichend sind. Es ist viel mehr und anderes nötig. Als follow-up unserer Untersuchung wurde in einigen holländischen Mittelschulen ein Experiment gestartet (siehe Sanders und von Hebel 1979), bei dem verschiedene Aspekte des sozialen Umgangs via Rollenspiel und andere Methoden wie Gruppendiskussionen geübt wurden.

Insgesamt geht es sowohl um emanzipatorische Aspekte hinsichtlich der Geschlechterrollen als auch um das Erkennen verbaler und non-verbaler Signale des anderen und die adäquate Reaktion darauf. Es geht um die Entwicklung der Fähigkeit, sich von einer Situation nicht vereinnahmen zu lassen, und um die Entdeckung, daß man dazulernen kann. Auch dazu muß ich aus Platzgründen auf Darlegungen an anderer Stelle verweisen (siehe Straver 1984).

Nachbemerkung: Erläuterungen zur Untersuchung

Auftraggeber der Untersuchung war die niederländische Regierung, namentlich die zuständigen Ministerien für Jugendangelegenheiten und Volksgesundheit. Als 1970 die Beratungen zwischen den Ministerien und dem NISSO (Niederländisches Institut für Sozial-Sexologische Forschung) begannen, war seitens der Ministerien die Aufgabenstellung eine zweifache: Einerseits wünschte man eine allgemeine Beschreibung des sexuellen Verhaltens von Jugendlichen, einschließlich Kenntnis und Gebrauch von Kontrazeptiva; andererseits wünschte man mehr zu wissen über die „crosspressures", die Jugendliche zwischen ihren eigenen Verhaltenswünschen und den Autoritäten ihrer Umwelt erfahren. (Dies ist der Grund, weshalb Interviews mit Eltern der befragten Jugendlichen einen wesentlichen Bestandteil der Untersuchung bildeten.) In Abstimmung mit dem Auftraggeber haben wir aber dann die Fragestellung erweitert, denn die Konflikte, die Jugendliche mit ihrer Umwelt über sexuelles Verhalten haben, sind ja nur die Spitze eines Eisbergs, eines komplexen sozialen und persönlichen Prozesses, der längst nicht immer zu expliziten Konflikten führen muß, auch wenn er für Jugendliche vielerlei Probleme aufwirft. Ferner wußten wir aus den vorherigen Untersuchungen noch sehr wenig über folgende Fragen: Wie gestalten Jugendliche ihre sexuellen Intentionen, welche Schwierigkeiten erfahren sie dabei, welche Rolle spielt die unmittelbare soziale Umwelt, namentlich die Gleichaltrigen und die Eltern? Letztere bildeten dann die Fragestellung für eine deskriptive Untersuchung. Bei der Konzeption vermuteten wir, daß „Kontaktmachen" ein wichtiges Problemfeld ist; ein zweites „körperliche Intimität" und „Kommunikation mit dem Partner"; ein drittes „Kommunikation mit Eltern und anderen über eigene Wünsche, Annäherungen, körperliche Kontakte". Diese wurden dann auch die drei zentralen Teile in den Interviews mit Jugendlichen, die eine Reihe anderer Sachverhalte einschlossen, wie Umgang mit Freunden und Freundinnen, Wissen um und Meinungen über sexuelle Kontakte, Einstellung und Verhalten gegenüber elterlicher Supervision u. ä. Die Hauptuntersuchung mit Jugendlichen wurde 1974 durchgeführt; zwei bis drei Monate später folgte eine Untersuchung mit 550 Eltern der befragten Jugendlichen.

Literatur

Cranach, M. von, Kalbermatten, U.: Ordinary interactive action: theory, methods and some empirical findings. In: *Cranach, M. von, Harré, R.* (eds.): The analysis of action. Cambridge (Cambridge University Press), 1982.

Edelstein, W., Keller, M. (Hrsg.): Perspektivität und Interpretation. Beiträge zur Entwicklung des sozialen Verstehens. Frankfurt am Main (Suhrkamp), 1982.

Elias, N.: Was ist Soziologie? München (Juventa Verlag), 1970.

Foucault, M.: Die Ordnung der Dinge. Frankfurt am Main (Suhrkamp), 1974.

Gagnon, J., Simon, W.: Sexual conduct: the social sources of human sexuality. Chicago (Aldine), 1973.

Geulen, D. (Hrsg.): Perspektivenübernahme und soziales Handeln. Frankfurt am Main (Suhrkamp), 1982.

Hessen, J. S. van: Samen jong zijn. Assen (Van Gorcum), 1964.
Mischel, W.: Toward a cognitive social learning reconceptualization of personality. Psychol. Review *80* (1973) 252–283.
Sanders, G.: Het gewone en het bijzondere van de homosexuele leefsituatie. Deventer (Van Loghum Slaterus), 1977.
Sanders, G., Hebel, J. von: Met elkaar leren omgaan. 2 Teile. Groningen (Psychol. Instit. Heymans), 1979.
Schutz, A.: The problem of social reality. Coll. Papers I. The Hague (Martinus Nijhoff), 1982 (urspr. 1962).
Straver, C. J.: Lernziel: Partnersuche. Probleme von Jugendlichen beim Aufbau sexueller Beziehungen. München (Deutsches Jugend-Institut), 1984.
Wouters, C.: Informalization and the civilising process. In: *Gleichmann, P. R., Goudsblom, J., Korte, H. (eds.):* Human Figurations. Essays for Norbert Elias. Amsterdam (Amsterdams Sociologisch Tijdschrift), 1977.

Übersetzung aus dem Niederländischen: Maria Schreiber, München.

Teil IV: Sexualität, Stigma und Soziale Kontrolle

Vorurteilsstrukturen gegenüber Juden und Homosexuellen: Eine vergleichende Betrachtung

Alphons Silbermann

I.

Wenn ich Antisemitismus und Antihomosexualität in einem Atem nenne, also Vorurteile gegenüber Juden mit Vorurteilen gegenüber Homosexuellen in Verbindung bringe, inspiriert sich diese Relation im Grunde genommen an den schrecklichen, mit Mord und Totschlag verbundenen Folgen, denen beide Gruppen durch das nationalsozialistische Regime ausgesetzt waren. Dies kann und soll indes nicht bedeuten, daß wir uns von der Grundregel empirischer Sozialforschung entfernen, nach der sich Äpfel nicht mit Birnen vergleichen lassen, sondern nur Früchte mit Früchten. Das oberste statistische Gesetz der Kompatibilität bedeutet, auf unsere Problematik angewandt, daß Minderheiten mit Minderheiten verglichen werden, soweit sie Vorurteilen ausgesetzt sind. Dabei verstehen wir unter Minderheiten soziale Gebilde, die sich durch mindestens ein charakteristisches Merkmal von der übrigen Bevölkerung im gesellschaftlichen Ganzen abheben und in einem typischen Verhältnis zur Mehrheit der Bevölkerung im gemeinsamen Staat stehen, wobei üblicherweise machtmäßige Unterlegenheit angenommen werden kann.

Ohne an dieser Stelle auf längere, in der Literatur zur Vorurteilsforschung zu findende Diskussionen einzugehen [1], ist im vorliegenden Zusammenhang unter Vorurteil eine positive oder negative, eine günstige oder ungünstige Attitüde zu verstehen sowie eine Beziehung dieser Attitüde zu einer übermäßig stark verallgemeinerten und daher schon im Ansatz *falschen* Überzeugung. So bringen vorurteilsgeladene Feststellungen oder Aussagen entweder das Element der Attitüde, der Einstellung zum Ausdruck oder den Faktor der Überzeugung. Heißt es zum Beispiel: „Ich kann Homosexuelle nicht leiden; sie sind weibisch“, dann wird eine *Attitüde* zum Ausdruck gebracht. Heißt es: „Ich würde nicht mit Homosexuellen in einem Haus wohnen; denn abgesehen von ein paar Ausnahmen sind im allgemeinen alle Homosexuellen gleich“, dann wird eine stark verallgemeinerte *Überzeugung* vorgebracht. Meist finden sich beide Elemente vereint; denn ohne eine gewisse verallgemeinerte Überzeugung in bezug auf eine Gruppe – seien es Juden, Katholiken, Neger, Gastarbeiter oder Homosexuelle – würde eine feindselige Attitüde nicht lange aufrechterhalten bleiben.

Es darf wohl gesagt werden, daß sich die Sozialwissenschaften schon immer sowohl der Analyse als auch der Bekämpfung sozialer Vorurteile ausgiebigst gewidmet haben. Waren sie sich doch darüber im klaren, daß sie zu den schlimmsten und gefährlichsten sozialen Krankheiten des gesamtgesellschaftlichen Lebens gehören – gleich gegen welche Gruppen sie sich richten. Dabei wurden die grundlegenden sozialwissenschaftlichen Studien über soziale Vorurteile in erster Linie von der amerikanischen Soziologie durchgeführt, und zwar wurden die meisten dieser Arbeiten [2] gegen Ende des Zweiten Weltkrieges und nach dem Zusammenbruch des nationalsozialistischen Regimes in Angriff genommen. Das Schwergewicht einer großen Zahl dieser Untersuchungen liegt vordringlich auf der Klärung der Ursachen und Voraussetzungen sozialer Vorurteile mit Bezug auf die Vorgänge unter den Nazis. Es konnte somit zu einer weitreichenden Erklärung der Gründe, der Bedingungszusammenhänge sowie der Organisation eines mittlerweile geschichtlichen Phänomens der versuchten Ausrottung jüdischer und homosexueller Menschen beigetragen werden. Dieser Zusammenhang hat aber auch zu einer Identifizierung von Antisemitismus bzw. Antihomosexualität und gesellschaftlicher sowie politischer Ausnahmesituationen geführt, die auf die heutigen Erscheinungsformen des Antisemitismus und der Antihomosexualität nicht länger direkt anwendbar sind.

Die deutschsprachige soziologische Forschung hat im Gegensatz zu der amerikanischen nur wenige *empirische Untersuchungen* über die beiden von uns angesprochenen Themen aufzuweisen – ein eklatanter Richtungsweiser für die vergleichende Behandlung zweier unterschiedlicher, einem sozialen Vorurteil ausgesetzten Minoritätengruppen. Diese wenigen publizierten Ausnahmen sind rasch genannt; es sind im wesentlichen zwei unterschiedlich angelegte und jeweils unabhängig voneinander mit Hilfe von Meinungsforschungsinstituten durchgeführte empirische Untersuchungen zu Art und Verbreitung von Vorurteilen gegenüber Homosexuellen, von Antihomosexualität [3]. Die erste beruht auf einer von R. Gindorf, R. Lautmann und M. Schönhals konstruierten Fragenbatterie und zielte auf die Erfassung direkt abgefragter Attitüden („Oberflächen-Einstellungen“ [4]); sie ergab im Bundesdurchschnitt – mit starken landsmannschaftlichen Schwankungen – einen ausgeprägt antihomosexuellen Bevölkerungsanteil von 20% [5]. Noch drei Jahre zuvor (1971), bei einer anders konstruierten Umfrage, hatte die Ablehnungsrate 55% betragen; fünf Jahre vorher, nämlich 1969, im Jahr des Inkrafttretens der Teilreform des § 175 StGB, sogar noch 76% [6]. – Die zweite, zur gleichen Zeit von R. Lautmann und H. Wienold durchgeführte Untersuchung, war methodisch aufwendiger und suchte die Tiefendimensionen der Antihomosexualität zu erfassen [7]. Aber beide Untersuchungen sind in ihrem Datenmaterial schon über zehn Jahre alt und damit für die aktuelle Situation nur mehr von mäßiger Relevanz. Da die zweite Untersuchung besser zugänglich ist, beschränken wir uns auf eine kurze beispielhafte Darstellung der ersten Umfrage im *Anhang*.

Auf dem deutschsprachigen Buchmarkt erschienen stattdessen in erster Linie Schriften, Bücher, Essays, von denen sich die meisten entweder der Geschichte der Juden- bzw. Homosexuellenverfolgung zuwandten oder Erlebnisberichte enthielten. Natürlich und je nach gegebenem Anlaß wurden auch Bestehen und Grad von eventuellem Antisemitismus und möglicher Antihomosexualität in der Bundesrepublik erfragt, meist im Auftrag von Wochenmagazinen und sensationshungrigen Illustrierten. Die soziologische Relevanz solcher Erhebungen erwies sich fast immer als ebenso minimal wie das tränenreich verklärte Seelengejammer einzelner als Jude oder als Homosexueller von der Gesellschaft Verachteter oder Diskriminierter. Sie waren und sind kaum dazu angetan, der *Bekämpfung* dieser sozialen Übel, genannt Antisemitismus und Antihomosexualität, irgendeine wie immer geartete Hilfe zu leisten. Aber um *Bekämpfung* gleich welchen sozialen Übels muß es dem Soziologen letztlich gehen, will er nicht seine

Wissenschaft und das ihm zur Verfügung stehende Forschungsinstrumentarium als unentgeltliche Spielerei betreiben.

II.

Wenn immer in der Bundesrepublik die Hydra des Antisemitismus (mit Ausschreitungen, Grabschändungen, Rechtsextremismus etc.) oder die der Antihomosexualität (mit Diskriminierungen wie im „Fall Kießling", im Bereich der Kirchen oder auf Arbeitsstätten etc.) ihr vielköpfiges Haupt zu erheben begann, mußten wir ebenso wie viele unserer Mitbürger von einer Hilflosigkeit gegenüber diesem Untier Kenntnis nehmen, die sich sowohl von jüdischer wie nichtjüdischer, homosexueller wie heterosexueller, von offizieller wie nichtoffizieller Seite in nichts anderem als schönen Reden und Beschwichtigungsversuchen erging. Für eine Bekämpfung des Übels lagen außer Gesetzestexten keine Ansatzpunkte vor. Wußte und weiß man doch nicht einmal, inwieweit die sozialen Vorurteile gegenüber den beiden hier angesprochenen Minderheiten in dieser oder jener Form in der bundesrepublikanischen Bevölkerung noch oder überhaupt vorherrschend sind, und hatte man sich doch auch herzlich wenig darum bekümmert herauszufinden, wie sich eigentlich jene Minorität jüdischer oder homosexueller Bürger verhält, gegen die sich die Animositäten richten, bzw. was sie erfährt und was sie fühlt.

Nun, es war in der Tat dieser lamentable Zustand, der mich und meine Mitarbeiter bewog, in unserem Universitäts-Institut eine Untersuchung über Ausmaß, Erscheinungsformen und Wirkungen des antisemitischen Vorurteils in der heutigen bundesrepublikanischen Gesellschaft durchzuführen, die unter dem Titel: „Sind wir Antisemiten? Ausmaß und Wirkungen eines sozialen Vorurteils in der Bundesrepublik Deutschland" erschienen ist [8]. Das geradezu erschütternde Ergebnis dieser mit aller wissenschaftlichen Akribie durchgeführten repräsentativen Einstellungsstudie lautet zusammengefaßt, daß in der Bundesrepublik Deutschland ein Bevölkerungsanteil von etwa zwanzig Prozent mit ausgeprägt antisemitischen Vorurteilen lebt und daß bei weiteren dreißig Prozent Antisemitismus in Latenz mehr oder weniger stark vorhanden ist. Wenn man sich nun vor Augen hält, daß sich in diesem Ergebnis ein soziales Vorurteil gegenüber einer Minorität widerspiegelt, die sich aus nur zirka 30000 Personen zusammensetzt, während Statistiken zeigen, daß die Minorität der Homosexuellen ein Vielfaches hiervon umfaßt, dann wird deutlich, daß es in höchstem Maße geboten ist, Untersuchungen vorzunehmen, die in der Lage sind, mit Bezug auf Antihomosexualität – diesem zwar in seinen Erscheinungsformen anders gelagerten, aber dennoch sich als soziales Vorurteil manifestierenden Phänomen – empirisch abgesicherte Erkenntnisse bereitzustellen, die zur Bekämpfung eines schwelenden Feuers notwendig sind.

Gilt es doch zu bedenken, daß wenn, wie so oft, eine nominaldefinitorische Differenzierung des Phänomens „Antisemitismus" oder „Antihomosexualität" vorgenommen wird, die diese Vorurteile in ihren verschiedenen Erscheinungsformen darstellen, es sich bei beiden insgesamt selbst wieder nur um einen Aspekt einer weiterreichenden sozialen

Erscheinung, nämlich des *sozialen Vorurteils* handelt. Die Objekte, die mit diesem Vorurteil überzogen werden, sind prinzipiell *austauschbare Minoritäten* in Gesellschaften und wechseln je nach historischer, wirtschaftlicher, sozialer, kultureller und politischer Lage ihre negative „Vorrangstellung". Dies allein deutet schon darauf hin, daß es nicht die konkrete, faktische Andersartigkeit der Minoritätsangehörigen ist, die von vorurteilsbehafteten Mitgliedern der Gesellschaften aus ihrer Eigengruppen-Position als sanktionswürdige Abweichung empfunden wird. Die inkriminierten Besonderheiten liegen in aller Regel bei den diskriminierten Minoritäten – ob Neger, Juden, Homosexuelle, Jehovas Zeugen oder türkische Gastarbeiter – gar nicht vor, sondern werden vielmehr erfunden, und dort, wo Besonderheiten vorliegen mögen, ist der *Informationsstand* über die homosexuelle wie die jüdische Bevölkerungsgruppe in der Bundesrepublik so dürftig, daß die antihomosexuelle ebenso wie die antisemitische Attitüde jeder kognitiven Basis entbehrt. Insofern sind Fremdenfeindschaft, Diskriminierung, Antisemitismus, Kommunistenhaß, Hexenverbrennungen, Inquisition und Antihomosexualität alle Kinder der gleichen Eltern.

Wenn nun bei einer empirischen Untersuchung des sozialen Vorurteils, genannt Antihomosexualität, den Beziehungen zwischen antihomosexueller Attitüde und bestimmten demographischen Merkmalen sowie Persönlichkeitsvariablen nachzugehen ist (gleich, ob hierbei konventionelle oder höchst komplizierte Forschungsmethoden zur Anwendung kommen), dann sind es nicht etwa die demographischen Merkmale selbst, die als Verursachungsfaktoren anzusehen sind. Diese, zum Beispiel die *Tradierung* eines Vorurteils – soweit vorhanden und nachweisbar –, können nur als Bedingungsfaktoren für die Ausbildung bestimmter Bewußtseinstrukturen gelten, die ihrerseits für die Adaptation des antihomosexuellen Vorurteils günstige oder auch ungünstige Voraussetzungen bilden. Nicht etwa die Tatsache, daß jemand ein niedriges Einkommen hat, prädestiniert ihn zum Antihomosexuellen oder Antisemiten. Wohl aber können die aus seiner schlechten materiellen und/oder sozialen Lage begründeten Frustationen, seine empfundene Minderwertigkeit, geeigneter Anlaß für die Suche nach einem *Sündenbock* für die Übertragung von latenter oder manifester Aggression eben auf Minoritätsangehörige sein. Demographische Merkmale sind insofern nur als Indikatoren für die hinter ihnen stehenden Lebenssituationen anzusehen, nur als ein Hinweis auf die Auftretenswahrscheinlichkeit von Antihomosexualität bzw. Antisemitismus; für eine Analyse des *Verursachungssyndroms* besitzen sie jedoch nur beiläufigen Wert. Eher haben wir uns, was das Verursachungssyndrom – oder anders ausgedrückt: die *Gründe* – des sozialen Vorurteils betrifft, auf die in vielen Studien erarbeiteten Theorien zu stützen, die sich, auf Antisemitismus wie auf Antihomosexualität bezogen, kurzgefaßt wie folgt umschreiben lassen [9]:

1. Eine „objektive" Theorie geht davon aus, daß die hier angesprochenen Minoritätsgruppen sowohl durch gute wie schlechte Eigenschaften den Haß anderer Bevölkerungsgruppen selbst verursacht haben oder aber diese Eigenschaften durch die ihnen zuteil gewordene Behandlung (Diskriminierung, Verleumdung etc.) hervorgerufen worden sind. Die These gipfelt in der Aussage, daß es sich beim Antisemiten wie beim Antihomosexuellen um eine Person handelt, die Juden wie Homosexuellen entgegentritt, deren Bild sie selbst geschaffen hat.

2. Eine „subjektive“, psychoanalytisch ausgerichtete Theorie geht davon aus, daß Minoritäten ein geeignetes Objekt für die Projektion von Frustrationen, Mißerfolgen, Enttäuschungen und ähnlichem seien (sogenannte Sündenbocktheorie).

3. Eine dritte Theorie führt auf umstrittene rassen-, biologie-, sexual- und instinkttheoretische Schriften zurück, die unerwiesenermaßen behaupten, rassische, biologische und sexuelle Eigenschaften ließen sich instinktiv erfassen, d. h. Juden- oder Homosexuellenhaß beruhe weder auf dem Verhalten dieser Gruppen noch auf der psychologischen Struktur der Anitsemiten oder Antihomosexuellen, sondern gründe sich auf Instinkt.

III.

An dieser Stelle halte ich es für angebracht, kurz den methodologischen Vorgang für eine eventuelle Untersuchung der Fortexistenz des antihomosexuellen Vorurteils in der heutigen Gesellschaft der Bundesrepublik Deutschland anzudeuten.

Viele Untersuchungen im Bereich der Attitüdenforschung im allgemeinen und der Vorurteilsforschung im besonderen sind im Rahmen der Kleingruppenforschung häufig mit Schülern und Studenten als Versuchspersonen in der Form von Laboratoriumsexperimenten durchgeführt worden. Dieses Verfahren, das für die Überprüfung einer Kausalbeziehungen behauptenden Hypothese geeignet ist, kann bei einer Untersuchung, die eine generalisierende Aussage über Art und Umfang des heute in der Bundesrepublik Deutschland vorhandenen latenten antihomosexuellen Vorurteils zum Ziel hat, nicht verwendet werden. Da erforscht werden soll, unter welchen *Erscheinungsformen* dieses Vorurteil bei den verschiedenen Bevölkerungsgruppen der Bundesrepublik aufzufinden ist, kommt nur eine *Repräsentativumfrage* in Betracht, und zwar auf der Basis eines *standardisierten Fragebogens.* Ohne auf Einzelheiten einzugehen, wäre der Fragebogen in seinen Hauptlinien folgendermaßen zu strukturieren:

Ein erster Fragenkomplex wäre in einer *Anomieskala* zusammenzufassen, d. h. zu einer aus Unstimmigkeiten bzw. Ungleichheiten bestehenden Skala, wobei sich die Komplexe auf die Dualismen:

Demokratisch – Antidemokratisch
Optimistisch – Pessimistisch
Individualistisch – Kollektivistisch

beziehen. Die Absicht einer so gestalteten Fragengruppe ist die Aufdeckung von Dispositionen zu rigiden Attitüden, die über autoritäres Potential bei den Befragten Aufschluß geben sollen.

Daran wäre zu Zwecken eines faktorenanalytischen Vergleichs ein *Eigenschaftsprofil* anzuschließen, und zwar gilt es für die Befragten, das Bild des „guten Deutschen“ mit dem des „typischen Homosexuellen“ zu vergleichen. Anschließend wäre eine Liste von Minoritätenbezeichnungen (Kommunisten, Intellektuelle etc.) als *Reizwörter* zur Kontrastierung mit den Homosexuellen vorzulegen. Zwischendurch käme zu Orientierungszwecken die wichtige Frage nach der *Zahl der heute in der Bundesrepublik lebenden Homosexuellen* zu stellen (Einschätzungs- und Informationsstandfrage).

Als nächstes sind eine Anzahl von Statements zu den verschiedenen *Aspekten des antihomosexuellen Vorurteils (Antihomosexualitätsskala)* vorzulegen, zu denen sich die Befragten entweder mit starker oder schwacher Zustimmung, starker oder schwacher Ablehnung oder mit „weiß nicht" äußern können. In diesem Zusammenhang wären einige Fragen zur *Bedeutung der Homosexuellen* in der Finanz- und Geschäftswelt, im sozialen wie im kulturellen Bereich (Theater, Film, Musik etc.) zu stellen.

Schließlich hätte eine Meinungsfrage in Richtung einer Einschätzung über die *allgemeine Haltung der Bevölkerung gegenüber Homosexuellen* zu folgen, die durch die Bitte an die Befragten zu vervollständigen ist, Auskunft über ihre *Informationsquellen* in bezug auf die Homosexuellen zu geben – ob durch persönliche Kontakte, die Presse, Bücher, Massenmedien, Schule, Freunde, Bekannte, Arbeitskollegen, Eltern oder Verwandte.

Wie bei jeder repräsentativen Studie stehen am Ende des Fragebogens Fragen zur Erfassung einer Reihe *demographischer und persönlicher Merkmale* des Befragten.

IV.

Wenn ich für die Notwendigkeit einer solchen empirischen Untersuchung plädiere – werde sie auf die von mir angedeutete oder andere Weise durchgeführt –, dann geschieht dies vor allem im Interesse derjenigen, die es sich zur Aufgabe gestellt haben, das zweifellos mit Konflikten beladene antihomosexuelle Vorurteil zu bekämpfen oder zumindest zu mindern. Eine Studie dieser Art würde nämlich jene Punkte aufzeigen, an denen bei der Bekämpfung bzw. Minderung des Vorurteils anzusetzen ist. Ohne nachgewiesene faktische Anhaltspunkte verbleiben nun aber Unterfangen gleich welcher Art im Bereich der Überlegungen, dem der erläuternden Rechtfertigung, oder reduzieren sich auf gutes Zureden, unüberlegte Pro-Homosexualität, Verharmlosung, Beschwichtigung oder von seiten der Mitglieder der homosexuellen Minoritätengruppe auf Schweigen, selbstverordnete Scheuklappen, Zurückhaltung, Freiheitsbeschränkungen oder peinliche Kriechereien vor Kirche, Staat und Exekutive.

Wenn ich mir auch der Tatsache bewußt bin, daß anders als bei anderen Minoritätengruppen (beispielsweise bei den Juden) es bei der Gruppe der homosexuellen Minderheit – trotz aller geradezu amateurischen Versuche – aus durchaus verständlichen Gründen keine sich um den Abbau des Vorurteils ernsthaft und effektiv bemühende Organisation gibt, erscheint es mir dennoch am Platze, eine Reihe von Vorschlägen zur Bekämpfung des hier angesprochenen konfliktgeladenen tradierten Vorurteils vorzubringen. Sie richten sich sowohl an Gesellschaften wie die unsere als auch vordringlich an jene Institutionen des Staates, deren Aufgabe es ist, nicht nur ihre Minderheiten zu schützen, sondern vor allem, und zwar im ureigensten Interesse, gegen Vorurteile jedweder Art in der Bevölkerung anzugehen.

1. Sowohl in der *Familie* wie auch in der *Schule*, diesen beiden Sozialisationsinstanzen, ist die Bekämpfung des Vorurteils auf die Richtigstellung einer verzerrten Optik auszurichten. Hierbei ist als Ansatzpunkt zum einen auf die Lehrerausbildung zu

verweisen und zum anderen auf die Fragwürdigkeit so mancher im Umlauf befindlicher Schriften unterschiedlicher Arten, in denen die Problematik der Stellung von Minderheitengruppen entweder übergangen oder verzerrt dargestellt wird.

2. In engem Zusammenhang mit dem vorhergehenden Vorschlag und der Tatsache, daß sich die Kirche mit den Homosexuellen besonders schwer tut, steht ein am *Religionsunterricht* ansetzender Bekämpfungsmodus.

3. Stets noch im Felde der Erziehung und Ausbildung wird von der Notwendigkeit gesprochen, an *allen Hochschulen* die hierfür zuständigen Lehrstühle zu Vorlesungen, Seminaren etc. über soziale Vorurteile zu verpflichten.

4. Da in der Bevölkerung in Sachen Homosexualität offensichtlich ein großes *Informationsdefizit* vorliegt, läßt sich dieser Vorwurf implizit an die Massenmedien richten. Es wird vorgeschlagen, ihre Aktivitäten mit Bezug auf Homosexualität über Romantisierung, Anekdotisierung, Romancierung und Kriminalisierung hinaus auszubauen, um dem vorherrschenden Defizit wirksam entgegenzuwirken.

5. Die bisher stichwortartig angeführten Ansatzpunkte zur Bekämpfung des Vorurteils treten auch in dem Begriff *Aufklärung* auf. In der Tat widmen sich manche offiziellen, vor allem aber inoffiziellen Stellen dieser „Aufklärung". Wenn sich jedoch erkennen läßt, daß ein als Aufklärung gedachtes verallgemeinertes und verallgemeinerndes Vorgehen nicht zu dem erwünschten Ergebnis geführt hat, dann hat das zwei weitreichende Gründe. Erstens, wie bereits betont, fehlt es bei den meisten Aufklärungsvorgehen an einem *punktuellen* Ansatz. Man wendet sich gegen das soziale Vorurteil in seiner Gesamtheit, anstatt bei den (zu erforschenden) *Erscheinungsformen* dort, wo sie sich präsentieren, anzusetzen. Zweitens, so meine ich, ist Aufklärung nicht nur eine Sache des Aufklärens über spezifische Bevölkerungsgruppen, sondern generell eine Sache der Erklärung und Richtunggebung einer neutralen Haltung, nämlich *Toleranz*. Erst wenn ein Volk dahingehend aufgeklärt und dahin gebracht werden kann, daß bei solchen zu jeder Gelegenheit heraufbeschworenen Nomenklaturen wie Demokratie, Meinungsfreiheit, Solidarität, Rechtsstaat oder Liberalismus Toleranz den Grundstock bildet, werden Vorurteile der Intoleranz ihre Kraft verlieren.

6. Als Modus einer Bekämpfung des hier zur Diskussion stehenden Vorurteils bzw. von Vorurteilen überhaupt gilt die Vorlage von Einzelheiten aus dem der Vergangenheit entnommenen Leidensarsenal der Minorität. Die sogenannte „Vergangenheits-Aufarbeitung" ist hier das Stichwort, ohne zu bedenken, daß aufgearbeitet nur werden kann, was *jetzt* ist, nicht, was *damals* war und sich auf dem besten Weg zur Mythologisierung (z. B. das Berufen auf die Leistungen bedeutender homosexueller Politiker, Künstler, Wissenschaftler etc. in der Geschichte der Völker) und darauf basierend zum Vorurteil von beiden Seiten befindet, von seiten der Homosexuellen wie der Nicht-Homosexuellen. Es wird dann das gute wie das böse Geschehen in einen Mythos verwandelt, bei dem die Sache selbst nicht länger *in* der Gesellschaft ihren Niederschlag findet, sondern eher *über* der Gesellschaft schwebt. Was in diesem Zusammenhang not tut, ist, das derzeitige Geschehen aus dem Dilemma zwischen dem Menschenbild und bestehenden Tabus, oder, anders gesagt, aus dem Zwiespalt zwischen historischer Vergangenheit und ungewisser Zukunft herauszuführen.

Anmerkungen

[1] Vgl. *Heintz, P.:* Soziale Vorurteile. Köln, 1957; *Wolf, H. E.:* Zur Problemsituation der Vorurteilsforschung. In: *König, R.* (Hrsg.): Handbuch der empirischen Sozialforschung, Bd. 12. Stuttgart, 1978, 2. Aufl.; *Wolf, H. E.:* Kritik der Vorurteilsforschung. Stuttgart, 1979.

[2] Für eine ausführliche Bibliographie vgl. *Wolf, H. E.,* a.a.O.

[3] In der jüngeren, besonders amerikanischen Literatur werden antihomosexuelle Vorurteile als *Homophobie* bezeichnet. Vgl. *Smith, K. T.:* Homophobia. A Tentative Personality Profile. Psychological Reports *29* (1971) 1091–1094.

[4] Zur Problematik von Umfrageergebnissen bei tabuierten Gegenständen vgl. *Gindorf, R.:* Normenwandel durch Öffentlichkeitsarbeit. Strategien zur Entdiskriminierung der Homosexualität. In: *Lautmann, R.:* Seminar: Gesellschaft und Homosexualität. Frankfurt am Main, 1977, S. 476 f.; ferner die Anmerkungen zu den Umfrageergebnissen S. 209 f.

[5] Zusammenstellung erstmals in: *Gesellschaft zur Förderung sozialwissenschaftlicher Sexualforschung:* Mitteilungen für die Mitglieder Nr. 2, März 1975, S. 3–5. Eine Kurzdarstellung erschien in: Sexualpädagogik. Zeitschrift für Sexualwissenschaft und Sexualerziehung *5* (1977), Heft 4, S. 36.

[6] Nach Wickert-Institut, Tübingen/Illerteichen.

[7] Das Datenmaterial dieser Untersuchung stammt, wie das der im Anhang skizzierten, bereits aus 1974. Ausführliche Darstellung in: *Lautmann, R., H. Wienold:* Das soziale Abwehrsystem gegenüber sexueller Abweichung, insbesondere Homosexualität (Forschungsbericht). Bremen/Münster, 1978. Vervielf. Manuskript. Teilergebnisse veröffentlicht in: *Wienold, H., R. Lautmann:* Antihomosexualität und demokratische Kultur in der BRD. In: *Lautmann, R.:* Seminar: Gesellschaft und Homosexualität. Frankfurt a. M., 1977, S. 383–416; *Lautmann, R.:* Der Zwang zur Tugend. Die gesellschaftliche Kontrolle der Sexualitäten. Frankfurt a. M., 1984, insbes. S. 40–66; *Gesellschaft zur Förderung sozialwissenschaftlicher Sexualforschung:* Mitteilungen für die Mitglieder Nr. 2, März 1975, S. 8–10 (mit kritischen Anmerkungen).

[8] Köln (Verlag Wissenschaft und Politik) 2. Aufl., 1983.

[9] Wir folgen hier den Ausführungen von *W. Sulzbach:* Die zwei Wurzeln und Formen des Judenhasses. Stuttgart, 2. Aufl., 1959.

Anhang: Einstellungen in der Bevölkerung der Bundesrepublik Deutschland (einschließlich West-Berlin) gegenüber Homosexuellen – Kurzdarstellung einer Meinungsumfrage aus dem Jahre 1974

Zwischen April und September 1974 befragte ein Meinungsforschungsinstitut insgesamt 7000 Männer und Frauen nach ihrer Einstellung zu Homosexuellen.

Umfrageart:	mündliche Interviews; vorgelegte Karten
Auswahlverfahren:	Zufallsstichproben
Anzahl der Befragten:	N = 7000 (m. = 3150; W. = 3850), und zwar pro Testgebiet (Bundesland) 1000 (m. = 450; w. = 550)
Testgebiete:	A = Berlin
	B = Hamburg
	C = Bayern
	D = Nordrhein-Westfalen
	E = Hessen
	F = Niedersachsen mit Bremen
	G = Rheinland-Pfalz

	(Die Bevölkerungen des Saarlandes, Baden-Württembergs und Schleswig-Holsteins konnten aus technischen Gründen nicht befragt werden. Das erfaßte Gesamt-Testgebiet deckt somit bevölkerungsmäßig nur rund 80% des Bundesgebiets einschließlich West-Berlins.)
Befragungstermine:	April (A), Mai (B, D, E), Juni (C) und September (F, G) 1974
Auftraggeber:	Gesellschaft zur Förderung sozialwissenschaftlicher Sexualforschung, Düsseldorf
Durchführung:	Arbeitsgemeinschaft für Werbung, Markt- und Meinungsforschung, Lugano
Frage:	„Bitte sagen Sie mir, welche der folgenden Meinungen Sie vertreten. Falls Sie mehrere Meinungen vertreten, geben Sie bitte diejenige an, die an erster Stelle steht. Ich bin der Meinung, daß Homosexuelle

1. – einer Heilbehandlung unterzogen und notfalls operativ behandelt werden sollten.
2. – eine Gefährdung der guten Sitten darstellen.
3. – von der normalen Gesellschaft isoliert werden sollten.
4. – Toleranz verdienen.
5. – großen Vorurteilen ausgesetzt sind, die man als aufgeklärter Mensch eigentlich nicht haben sollte.
6. – sich im Grunde nur in ihrem Sexualverhalten von anderen Menschen unterscheiden.
7. – vollwertige Bürger sein können.
8. – ein natürlicher und unschädlicher Bestandteil jeder Gesellschaft sind.“«

Ergebnisse

Die nachstehende Tabelle gibt eine Gesamtübersicht:

Meinung	Prozent im Testgebiet							Range %	Durchschnittswerte in Prozent		
Nr.	A	B	C	D	E	F	G	min/max	gesamt	Teil I (A/B/D/E/F)	Teil II (C/G)
1	9	7	13	8	6	8	11	6–13	8,9	7,6	12,0
2	6	6	10	8	5	9	11	5–11	7,8	6,8	10,5
3	2	1	5	1	2	3	6	1– 6	2,8	1,8	5,5
4	26	23	22	23	30	27	22	22–30	24,7	25,8	22,0
5	15	20	13	18	17	11	15	11–20	15,6	16,2	14,0
6	16	13	14	18	20	18	10	10–20	15,6	17,0	12,0
7	15	21	15	14	11	14	15	11–21	15,0	15,0	15,0
8	11	9	8	10	9	10	10	8–11	9,6	9,8	9,0
	100	100	100	100	100	100	100		100,0	100,0	100,0

Gruppiert man die einzelnen Meinungen in drei Hauptkategorien 1–3 = ablehnend, 4–5 = duldend, 6–8 = bejahend, so ergibt sich folgende Tabelle:

Meinung Nr.	Prozent im Testgebiet A	B	C	D	E	F	G	Range % min/max	Durchschnittswerte in Prozent gesamt	Teil I (A/B/D/E/F)	Teil II (C/G)
1–3	17	14	28	17	13	20	28	13–28	19,6	16,2	28,0
4–5	41	43	35	41	47	38	37	35–47	40,3	42,0	36,0
6–8	42	43	37	42	40	42	35	35–43	40,1	41,8	36,0
	100	100	100	100	100	100	100		100,0	100,0	100,0

Da sich im Ausmaß der Verbreitung von Antihomosexualität, gemessen an den negativen wie positiven Meinungsäußerungen, hochsignifikante Unterschiede ergeben, erscheint eine Aufteilung des Gesamtumfragegebiets in zwei Teilregionen sinnvoll. Teil II in der obigen Tabelle enthält gesondert die zusammengefaßten Daten aus Bayern (C) und Rheinland-Pfalz (G), während in Teil I die übrigen Testgebiete ausgezählt wurden. Aufgrund dieser Ergebnisse läßt sich eine *Antihomosexualitäts-Landkarte* erstellen. Gemessen an der Verbreitung von Meinungen in der Bevölkerung, die homosexuell liebende Menschen entweder deutlich ablehnen (*krank* bis zur – auch zwangsweisen? – „Operation“, d. h. Sterilisierung, Kastration, Stereotaxie; *unsittlich; auszugrenzen;* gemäß den geäußerten Meinungen Nr. 1 bis 3) oder deutlich akzeptieren und tendenziell integrieren (Meinungen Nr. 6 bis 8), hat sie folgende Konturen:
Tabelle, geordnet nach dem Grad der Antihomosexualität:

Ablehnung (Nr. 1–3) bei %	Umfragegebiet (Bundesland)	Akzeptanz (Nr. 6–8) bei %
13	Hessen	40
14	Hamburg	43
17	Berlin; Nordrhein-Westfalen	42
20	Niedersachsen einschl. Bremen	42
28	Bayern	37
28	Rheinland-Pfalz	35

Generell korrespondiert eine relativ niedrige Ablehnungsrate mit einer relativ hohen Akzeptanzrate. Lediglich die Ergebnisse in Hessen fallen etwas aus diesem Rahmen; hier werden Homosexuelle auch im Vergleich mit allen Umfragegebieten zwar am deutlichsten „toleriert“ (Meinung Nr. 4), aber gleichzeitig auch am wenigsten als „vollwertige Bürger“ angesehen (Meinung Nr. 7).

Interpretation der Daten

Signifikante Unterschiede finden sich weniger zwischen Flächenstaaten einerseits und Stadtstaaten andererseits (obwohl Hamburg und Berlin erwartungsgemäß zu den relativ wenig ausgeprägt antihomosexuellen Gebieten zählen) als vielmehr zwischen den Flächenstaaten *Bayern* und *Rheinland-Pfalz* auf der einen sowie allen anderen (Flächen- und Stadt-)Staaten auf der anderen Seite. In *Bayern* und *Rheinland-Pfalz* haben es

Homosexuelle besonders schwer und werden am stärksten abgelehnt. Wenn ihnen dort rund doppelt so viele Bürger wie etwa in *Hessen* oder *Hamburg* „notfalls" mit dem Messer an Hoden oder Hirn wollen, wird die Aggressivität der Antihomosexualität deutlich. In *Rheinland-Pfalz* ist auch der Anteil derer, die Homosexuelle am liebsten ganz ausgliedern („von der normalen Gesellschaft isolieren") wollen, sechsmal so groß wie in Nordrhein-Westfalen oder Hamburg. So wollen denn in *Rheinland-Pfalz* auch nur halb so viele Befragte wie in *Hessen* sagen, daß sich Homosexuelle von Heterosexuellen „im Grunde nur in ihrem Sexualverhalten" unterscheiden.

Diese Daten lassen eine vorsichtige Interpretation dahingehend zu, daß Einstellungen gegenüber Homosexuellen mit bestimmten anderen Merkmalen und auch mit *politischen Einstellungen* korrelieren. Nähere Analysen konnten wegen unzureichender Mittel schon in der Phase der Datenerhebung nicht vorgenommen werden. – Die Ergebnisse scheinen aber amerikanische Untersuchungen zu bestätigen, nach denen Personen mit negativen Einstellungen gegenüber Homosexuellen dem Typus der *Autoritären Persönlichkeit* (*Adorno* u. a. 1950) entsprechen [1]. Über eine deutliche Korrelation antihomosexueller Attitüden mit hohen ratings auf der F-Skala berichten auch *Macdonald* und *Games* [2]. Eine positive Korrelation zwischen Anti-Homosexualität und Antisemitismus kann als gesichert gelten.

Kommentar

Untersuchungen zu Vorurteilen und Einstellungen haben mit folgenden Schwierigkeiten zu rechnen:

- sie sind nicht unmittelbar beobachtbar;
- ihre Verbalisierung ändert sich vermutlich eher und häufiger als ihr Kern;
- ihre Äußerung ist in ganz besonderem Maße vom Kontext abhängig, d. h. davon, wem gegenüber und in welchem Zusammenhang sie geäußert werden.

Diese Probleme verstärken sich noch bei der Untersuchung von Einstellungen gegenüber tabuierten Gegenständen wie Sexualität, insbesondere Homosexualität. Bei allen *direkten* Einstellungsfragen ist zudem in Betracht zu ziehen, daß die jeweils gegebenen Antworten weniger Ausdruck echter, emotional getragener Einstellungen als vielmehr von *Einstellungs-Tendenzen* und, teils durchaus unbewußten, *Strategien* sind. Was jemand bei einer Meinungsumfrage sagt, kann stark von dem bestimmt werden, was der Befragte aufgrund jeweiliger Trends „öffentlich" zu äußern sich verpflichtet fühlt. Daher muß es nicht die hier erhobenen Ergebnisse entkräften, wenn anders strukturierte Untersuchungen mit indirekten, verdeckten Fragetechniken andere Ergebnisse (bzw. ein anderes Maß an vorurteilshaftem Denken) zeitigen.

Bei der Konstruktion von Fragebögen bzw. bei der Formulierung der Fragen überhaupt ist daher unbedingt mit größtmöglicher methodologischer Sorgfalt vorzugehen, wenn gültige Ergebnisse erzielt werden sollen. – Wissenschaftspolitisch ist dabei zu bedenken, daß die Bekämpfung des sozialen Übels „Vorurteil" unbedingt geboten, daß aber der Abbau von irrationalen Ängsten und Vorurteilen gegenüber bestimmten gesellschaftlichen Gruppen – hier: den Homosexuellen – ein langwieriger Prozeß ist, der von vielen Faktoren beeinflußt wird. Von entscheidender Bedeutung dürfte dabei eine sich ständig festigende Meinungsbildung innerhalb der Bevölkerung sein, die eigenen derzeitigen (z. B. antihomosexuellen bzw. homophoben) Einstellungen seien nicht nur ungerechtfertigt oder moralisch verwerflich, sondern vor allem auch „altmodisch" und gegenläufig zum allgemeinen Trend [3].

Hinweis

Im Wintersemester 1984/85 legte die „Studentische Forschungsgruppe Soziologie" am Sozialwissenschaftlichen Institut der Universität Düsseldorf (Leitung: Agnes Elting) unter Mitarbeit von Rolf Gindorf die gleichen Fragen einer repräsentativen Zufallsstichprobe von Studenten aller Fakultäten der Universität Düsseldorf vor. Die Auswertung war bei Drucklegung noch nicht abgeschlossen; sie kann bei der Deutschen Gesellschaft für sozialwissenschaftliche Sexualforschung angefordert werden.

Anmerkungen

[1] *Smith, K. T.:* Homophobia. A Tentative Personality Profile. Psychological Reports *29* (1971) 1091–1094.

[2] „Some Characteristics of Those Who Hold Positive and Negative Attitudes Toward Homosexuals". Journal of Homosexuality *1* (1974) 9–27.

[3] *Gindorf, R.:* Normenwandel durch Öffentlichkeitsarbeit. Strategien zur Entdiskriminierung der Homosexualität. In: *Lautmann, R.:* Seminar: Gesellschaft und Homosexualität. Frankfurt am Main, 1977, S. 476f.

Zusammenstellung und Erläuterung des Anhangs: Rolf Gindorf

Homosexuelle in der Institution Bundeswehr: Wehrpsychiatrische, rechtliche und sozialpsychologische Aspekte eines Dilemmas

Michael Lindner

„Homos können wir nicht brauchen. Ordnung muß sein. Oder möchten Sie, daß Ihr Sohn von einem Schwulen ausgebildet wird?" So äußerte sich im Rahmen eines Presseinterviews ein Oberstleutnant, dessen Aufgabe es u. a. ist, vor Offiziersanwärtern Führungsvorträge zu halten [1]. Er steht mit seiner Meinung nicht allein: „Wenn so ein Typ in meiner Kompanie wäre", so ein Hauptfeldwebel, „würde ich ein klärendes Gespräch mit dem führen und ihn dann zum Truppenarzt schicken. Der würde ihn dann ganz fix aus dem Dienst entlassen." [2] Solche dienstrechtlich eindeutig falschen Ansichten sind indessen noch weiter verbreitet: „Bedenken gegen die Wehrdienstfähigkeit hatte die Prüfungskammer nicht zu untersuchen, obwohl nach der Veranlagung des Wehrpflichtigen hier Zweifel angebracht gewesen wären", ließ sich eine Wehrbereichsverwaltung unlängst im Kriegsdienstverweigerungsverfahren eines homosexuell orientierten Wehrpflichtigen aus. Der Verweigerungsantrag wurde dann zwar anerkannt, jedoch nicht ohne folgenden Vermerk: „Mit Blick auf die von ihm offen geäußerte Veranlagung meint die Kammer jedoch, daß er im Zivildienst nicht mit Kindern umgehen sollte." [3]

Fakten, Zahlen, Widersprüche

Niemand weiß genau, wieviele Homosexuelle es in der etwa 500000 Mann starken Bundeswehr gibt. Überträgt man die sehr sorgfältig erforschten amerikanischen Zahlen für die entsprechende Altersgruppe auf die Bundesrepublik, dann muß nach den vorliegenden empirischen Befunden davon ausgegangen werden, daß sich in unseren Streitkräften rund 65000 Soldaten mit überwiegend bis ausschließlich homosexueller Orientierung befinden [4].

Im Gegensatz zu den eingangs zitierten Meinungen sagt die allein maßgebende Zentrale Dienstvorschrift (ZDv) 46/1 eindeutig, daß selbst offen Homosexuelle eingezogen bzw. auch als Freiwillige eingestellt werden müssen. Dieser Tatbestand wurde erst kürzlich von einem Pressesprecher des Bundesministers der Verteidigung (BMVg) noch einmal ausdrücklich bestätigt. Homosexuelle *Vorgesetzte* jedoch, die ja aus den freiwilligen Soldaten hervorgehen, stellen nach Auffassung des BMVg eine „Gefährdung für Disziplin und Kampfkraft der Truppe" dar [5] und sind gemäß einer Entscheidung des 1. Wehrdienstsenats des Bundesverwaltungsgerichts zu Recht von Förderung und Beförderung ausgeschlossen [6]. Allenfalls zum Leutnant könne man es als Homosexueller bringen, meinte kürzlich eine Pressesprecher des BMVg [7].

Im Gegensatz dazu versicherte der Parlamentarische Staatssekretär im BMVg, *Würzbach,* im Rahmen der Fragestunde des Deutschen Bundestags am 19. 1. 1984 dem hartnäckig nachfragenden Abgeordneten Gansel (SPD) ausdrücklich, daß die Gleichbehandlung für Homosexuelle nach Artikel 3 Grundgesetz gewährleistet sei, soweit er das jedenfalls auf die Vorgesetzten und den Dienstherrn beziehen könne [8]. Andererseits wurde der Verfasser vom BMVg schriftlich darauf hingewiesen, daß das Urteil des Bundesverwaltungsgerichts hinsichtlich des Ausschlusses von Förderungs- und Beförderungsmöglichkeiten für die Personalführung verbindlich sei – die Beförderungs-Chancengleichheit also insoweit für Homosexuelle nicht gelte.

Diese widersprüchlichen Positionen wurden bewußt zunächst einmal vorangestellt. Durch ein solches Durcheinander in amtlichen Äußerungen wird das Vorhaben, Aspekte des Dienstes von Homosexuellen in den Streitkräften zu erläutern, nicht gerade erleichtert. Es erscheint zweckmäßig, in diesem Zusammenhang zunächst Ausführungen zum Personalrecht und zum Disziplinarrecht zu machen.

Personal- und Disziplinarrecht

Personalrechtlich bestimmt § 3 Soldatengesetz (SG), daß jeder Soldat nach Eignung, Befähigung und Leistung zu ernennen und zu verwenden ist. Unter Eignung wird dabei die charakterliche, geistige und körperliche Eignung verstanden. Als die *Eignung zum Vorgesetzten* für homosexuell orientierte Soldaten im Jahre 1979 durch die bereits genannte Entscheidung 1 WB 113/78 ausgeschlossen wurde, entstand für die homosexuellen Vorgesetzten eine fatale Situation: Bekennen sie sich zu ihrer sexuellen Orientierung, haben sie damit zu rechnen, nicht mehr befördert und auch nicht mehr als Vorgesetzte verwendet zu werden. Verschweigen sie angesichts dieser berechtigten Befürchtungen dagegen ihre sexuelle Orientierung, werden sie erpreßbar und damit tatsächlich zu einem Sicherheitsrisiko. Der sogenannte *Sicherheitsbescheid,* der die Ermächtigung zum Zugang zu Geheimsachen ermöglicht, wird bei Bekanntwerden der Erpreßbarkeit entzogen, und ohne Sicherheitsbescheid ist ein Offizier kaum noch verwendbar.

Durch diesen Teufelskreis werden homosexuelle Vorgesetzte zum ständigen Verleugnen und Versteckspiel gezwungen. Viele von ihnen führen ein Doppelleben, um wenigstens äußerlich den Anschein der „Normalität" zu erwecken. Die ständige Gefahr des Bekanntwerdens verführt die Betroffenen zu Heuchelei – eine Eigenschaft, die sicher entscheidend dazu beitragen dürfte, Autorität ganz und gar zu verspielen. Es kann belegt werden, daß eben diese ausweglose Situation in vielen Fällen zu Gesundheitsschäden im psychischen Bereich führt. – Wir werden darauf noch zurückkommen.

Was die *Wehrpflichtigen* betrifft, so wird nach eigenen Beobachtungen hinsichtlich der Feststellung der Dienstfähigkeit sehr unterschiedlich verfahren. Die persönliche Einstellung der untersuchenden Ärzte, der Grad an sexualwissenschaftlicher Informiertheit bzw. von *Homophobie* der Sachbearbeiter, geben noch oft den Ausschlag darüber, ob jemand Soldat wird oder nicht. Dies führt nicht nur zu erheblicher *Wehrungerechtigkeit,* sondern auch zu einem Vertrauensschwund in die Institutionen unseres Rechtsstaates. Denn nach den gültigen Bestimmungen ist Homosexualität allein kein Ausmusterungsgrund mehr. Entscheidend für die Beurteilung der Tauglichkeit (hier: der geistigen Tauglichkeit) ist lediglich die Klärung der Frage, ob der Betreffende als Soldat ausreichend *anpassungs-, leistungs-, belastungs-, gemeinschafts- und damit ausbildungsfähig* innerhalb einer militärischen Männergemeinschaft ist. Manche Musterungsärzte und Mitarbeiter von Kreiswehrersatzämtern haben hier offensichtlich nicht nur den richtigen Maßstab noch nicht gefunden, sondern wollen sich, wie weiter unten ausgeführt, gar nicht an diese Rechtsgrundlagen halten (soweit sie ihnen überhaupt bekannt sind). Allerdings ist einzuräumen, daß der BMVg kaum etwas unternommen hat, diese neugefaßten Vorschriften, die eine Abkehr von früheren Regelungen darstellen, hinreichend bekanntzumachen. Nur so ist es auch zu erklären, daß die eingangs zitierten Äußerungen („... nicht gebrauchen...", „... ganz fix zum Arzt schicken...") auch von höheren Dienstgraden in voller Überzeugung der Übereinstimmung mit der Rechtslage der Presse gegenüber gemacht worden sind. Soldaten würden dies nie tun, wenn sie hier im Zweifel wären.

Disziplinarrechtlich wird das Recht in der Praxis noch häufig zur Durchsetzung der Moralvorstellungen des Dienstherrn mißbraucht. Sanktioniert wird auch dann, wenn zwischen zwei einverständlich Beteiligten gar keine dienstliche Beziehung und erst recht kein unmittelbares Vorgesetzten-/Untergebenenverhältnis besteht, und wenn ihre Einheiten zudem auch räumlich weit voneinander entfernt liegen. Es stimmt ganz einfach nicht mit den Tatsachen überein, wenn der durch die Affäre *Kießling/Wörner* in die Enge getriebene Bundesminister der Verteidigung sagt, es könne keine Rede davon sein, daß Homosexualität in der Bundeswehr geahndet werde [9]. Nur ein Beispiel: Ein Feldwebel hatte außer Dienst nachts mit seinem Auto einen Anhalter mit- und in seine Wohnung genommen. Dieser Anhalter war zufällig auch Soldat, wobei die Standorte beider Soldaten etwa 100 km weit auseinander lagen. Der Feldwebel war weder unmittelbarer Vorgesetzter dieses Soldaten, noch hatte er dienstlich mit ihm etwas zu tun. Zwischen beiden kam es zu einverständlichen sexuellen Handlungen. Der 2. Wehrdienstsenat des Bundesverwaltungsgerichts (BVerwG) sah das Verhalten des Feldwebels als geeignet zu ernsthafter Vertrauensminderung in ihn an – und nur auf eine bloße *Eignung* zur Vertrauensminderung kommt es nach der ständigen Rechtsprechung an, ohne Rücksicht darauf, ob eine ernsthafte Vertrauenseinbuße *tatsächlich* eingetreten ist. Das Urteil: ein Beförderungsverbot für die Dauer von 3 Jahren, verbunden mit einer Gehaltskürzung um ein Zehntel für ein Jahr. – Man fragt sich, worin der Sinn einer derartigen Disziplinarrechtsprechung zu sehen sein soll.

Wehrpsychiatrische Parameter

Die Wehrpsychiatrie sei eine Disziplin, die sich ihre Reputation als Wissenschaft sicher noch mehr zu erkämpfen habe als die zivile Psychiatrie, äußerte sich erst kürzlich ein deutscher Wehrpsychiater [10]. Hinzu käme für den Wehrpsychiater noch der intraindividuelle Normenkonflikt, der aus der Verbindung der Arztrolle mit der des Offiziers resultiere. Der Autor zitiert einen Schweizer Kollegen mit der Feststellung, es handele sich dabei um „die heikle Aufgabe, zwischen Skylla und Charybdis durchzusteuern" [11].

Wehrpsychiatrie – darüber muß man sich klar sein – beschäftigt sich in erster Linie mit der Selektion der Dienstfähigen von den Dienstunfähigen. Dies geschieht als erstes schon bei der Musterung, bei der jeder Wehrpflichtige ärztlicherseits auf seine geistige und körperliche Tauglichkeit untersucht wird. Für erstere nennt Brickenstein die Richtschnur:

> „Geistig tauglich ist ein Wehrpflichtiger, der seelisch weit genug ausgereift und intellektuell ausreichend befähigt ist, um das Ausbildungsziel als Soldat erreichen zu können und sich auch in die soldatische Gemeinschaft einordnen und die dem Wehrdienst eigentümlichen psychophysischen Belastungen verarbeiten kann, ohne daß dadurch bei ihm eine anhaltende Gesundheitsstörung auftritt." [12]

Immer hat der Wehrpsychiater auch das Ganze, die Truppe als solche zu berücksichtigen. Wer unter den Lebensbedingungen des Wehrdienstes „versagt" oder Funktion und Dienstbetrieb der Bundeswehr „stört", dem mangelt es an geistiger Tauglichkeit. Die Diagnose könnte dann z. B. lauten: „Seelische Fehlhaltung mit erheblicher Einschränkung der Anpassungsfähigkeit". Nach den Bestimmungen der ZDv 46/1 sollen bei der Beurteilung rein funktionelle Überlegungen angestellt werden; hinsichtlich der geistigen Tauglichkeit sind differentialdiagnostische Gesichtspunkte ausdrücklich zweitrangig. Es ist also gar nicht entscheidend,

> „ob eine Neurose oder Psychopathie vorliegt, ob eine abnorme Erlebnisreaktion oder eine Entwicklungsstörung vorhanden ist, eine Schizophrenie, eine endogene Depression oder andersartige endogene Psychosen bestehen. Entscheidend ist lediglich, ob der künftige Soldat ausreichend anpassungs-, leistungs-, belastungs-, gemeinschaftsfähig und damit ausbildungsfähig ist". [13]

Ist er das, ist er auch wehrdienstfähig (allerdings wird ein Intelligenzquotient von mindestens 70 erwartet). Wörtlich schreibt Brickenstein als ehemaliger Fachgruppenleiter Wehrpsychiatrie der Bundeswehr:

> „Würde die Bundeswehr auf alle als Neurotiker, Neurosenverdächtige oder Psychopathen beurteilten Männer verzichten, so würden wahrscheinlich zahlreiche Wehrpflichtige vom Wehrdienst ausgeschlossen, die sich trotz gewisser Abnormitäten auf die Dauer, ja sogar erfahrungsgemäß besonders im Verteidigungsfall, bewähren würden." [14]

Wehrpsychiater sind somit von ihrem Auftrag her in einem ständigen Konflikt: Einerseits soll die Truppe funktionieren, andererseits darf die Personalstärke auch bei geringer werdenden Jahrgangsstärken nicht zu sehr abnehmen, weil dann die Verteidigungsfähigkeit der Bundesrepublik schon von der Zahl der verfügbaren Soldaten her gefährdet wäre. Somit steht nach Elsner der Wehrpsychiater

> „vor dem Dilemma, den hohen Anspruch einer Dienstvorschrift einlösen zu müssen, ohne auf dem Boden sicheren Erkennens und unstrittiger Kriterien zu stehen, und das gerade bei einer Mehrheitsklientel, die im Umgang ohnehin unbequem ist". [15]

Diese aufgezeigten Grundsätze kommen sowohl für homosexuelle Wehrpflichtige als auch für Freiwillige zur Anwendung. Die großen Jahrgangsstärken bis in die 70er Jahre hinein, verbunden mit der damals ja noch stärker vorhandenen (Teil-)Kriminalisierung und den entsprechenden Unwertvorstellungen in der Bevölkerung, ließen die Bundeswehr auf Homosexuelle zunächst ganz verzichten. Die Tauglichkeitsbestimmungen für

Soldaten wurden jedoch später Zug um Zug reformiert; heute dürften sie eines der wenigen Gebiete des öffentlichen Rechts darstellen, die hinsichtlich der Gleichstellung von homosexuell mit heterosexuell orientierten Menschen nicht mehr angreifbar sind. Für den, der politisch denkt und daher auch die homosexuell empfindenden Staatsbürger voll in das Geflecht der freiheitlich-demokratischen Grundordnung der Bundesrepublik Deutschland eingebunden sehen will, ist diese schrittweise Reform der Musterungsvorschriften durchaus akzeptabel. – In der Praxis allerdings hört die Gleichberechtigung nach der Musterung schon schnell wieder auf.

Aus wehrpsychiatrischer Sicht müssen homosexuelle Männer ihrer Wehrpflicht also nachkommen und werden offiziell auch als Freiwillige eingestellt, sofern sie genügend anpassungs-, leistungs-, belastungs-, gemeinschafts- und ausbildungsfähig sind. Dies aber bedeutet faktisch, daß von ihnen erwartet wird, ein entwürdigendes Versteckspiel um ihre sexuelle Orientierung, um ein zentrales Persönlichkeitsmerkmal, mitzuspielen. Wer eine solche tiefgehende Heuchelei bereits gewöhnt ist, der muß sie eben bei der Bundeswehr weiterführen, möchte man mit einigem Zynismus sagen. Dann fällt er nicht auf, hat keine Schwierigkeiten mit den Kameraden und stört vor allem nicht den Dienstbetrieb. Zu dieser Art von selbstverleugnender Anpassungsleistung ist aber offenbar nicht jedermann gewillt oder auch ganz einfach nicht imstande, wie viele Erfahrungen und bereits veröffentlichte Beispiele aufzeigen. Zudem scheint es auch so zu sein, daß die eindeutigen Rechtsgrundlagen, zu denen die Tauglichkeitsbestimmungen ja zählen, nicht durchgängig bei allen personalbearbeitenden Dienststellen bekannt sind. Zuweilen hat es auch den Anschein, daß sich Einstellungsuntersucher ganz einfach nicht daran halten, wenn sie persönlich eine andere Meinung haben. „Wir müssen unsere Bundeswehr doch vor diesen ekelhaften Schwulen bewahren", ist der gedankliche Leitsatz, der manchen gesunden jungen Mann vor der Bundeswehr bewahrt, weil man die Bundeswehr vor ihm bewahren will. Vielfach, insbesondere offensichtlich bei Musterungsärztinnen, will man dem Ängstlichen auch tatsächlich helfen und denkt sich innerlich: Das geht sicherlich nicht gut; die Ausmusterung ist für beide Seiten besser. Hierbei kommt es aber immer wieder zu teils grotesken Fehlentscheidungen, wie dem Verfasser häufig bekannt wird.

Tatsächliche Untauglichkeit liegt im medizinischen Zusammenhang nach den Bestimmungen und wohl auch in der Realität dann vor, wenn ausgeprägte sexuelle Deviationen mit Beeinträchtigungen der Gemeinschaftsfähigkeit diagnostiziert werden müssen. Dazu zählen aber allenfalls solche Homosexuelle, „deren ganzes Denken und Streben so von ihrer Homosexualität ausgefüllt ist, daß in ihnen gleichsam kein ausreichender Spielraum mehr für andere zwischenmenschliche Beziehungen bleibt" [16]. Hier soll dann jedes Mal von den Musterungsärzten bzw. Wehrpsychiatern individuell entschieden werden. Maßgeblich ist dabei stets die Klärung der Frage, ob der zu Untersuchende als Soldat in der Lage ist und bleibt, sich in eine militärische Männergemeinschaft zu integrieren.

Zum Begriff der Integrationsfähigkeit ein Beispiel: Nekrophile oder Sodomiten berühren mit ihren sexuellen Betätigungen die Bundeswehr kaum (denkbar wären vielleicht Vorfälle in Tragtiereinheiten). Werden solche sodomitischen Soldaten jedoch erkannt, können sie kaum noch in der Truppe bleiben, weil die Gemeinschaft nichts mehr mit ihnen zu tun haben will und diese Ablehnung seitens der Gemeinschaft sicher viel härter ausfällt, als dies bei homosexuell orientierten Kameraden der Fall wäre. Erst dadurch, d. h. unter Berücksichtigung des Gesamtgefüges der Truppe, sind solche Männer dann als dienstunfähig einzustufen.

Zusammenfassend kann gesagt werden, daß die im August 1979 zuletzt neugefaßte Erläuterung der Bestimmungen für die Durchführung der ärztlichen Untersuchung bei der Musterung (ZDv 46/1, insbesondere Nr. 261) zu einer grundsätzlichen Normalisierung der Situation homosexuell orientierter Soldaten in rechtlicher, psychischer und praktischer Weise beitragen *kann.* Voraussetzung dafür wäre, daß diese Dienstvorschrift nicht lediglich einem vordergründigen Interesse der Sicherstellung einer ausreichenden Mannschaftsstärke dienen soll, sondern den tatsächlichen Einstellungswandel gegenüber dem homosexuellen Bevölkerungsanteil widerspiegelt. Dann müßte der Dienstherr nicht nur durch die Formulierung von Rahmenvorschriften, sondern auch durch das aktive Verhalten seiner Organe deutlich machen, daß homosexuelle Orientierung und Praxis grundsätzlich als valide, im Normbereich liegende und nicht defizitäre Ausdrucksmöglichkeit menschlicher Sexualität aufgefaßt wird. Gemessen an dieser Forderung ist jedoch zu beanstanden, daß

- nach wie vor die Truppenärzte in den Verbänden sexualwissenschaftlich nicht ausgebildet sind;
- in manchen wehrmedizinischen Gutachten Homosexualität noch als Krankheitsbezeichnung vorkommt und damit eine pathogene Wirkung auslöst oder verstärkt (obwohl der entsprechende Diagnoseschlüssel 302.0 nach der ICD-Klassifikation der WHO inzwischen, dem Beispiel anderer westlicher Staaten folgend, auch für den deutschen Bereich nicht mehr verwandt werden soll);
- der informelle Sanktionsdruck nach wie vor auf hohem Niveau besteht und eben das beeinträchtigt, was zu erhalten oder auszubilden man sich doch eigentlich vorgenommen hat: nämlich die Belastungs-, Anpassungs-, Leistungs- und Gemeinschaftsfähigkeit [17].

Die Wehrpsychiatrie bleibt aufgerufen, ihren ganzen Einfluß geltend zu machen, um die noch bestehenden Defizite zu beseitigen. Auf erfreuliche Ansätze dazu wird weiter unten einzugehen sein.

Wissensdefizite

Auch die für das Gefüge der Bundeswehr bestimmenden sozialpsychologischen Erkenntnisse können nur auf dem Boden empirisch-wissenschaftlicher Forschung gewonnen werden. Es ist nicht bekannt, daß der BMVg je methodisch einwandfrei die entsprechenden Fragestellungen angegangen ist. Angesichts der mit Sicherheit hohen Zahl überwiegend bis ausschließlich homosexuell orientierter Angehörigen der Bundeswehr wäre dies aber zu fordern. Stattdessen hat sich das Ministerium 1979 vom BVerwG auch noch bescheinigen lassen, daß es einer vorurteilshaften, den homosexuellen Kameraden nicht akzeptierenden Einstellung übriger Soldaten *nicht* in dem Sinne entgegenzutreten brauche, daß es den „*vermeintlichen*" Anspruch homosexuell orientierter Soldaten auf Gleichberechtigung gegen andere Meinungen durchsetze [18].

Daher ist auch kaum davon auszugehen, daß das Ministerium die Problematik von sich aus neu aufgreifen wird. Außer wenigen Aufsätzen des (inzwischen pensionierten) Wehrpsychiaters Brickenstein [19] steht dem Truppenoffizier lediglich das eine oder andere Urteil eines Truppendienstgerichts oder eines Wehrdienstsenats zur Verfügung – sofern er danach sucht und es findet. Ein systematisches Vertrautmachen von Vorgesetzten überhaupt auch nur mit den Rechtsgrundlagen findet bisher nicht statt; selbst die Rechtsberater der Bundeswehr sind zu qualifizierten Auskünften zuweilen nicht imstande [20]. Wer über Aspekte des Dienstes Homosexueller in den Streitkräften nachdenken will, kann sich, zumindest im deutschsprachigen Bereich, also insgesamt nur auf wenig Abgesichertes stützen.

Unumgänglich ist es, das *Norm- und Wertsystem* der soldatischen Subkultur mit seinen spezifischen *Rollenerwartungen, Verhaltenskontrollen und Sanktionen* auszuleuchten. In der Truppe entstandene Probleme können zudem nur verstanden werden, wenn wir auch das *Männerbild der Bundeswehr* betrachten. Schließlich ist noch zu berücksichtigen, daß die spezifischen Probleme homosexueller *Wehrpflichtiger* und länger dienender *Zeit- und Berufssoldaten* grundverschieden und daher jeweils gesondert abzuhandeln sind.

Soldatisches Wert- und Normsystem

Vom demokratischen Grundverständnis der Bundesrepublik Deutschland her dürfte es eigentlich weder ein eigenes militärisches Wert- und Normsystem noch eine spezielle soldatische Subkultur geben. Denn der Auftrag einer Armee und ihre Einbeziehung in die Gesellschaft gehören in die öffentliche Diskussion, haben sich ihrer Kritik zu stellen und sich gesellschaftlich kontrollieren zu lassen – auch eine Frage der Loyalität der Bundeswehr gegenüber der Demokratie und deren Instanzen. Anderenfalls drohte die Gefahr, daß unser Gemeinwesen irgendwann wieder einmal dem Militärprimat erliegen könnte.

Der Soldat in der Bundesrepublik Deutschland soll sich als „Staatsbürger in Uniform" empfinden und trotz der in Artikel 17a GG beschriebenen Einschränkungen weder im Status noch im Habitus vom Staatsbürger in Zivil unterscheiden. Er soll auch im täglichen Dienst all jene Freiheiten und Rechte selbst erleben, die er im Krieg verteidigen soll. Die Richtlinien für sein Verhalten und seine Behandlung sind einerseits im Soldatengesetz (SG), zum anderen in den „Grundsätzen der Inneren Führung" festgelegt. Vor allem die Grundsätze der Inneren Führung sollen das innere Gefüge der Streitkräfte an die gesellschaftlichen Wandlungen anpassen. Sie gehen dabei davon aus, daß im Prinzip Vorgesetzte und Untergebene zusammen für das gemeinsame Ziel kooperieren. Dennoch weist das Militär Spezifika auf. Hinsichtlich des sozialpsychologischen Verhaltens haben diese nur eine besondere Bedeutung, wie es Vogt klassisch ausgedrückt hat:

> „Ein charakteristisches Merkmal der Streitkräfte ist der Systemaufbau nach dem absoluten Prinzip von Befehl und Gehorsam, das in der bewaffneten Macht weitaus strenger gehandhabt wird als z. B. im Industriebetrieb. (...) Eine Konsequenz dieser autoritär-hierarchischen Organisationsform ist ein System der Kontrolle, das die Streitkräfte von oben bis unten lückenlos durchzieht und jegliches

normabweichende Verhalten offenlegt. Die totale Inpflichtnahme läßt oft keinen ausreichenden Spielraum für individuelles Verhalten; alles ist auf uniformiertes und konformes Handeln abgestellt; und sogar die private Atmosphäre der Soldaten ist durch das militärische Milieu der Kaserne geprägt.“ [21]

In diesem Sinn kann man durchaus von einem „Ghettocharakter“ der Streitkräfte sprechen. Er fördert seinerseits das Entstehen eigener Verhaltensmuster.

Rollenerwartungen, Verhaltenskontrolle und Sanktionen

In einer Gruppe kann der einzelne nichts unternehmen, ohne daß die übrigen Gruppenangehörigen davon betroffen wären. Damit kann er aber nicht mehr tun und lassen, was er will, sondern er muß das tun, was von den übrigen akzeptiert und was von ihm erwartet wird.

Wie in allen Armeen sind auch bei der Bundeswehr die Gruppennormen rigide. Individuen, die nicht in die Verhaltensschablonen passen, werden hier schneller zu Außenseitern als anderswo; da vermag auch das gesetzlich in § 12 Soldatengesetz (SG) normierte *Kameradschaftsgebot* nicht ipso facto abzuhelfen. Die Konsequenz einer solchen Außenseiterrolle, die Ablehnung durch die Gruppe, kann nur von wenigen besonders Ich-starken Soldaten ertragen werden. Der Druck der sozialen Kontrolle ist enorm; möglicherweise kann er nur von denen nachvollzogen werden, die selbst Dienst beim Militär geleistet haben.

Sogenannte „innere“ Kontrollmechanismen haben Vorteile. Sie ersparen Kosten für den Kontrollapparat und rütteln nicht an der Legitimität der Kontrollierenden. Verdeckter Zwang, der den Zwang der öffentlichen Sanktion ersetzt, gibt der Norm jenen institutionellen, verfestigten Charakter, der vom System angestrebt wird. Gelingt dieser innere Kontrollprozeß nicht, setzt der äußere Kontrollmechanismus ein. Dabei wird es oft als am einfachsten angesehen, mit Strafmechanismen zu hantieren, wie sie die Wehrdisziplinarordnung ermöglicht.

Das Verhältniss zwischen der sozialen Großgruppe Bundeswehr und dem sozialen Phänomen Homosexualität ist von Verdrängung und Verzerrung gekennzeichnet. Existenzverleugnung und Geheimhaltung gelangen auch als offizielle Strategien zur Anwendung. Oft reicht es auch schon aus, mit einem feiner gesponnenen Arsenal gegen die „Andersartigen“ vorzugehen, das Waxweiler beschreibt:

„Diese ... Reaktionsmöglichkeiten sind unter dem vagen Begriff der ‚Abneigung‘ zusammengefaßt, und die Alltagssprache hat hierfür – wie zahlreiche Redewendungen es verdeutlichen – die Bezeichnung ‚lächerlich‘ gefunden. Die extremen Fälle umfassen alle Formen des Meidens wegen ‚Absonderlichkeit‘ bis hin zur Isolierung auf Grund von Verrücktheit; man greift zum Mittel des Ausstoßens Verrückter nicht nur, weil von ihnen Gefahr ausgeht, sondern auch, weil man ‚ihren Anblick nicht ertragen kann‘.“ [22]

Allerdings warten in jeder Gruppe viele, bevor sie sich überhaupt äußern, erst einmal ab, wie sich die Dinge entwickeln. Erst wenn eine hinreichend große Zahl erreicht wurde, schließt man sich ihnen einfach, weil ungefährdet, an. Auch das Disziplinarrecht kommt zur Anwendung, wenn es dem Disziplinarvorgesetzten opportun erscheint. Von Fall zu Fall sanktioniert die Bundeswehr nach Gollner

> „selbst bloß homoerotische Handlungen, die nicht einmal den Tatbestand des § 175 StGB alter Fassung erfüllt hätten, mit schärfsten disziplinarischen Mitteln. (...) Achtungsunwürdigkeit und Ansehensschädigung werden immer schon dann angenommen, wenn homosexuelles Verhalten etwa eines Dienstvorgesetzten bei seinen Untergebenen bekannt wird." [23]

Damit schafft die Bundeswehr sich

> „den Grund der Ansehensminderung und damit eine wesentliche Ursache der potentiellen Gefahr selbst durch die strenge Sanktionierung. Sie setzt so eine sich selbst erfüllende Prophezeiung in Gang, denn mit jeder Sanktion behauptet sie ja den Unwert der Homosexualität und perpetuiert mit den Disziplinarprozessen die bisherige Situation". [24]

In diesem Zusammenhang stellt Mechler im Rahmen einer Untersuchung an der Bundeswehrhochschule München eine allgemeine Rechtsunsicherheit fest und nennt zudem gleich die entscheidende Frage:

> „Für die meisten Offizierstudenten gilt das Toleranzgebot des Vorgesetzten gegenüber dem homosexuellen Untergebenen dort, wo dienstlich relevante Sachverhalte von den privaten (sexuellen) unberührt bleiben. Was aber ist ein dienstlich relevanter Sachverhalt, und wo liegen die Berührungspunkte zwischen sogenanntem Privatem und Dienstlichem? (...) Das Spektrum der Auffassungen reicht vom alleinigen Kriterium des Mißbrauchs eines dienstlichen Abhängigkeitsverhältnisses bis zur bloßen Annahme einer Beeinträchtigung der Dienstmotivation." [25]

Somit können Sanktionen seitens der Vorgesetzten nicht abgeschätzt werden; sie können zudem durch eigene Angst und durch Unsicherheit der Vorgesetzten überhaupt erst ihre Ursache finden. Diese Situation entspricht wohl kaum rechtsstaatlichen Prinzipien. Damit läßt sich feststellen: *Homosexuelle leben innerhalb der Bundeswehr in einer Sphäre eines besonders gelockerten Rechtsschutzes.*

Zwar kann in der Praxis vielleicht damit gerechnet werden, daß bei homosexuellen Handlungen, an denen Bundeswehrangehörige gleichen Dienstgrades untereinander und auch in Liegenschaften der Bundeswehr beteiligt sind, ein Mantel des Schweigens diese Handlungen davor schützt, zum dienstlich relevanten Sachverhalt zu werden. Aber darauf ist natürlich kein Verlaß. Und sind Vorgesetzte beteiligt, dann wird es stets existenzbedrohend. Je nach den Umständen des Einzelfalles können Verstöße gegen die Kameradschaftspflicht angenommen, kann die Pflicht zur Erhaltung der Achtungswürdigkeit als verletzt angesehen werden. Dabei kommt es – wie schon ausgeführt – stets nur auf die *Eignung* des Sachverhalts zu ernsthafter Vertrauensminderung an – nicht darauf, ob eine ernsthafte Vertrauenseinbuße *tatsächlich* stattgefunden hat. Schon wer nur in „Verdacht" gerät, homosexuell orientiert zu sein, wird zuweilen von seiner Vorgesetztentätigkeit abgelöst. Der Denunziation bleibt damit Tür und Tor geöffnet.

So hat die Entpönalisierung des allgemeinen Strafrechts, so ungewöhnlich es auch erscheinen mag, im Bereich der Bundeswehr nicht zu einer Tolerierung, sondern zu einem *faktischen Berufsverbot* für Homosexuelle geführt. Denn die Bundeswehr

> „hebt die Intention des Gesetzgebers wieder auf, der § 175 a.F. nicht zuletzt deshalb abschaffte, um die Sozialisierung der davon Betroffenen zu ermöglichen. Vielmehr verbreitet und verstärkt sie ein allgemeines Vorurteil mit staatlichen Sanktionen unterhalb des Strafrechts, bei Nichtbeförderung sogar unterhalb des Disziplinarrechts, und ruft bei einer maßgeblichen Schicht der Bevölkerung die gleiche Wirkung hervor wie der abgeschaffene Straftatbestand. Hier fehlt es nicht nur an Minderheitenschutz, hier wird vielmehr mit Gründen, gegen die sich der Gesetzgeber bei der Entpönalisierung ausdrücklich entschieden hat, eine Minderheit pauschal stigmatisiert und abgewertet". [26]

Damit wird in der Bundeswehr bis heute die unselige „*Sonderbehandlung*“ der homosexuellen Bevölkerungsgruppe fortgesetzt. Für Homosexuelle in der Bundeswehr ist das „Dritte Reich“ vielfach noch nicht zu Ende.

Homosexuelle und Männerbild der Bundeswehr: „generelle Gefährdung für Disziplin und Kampfkraft“?

Das in der Bundeswehr vorherrschende Männlichkeits-Konzept soll durch folgende, im Rahmen der bereits erwähnten Hochschuluntersuchung gewonnenen Äußerungen von Offizier-Studenten beleuchtet werden:

> „'ne Institution wie die Bundeswehr legt viel, wahnsinnig viel Wert auf das Statussymbol Männlichkeit. Die Männlichkeit ist nur dann als Männlichkeit zu identifizieren, wenn es das Gegenstück der Weiblichkeit hat und dazu noch die Überlegenheit, also Überlegenheit über das weibliche Geschlecht, das gehört dazu, aber alles, was da nicht reinpaßt, das wäre Sentimentalität“. [27]

Die Bundeswehr selbst gibt sich mit einer *bedingten* Männerrolle („Mann sein im Dienst“) nicht zufrieden. Sie will den *ganzen* Mann. Das wird bei den nachfolgenden Diskussionsbeiträgen deutlich:

> „Aber bei vielen, da prägt eben das Dienstliche so den Mann, daß er sich auch dann zivil nicht anders verhält, daß die gleichen Verhaltensformen immer wieder, auch im Zivilen, auftauchen, auch nach Feierabend.“ [28]

> „Auch untereinander, auch unter Kameraden ist das so. Wer aus dem Wochenende meinetwegen zurückkommt und gibt freiwillig zu, er hat nichts gehabt mit einem Mädchen oder so, dann ist er unten durch für die Woche, mindestens.“ [29]

> „Vielleicht stellt sich das dadurch in der Bundeswehr, daß die Bundeswehr eine totale Institution darstellt. (...) bei totalen Institutionen wird der ganze Tagesablauf geregelt, von morgens schon beginnt's, das mit dem Wecken und dem Stubendurchgang vom UvD, und dann Bettenmachen, bis abends alles geregelt, bis zum Zapfenstreich, und der Wehrpflichtige, der Soldat, hat überhaupt keine Intimsphäre mehr, und ich glaub', das drückt sich dann verstärkt darin aus, daß gerade über Sexualität und Frauen dann Witze gemacht werden, um hier ein Ventil wahrscheinlich zu finden...“ [30]

> „Und, ich muß halt wieder sagen, das Schlimme, glaub' ich, daß man das gar nicht bewußt mitkriegt, unter Umständen.“ [31]

Dieses Männlichkeitsbild der Härte und Stärke sorgt dafür, daß persönliche Schwächen oder auch nur emotionale und affektive Anteile im Dienst nicht offengelegt werden.

Das „Männersyndrom“ der Truppe sowie der totale Verfügungsanspruch der Bundeswehr mit den typischen Erscheinungsformen richten sich auch gegen die Vorgesetzten. Vorgesetzte in der Bundeswehr sind in bezug auf Handlungsmöglichkeiten zwar relativ privilegiert, gleichzeitig aber immer auch betroffen. Man hält es nirgendwo für möglich, daß es den unverheirateten Kommandeur gibt. Als der Verfasser bei einem – verheirateten – Kommandeur anfragte, ob auch ein lediger Offizier Kommandeur werden könne, antwortete der, daß dies nicht anzustreben sei. Er begründete das sofort mit der völlig ernst gemeinten Bemerkung, wie andernfalls denn wohl der jährliche Standortball eröffnet werden solle.

Wenn es schon offensichtlich für den in der Bundeswehr als normal im Sinne von normiert angesehenen Rollenträger schwierig ist, den Anforderungen zu entsprechen, um wieviel größer müssen dann die Probleme für den sexuell/sozial Devianten sein? – Hierzu noch weitere veröffentlichte Äußerungen von Offizier-Studenten aus dem Jahre 1979 mit Anmerkungen des Autors Mechler:

„‚Ich hab's genau gewußt, daß es das Problem Homosexualität gibt, aber das war dann hier der absolute Hammer, daß es ausgerechnet bei der Bundeswehr...‘ – Homosexuelle in der Bundeswehr gibt es nicht: dies war die Vorstellung der meisten Offiziersstudenten. Als im Oktober 1979 ein Artikel in der Studentenzeitschrift an der Hochschule der Bundeswehr München über Homosexuelle an der Hochschule erschien, war das Aufheben um diesen Artikel bei den Studenten entsprechend groß. Es reichte vom voyeuristischen Bestreben, die schwulen Offizierkollegen zu identifizieren, bis hin zur sachlich-kritischen Auseinandersetzung mit den Emanzipationsthesen. Es ist zweifellos das Verdienst dieses Artikels, daß das Faktum Homosexualität in der Bundeswehr und unter Offizieren zumindest von Seiten der studierenden Offiziere nicht mehr (länger) geleugnet werden kann." [32]

„Einige Offiziersstudenten sprechen Homosexuellen jegliche Existenzberechtigung in der Bundeswehr ab. Nach ihrer Auffassung stellen Homosexuelle aufgrund ihrer Veranlagung eine Gefährdung der Funktionsfähigkeit des System dar (‚... die haben in keiner Weise in der Bundeswehr was zu suchen, weil sie krank sind...‘; ‚... man könnt' in anderen Gesellschaftsbereichen anfangen, die gesellschaftsfähig zu machen‘)." [33]

Solche Meinungen sind Beispiele für Fälle, in denen das Unwerturteil über ein soziales Verhalten unvermindert in der Meinung der Vielen als „Rechtsgefühl" fortlebt, obwohl das ursprüngliche Gesetz längst gefallen und teilweise sogar in Vergessenheit geraten ist. Bei der Suche nach den Ursachen dieser Vorurteils-Persistenz stoßen wir auch auf folgende Vermutungen:

„In gewissen Kreisen innerhalb des amerikanischen Militärdienstes wird angenommen, daß zwischen der Homosexualität und der Abtrünnigkeit (i. S. des Landesverrats) ein Verhältnis besteht. Diese Vermutung fundiert auf keinem wissenschaftlich erfaßten Tatbestand, sondern ist eine, auf wenige Indizien gestützte, gefühlsmäßige Annahme." [34]

Eine von vielen jedenfalls, die sich bis heute halten und den Nährboden des antihomosexuellen *Vorurteils* bilden (vgl. dazu Alphons Silbermanns Beitrag in diesem Band). – Im Protokoll der 45. Sitzung des Deutschen Bundestags vom 24. 6. 1981 findet sich auf entsprechende Fragen der damaligen F.D.P.-Abgeordneten Helga Schuchardt denn auch eine entsprechende Antwort:

„(Die Vermutung, Homosexuelle hätten keine Autorität) gründet sich – Frau Kollegin Schuchardt, das wird Sie nicht besonders überzeugen – auf einer gewissen Lebenserfahrung." [35]

So der Parlamentarische Staatssekretär des Bundesministers der Verteidigung, Dr. Penner (SPD). – Weiter aus dem Protokoll dieser Fragestunde:

„Abg. Hansen (SPD): „Herr Staatssekretär, muß ich Ihrer letzten Antwort nicht entnehmen, daß Homosexuelle in der Bundeswehr trotz Ihres anfangs geleugneten Widerspruchs in der Frage der Frau Kollegin nicht doch in der Praxis auf Grund ihres homosexuellen Verhaltens oder des Bekenntnisses zu ihrer Homosexualität diskriminiert werden?"

Dr. Penner, Parl. Staatssekretär: „Nein!"

Dr. Penner, Parl. Staatssekretär: „... Bedeutsam in diesem Zusammenhang ist das *Bekanntwerden* (Hervorhebung vom Verf.) eines bestimmten Verhaltens."

Zwischenruf Hansen (SPD): „Aha! Also die Heuchelei des 19. Jahrhunderts!"

...

Frau Schuchardt (FDP): „... Sind Sie nicht der Auffassung, daß Menschen, die zur Heuchelei neigen, als erste keine Autorität mehr haben können?"

Dr. Penner, Parl. Staatssekretär: „... Frau Kollegin, die Schwierigkeiten, in denen sich der angesprochene Personenkreis befindet, sind hinreichend bekannt..." [36]

Die Frage bleibt im Raum des Hohen Hauses hängen: Tabuisierung als Kommunikationsverweigerung? Man *will* nicht darüber reden.

Auch in der Diskussion mit Offizieren erfährt man Ambivalenz der Gefühle, Unsicherheit, Ratlosigkeit vor dem „Anders-Sein", dem Bedrohlichen, Unbekannten. Dabei machen verheiratete, durchaus konservative Offiziere häufig noch den aufgeklärteren Eindruck. – Im Rahmen der psychoanalytischen Theorie stellt die Projektion von Feindbildern eine Form der Abwehr eigener (homo-)sexueller Wünsche dar. Wer sich seiner eigenen Geschlechtsrolle und seiner sexuellen Präferenz sicher ist, kann leichter souverän sein. Ist der Umkehrschluß zulässig? Einer der bei der zitierten Untersuchung befragten Offizierstudenten drückte es so aus:

„Wenn man sieht, was immer noch gilt für einen Vorgesetzten, hart aber gerecht, gerade diese Härte, die wird anscheinend irgendwie verlangt und ich glaube grad, daß beim Schwulen, dem irgendwie sowas Weibisches, sowas Frauliches anmutet, so ein Typus ist bei der Bundeswehr einfach nicht erwünscht, ja, denn da sollen ja die Männer, die, die im Ernstfall mit der Waffe dastehen, die hart sind sich selbst gegenüber und auch dem Gegner gegenüber, die sollen ja erzogen werden, und da kann man einen Mann, der vielleicht... (lachend) ... mit seinem Feind ins Bett gehen würde, den kann man nicht gebrauchen, jetzt mal überspitzt ausgedrückt." [37]

Ähnliches scheint dem Bundesminister der Verteidigung vorzuschweben, wenn er homosexuelle Vorgesetzte pauschal als eine *„generelle Gefährdung für die Disziplin und Kampfkraft der Truppe* [38]" einschätzt. Der historisch Gebildete kann über solcherlei Unkenntnis nur den Kopf schütteln; die Liste der tatkräftigen, autoritätsgewohnten, erfolgreichen, von ihren Soldaten geschätzten *und* homosexuellen militärischen Vorgesetzten, Heerführer und Feldherren auch im westlichen Kulturkreis – bis in die jüngste Zeit – ist eindrucksvoll lang [39].

Die sozialpsychologische Situation der Wehrpflichtigen: Ängste, Demütigungen, Mißhandlungen

Die Situation der homosexuellen Wehrpflichtigen muß zunächst vor dem Hintergrund ihrer Altersstruktur betrachtet werden. Wehrdienst und die Autonomieleistung des persönlichen *coming-out* liegen vielfach zeitgleich. Oft entdeckt der junge Wehrpflichtige ja gerade während seiner Bundeswehrzeit nicht länger zu leugnende Anzeichen für seine gleichgeschlechtliche Orientierung, die er zunächst vor allem unter der Erfahrung der Ablehnung durch seine Umwelt zu verdrängen versucht. Von tatsächlichen homosexuellen Erfahrungen oder gar der Selbstakzeptanz als Homosexueller ist er häufig noch weit entfernt. Die Phasen der Bewußtwerdung der eigenen homosexuellen Orientierung dürften im allgemeinen isoliert von anderen Homosexuellen auf den jungen Mann einstürmen – zu einer Zeit, in der er schon mit der Bundeswehr als solcher vielfältige Probleme hat. Seine Vorgesetzten ahnen selten, daß es solcherlei persönliches Ringen überhaupt gibt; kommen sie damit in Berührung, reagieren sie in der Regel bestenfalls hilflos. Hilfe bei einem Herauskommen aus der Verborgenheit, Heuchelei und Verlogenheit im Zusammenhang mit seiner sexuellen Orientierung ist so ungefähr das letzte, was ein Soldat von seinem Vorgesetzten erwarten kann und auch erwartet.

Selbst im Amt des Wehrbeauftragten des Deutschen Bundestages ist man der Ansicht, daß sich mit solchen Problemen ein Soldat der Bundeswehr an seine Vorgesetzten wohl kaum wenden könne [40]. Mancher junge Homosexuelle, der sich und seine Reaktionen noch nicht richtig einschätzen kann, hat die Befürchtung, beim Sport, beim Duschen oder im Biwak könnte er sexuell stimuliert werden. Dem Verfasser ist in seiner sechsjährigen Zeit als Kompaniechef einmal bekanntgeworden, daß einer seiner Soldaten zum Duschen in die dreizehn Kilometer entfernte Kreisstadt fuhr. Daraufhin wurde er natürlich beim üblichen Duschen im Kompaniegebäude von seinen Kameraden vermißt, was erst recht zu entsprechenden Gerüchten und Hänseleien führte, die dann eine Intervention des Einheitsführers gegenüber der Kompanie zugunsten des ängstlichen Soldaten notwendig machte.

Nach Rückkehr aus dem Wochenendurlaub wird auf den Stuben in der Regel mit sexuellen Erfolgserlebnissen bei den Mädchen geprahlt. Der homosexuelle Wehrpflichtige – so um die 20 Jahre alt, selbst noch verunsichert – kann es sich kaum leisten, da nicht mitzuhalten. Er kann aber nicht über tatsächliche homosexuelle Erlebnisse berichten, und in seiner Not wird auch er ein Mädchenbild ins Spind hängen. So nimmt die Verlogenheit ihren Lauf; Stück um Stück wird die Persönlichkeit reduziert...

Über seine tatsächliche innere Lage schrieb dem Verfasser ein Soldat einmal einen Brief, der typisch sein dürfte für die Situation der Mehrzahl seiner Leidensgenossen:

> „... doch die ‚Normalen' können sicher sein, auf viele junge Leute mit den gleichen Problemen zu stoßen, mit ihnen auf der gleichen Basis reden zu können. Aber ich, mit wem soll ich reden, kann ich reden? Ich habe nur die Wahl, mich offen zu meinem ‚Anderssein' zu bekennen, oder mich anzupassen, zu schweigen, dauernd in der Gefahr, durch eine falsche Äußerung, eine falsche Bewegung als Schwuler ‚entlarvt' zu werden. Ich bin gezwungen, meine Persönlichkeit zu negieren, leide unter dem dauernden Versteckspiel, fühle mich beobachtet. Habe dauernd die Repressionen vor Augen, die ‚einem von der anderen Feldpost', einem ‚175er' drohen...
>
> Es gibt für mich keinen Freiraum, in den ich mich zurückziehen kann; ich muß mich 24 Stunden unter Kontrolle halten. Es ist unheimlich schwer für mich, dauernd zwischen zwei gegensätzlichen Welten zu pendeln; der ‚freien' Welt am Wochenende, wo ich nicht dauernd aufpassen muß, was ich tue, mit Leuten reden kann, die Bescheid wissen, und der engen Welt in der Kaserne.
>
> Die Sprüche und Witze über die Schwulen machen es mir nicht gerade leichter zu hoffen, daß die Bundeswehr vielleicht doch keine so großen Vorurteile hat und etwa doch relativ tolerant reagiert. Aber wenn man selbst von seinem Hauptfeldwebel aufgefordert wird, beim Marschgesang nicht zu hoch anzustimmen, denn man sei doch wohl schließlich kein Schwuler, so kann man sich überlegen, was passiert, wenn man als Schwuler bekannt und erkannt ist.
>
> Ich habe also einfach Angst, Angst vor der Entdeckung. Deshalb ziehe ich mich vollkommen zurück, vermeide jeden engeren Kontakt zu Kameraden, blocke jedes Gespräch ab. In einer großen ‚Gemeinschaft' bin ich allein, allein, weil ich nur so überleben kann, zumindest hoffe, den Druck auszuhalten und die 15 Monate so zu überstehen."

Ein derartiger Dauerdruck, bedingt durch formelle wie informelle Sanktionen, wirkt sich verheerend auf die seelische Gesundheit der Betroffenen aus. Dazu kommen handfeste Demütigungen gegenüber Außenseitern:

> „Im Verlauf einer Zecherei weckten Wehrpflichtige einen schlafenden Kameraden und forderten ihn auf, mit ihnen in einem anderen Zimmer Bier zu trinken. Als der Kamerad die Stube wieder verlassen wollte, zwangen ihn die anderen, sich den Schlafanzug auszuziehen und sich – bei abwechselnd heißem und kaltem Wasser – unter die Dusche zu stellen. Außerdem rieb ein Soldat Rücken, Gesäß und Genitalbereich des Mißhandelten mit schwarzer Schuhcreme ein. Anschließend mußte sich das Opfer mit einer Klosettbürste reinigen." [41]

An solchen Mißhandlungen sind zuweilen selbst Vorgesetzte beteiligt:

> „Ein zweiter Vorfall ereignete sich mit Billigung eines Stabsunteroffiziers. Der Vorgesetzte hatte Soldaten, die einem schwächlichen und gehemmten Kameraden... eine Lektion verpassen wollten, geraten, sie könnten alles mit dem Außenseiter machen, sie dürften ihn nur nicht umbringen. Die Lektion lief so ab: Der Soldat wurde gefesselt, ausgezogen und mit Ketchup und Schuhcreme beschmiert. Als der Stabsunteroffizier hinzukam, wandte sich der Gepeinigte vergebens an den Vorgesetzten. Am Tage darauf übergossen die Täter ihr Opfer mit Kerzenwachs und Haarwaschmittel, schütteten ihm Kakao in den Nacken und urinierten in seine Turnschuhe." [42]

Beispiele wie diese verdeutlichen, welche Behandlung junge Menschen in der Bundeswehr erwarten können, wenn sie in irgendeiner Weise als abweichend von den engen Normvorstellungen angesehen werden. Sensible, wenig selbstsichere Homosexuelle sind in der Bundeswehr häufig *massiv überfordert*. Ihr Anteil an der Selbstmordrate innerhalb der Bundeswehr ist nicht bekannt.

Zeit- und Berufssoldaten: spezielle Probleme

In vielfacher Hinsicht unterscheidet sich die Lage der Längerdiener von der der Wehrpflichtigen, obwohl vieles Leiden beide Gruppen gemeinsam erleben. Aufgrund traditioneller Vorstellungen, z. B. über das Offiziersbild, sind Offiziere gehalten, auch in ihrem Privatleben bestimmten Erwartungen zu entsprechen. Zahlreiche spät-homosexuelle Offiziere, deren *coming-out* erst jenseits eines Alters von 30 stattfand, erleiden so die unseligen Konsequenzen der in der Bundeswehr per Gewissensbildung stattfindenden Unterdrückung ihrer eigenen sexuellen Orientierung.

Vor allem homosexuelle Vorgesetzte leben ständig in der Sorge, daß ihre sexuelle Orientierung bekannt wird – etwa wenn sie zusammen mit ihrem Freund gesehen werden oder in der homosexuellen Subkultur verkehren. Einerseits müssen sie unmittelbare dienstliche Schwierigkeiten befürchten, die in ihren Folgen für den einzelnen unkalkulierbar sind. Zum anderen können noch besondere Schwierigkeiten entstehen, wenn es – befürchtet oder tatsächlich – zu Nötigung oder Erpressungen kommt und damit auch zu Störungen der militärischen Ordnung. Allerdings wird dieses letzte Argument in seiner Bedeutung sicher dann überschätzt, wenn der BMVg *grundsätzlich* davon ausgeht, daß Schwierigkeiten bei der Durchsetzung von Befehlen entstehen und die Kampfkraft der Truppe gleich soweit beeinträchtigt wird, daß der gesamte Verteidigungsauftrag ernsthaft beeinträchtigt würde [43].

Die Eigentümlichkeiten des militärischen Dienstes setzen der uneingeschränkten Übernahme vorherrschender gesellschaftlicher Verhaltensweisen durchaus Grenzen, die z. T. auch im Rahmen des Grundgesetzes (s. Art. 17a) gezogen wurden. Von diesen besonderen Eigentümlichkeiten werden Wehrpflichtige hinsichtlich ihrer Sozialisation kaum in gleichem Maße betroffen wie die Längerdienenden, denn erstere kehren im Gegensatz zu den letzteren bereits nach derzeit 15 Monaten ins Zivilleben zurück. Während die Wehrpflichtigen also ihre Zeit „beim Bund" grundsätzlich als mehr oder weniger unangenehmes Intermezzo ansehen, sich abschotten und während ihrer Dienstzeit nach dem Motto leben können: „Dienst ist Dienst und Schnaps ist Schnaps", haben die Längerdienenden diese Möglichkeit nicht. Bei ihnen, den Rollenträgern der Bundeswehr, soll der Beruf ja sinngebender Lebensinhalt sein. Das Verhältnis zwischen Beruf und Identität kann jedoch prekär werden, weil der Inhaber des Berufs als Träger der Berufsrolle nicht nur seiner Arbeit nachgeht, sondern auch noch anderen sozialen Systemen angehört und damit noch andere Rollen innehat. Das gilt besonders für den homosexuellen Längerdiener.

Brickenstein beschreibt anschaulich drei Fälle, die er zu begutachten hatte [44]:

Beispiel A

Offizier in einem höheren Stabe, sehr gut beurteilt, sensibel, musisch, künstlerisch begabt, berichtet: „Ich habe bis vor kurzem meine Homosexualität vor allen anderen Soldaten geheimhalten können. Ich habe das getan, weil ich sonst meine gute Qualifikation sofort verloren hätte. Nun habe ich einen neuen Freund gefunden, der mein ganzes Leben umgestaltet, weil er ihm einen neuen Sinn gibt. Danach habe ich beantragt, mein Dienstverhältnis als Berufssoldat in das eines Soldaten auf Zeit umzuwandeln, weil mich meine Homosexualität jetzt in der Erfüllung meiner soldatischen Pflichten behindert." Als dieser Antrag abgelehnt wurde, geriet der Offizier in eine schwere Depression. Er sah keine Möglichkeit mehr, weiterhin Wehrdienst zu leisten. Eine Kündigung ohne Gewährung von Ruhegeld war nicht möglich, weil er auf Kosten der Bundeswehr studiert hatte und dann seine Studienkosten zurückzahlen müßte, wozu er aber nicht in der Lage war. Eine vorzeitige Zurruhesetzung des 32jährigen Offiziers wegen Dienstunfähigkeit aufgrund seiner Homosexualität war aus wehrpsychiatrischer Sicht nicht vertretbar, zumal er schon bei seinem Diensteintritt über seine Homosexualität orientiert war. Eine vorzeitige Pensionierung wäre auch eine ungerechtfertigte finanzielle Besserstellung gegenüber gleichaltrigen nichthomosexuellen Kameraden gewesen, die Ruhegeld erst nach einer Dienstleistung erhalten.

Beispiel B

Stabsoffizier, 38 Jahre, gut qualifiziert, verheiratet, drei Kinder, eröffnet seinem Vorgesetzten, daß er von seinem homosexuellen Freund mit der Drohung erpreßt werde, daß er seine homosexuelle Betätigung mit ihm und anderen publik machen würde. Dann sei seine Karriere zu Ende. Der Vorgesetzte des Stabsoffiziers erklärte diesem, daß er wegen seiner Homosexualität keine dienstlichen Nachteile befürchten müsse. Allerdings wurde er künftig nicht mehr zu vertraulichen oder geheimen Verhandlungen zugezogen. Aber auch sonst geriet er zunehmend in eine Isolierung, reagierte depressiv und wurde Alkoholiker. Schließlich mußte er deshalb wegen Dienstunfähigkeit vorzeitig in den Ruhestand versetzt werden.

Beispiel C

Kompaniechef, wechselnd mit „voll befriedigend" und „ziemlich gut" beurteilt, berichtete, daß er nach mehreren vergeblichen heterosexuellen Kohabitationsversuchen nur noch homosexuelle Praktiken mit erwachsenen Männern, die nicht der Bundeswehr angehören, ausübe. Er fordere aber, als Homosexueller genau so respektiert zu werden wie ein heterosexueller Offizier. Weil in der Bundeswehr die Soldaten bisher noch nicht zur Toleranz erzogen worden seien, sei er vielen Demütigungen ausgesetzt gewesen. Das habe sich bei ihm in vegetativen Dysregulationen und Depressionen ausgewirkt. Er habe beantragt, diese Zustände als Wehrdienstbeschädigung anzuerkennen... Da er sich nichts habe zuschulden kommen lassen, fordere er, daß man ihn entweder als Soldat als uneingeschränkt verwendungsfähig beurteile und daß er keinerlei dienstliche Nachteile in seiner Laufbahn wegen seiner Homosexualität habe, oder daß er in seinem Alter von 35 Jahren vorzeitig mit Pension in den Ruhestand versetzt werde. Von sich aus kündige er nicht ohne Gewährung von Ruhegeld... Im Verlauf dieser kämpferischen Grundhaltung bahnte sich bei diesem Offizier eine so massive seelische Fehlentwicklung an, daß in ihm für andere Gedankeninhalte kaum noch Raum war und er dadurch als Soldat verwendungsunfähig wurde. Deshalb mußte wehrpsychiatrischerseits der personalbearbeitenden Dienststelle dann doch empfohlen werden, ihn wegen Dienstunfähigkeit vorzeitig in den Ruhestand zu versetzen.

Diese Beispiele sprechen für sich. Aus ihnen gehen in mannigfacher Weise die Probleme hervor, die Soldaten haben, die nicht einmal mit dem Straf- oder Disziplinarrecht kollidieren. Zeit- und Berufssoldaten allerdings, die sich als Vorgesetzte auf homosexuelle Betätigungen *mit Untergebenen* einlassen, haben mit ihrer sofortigen Entfernung aus der Bundeswehr unter Verlust aller Bezüge zu rechnen. Auch das Einverständnis des Partners oder ein Handeln in volltrunkenem Zustand schützt vor dieser Folge meist nicht.

Lösungsvorschläge: aktive Aufklärung im Rahmen des Soldatengesetzes

Die gesellschaftspolitisch wünschenswerte Eingliederung des homosexuell orientierten Wehrbürgers in die Armee eines demokratischen Systems kann nur erreicht und auch nur verantwortet werden, wenn die Weichen neu gestellt, die bisherige Aufklärungs-Abstinenz überwunden und Toleranz mit Nachdruck von „*oben*" gefordert, gefördert und praktiziert wird.

An den genannten Beispielen wird besonders drastisch deutlich, daß der Bundesminister der Verteidigung seine ihm für *alle* Soldaten obliegende Fürsorgepflicht durch Unterlassen verletzt, wenn er einer vorurteilshaften Einstellung der anderen Soldaten den Homosexuellen gegenüber *nicht* entgegentritt. Durch zahlreiche Einzelfälle, die dem Verfasser in und nach seiner einundzwanzigjährigen Dienstzeit als Berufssoldat zur Kenntnis gelangt sind, ist belegt, daß positive Erziehungsarbeit durchaus möglich ist, wenn der heterosexuellen Mehrheit – die oft genug danach ausdrücklich fragt – die Situation des homosexuellen Kameraden von verantwortlichen Vorgesetzten angemessen erklärt wird. Hierzu jedoch müßte zunächst den Vorgesetzten der Bundeswehr das entsprechende Rüstzeug vermittelt werden. Dabei wären etwa folgende Lernziele vorzugeben:

- Vorgesetzte und wehrpflichtige Soldaten sollen erkennen, daß im sozialen wie im sexuellen Verhalten eine Verhaltensweise nicht allein deshalb abzulehnen ist, weil sie ungewöhnlich erscheint oder nur von einer Minderheit ausgeübt wird.
- Vorgesetzte sollen erkennen, daß sie in besonderem Maße für stigmatisierte bzw. von Stigmatisierung bedrohte Soldaten sorgen müssen. Die Kameradschaftspflicht (§ 12 SG) differenziert nicht zwischen heterosexuell und homosexuell orientierten Soldaten; die Sorgepflicht des Vorgesetzten tritt als umfassende Pflicht neben die zur Kameradschaft.
- Alle Soldaten müssen wissen, daß Kameradschaft im Sinne des Soldatengesetzes verpflichtet, die Würde, die Ehre und die Rechte auch des homosexuellen Kameraden zu achten und ihn selbst als solchen zu akzeptieren.
- Der homosexuelle Soldat soll erkennen, daß er von der Gemeinschaft nicht alleingelassen wird. Er soll darauf vertrauen können, daß der Vorgesetzte ihm in seiner besonderen Situation hilft und ihn vor Angriffen in Schutz nimmt.
- Der homosexuelle Soldat muß seine Situation in dienstrechtlicher Hinsicht kennen, um Irrtümer und Störungen des Dienstes zu vermeiden.
- Alle Soldaten sollen schließlich erkennen, daß ein Zusammenleben von Menschen in der Demokratie voraussetzt, daß die Grundrechte jedes einzelnen von allen anderen

respektiert werden und daß in diesem Sinne nicht grundsätzlich der Homosexuelle, sondern vielmehr der Diskriminierer als gemeinschaftsschädlich anzusehen ist. Sie sollen erkennen, daß im Intimbereich Werthaltungen und Normen nicht aufgezwungen werden können: Ein homosexueller Kamerad, der anpassungsfähig, leistungsfähig, belastungsfähig, gemeinschaftsfähig und damit ausbildungsfähig ist, unterscheidet sich vom heterosexuellen Kameraden in etwa so wie der Linkshänder vom Rechtshänder.

Wären diese Grundsätze einmal anerkannt und durchgesetzt, könnte endlich auch der homosexuelle Soldat die Rechte in Anspruch nehmen, die in den Grundsätzen der Inneren Führung auch für ihn verbürgt sind.

Die Durchführung einer solchen (sexual-)pädagogischen und (sexual-)politischen „Nach-Erziehung" in der Bundeswehr muß an den Problemen und Widerständen der Vorgesetzten ansetzen. Daher müßte Sexualberatung konstitutiver Bestandteil der Ausbildung zum zukünftigen Vorgesetzten sein [45].

Wenn Soldaten sagen: „... ich würd' nirgends hingeh'n, weil ich keine Stelle wüßte..." [46], ist hier der Vorgesetzte als Führer gefordert. Er hat für seine Untergebenen zu sorgen (§ 10,3 SG). Dies gehört gemäß ZDv 10/1 zu den unverzichtbaren Bestandteilen der Führungsaufgaben im Sinne der Inneren Führung. *Soldatenrechtlich* begründen dies vor allem § 10 SG (Pflichten des Vorgesetzten), § 12 SG (Kameradschaft), § 17 SG (Verhalten in und außer Dienst) sowie § 31 SG (Fürsorgepflicht). Auf einen kurzen Nenner gebracht bedeutet das in unserem Zusammenhang:

- Der Vorgesetzte ist für die Disziplin verantwortlich und hat für seine Untergebenen zu sorgen. Der Soldat hat seinerseits einen rechtlichen Anspruch auf Erfüllung der Fürsorgepflicht durch den Dienstherrn, vertreten durch seine Vorgesetzten.
- Alle Soldaten sind verpflichtet, die Würde, die Ehre und die Rechte des Kameraden zu achten und ihm in Not und Gefahr beizustehen. Das schließt ausdrücklich auch Achtung fremder Anschauungen ein.
- Jeder Soldat hat sich auch außer Dienst so zu verhalten, daß er Achtung und Vertrauen, die seine dienstliche Stellung erfordern, nicht ernsthaft beeinträchtigt.
- Zum Wesen der Fürsorgepflicht gehört es, daß der Vorgesetzte sich bei allen Handlungen und Maßnahmen vom Wohlwollen dem Soldaten gegenüber leiten läßt und stets bemüht ist, ihn vor Nachteilen und Schäden zu bewahren.

Dazu wäre es erforderlich, endlich mit der *Ausbildung der Multiplikatoren* zu beginnen, etwa an Offiziersschulen, den Hochschulen der Bundeswehr. In der Unteroffizier- und Offizierausbildung bestünde die Möglichkeit, Problem- und Konfliktsituationen zu analysieren und Lösungswege aufzuzeigen. Hierbei können auch externe Referenten gute Dienste leisten. Sicher wäre es zweckmäßig, auf Wehrbereichsebene mit einem hauptamtlichen Beraterteam zu beginnen, das von den Verbänden und Einheiten abgerufen werden kann.

Lichtblicke: ein neues Gutachten

Tatsächlich wird zur Zeit offensichtlich an einer *Fachdienstlichen Anweisung* für die Truppenärzte gearbeitet. Dies ist aus dem Gesamtzusammenhang eines umfangreichen Gutachtens zu schließen, das erst jüngst für den BMVg angefertigt worden ist und eine hervorragende Analyse der derzeitigen Situation darstellt [47]. Der Gutachter, der Würzburger Psychiatrie-Professor Otto Schrappe, hat es vermocht, sich von dem für seine Fachkollegen lange typischen Skotom gegenüber einer ubiquitären Homosexualität zu befreien. Die Lektüre dieses Gutachtens ist allen Interessierten nachdrücklich zu empfehlen, da es neben einem umfassenden Überblick über die derzeitige Wehrrechtsprechung den internationalen Vergleich anspricht, aktuelle Tendenzen im Selbstverständnis homosexueller Männer aufzeigt und eine Reihe weiterer Fragestellungen sorgfältig und ausgewogen behandelt.

Die sozialpsychologischen Probleme, die sich in einer militärischen Einheit durch homosexuelles Verhalten oder Bekenntnis zur Homosexualität ergeben können, hat Schrappe anschaulich beschrieben [48]. Knapp skizziert sieht er die Abfolge so:

- es gibt Gerede in der Einheit;
- Gruppe reagiert ablehnend gegenüber dem Homosexuellen und läßt ihn das auch spüren:
- soziale Ausgrenzung als Außenseiter;
- der Homosexuelle schottet sich nunmehr seinerseits ab, findet die Situation untragbar;
- der Homosexuelle wendet sich schließlich an seinen Vorgesetzten und ersucht ihn um Schutz.

An diesem Punkt nun werden die Weichen gestellt. Entweder gelingt auf dieser Stufe die Reintegration des homosexuell orientierten Soldaten bei Wahrung seiner sexuellen Identität (was durchaus möglich ist!), oder es wird erkennbar, daß ein weiteres Leben des Außenseiters in der Gruppe nicht mehr möglich ist bzw. letzterer vor der Gruppe geschützt werden muß. Nunmehr wäre eine Versetzung ins Auge zu fassen, wenn nicht der Truppenarzt wegen akuter Dekompensationen und wegen zu befürchtender möglicher Weiterentwicklungen andere Maßnahmen vorschlägt, z. B. Entlassung über ein wehrpsychiatrisches Gutachten. (Die Sonderfälle Dienstvergehen mit disziplinarrechtlichen Konsequenzen, Ansehensminderung Vorgesetzter bei deren Beteiligung, Erpressung usw. bleiben hier unberücksichtigt.)

Schrappe schlägt nun vor, im Konfliktfall die Truppe sachgerecht zu informieren, wobei er den ärztlichen Charakter einer solchen Maßnahme betont wissen will. (Dies dürfte allerdings nicht ohne Widerspruch bleiben, denn Menschenführung ist zunächst Aufgabe des unmittelbaren Vorgesetzten; Führung dabei ist unteilbar.)

Nach Schrappe sollten bei einer solchen Information folgende Punkt, sinngemäß in Stichworten wiedergegeben, an die Soldaten herangetragen werden:

- Homosexualität ist nicht krankhaft, sondern nur weniger häufig als Heterosexualität;

- homosexuelles Verhalten kann auch auftreten bei Heterosexuellen, z. B. nach Alkoholgenuß;
- Heterosexuelle reagieren oft „homophob"; sie sollten dennoch versuchen, die Zusammenhänge zu verstehen;
- auch Homosexualität zwingt nicht zum schrankenlosen Ausleben der Sexualität;
- in allen übrigen Persönlichkeitsmerkmalen zeigen sich meist keine Unterschiede zwischen homosexuell und heterosexuell orientierten Menschen;
- unterschiedliche Gruppen sollten sich gegenseitig nicht provozieren;
- Toleranz kann man sich aneignen, wenn Zusammenhänge durchsichtig gemacht worden sind;
- beide Gruppen müssen lernen, daß die jeweils andere nicht aus den „schlechteren" Menschen besteht;
- Versachlichung der Probleme führt zu Verbesserung des Verständnisses [49].

Dem kann man nur zustimmen. Bleibt zu hoffen, daß seitens der Ministerialbürokratie aus diesem Gutachten schnellstens Konsequenzen gezogen werden.

Verantwortung: Aufgaben und Chancen der Vorgesetzten

Der im militärischen Betrieb unkundige Leser mag sich fragen, ob eine derartige Truppeninformation im Ergebnis funktionieren kann. Aufgrund seiner langjährigen Truppenerfahrung meint der Verfasser: *Ja;* immer dann jedenfalls, wenn die Information durch den unmittelbaren Vorgesetzten erfolgt (was die Anwesenheit des Truppenarztes ja nicht ausschließt). Ein Soldat will nämlich immer wissen, was sein unmittelbarer Vorgesetzter über den Sachverhalt denkt, wobei es sicher eine zusätzliche Stütze sein kann, wenn der Arzt das eine oder andere aus seiner Sicht beiträgt. Das setzt natürlich voraus, daß der unmittelbare Vorgesetzte (und gegebenenfalls der Truppenarzt) in der Materie sicher sind und daher überzeugen können. Bislang sind unsere unmittelbaren Vorgesetzten (Kompaniechefs usw.) für solche Situationen und Problemfälle jedoch kaum gerüstet und vermögen Lebenshilfen nicht zu geben. Für die meisten Soldaten dürfte es z. Z. ein Lotteriespiel sein, wie der Vorgesetzte überhaupt reagiert, wenn er von der Homosexualität eines unterstellten Soldaten erfährt. Im günstigen Fall kann ein verantwortungsbewußter und engagierter Vorgesetzter in seiner Einheit etwa folgende Haltung gegenüber dem gleichgeschlechtlich orientierten Soldaten erzielen:

> „Also, was der fühlt und macht, das machen die meisten von uns zwar etwas anders. Aber es ist *seine* Sache! Hauptsache ist doch, der ist Kamerad wie wir alle. Weil er vielleicht mehr Schwierigkeiten hat als die anderen, nehmen wir ihn in die Mitte. Und wer ihn ärgert, kriegt es mit uns allen zu tun!"

Die Folge wäre hier nicht nur die Stabilisierung des einzelnen Betroffenen, sondern auch die Sensibilisierung Randseitern gegenüber überhaupt. Die Vorgesetzten in der Bundeswehr würden staunen, wie sehr durch solche Maßnahmen der Zusammenhalt in der Einheit insgesamt wächst und vor allem das Vertrauen in sie selbst zunimmt („Der kümmert sich um alle, der läßt niemanden im Stich"). Zu derartigen Integrationsmaßnahmen sollten die Vorgesetzten ermuntert, hierzu muß ihnen das Rüstzeug gegeben werden.

Das selbstgeschaffene Dilemma muß gelöst werden. Wenn die Bundeswehr darauf beharren will, „Schwule nicht gebrauchen zu können“, sollte sie sie konsequenterweise auch nicht zwangsweise einziehen. Wenn sich die Bundeswehr allerdings als Teilsystem einer demokratisch und pluralistisch verfaßten Gesellschaft definiert, muß sie – bei allgemeiner Wehrpflicht – dafür sorgen, daß *alle* nach den Grundsätzen der Wehrgerechtigkeit erfaßt, gemustert, bei gegebener Tauglichkeit eingezogen und mit den gleichen Beförderungschancen behandelt werden – unabhängig von ihrer sexuellen Orientierung. Echte, volle Integration ist dann zu fordern und zu gewährleisten. Dazu sind Truppenbelehrungen im Sinne Schrappes erforderlich. Zwar werden positive Veränderungen nur allmählich zu erwarten sein, jedoch bleiben alle aufgefordert, diese mit allen realistischen Möglichkeiten anzustreben [50]. Dafür, daß dies auf unterer und mittlerer Ebene auch ohne Weisung von ganz oben zunehmend geschieht, gibt es bereits gute Anzeichen. Manche Vorgesetzten thematisieren die Problematik inzwischen unbefangen, manche noch zögernd, doch immerhin beschäftigen sich Ausbildungseinrichtungen wie Offiziersschulen, Bundeswehrhochschulen oder die Führungsakademie mit dem Thema (obwohl das Ministerium eher bremst). Eine Armee, die Homosexuelle gewollt und wissentlich einzieht, darf es nicht bei einer korrekten, nicht diskriminierenden Musterung bewenden lassen. Zu fordern ist echte Integration. Dazu muß hingeführt werden, dazu muß erzogen werden. Alles andere ist inhuman, undemokratisch und auch für das militärische System dysfunktional.

Schlußbetrachtungen

Wie ist die Lage heute für die Homosexuellen in der Bundeswehr, nach der Staatsaffäre um einen wegen angeblicher Homosexualität zunächst entlassenen, dann in Ehren erneut in den Dienst berufenen General? Vielfach wird jetzt geäußert, Bemühungen um mehr Toleranz, Menschlichkeit und Offenheit in unserer Gesellschaft hätten einen Rückfall erlitten. Für die Truppe selbst jedenfalls – und hier sind jetzt die Chefs und Kommandeure sowie die Stäbe der mittleren und oberen Führung gemeint – gilt das nur bedingt. Hier haben sich, was vielleicht zunächst nur der Insider bemerkt, plötzlich ausgesprochen positive Entwicklungen angebahnt. Man ist nachdenklich geworden. In einer Armee ist das schon viel. „Unten“ ist man oft schon viel weiter als im Ministerium, dem es ja bis jetzt gelungen war, die Homogenität der von ihm verbreiteten Wertvorstellungen gegen die in der Gesellschaft bereits wesentlich weiter vollzogene Humanisierung erfolgreich zu verteidigen. In einer Armee, die in das Volk, das sie verteidigen soll, wirklich integriert wäre, hätte es wohl kaum eine Bundeswehr, Regierung und Staat bedrohende Affäre Kießling/Wörner geben können. Daß die vorurteilsbehafteten und inhumanen Positionen bisher gehalten werden konnten, liegt ohnehin eher am Desinteresse der Öffentlichkeit an den inneren Zuständen unserer Armee überhaupt als an einer tatsächlichen, bewußten Billigung des antihomosexuellen Standpunktes der Ministerialbürokratie, der ja in sich voller Widersprüche ist.

Bislang hat sich das Ressort als unfähig bzw. unwillig erwiesen, den Problemen, die in den gesellschaftlichen Veränderungen begründet sind, zeitgemäß und überzeugend gerecht zu werden. Aber nur der Staatsbürger wird seine Gemeinschaft mit Überzeugung verteidigen wollen, der eingeladen ist und bleibt, zu dieser Gemeinschaft zu gehören. Der Soldat will schließlich die Werte, die er verteidigen soll, auch selbst erleben. Kann der homosexuell orientierte Soldat und Bürger die Gemeinschaft überhaupt noch verteidigen wollen, wenn er die alltägliche Erfahrung machen muß, von seinem eigenen System diskriminiert und in seiner Menschenwürde verletzt zu werden? Einer zunehmenden Anzahl von homosexuellen Soldaten scheint sich nach Beobachtungen des Autors diese Frage zu stellen. Der Bundesminister der Verteidigung sitzt auch in dieser Hinsicht auf einer selbst gebauten Zeitbombe.

Verfassung und Soldatengesetz unterscheiden nicht zwischen hetero- und homosexuellen Staatsbürgern in Uniform. Menschenrechte und Menschenwürde müssen auch für die homosexuellen Soldaten der Bundeswehr gesichert werden. Aktives Handeln des Dienstherrn ist endlich gefordert.

Anmerkungen

[1] Zitiert nach Quick Nr. 5 vom 26. 1. 1984, S. 21.

[2] Ebenda, S. 20.

[3] So die Prüfungskammer 1 für Kriegsdienstverweigerer, Wehrbereichsverwaltung I (Kiel), im Widerspruchsbescheid vom 10. 2. 1982, Anerkennungsverfahren PKa 1–43/62/81.

[4] *Kinsey, A. C., Pomeroy, W. B., Martin, C. E.*: Das sexuelle Verhalten des Mannes. Frankfurt am Main, 1970, S. 604 (zuerst Philadelphia, 1948).

[5] So dem Verfasser als die Auffassung des BMVg mitgeteilt vom Wehrbeauftragten des Deutschen Bundestages mit Schreiben vom 9. 9. 1980, Az. II–6777/79.

[6] Bundesverwaltungsgericht, 1. Wehrdienstsenat, Beschluß vom 25. 10. 1979 – 1 WB 113/78.

[7] So BMVg-Pressesprecher *Reichardt*, zitiert nach *Janßen, K.-H.*: Homosexualität – ein Sicherheitsrisiko? Die Zeit Nr. 4 vom 20. 1. 1984, S. 10.

[8] Deutscher Bundestag, 10. Wahlperiode, Stenographischer Bericht, 47. Sitzung vom 19. 1. 1984, S. 3379.

[9] Vgl. *Janßen* a.a.O.

[10] *Elsner, S.*: Zur Entscheidungsstruktur in der wehrpsychiatrischen Funktionsdiagnostik. Wehrmedizinische Monatsschrift *26* (1982) 134.

[11] *Stucki, A.*: Grenzfälle der psychischen Diensttauglichkeit. Allgemeine Schweizerische Militärzeitschrift Nr. 7/8 (1976) 267–270, zitiert nach *Elsner* a.a.O., S. 135.

[12] *Brickenstein, R.*: Probleme der geistigen Tauglichkeit. Wehrmedizinische Monatsschrift *22* (1978) 66.

[13] Vgl. Zentrale Dienstvorschrift Nr. 46/1 in der Fassung August 1979 (Bestimmungen für die Durchführung der ärztlichen Untersuchung bei Musterung und Diensteintritt von Wehrpflichtigen, Annahme und Einstellung von freiwilligen Bewerbern sowie bei der Entlassung von Soldaten), hier besonders Nr. 261.

[14] *Brickenstein, R.*: Probleme der geistigen Tauglichkeit. A.a.O., S. 67.

[15] *Elsner, S.*: a.a.O., S. 133.

[16] *Brickenstein, R.*: Neue wehrpsychiatrische und rechtliche Aspekte für den Dienst in der Bundeswehr bei homosexuellen Verhaltensweisen. Wehrmedizinische Monatsschrift *19* (1975) 158.

[17] Gesellschaft zur Förderung sozialwissenschaftlicher Sexualforschung, Düsseldorf, am 26. 10. 1981 in einem ausführlichen Schreiben an die Teilnehmer einer Fortbildungstagung der Facharztgruppe Wehrpsychiatrie an der Sanitätsakademie der Bundeswehr.

[18] BVerwG, 1. WDS, Beschl. v. 25. 10. 1979 – 1 WB 113/78.

[19] Zuletzt: Homosexualität und Wehrdienst. Wehrmedizinische Monatsschrift *24* (1980) 373–376.
[20] Dem als Kompaniechef eingesetzten Verfasser antwortete noch 1979 ein Rechtsberater seiner Division auf die Frage, was mit homosexuell orientierten Soldaten zu geschehen habe: „Die schicken Sie zum Arzt, der nimmt die dann raus. Die sind nicht erträglich."
[21] *Vogt, W. R.:* Soziale Konflikte zwischen Militär und Gesellschaft. Schriftenreihe der Akademie Sankelmark, Neue Folge 22/23 (1973) S. 34.
[22] *Waxweiler, E.:* Über soziale Konformität. In: *Lipp, W.:* Konformismus – Nonkonformismus: Kulturstile, soziale Mechanismen und Handlungsalternativen. Darmstadt, 1975, S. 134.
[23] *Gollner, G.:* Disziplinarsanktionen gegenüber Homosexuellen im öffentlichen Dienst. In: *Lautmann, R.:* Gesellschaft und Homosexualität. Frankfurt am Main, 1977, S. 112 f.
[24] Ebenda, S. 116.
[25] *Mechler, U.:* Bundeswehr: Sexualität, Beziehungen, Männer- und Frauenbilder. Zusammenfassender Bericht über Gespräche mit Offizierstudenten an der Hochschule der Bundeswehr München. In: *Dengler, U., Mechler, H.-J., Salzmann, W. R., Schusser, H.:* Projektvorstudie: Pädagogische und beraterische Intervention im Bereich Sexualität und Familienplanung bei Soldaten der Bundeswehr. Herausgegeben von *Pro Familia,* Frankfurt am Main, 1980, S. 126.
[26] *Gollner, G.:* Homosexualität – Tradition gegen Recht? Zeitschrift für Rechtspolitik *8* (1975) 234.
[27] *Mechler, U.:* a.a.O., S. 125.
[28] Ebenda, S. 116.
[29] Ebenda, S. 88.
[30] Ebenda, S. 91.
[31] Ebenda, S. 91.
[32] Ebenda, S. 118 f.
[33] Ebenda, S. 119.
[34] *Mysior, A.:* Sozialpsychologie und Homosexualität. Kriminologische Schriftenreihe, Band 11. Hamburg 1963, S. 72 f., zitiert nach *Gollner, G.:* Homosexualität – Ideologiekritik und Entmythologisierung einer Gesetzgebung. Berlin, 1974, S. 224 f.
[35] Deutscher Bundestag, 9. Wahlperiode, Stenografisches Protokoll der 45. Sitzung vom 24. 6. 1981, S. 2541 ff.
[36] Ebenda.
[37] *Mechler,* a.a.O., S. 124 f.
[38] S. Anmerkung [5].
[39] Vgl. *Haeberle, E. J.:* Die Sexualität des Menschen. Handbuch und Atlas. Berlin und New York (W. de Gruyter), 1983, S. 241, 492 f.; dazu auch Gay Journal Nr. 7, Folge 91, Juni 1984, S. 4 f. mit zahlreichen Beispielen.
[40] So ein Referent gegenüber dem Verfasser.
[41] Bericht des Wehrbeauftragten des Deutschen Bundestags, zitiert nach Rheinische Post Nr. 84 vom 9. 4. 1981.
[42] Ebenda.
[43] S. Anmerkung 5.
[44] *Brickenstein, R.:* Homosexualität und Wehrdienst. A.a.O., S. 375 f.
[45] Vgl. *Mechler* a.a.O., S. 134.
[46] *Dengler, U.:* Familien- und sexualpädagogische Beratung. In: *Dengler, U., Mechler, H.-J., Salzmann, W. R., Schusser, H.:* Projektvorstudie ... (Anmerkung [25]), a.a.O., S. 176.
[47] *Schrappe, O.:* Möglichkeiten des Truppenarztes zur Hilfe bei der Bewältigung sozialpsychologischer Probleme durch homosexuell orientierte Soldaten in der Bundeswehr unter Berücksichtigung von Möglichkeiten zur Verbesserung des Verständnisses bei den heterosexuell orientierten Soldaten in der Umgebung homosexuell orientierter Soldaten. Unveröffentlichtes Gutachten für den Bundesminister der Verteidigung vom 16. 8. 1982, Az. In San I 1-71-01-05.
[48] Ebenda, S. 80 f.
[49] Ebenda, S. 83 f.
[50] Ebenda, S. 85.

Vergewaltigung: Auswirkungen und soziale Bedeutung

Kurt Weis

1. Zur Einführung: Das klassische Bild

Die gängigen Vorstellungen über Schuld und Mitschuld an einem Vergewaltigungsfall können fast täglich den unterschwelligen Formulierungen der Boulevardpresse entnommen werden. Sie finden sich auch in der klassischen Literatur. Hier sei zur Einführung eine Stelle aus dem „Kaukasischen Kreidekreis" wiedergegeben. Darin schildert Brecht [1] einen Richter, der zwar nicht immer nach dem Buchstaben des Gesetzes, aber sozial gerecht und salomonisch weise urteilt. Unter anderem spricht der Richter Aztak Recht in dem Falle einer Vergewaltigung; die Schwiegertochter eines Gastwirts wurde vom Knecht des Hauses vergewaltigt:

„. . .

Der Wirt:	Euer Gnaden, es handelt sich um die Familienehre. Ich erhebe Klage anstelle meines Sohnes, der in Geschäften überm Berg ist. Dies ist der Knecht, der sich vergangen hat, und hier ist meine bedauernswerte Schwiegertochter. (Die Schwiegertochter, eine üppige Person, kommt. Sie ist verschleiert.)
Aztak (setzt sich):	Ich nehme. (Der Wirt gibt ihm seufzend Geld.) So, die Formalitäten sind damit geordnet. Es handelt sich um eine Vergewaltigung?
Der Wirt:	Euer Gnaden, ich überraschte den Burschen im Pferdestall, wie er unsere Ludovika eben ins Stroh legte.
Aztak:	Ganz richtig, der Pferdestall. Wunderbare Pferde. Besonders ein kleiner Falbe gefiel mir.
Der Wirt:	Natürlich nahm ich, anstelle meines Sohnes, Ludovika sofort ins Gebet.
Aztak (ernst):	Ich sagte, er gefiel mir.
Der Wirt (kalt):	Wirklich? – Ludovika gestand mir, daß der Knecht sie gegen ihren Willen beschlafen habe.
Aztak:	Nimm den Schleier ab, Ludovika. (Sie tut es). Ludovika, du gefällst dem Gerichtshof. Berichte, wie es war.
Ludovika	(einstudiert): Als ich den Stall betrat, das neue Fohlen zu sehen, sagte der Knecht zu mir unaufgefordert: „Es ist heiß heute" und legte mir die Hand auf die linke Brust. Ich sagte zu ihm: „Tu das nicht", aber er fuhr fort, mich unsittlich zu betasten, was meinen Zorn erregte. Bevor ich seine sündhafte Absicht durchschauen konnte, trat er mir dann zu nahe. Es war geschehen, als mein Schwiegervater eintrat und mich irrtümlich mit den Füßen trat.
Der Wirt (erklärend):	Anstelle meines Sohnes.
Aztak (zum Knecht):	Gibst Du zu, daß Du angefangen hast?
Knecht:	Jawohl.
Aztak:	Ludovika, ißt Du gerne Süßes?
Ludovika:	Ja, Sonnenblumenkerne.
Aztak:	Sitzt Du gern lang im Badezuber?
Ludovika:	Eine halbe Stunde oder so.
Aztak:	Herr Öffentlicher Ankläger, leg Dein Messer dort auf den Boden. (Tut es.)

Ludovika, geh und heb das Messer des Öffentlichen Anklägers auf. (Ludovika geht, die Hüften wiegend, zum Messer und hebt es auf.)

Aztak (zeigt auf sie): Seht ihr das? Wie das wiegt? Der verbrecherische Teil ist entdeckt. Die Vergewaltigung ist erwiesen. Durch zuviel Essen, besonders von Süßem, durch langes Im-lauen-Wasser-Sitzen, durch Faulheit und eine zu weiche Haut hast Du den armen Menschen dort vergewaltigt. Meinst Du, Du kannst mit einem solchen Hintern herumgehen und es geht Dir bei Gericht durch? Das ist ein vorsätzlicher Angriff mit einer gefährlichen Waffe. Du wirst verurteilt, den kleinen Falben dem Gerichtshof zu übergeben...“

So weit die Geschichte vom weisen Richter Aztak, der auf unkonventionelle Art jedem zu seinem Recht verhalf. Dieser in den Jahren 1922–1926 beschriebene Fall einer Vergewaltigung ist zwar die Erfindung eines Dichters, trägt aber alle Merkmale der Volksmeinung über Vergewaltigung: Erstens war es gar keine Vergewaltigung (sie hat die Anschuldigungen auswendig gelernt), und zweitens war sie an der Vergewaltigung selbst schuld. Die Tatwaffe ist das Aussehen der Frau, eigentliches Opfer ist der Vergewaltiger.

Eine weitere Besonderheit der Vergewaltigungsproblematik wurde hier deutlich, wie sie sich auch sonst in fast jeder Hauptverhandlung widerspiegelt. Normalerweise geht ein Strafverfahren mit einem Angeklagten so aus, daß eben einer oder keiner für schuldig befunden wird. Anders ist es bei der Anklage wegen Vergewaltigung, da hier im Gegensatz zu anderen Delikten die mögliche Mitschuld des Opfers immer gleich mitdiskutiert wird und das Verfahren in jedem Fall mit der Feststellung eines Schuldigen abschließt. Entweder bleibt der Vorwurf moralischer Schuld am Opfer oder der Vorwurf strafrechtlicher Schuld am Täter hängen. Das führt im Vergleich zur sonstigen Strafrechtspraxis hier zu dem Sonderfall, daß in der Hauptverhandlung auf jeden Fall Schuld zugeschrieben wird und sich darüberhinaus zum – rechtsstaatlich grundsätzlich notwendigen – Schutz des Angeklagten die Fronten oft so verhärten, daß der Verteidiger des Angeklagten zum Ankläger des Opfers, also der Belastungszeugin, wird.

2. Die kriminologische Fachliteratur

Aus der kriminologischen Fachliteratur sei noch ein typisches Beispiel für das tendenziell negative Bild der vergewaltigten Frau mit Zitaten angeführt, die wissenschaftlich tradierter männlicher Menschenkenntnis entsprechen, der Frau alle Vorwürfe machen, den Täter als bedauernswertes Opfer zeichnen, der „in das Ränkespiel frustrierter Frauenspersonen“ geriet [2], und dementsprechend ein kriminalpolitisches Umdenken verlangen:

„Wenn aber das dem Paragraphen nach noch Strafbare den Frauen Möglichkeiten eröffnet, ihrerseits affektiv enthemmt, durchaus lebens- und gemeinschaftsbewährte Männer aufs äußerste zu diskriminieren und existenziell zu vernichten, dann muß dies ein Anlaß sein zu einer strafrechtlich-kriminologischen und kriminal-politischen Besinnung hinsichtlich dieses Deliktes.“ [3]

„Die Vielzahl der möglichen Folgen ihres Appetitanregens können sie gar nicht absehen und verantworten.“ [4]

„Dabei gilt es zu bedenken, daß eventuell auch eine Art ‚Ich-Wiederherstellungstendenz‘ und nachträgliche ‚Selbstbewahrungsanwandlungen‘ ein ‚psychologisches Meisterstück‘ der ‚Wiedereinsetzung' in den alten Stand der ‚Unbescholtenheit' vollbringen können. Das Opfer wird dann gleichsam im Sinne einer hysterischen Flucht in ein Gewalterlittenhaben vor sich selbst und den anderen seinen in Wirklichkeit vorausgegangenen Fehltritt nicht eingestehen und nicht wahrhaben wollen und bezichtigt u. U. einen Mann bedenkenlos eines Verbrechens." [5]

Es ist bezeichnend, daß alle vorstehenden Zitate aus einer Arbeit über „Kriminalpsychologische Fallstudien zum Problem der Notzucht" das Ergebnis einer psychologischen Untersuchung von Notzuchttätern sind. Dieser Fehler, daß aus der *Täter*perspektive gewonnene negative Beurteilungen des *Opfers* unkritisch in die wissenschaftlich-neutrale Analyse übernommen werden, scheint im Bereich der Vergewaltigung besonders verbreitet zu sein.

Ein letztes Mal sei die Wissenschaft zitiert, die der Volksmeinung entsprechen und wohl auch die Ausbildung der Beamten prägen wollte. Im Gegensatz zur heute gesteigerten Sensibilität in bezug auf Gewalt gegen Frauen wurde etwa 1933 in besonders extremer Formulierung in einem kriminalsoziologischen Lehrbuch zur „Einführung in die Weiterentwicklung und in die Hilfswissenschaften des Strafrechtes" festgestellt, die Notzucht

„... hinterläßt in ihrer gesunden Lebensäußerung bei dem widerwärtigen Schmutz der Unzuchts- und allgemein der Ausbeuter- und Spannergruppen wenigstens einen Lichtblick in eine gesunde Zukunft."

Gleichzeitig wurde der Blick für die ländliche Idylle geschärft:

„Der durch solch Delikt entstehende Schaden ist oft gering; vielfach wird aus der befürchteten Sozialschädlichkeit deren Gegenteil: Die geschlechtliche Vereinigung junger kraftstrotzender Menschen im heißen Verlangen des Augenblicks nach unmittelbar vorausgegangenem Kampf erzeugt erfahrungsgemäß vielfach gesunde, kräftige Kinder, durch die unser Volkstum wertvoll bereichert wird." [6]

Die Zeiten der Würdigung von Vergewaltigungen als „gesunder Lebensäußerung" sind offensichtlich vorüber, in der kriminologischen, viktimologischen und teilweise auch rechtsmedizinischen Literatur spiegelt sich nun jedoch die Bewertung der Vergewaltigung als vom Opfer gewünscht und provoziert. Das wurde andernorts näher dargelegt [7].

Inzwischen hat die lange Zeit nur in der Untergrundpresse nachlesbare Schilderung von Fällen und Problemen, wie Frauen auf eine Vergewaltigung reagieren, das Licht wissenschaftlicher Erörterung und der Darstellung in den seriösen Medien erblickt. Dies erhöht, wie sich das einer pluralistischen Gesellschaft geziemt, die Informationsvielfalt, bedeutet jedoch nicht, daß – wiewohl unter jeweils moralisch erhobenem Zeigefinger – weltweit verbreitete Herrenmagazine, die gängigen Illustrierten, die Boulevardpresse und auch die Fachliteratur zweier bekannt konservativer Disziplinen wie der Rechtswissenschaft und der Medizin aufgehört hätten, jeweils den vermuteten lustvollen Reiz an dem Vorfall wie auch die bemerkenswerte Mitschuld der Frau zu kolportieren.

Betrachtet man die hier nur angedeutete leichte und seichte, sowie die klassische, sowie die Fach- und Ausbildungsliteratur, sowie die andernorts eingehend beschriebene Meinung der Bevölkerung zu Fragen der Vergewaltigung [8] und die dort [9] auch wiedergegebenen, im Namen eben dieses Volkes verkündeten Urteile in Vergewaltigungsstrafsachen, so drängt sich angesichts der gleichbleibenden Tendenz fast das Bild einer konzertierten Aktion auf.

3. Umfang und soziale Bedeutung der Vergewaltigung

Die Vergewaltigung als der gegen den Willen einer Frau mit ihr durchgeführte außereheliche Beischlaf wird in der bundesdeutschen Kriminalstatistik mit konstant jährlich etwa 7000 vollendeten und versuchten angezeigten Fällen registriert. Die Vergewaltigung hat ein Dunkelfeld unbekannter Größe, das inzwischen üblicherweise auf das Fünffache des Anzeigenumfanges geschätzt wird. Empirische Belege für das wirkliche Verhältnis zwischen angezeigten und tatsächlichen Vergewaltigungen liegen jedoch nicht vor; sie sind auch kaum zu erarbeiten. Die der Fingerzahl entnommene Schätzgröße ist nicht zu belegen. Wahrscheinlich ist sie zu gering angesetzt. Entgegen weit verbreiteten Vorstellungen ist die Vergewaltigung als Delikt nicht auf Überfälle sexualpathologischer fremder Männer beschränkt, sondern wird in allen Schichten, Gegenden, Bekanntschafts- und Verwandtschaftsbeziehungen begangen.

Aus jeweils verschiedener Perspektive bedeutet Vergewaltigung, vereinfacht ausgedrückt,

(a) *für die betroffene Frau:* entmenschlichende Verobjektivierung zum sexuellen Gebrauchsgegenstand mit manchmal (lebens-)langen psychischen Folgen;

(b) *für den beteiligten Mann:* momentane Mißachtung eines möglicherweise mißverständlich geäußerten Willens der Frau bei einem als sexuell und daher grundsätzlich reizvoll empfundenen Vorgang;

(c) *für das Strafgesetz:* Verletzung des geschlechtlichen Selbstbestimmungsrechtes der mit dem Täter nicht verheirateten Frau;

(d) *für die Gesellschaft:* ein Tabuthema, über das zumindest Frauen nicht sprechen dürfen, ein Verbrechen oder Mißgeschick, an dem die betroffene Frau nicht schuldlos ist, vor dem Frauen dadurch zu schützen sind, daß sie nicht allein und ohne männliche Begleitung an bestimmten Orten und zu bestimmten Zeiten sein dürfen.

Die Angst vor Vergewaltigung führt zur Einschränkung der weiblichen Bewegungsfreiheit und dient der sozialen Kontrolle der Frau. Aus Gründen verschiedener geschlechtsrollenspezifischer Sozialisation wie auch der Physiologie sind für Männer soziale Aussage, symbolische Bedeutung und psychische Folgen einer Vergewaltigung für die Frau kaum nachvollziehbar. Man vertauscht schon eher die Rollen und spricht von betroffenen Männern und beteiligten Frauen. – Die Behandlung der Vergewaltigung ist sicher auch ein Maßstab für Männerherrschaft und Frauenemanzipation in einer Gesellschaft.

4. Die Untersuchung [10]

Die Berechtigung und Sicherheit für die vorstehenden Beobachtungen und Behauptungen ergeben sich aus den Ergebnissen eines vieljährigen Forschungsprojektes, in dem

(a) die deutschsprachige Literatur zur Vergewaltigung ausgewertet,

(b) eine repräsentative Bevölkerungsumfrage durchgeführt wurde,

(c) 100 vergewaltigte Frauen interviewt und

(d) in einer Justizaktenanalyse die Geschichte von 180 Strafanzeigen wegen Vergewaltigung verfolgt wurden.

Die Verknüpfung dieser vier verschiedenen Vorgehensweisen erleichtert die Kontrolle und Ergänzung der jeweils aus einem dieser Teilprojekte gewonnenen Ergebnisse.

Die Bevölkerungsbefragung sollte das soziale Klima von Urteilen und Vorurteilen feststellen, in dem sich eine vergewaltigte Frau nach der Tat befinden würde. Die Bevölkerungsbefragung umfaßte einen Fragebogen zur Messung von Einstellungen zur Vergewaltigung, ihren Opfern, Tätern und Situationen sowie zur Anzeigenbereitschaft. Daneben gab es umfangreiche Skalen zur Messung von Einstellungen zu Gewalt, Rolle der Frau in der Gesellschaft, Recht und Ordnung, Sexualität u. a. Innerhalb der Messung des Meinungsklimas ging es vorrangig um die Analyse eines Entscheidungsprozesses, der hier mit drei einfachen Fragen nur angedeutet werden kann: Wann handelt es sich um eine Vergewaltigung? Ist das überhaupt ein schlimmes Delikt? Ist Vergewaltigung ein Delikt, das man auf privater Ebene regeln oder das man anzeigen sollte?

Die aus der Meinungsbefragung gewonnenen statistischen und entsprechend unpersönlich und allgemein wirkenden Ergebnisse wurden dann in einer weiteren Projektphase durch die anonyme Selbstdarstellung betroffener Frauen mit dem notwendigen Grad an Lebensnähe und persönlichen Erfahrungen ergänzt. An einem im Mai 1979 für zwei Wochen an der Saarbrücker Universität eingerichteten Sondertelefon konnten betroffene Frauen, nachdem die Medien ausführlich auf diese Einrichtung hingewiesen hatten, anrufen. Sie sollten vor allem ihre persönlichen Reaktionen auf die Vergewaltigung und die Reaktionen ihres verwandtschaftlichen, beruflichen und sonstigen sozialen Umfeldes und, soweit Anzeige erstattet wurde, die Behandlung bei der Polizei und sonstigen Behörden schildern. Wichtig waren uns vor allem auch die Überlegungen, warum Anzeigen nicht erstattet wurden. Derartige Überlegungen und Entscheidungsprozesse kann man natürlich nicht durch die übliche Analyse von polizei- und gerichtsbekannten Fällen untersuchen, weil hier ja gerade die Anzeige erstattet wurde. Dunkelfelduntersuchungen muß man insbesondere bei den Fällen machen, die nicht aus dem Dunkelfeld herausgetreten sind.

Wir führten 102 Interviews, die abgesehen von einigen Kurzanrufen im Schnitt 30 Minuten dauerten und deren Abschriften fast 800 einzeilig maschinengeschriebene Seiten füllen. Diese Interviews, bei denen sich die Zahl der geschilderten Fälle mit und ohne Anzeigen ungefähr die Waage hielt, sollten nicht statistisch ausgewertet werden. Denn die Aussagen können nicht repräsentativ sein, da die Auswahl der Anruferinnen nicht statistisch zufällig, sondern willkürlich und besonders dadurch gekennzeichnet war, daß alle Anruferinnen klagten, unser Telefon sei ununterbrochen benutzt und besetzt. Bemerkenswert war, daß einige der betroffenen Frauen nach dem Versuch der Mitteilung sich einer Mauer von unausgesprochenen und ausgesprochenen Vorwürfen und Vorurteilen gegenüber sahen, so daß sie das Erlebte für nicht weiter mitteilbar hielten und es manchmal vorzogen, auch ihren nächsten Partner nicht damit zu belasten. Einige Anruferinnen erwähnten ausdrücklich, ihnen sei durch unser Telefon erstmalig nach vielen Jahren Gelegenheit gegeben, sich angstfrei aussprechen zu können. Entsprechende von Frauengruppen angebote Dienste waren kaum bekannt und wurden nicht genutzt. Auch auf unsere Rückfragen, ob die Anruferinnen sich denn heute an die inzwischen vielerorts eingerichteten Notrufe und Frauenhäuser wenden würden, gab es manche verneinende Antwort.

Schließlich wurde in einer Analyse von Justizakten der Frage nachgegangen, was nach einer Anzeige bei der Polizei auf den letzten drei Stufen des Entscheidungsweges von einer Vergewaltigung bis zum Gericht geschieht. Es ging dabei um Einflüsse, die bei den Entscheidungen erkennbar werden, (a) ob das Verfahren eingestellt wird oder (b) ob es zu einer Gerichtsverhandlung kommt und (c) wie dann das Urteil ausfällt. Dazu wurden alle 180 Vergewaltigungsakten analysiert, derentwegen es in den zweieinhalb Jahren von 1977 bis 1979 im Saarland zur Anzeige gekommen war. Dabei ergab sich zwar, daß die meisten der eröffneten Gerichtsverfahren wegen Vergewaltigung auch mit einer Verurteilung des Angeklagten enden, daß aber auf 52,8% aller Anzeigen die Ermittlungen nicht fortgesetzt oder ergebnislos verlaufen und dementsprechend die Verfahren eingestellt waren.

5. Die Bedeutung der Vergewaltigung für die Frau

a) Der Vorfall

„Dann ist er wieder reingekommen und hat die Tür abgeschlossen, aber das hab' ich nicht bemerkt. Ich hab' nur gedacht, er macht die Tür zu. Und dann hat der also gesagt, ich sollte doch nicht so bös' gucken und so, ich sollte mich doch zu ihm auf's Bett setzen. Da hab' ich gesagt: nein, er soll mich in Ruhe lassen, ich will bloß mein Geld holen und will dann wieder gehen. Und dann hat er gesagt, ob ich denn kein Vertrauen zu ihm hätte. Und dann hab' ich gesagt: nein. Na ja, und das hat ihn dann halt immer wütender gemacht. Und dann habe ich erst versucht, mit ihm zu reden, aber da wollte er mich auf's Bett ziehen. Dann hab' ich mich gewehrt, und dann hab' ich versucht, bei ihm klar zu machen, daß ich nichts von ihm will und daß ich halt ein eigener Mensch bin mit meinem eigenen Willen und daß er den auch respektieren müßte und so. Aber das war, als wenn ich gegen eine Wand reden würde. Na ja, und dann hab' ich mit ihm gekämpft und so, und dann hab' ich gesagt, wenn er mich nicht in Ruhe läßt, dann haue ich ihm die Rotweinflasche über. Und dann hat er auch ein Messer gehabt, und da hab' ich das mit der Flasche natürlich nicht mehr gemacht. Und dann hab' ich um Hilfe geschrien, konnte auch nicht aus dem Fenster springen, weil es im 1. Stock war. Und dann hab' ich halt noch so gekämpft, aber dann hab' ich geflennt und alles Mögliche. Ich hab' halt versucht, ihm klar zu machen, daß er mich doch in Ruhe lassen solle. Und es hat aber alles nicht geklappt. Und nach der Vergewaltigung ..."

Mit dieser Schilderung wurde ein fast vollständiges Verlaufsmodell einer gescheiterten Abwehr mitgeteilt. Erst wird geredet, dann wird gekämpft, dann geht es um die Überlegung der Waffen und Verletzungen, dann wird um Hilfe geschrien, dann wird geweint und dann ist es vorbei, und es hat alles nichts genutzt.

b) Mitschuld und Selbstvorwurf

Ausgehend von dem Satz, „anständigen Mädchen passiert das nicht", der das Bild einer heilen Welt logisch bestätigen will, wird betroffenen Frauen immer wieder der Vorwurf zumindest der Mitschuld entgegengebracht. Das braucht hier nicht weiter belegt zu werden. Auch einige der telefonisch interviewten Frauen, die vergewaltigt worden waren, sprachen von Mitschuld. Obwohl den meisten Opfern rational klar ist, daß sie objektiv an dem Geschehen unschuldig sind, entwickeln manche dennoch Schuldgefühle. Diese stehen in engem Zusammenhang mit Selbstzweifeln und beleuchten die Unsicherheit hinsichtlich des eigenen Verhaltens nicht nur für die Tat, sondern auch für die Frage einer zu erstattenden Anzeige und der Konsequenzen eines gerichtlichen Verfahrens für den Täter. Einige typische Überlegungen dieser Art werden in den nachfolgenden Zitaten aus unseren Opferinterviews widergespiegelt:

> „Und ich hab überlegt, ob ich was falsch gemacht habe, ob ich den Weg nicht hätte gehen sollen, ob ich hätte vorsichtiger sein sollen, ob ich den irgendwie provoziert haben könnte. Also ich war mir keiner direkten Schuld bewußt, aber ich habe mich irgendwie mitschuldig gefühlt."

> „Also verstandesmäßig habe ich mir gesagt, ich kann nichts dafür. Und das sage ich auch jetzt noch. Ich hab wirklich nicht irgendwie was in der Richtung beabsichtigt oder so. Aber rein gefühlsmäßig habe ich mir halt gesagt: Wie kommt der dazu gerade bei mir?"

> „Zu allem Unglück habe ich noch erfahren, daß einige Tage, nachdem der festgenommen worden war, sein zweites Kind geboren worden war. Und das hat mich so geschafft, weil ich gedacht habe, jetzt geht das wieder auf die Frauen. Und da hatte ich solche Schuldgefühle entwickelt, daß ich überhaupt nicht mehr schlafen konnte... ich hab plötzlich so eine Art Zusammenbruch gehabt. Ich habe, was immer Negatives passierte, auf mich bezogen, und dann habe ich gedacht: Im Grunde geschieht's dir ja recht, du verhältst dich ja so, wie man sich gar nicht verhalten darf."

c) Physische Folgen

Auf die physisch feststellbaren Folgen aller Arten von Körperverletzungen wie blaue Flecke, Blutergüsse und Abschürfungen etc. sowie Geschlechtskrankheiten, Schwangerschaften und (jahre)langes Ausbleiben der Monatsblutung soll hier nicht eingegangen werden.

d) Nicht-physische Folgen

Weniger sichtbar und daher meist weniger verständlich, aus dem gleichen Grund aber oft umso problematischer, sind die psychischen Folgen. Die von uns interviewten Frauen hatten auf ihre Vergewaltigung häufig mit Schockreaktionen geantwortet. Derartige Reaktionen blockierten das adäquate Handeln der Opfer während oder auch kurz nach der Gewalttat und lähmten ihre Fähigkeit, Initiativen zur Befreiung oder Initiativen zur Erstattung einer Anzeige zu ergreifen. An anderer Stelle dieses Buches [11] wird solches durch das Trauma einer Vergewaltigung hervorgerufene Verhalten ausführlicher benannt.

Ekelgefühle, eine geänderte Einstellung zum eigenen Körper und Identitätsprobleme zeigen sich als weitere tiefgreifende Folgen für die betroffene Frau. Eine vergewaltigte Frau erlebt ihren Körper als einen Gegenstand, der von ihrer Person und ihrer Persönlichkeit losgelöst, wie ein Objekt gebraucht wird, ohne daß sie diesen Vorgang mit beeinflussen kann. Sie fühlt sich selbst, wie wir immer wieder den Interviews entnehmen mußten, benutzt, mißbraucht und beschmutzt. Daraus resultiert in vielen Fällen ein Ekelgefühl, das sich nicht nur auf den Täter bezieht, sondern sich gegen den eigenen Körper richtet, der dann ebenfalls als befleckt und schmutzig erlebt wird. 33 Jahre nach der Tat erklärte uns eine Frau: „Der erste tatsächliche Effekt war der

Gedanke: Du bist schmutzig, du taugst nichts mehr.“ 41 Jahre nach der Tat rekapitulierte eine inzwischen 61jährige Anruferin:

> „Und das war irgendwie, wie soll ich das sagen, das Gefühl der eigenen Persönlichkeit. Also, ehe das geschah, war ich jemand, nachher nicht mehr. Ich kam mir beschmutzt, minderwertig vor. Ich bekam Minderwertigkeitskomplexe, und die hab ich dann natürlich immer wieder gehabt, auch in anderen Situationen.“

Selbstbewußtsein und Selbstwertgefühl werden besonders stark durch die eigene Geschlechtsrollenidentität geprägt. Leib und Psyche sind dabei weniger zu trennen, sondern eher schlagwortartig zusammenzufassen: Der Mensch ist sein Körper. Daß der Mensch sich über und durch seinen Körper, dessen Erscheinungsbild, Wertschätzung, Verhaltensweisen und Gebrauch identifiziert, gilt ganz besonders hinsichtlich der eigenen Geschlechtsrollenidentität. Die Geschlechtsrolle beschreibt die an Männer und Frauen jeweils verschieden herangetragenen Verhaltenserwartungen und Normen. Als soziale Identität verleiht sie in jeder Situation Verhaltenssicherheit. Sie ist eine kulturelle Selbstverständlichkeit, wird im Sozialisationsprozeß gelernt und damit unbewußt internalisiert. Wird die Frau in diesen Verhaltens- und Werterwartungen, die sie an sich selbst und die ihrer Meinung nach auch die Umwelt an sie stellt, verletzt, dann mag sie so verunsichert werden, daß sie sich nur noch zurückziehen, aus dem sozialen Rollenspiel ausschließen und in die (selbstauferlegte) Isolation zu begeben weiß. So kann auch die Verletzung der körperlichen Integrität zu einer Beschädigung der eigenen Identität führen und das Selbstwertgefühl bis auf die Vorstellung der eigenen Wertlosigkeit senken [12].

Auch die für die persönliche Identität wesentlichen Bereiche der allgemeinen Beziehungsfähigkeit eines Menschen und seiner konkreten Beziehungen zu einem Lebenspartner werden durch eine Vergewaltigung massiv gestört und negativ beeinflußt. Daher können Vergewaltigungen zu sexuellen Störungen und Schwierigkeiten bei der Beziehung zu Männern führen. Unter den uns bekannt gewordenen Fällen waren sogar langjährige Ehen, die an der Belastung durch die Vergewaltigung zerbrachen, wobei diese Schwierigkeiten von beiden Partnern, sowohl von der vergewaltigten Frau als auch von ihrem Ehemann ausgehen können. Das hat nichts mit der Frage objektiver Schuldvorwürfe zu tun, wie leicht aus einem Fall erkennbar wurde, bei dem im Zuge einer Gruppenvergewaltigung beide Ehepartner krankenhausreif geschlagen worden waren. In einigen Fällen haben sich die sexuellen Störungen über Jahre hinweg nicht gegeben, in anderen haben sich die Frauen völlig von der Männerwelt zurückgezogen und manchmal gleichzeitig engere (einschließlich lesbischer) Kontakte zu anderen Frauen aufgenommen.

Eine überaus häufige Reaktion auf Vergewaltigung ist schließlich Angst. Damit ist nicht nur ein produktives und angemessenes Verhalten im Bereich der Vorbeugeüberlegungen und Gefahrenvermeidungsstrategien gemeint, sondern auch die Angst mit pathologisch-destruktivem Charakter. Ursprünglich ausgelöst durch Stimuli, die an die Tatsituation erinnern und Wiederholungen ähnlicher Situationen vorbeugen, wird sie dann übertragen auf eine Reihe von Situationen, denen die speziellen Vergewaltigungsmerkmale ganz fehlen. Sie kann sich bis zu einer allgemeinen diffusen Lebensangst oder gar zu einer latenten Todesangst entwickeln und zur Lebensuntauglichkeit führen. In zahlreichen Fällen hatte diese Angst zur Folge, daß die betroffenen Frauen ihr ganzes

Leben und ihre Persönlichkeitsentwicklung veränderten, da sie all ihre Lebensenergie in die Bewältigung der Angst investierten. Uns fiel auf, daß die meisten Anruferinnen nicht nur eine Angst erwähnten, sondern auch, daß diese Angst sehr ähnlich, dazu für vergleichbare Situationen und oft in fast gleichen Worten geschildert wurde.

Auf den gesellschaftlich besonders wichtigen Aspekt der Angst, die durch eine tatsächlich geschehene oder eine potentiell immer mögliche Vergewaltigung hervorgerufen wird und die zu einer Beschränkung des Bewegungsspielraumes und zu einer sozialen Kontrolle der betroffenen Frauen führt, soll unten im Abschnitt 7 näher eingegangen werden.

6. Die Bedeutung der Vergewaltigung für den Mann

In der Tat ist eine – zutreffende oder erfundene – Anzeige geeignet, wie das Zitat eingangs dieses Beitrages lautete, „durchaus lebens- und gemeinschaftsbewährte Männer aufs äußerste zu diskriminieren und existentiell zu vernichten" [13]. Die Gefahr der Falschanschuldigung ist nicht auszuschließen. Sie hat bei dem Diskussionsthema Vergewaltigung einen ungewöhnlich hohen Stellenwert. Unsere Aktenauswertung hat jedoch gezeigt, daß der Prozentsatz von Falschanschuldigungen heute nicht höher als bei etwa 2% aller Anzeigen liegt und sich damit nicht von demjenigen anderer Straftaten unterscheidet. Dieser Prozentsatz wird auch von anderen, aufwendigeren Untersuchungen bestätigt. Heute dürfte die Zeit der falschen Anschuldigungen, falls es sie einmal ausgeprägt gab, sozialhistorisch weitgehend vorbei sein. Vielmehr bedarf die Frau als die wohl Wehr- und Hilflosere des besonderen polizeilichen Schutzes. Denn die Wahrscheinlichkeit, daß ein anzeigewilliges Vergewaltigungsopfer von der Polizei fehlerhaft und ungebührlich behandelt wird, ist inzwischen offensichtlich größer als die Wahrscheinlichkeit, daß eine Frau eine falsche Anschuldigung wegen Vergewaltigung erhebt. Daher müßte auch der verständnisvolle Schutzwall, den die Polizei um den potentiellen beschuldigten Vergewaltiger errichtet, ein wenig abgetragen und teilweise vor dem potentiellen anzeigewilligen Vergewaltigungsopfer zu dessen Schutz neu aufgebaut werden.

Untersuchungsergebnisse sind nicht besser als ihre Informationsquelle. Während die meisten bisherigen größeren Untersuchungen absichtlich oder aus Gründen ihrer Informationsquelle unverhinderbar die Perspektive der Vergewaltigungstäter in den Mittelpunkt stellten, hat die hier referierte viktimologische Untersuchung die Perspektive, die Erfahrungen, die gesellschaftliche Bewertung und die individuelle Betroffenheit von (potentiellen und tatsächlichen) Vergewaltigungsopfern in den Vordergrund der empirischen Erhebungen und Analysen gestellt. Sie kann daher aus erster Hand nur über die Opfer berichten. Im folgenden sei die männliche Perspektive so angedeutet, wie sie sich aus der Sicht der Opfer darstellte.

Die symbolische und tatsächliche Bedeutung mit all den sich daraus ergebenden Konsequenzen, welche die Vergewaltigung für eine betroffene Frau hat, wird von Männern nicht verstanden und kann von ihnen wohl auch nicht nachempfunden werden. Betroffene Frauen beschrieben das Erlebnis als besonders bitter und erniedrigend, daß sie von ihren Vergewaltigern wie auch von anderen Männern als Gegenstand oder als Automat betrachtet werden, der immer zu funktionieren habe, dem Sex Spaß zu machen und der andere störende Gefühle nicht zu kennen habe. Entsprechend der männlichen Erfahrung, daß ein Geschlechtsakt für den Mann nicht ohne sexuelle Erregung möglich ist, gehen Männer völlig irrig davon aus, für die Frauen müsse Gleiches gelten. Das Gefühl, daß Frauen eigentlich kein Recht haben, „nein" zu sagen, wird erleichtert durch die Annahme, daß Vergewaltigung ein Sexualakt sei und ein Sexualakt Spaß mache und den Frauen gut tue. Die offen darüber zur Schau gestellte Freude wird sogar noch aus dem Gerichtssaal und vom Täterverhalten selbst berichtet:

> „Und dann war die erste Verhandlung. Da haben die grinsenden Gesichter dann da gesessen."

> „Dieser Mann glaubte, er hätte mit seiner Tat ein gutes Werk vollbracht. Er sagte, mich müßte man einmal richtig zwingen, dann würde ich schon wieder normal werden. Er wollte sogar am anderen Tag wieder zu mir kommen, weil er davon überzeugt war, daß es so richtig und gut war."

In einigen Fällen wird der Vergewaltigung im Sinne der Gewährung eines Sexualaktes aus der männlichen Perspektive ein gewisser wirtschaftlicher Wert beigemessen. Dies ist der Fall, wenn der Täter den Akt als Gegenleistung für eine zuvor erbrachte Gefälligkeit fordert und durchsetzt (so, als der angebotene Kaffee für die männliche Hilfe bei der Autopanne als nicht ausreichende Bezahlung angesehen wurde), wenn der Täter den Akt als Verrechnung (hier der Lehrherr für einen vom weiblichen Lehrling verbockten Schaden) fordert und durchsetzt, oder wenn der Akt anschließend einfach milieugerecht abgerechnet werden soll (so, als der Täter dem Opfer ausdrücklich das anderweitig bei einer Dirne gesparte Geld am nächsten Tag schmunzelnd in die Tasche steckte).

Es wurde mehrfach angedeutet, daß Männer aus offenkundigen physiologischen Gründen sowie wegen der in unserem Kulturkreis gängigen Vorurteile und wegen der grundlegend wichtigen, in diesem Beitrag aber nicht weiter erörterten geschlechtsrollenspezifischen unterschiedlichen Sozialisation von Jungen und Mädchen die Reaktionen und Erfahrungen vergewaltigter Frauen nicht nachempfinden und nachvollziehen können. Diese Aussage gilt es nun einzuschränken. Aus den wenigen in unserem Kulturkreis bekannt werdenden homosexuellen Vergewaltigungen und den inzwischen zahlreich aus US-amerikanischen Gefängnissen gemeldeten und beschriebenen homosexuellen Vergewaltigungen ergeben sich nicht nur in ihrem Inhalt, sondern oft sogar in der Formulierung der Betroffenen Reaktionsweisen und Verarbeitungsmuster, die vergleichbar, manchmal sogar identisch sind mit den hier für Frauen geschilderten Folgen. Als Sexualobjekt behandelt zu werden, die Geschlechtsrollenidentität als Mann zu verlieren und in einer überzüchteten Männergesellschaft nicht mehr zu wissen, ob sie Männlein oder Weiblein sind, bedeutet für viele einen derartigen Angriff auf ihre Identität und einen Verlust von Integrität, daß dessen dramatische Folgen oft auch langfristig, manchmal lebenslang, nach Beendigung der entsprechenden Situation oder des einmaligen Vorfalles anhalten [14].

7. Die Bedeutung der Vergewaltigung für die Gesellschaft

Die gesellschaftliche Funktion und soziale Bedeutung der Vergewaltigung äußert sich in vielerlei Teilaspekten. Hier seien besonders

(a) die Diskriminierung vergewaltigter Frauen,

(b) die Angst der Frauen und die Einschränkung ihrer Bewegungsfreiheit,

(c) das unlösbare Dilemma des fast perfekten Deliktes,

(d) die soziale Kontrolle der Frau und die von ihr geforderte Aufgabe weitgehender Selbständigkeit

genannt. Diese vier vorstehenden Punkte sind derart miteinander verknüpft, daß jeweils beliebige drei von ihnen mehr oder minder automatisch zum Ergebnis des vierten führen. Davon sei in diesem Schlußkapitel [15] einiges angedeutet.

Vergewaltigung betrifft nicht nur den Augenblick der Tat und die beiden Beteiligten, sondern berührt in grundsätzlicher Weise jede Frau und das Verhältnis der Geschlechter untereinander. Die öffentliche Meinung spielt in dem Prozeß, der Opfer eines Verbrechens zu legitimen Opfern werden läßt, eine nicht unwichtige Rolle. Die geschlechtsspezifische Sozialisation von Frauen und Männern bereitet Frauen im hier untersuchten Bereich auf ihre Opferrolle und Männer eher auf eine Täterrolle vor. Extrem zusammengefaßt, wird das Opfer stigmatisiert, indem man ihm erstens die Vergewaltigung – zumindest unter bestimmten Umständen – nicht glaubt, sondern das Ereignis lieber als Verführung definiert, indem man ihm zweitens eine Mitschuld oder gar Alleinschuld an dem Vorfall unterstellt, indem man drittens den Täter zu entschuldigen sucht und indem man viertens dem Opfer eine Minderwertigkeit zuschreibt, um damit anzudeuten, daß es die Vergewaltigung verdient habe und daß sie nicht so schlimm sei. Daß Frauen zu Opfern gemacht werden und ihnen gleichzeitig diese Opferrolle aberkannt wird, entspringt einer gesellschaftlich gelernten sexistisch geprägten doppelten Moral. Diese dient als Steuerungs-, Unterdrückungs- und Ausbeutungsmechanismus von nicht-konformem und nicht-angepaßtem Verhalten. Dies wird bei der geforderten Einschränkung der Bewegungsfreiheit für Frauen besonders deutlich.

Von dem Zeitpunkt, an dem ein Mädchen alt genug wird, das elterliche Haus ohne Begleitung zu verlassen, bringt man ihm bei, Situationen zu meiden, die für das Mädchen Gefahr bergen könnten. Es lernt, Angst zu haben, wo Jungen keine Angst zu haben brauchen. Da hinsichtlich möglicher Eigentums-, Körperverletzungs- und Tötungsdelikte Unterschiede zwischen männlicher und weiblicher Angst nicht zu bestehen brauchten, liegt die Annahme nahe, daß diese Angst auf – Männern unbekannte – geschlechtsspezifische Opferrollen bei Belästigungen und Vergewaltigungen basiert. Dabei käme es auf das tatsächliche Ausmaß derartiger Vorfälle gar nicht an. Die Zahl derjenigen Frauen, die sich nicht in einsamen Gegenden aufzuhalten wagen, nicht nachts allein außer Haus gehen, in der Straßen- oder Eisenbahn ein bereits besetztes Abteil eher aufsuchen als ein leeres, ihr Auto nachts nicht mehr in die Tiefgarage fahren usw., ist sehr groß. Durch die mehr oder weniger diffuse Angst vor Vergewaltigung ist der Bewegungsspielraum der Frauen stark eingeschränkt. Unabhängig von der Frage, ob diese Angst berechtigt ist, dient damit die gesellschaftlich gewünschte Vermeidung dieser Opferrolle zugleich als Mittel der sozialen Kontrolle, die Frau daheim und unter männlichem Schutz zu halten.

Wie unsere Bevölkerungsbefragung ergab, grenzen Frauen diesen Bewegungsspielraum für ihre Geschlechtsgenossinnen stärker als Männer ein; auch geben Frauen einer vergewaltigten Frau signifikant häufiger die Mitschuld für die gleiche Tat als Männer. Schließlich empfahlen Frauen in 18 von 21 vorgestellten Situationen weniger häufig als Männer die Strafanzeige nach einer Vergewaltigung [16]. Folgerichtig ist „diese weitgehende Internalisierung der Beschneidung des eigenen Lebensraumes als *gesellschaftlich erwünschtes Ergebnis* der in der Öffentlichkeit verbreiteten Mythen und Propaganda über Vergewaltigung" [17] bezeichnet worden.

Die Vergewaltigung hat sich angesichts der gesellschaftlichen Reaktion auf die Mitteilung als ein weitgehend „unsägliches", also nicht mitteilbares Delikt entpuppt. Nach dem Grundsatz „anständigen Mädchen und Frauen passiert das nicht" ist eine vergewaltigte Frau mit der Schande behaftet, wie das alte deutsche Wort „geschändet" sehr klar formuliert. Zudem empfiehlt die Polizei einerseits den Frauen, sich nicht zu wehren, wenn sie dem Angreifer nicht überlegen sind, um die Verletzungsgefahr gering zu halten. Andererseits weist sie hinterher aber im Einklang mit der öffentlichen Meinung auf die (Gefahr der) Unglaubwürdigkeit und Unbeweisbarkeit hin, wenn eine Frau ohne sichtbare körperliche (nicht seelische!) Verletzungen wie Schrammen, Würgemale, blaue Flecke etc. Anzeige erstatten will.

Dem gleichen Ziel der Viktimisierung und Aberkennung der Opferrolle dient die verbreitete Vorstellung, unter normalen Menschen könne eine Vergewaltigung nicht vorkommen. Sie wird auch durch das Stereotyp vom möglichst fremden und pathologischen Täter aufrecht erhalten. Wegen der Problematik der Glaubwürdigkeit des Opfers und der Beweisbarkeit der Tat folgt hieraus, daß Fälle desto weniger angezeigt, daraufhin angeklagt und dann verurteilt werden, je näher der Grad der Bekanntschaft oder Verwandtschaft zwischen Opfer und Täter und je intelligenter, „normaler" und angesehener der Täter ist. So tauchten auch nur in den Opferinterviews als Täter zumindest einmal oder auch gehäuft jeweils Menschen des ganz normalen sozialen und verwandtschaftlichen Umfeldes auf wie: Bruder, Schwager, Ehemann, Vater, Stiefvater, Onkel, Schulkamerad, Bekannter, Nachbar, Dienstvorgesetzter, Arbeitgeber, Arbeitskollege, Trainer und Handwerker, dazu die gesellschaftlich stärker exponierten Rollenträger wie Arzt (auffällig häufig genannt), Polizeibeamter und angesehener Bürger.

Die Vergewaltigung stellt sich in vielen Fällen als nicht mitteilbares und verfolgbares und somit fast „perfektes" Delikt dar. Sie ist Ausdruck geschlechtsspezifischer gesellschaftlicher Herrschaftsstrukturen und hat Folgen für das Opfer, die dem Täter meist unverständlich sind, das Opfer aber umso tiefer und langfristiger beeinflussen. Deutlicher und problemloser wird all dies, wenn wir unser Augenmerk auf Situationen richten, von denen unser eigenes soziales und kulturelles Umfeld im Augenblick frei ist und in denen sich die erklärte Absicht der Täter der Perspektive der von ihnen Vergewaltigten anpaßt: Vergewaltigung wurde als absichtliche Schändung aus politischer Rache im Rahmen des Rassenkonfliktes [18], als Nicht-Anerkennung von Menschen und als erniedrigende Behandlung von Objekten minderen Wertes wie im Fall der Jüdinnen in Konzentrationslagern [19] oder einfach als „sexuelle Plünderung" im Rahmen vorrückender Armeen [20] geschildert.

Anmerkungen

[1] *Brecht, B.:* Der kaukasische Kreidekreis. Frankfurt, 1965, S. 111–113.

[2] *Hischer, E.:* Kriminalpsychologische Fallstudien zum Problem der Notzucht. Karlsruhe, 1970, S. 175.

[3] Ebenda.

[4] *Hischer,* a.a.O., S. 163.

[5] *Hischer,* a.a.O., S. 175.

[6] *Sauer, W.:* Kriminalsoziologie. Zugleich eine systematische Einführung in die Weiterentwicklung und in die Hilfswissenschaften des Strafrechts. Berlin u. Leipzig, 1933, S. 614.

[7] *Weis, K.:* Die Vergewaltigung und ihre Opfer. Eine viktimologische Untersuchung zur gesellschaftlichen Bewertung und individuellen Betroffenheit. Stuttgart, 1982, S. 21 ff.

[8] *Weis,* a.a.O., passim.

[9] *Weis,* a.a.O. S. 77 ff.

[10] Ausführlicher dargestellt bei *Weis,* a.a.O., S. 31–43, 200–211.

[11] Vgl. Abschnitt V des Beitrages von *Kröhn, W.,* in diesem Band mit der dazugehörigen Anmerkung [14]. Eine ausführlichere Darstellung der Auswirkungen einer Vergewaltigung auf das Opfer mit zahlreichen Originalzitaten findet sich bei *Weis* a.a.O., S. 96–118.

[12] *Baurmann, M.:* Sexualität, Gewalt und psychische Folgen. BKA Wiesbaden, 1983, S. 146, schreibt prägnant und zutreffend: „Wir sollten uns also vergegenwärtigen, daß die Vergewaltigung für das Opfer als Mordversuch mit gleichzeitiger Zerstörung wesentlicher Emotionen erlebt wird."

[13] *Hischer,* a.a.O., S. 175.

[14] Vgl. *Scacco, A.:* Rape in Prison. Springfield, Ill., 1975, passim; *Brownmiller, S.:* Gegen unseren Willen. Vergewaltigung und Männerherrschaft. Frankfurt, 1978, S. 174 ff.; *Weis,* a.a.O., S. 76.

[15] Teilweise übernommen und gekürzt aus *Weis,* a.a.O., S. 212 f., 223 ff.

[16] Tabelle bei *Weis,* a.a.O., S. 189–191.

[17] *Kavemann, B.,* und *Lohstöter, I.:* Expertise für den 6. Jugendbericht der Bundesregierung, 1983, S. 91. (Hervorhebung im Original).

[18] *Cleaver, E.:* Soul on Ice. 1968, S. 28.

[19] *Plack, A.:* Die Gesellschaft und das Böse. Eine Kritik der herrschenden Moral. München, 1967, S. 360.

[20] *von Hentig, H.:* Die Besiegten. Zur Psychologie der Masse auf dem Rückzug. München, 1966, S. 153.

Anmerkungen

[1] [illegible], Frankfurt, [illegible], S. [illegible].
[2] [illegible], E.: [illegible], Karlsruhe, 1970, S. [illegible]
[3] [illegible]
[4] [illegible]
[5] [illegible]
[6] [illegible]
[7] [illegible]
[8] [illegible]
[9] [illegible]
[10] [illegible]
[11] [illegible]
[12] [illegible]
[13] [illegible]
[14] [illegible]
[15] [illegible]
[16] [illegible]
[17] [illegible]
[18] [illegible]
[19] [illegible]

Vergewaltigung: Versuch einer Entmythologisierung

Wolfgang Kröhn

Wer in eine Diskussion über das Problem der Gewalt gegen Frauen hineinhorcht, wird sehr bald feststellen, daß zwei Sorten von Argumentationsinhalten dominieren: Einmal meist sehr emotional vorgetragene individuelle Erfahrungsberichte und zum anderen häufig unerschütterlich dargebotene, vermeintlich allgemeingültige subjektive Glaubenssätze. Ein sachliches Gespräch wird dadurch nahezu verunmöglicht, hält sich doch auf diesem Terrain ein jeder für kompetent; denn schließlich sei eine Vergewaltigung noch allemal Sexualität, und wer könne da nicht mitreden.

Ihren Niederschlag findet diese Polarisierung auch in der verfügbaren Literatur zum Thema „Vergewaltigung", dessen sich je nach ideologischer Heimstatt und Interessenausrichtung auf unterschiedlichste Weise bemächtigt wird. Auch der unverdächtigste und neutralste Forscher bringt bei der Brisanz des Geschlechterthemas den Ballast seiner eigenen Biographie und Weltanschauung mit ein. Stellvertretend für die wenigen im deutschen Sprachraum veröffentlichten Arbeiten seien als frauenfreundliche, die allgemeinen gesellschaftlichen Gewaltverhältnisse kritisch mit einbeziehende Autoren Brownmiller, Butzmühlen und Brechmann genannt, als Exponenten einer konservativeren Betrachtungsweise Dost, Schulz und Teufert.

Die wenigsten machen sich dabei klar, daß es so gut wie keine empirisch abgesicherten Erkenntnisse gibt und der simple Analogieschluß zwischen sexuellem Akt und Vergewaltigung nicht greift. Wenn nicht gerade versucht wird, unser Thema vor den eigenen politischen Karren zu spannen oder Zahlenakrobaten aus Statistiken waghalsige und geradezu willkürliche Pseudoplausibilitäten heraussintern [1], sondern zumindest partiell auf empirisch erhobene Daten zurückgegriffen wird, so handelt es sich entweder um die Auswertung von forensischen Gutachten mit ihren zwangsläufigen Verzerrungen, wie z. B. bei Schorsch [2], oder um kriminologische Arbeiten mit mehr oder weniger akribischer Aktenauswertung [3].

Kein Wunder also, daß bislang der Täter nahezu ausschließlich im Brennpunkt des Interesses stand und erst mit dem Einsetzen der Frauenbewegung und deren ungebremster Überschüssigkeit die Aufmerksamkeit auf das Opfer und seine Leiden gelenkt wurde. In der Folge wurde eine beträchtliche Anzahl an zwar mutigen, aber nicht generalisierbaren biographischen Einzelfalldarstellungen (Brechmann, Durand und Mai) und Erfahrungsberichten von Frauenhäusern und Notrufgruppen (Berliner Frauenhaus, Frauenhaus Köln) veröffentlicht.

Erst allmählich und nach einer Phase radikalfeministischer Vereinfachung werden auch Methoden entwickelt, um die spannenden psychodynamischen Aspekte und gesellschaftlichen Bedingungen der Gewalt gegen Frauen zu objektivieren. Ausdruck dieser

Richtung ist die Arbeit von Weis, der sich intensiv mit den Einstellungen und Ansichten unserer Gesellschaft zur Vergewaltigung auseinandergesetzt hat.

Wir bewegen uns hier an der Nahtstelle sexualbiologischer und sozialer Komponenten, deren Interaktion auch in der Polarisierung und Unversöhnlichkeit der Meinungen und in den dieses Thema scheinbar unausrottbar umgebenden rigiden Vorurteilen und Mythenbildungen zum Ausdruck kommt. Besonders bedenklich, weil konkret folgenreich, wird diese Situation, wenn solche Präjudize in einer Gerichtsverhandlung vorgetragen werden und der scheinbar unstreitig feststehende juristische Erfahrungsschatz zum besten gegeben wird. Was fehlt, ist der Versuch einer Darstellung der „Realität" der Vergewaltigung, an der die bestehenden und tiefsitzenden Mythen dann auf ihren Wahrheitsgehalt hin gemessen werden sollten. So müßte ein gerechterer und menschlicherer Umgang mit Tätern und Opfern erreicht werden können, wiewohl der juristische Apparat schwergängig ist und neue Sichtweisen gerade in foro nur sehr zögerlich Einzug halten, zumal die Justiz feministischer Spontaneität und Emotionalität eher hilflos und reserviert gegenübersteht.

Es waren solche Erlebnisse, in denen wir eine Mischung aus Zorn und Hilflosigkeit gleichermaßen verspürten, die mit den Anstoß für unsere Beschäftigung mit diesem Thema lieferten: Zorn über die für uns offenkundige Eingefahrenheit und vorurteilsgeprägte Betriebsblindheit vieler dieser forsch vertretenen Ansichten, und Hilflosigkeit über die sich unmittelbar anschließende Erkenntnis, daß wir es selbst eigentlich so viel besser nun auch wieder nicht wußten.

Ergebnis war eine empirische Untersuchung sämtlicher im Jahre 1982 im Landgerichtsbezirk Kiel zur Anzeige gelangter sexueller Gewaltdelikte, juristisch gesprochen also Vergewaltigung und sexuelle Nötigung (die §§ 177 und 178 des Strafgesetzbuches). Wir beschränkten uns auf die polizeibekannt gewordenen Vorfälle und hatten keinen Zugriff auf das Dunkelfeld.

Dieses läßt Raum für schier endlose Spekulationen. Insbesondere wird mit seinem Ausmaß jongliert und Zahlen bis hin zu einer Anzeige auf 20 und mehr tatsächliche Vergewaltigungen genannt. Ganz abgesehen davon, daß es keinen zuverlässigen Anhalt für eine solche Größenordnung gibt (wobei die Existenz eines stattlichen Dunkelfeldes keineswegs bezweifelt werden soll), wird beim Hantieren mit solchen Zahlen meist übersehen, daß überhaupt keine Verständigung über die Frage der zugrundegelegten Definition vorausgegangen ist. Wird bei der Bewertung eines Vorfalls als Vergewaltigung vom juristischen Tatbestand ausgegangen, der das Mindestalter von 14 Jahren, Außerehelichkeit, vollzogenen „Beischlaf" und Gewalt oder Drohung verlangt? Wird die heiß diskutierte Vergewaltigung in der Ehe mit einbezogen? Oder werden gar die zweifellos zahlreichen tagtäglichen und ubiquitären Belästigungen und Übergriffe (Plogstedt und Bode) bereits als Vergewaltigung erlebt und bewertet, worauf ihre Bezeichnung in den USA als „little rape" hindeutet? Vollends unübersichtlich wird die Situation, wenn es auch noch zur Konfusion mit einem der aktuellen Modethemen, dem sexuellen Kindesmißbrauch („Das bestgehütete Geheimnis"), kommt, wo Alter, Gewalt bzw. Gewaltlosigkeit, Verwandtschafts-, Abhängigkeits- und sonstige Beziehungen wie auch Ausmaß und Häufigkeit der sexuellen Kontakte meist wahllos vermischt werden (Rush, Kavemann und Lohstöter [4]. Es muß also vor der ungeprüften Übernahme von Zahlen und scheinbar plausiblen Zusammenhängen gewarnt werden, da insbesondere die Frauenbewegung in ihrem mitunter ungenauen und tendenziösen Übereifer Gefahr läuft, durch Schnellschüsse und Aufblähungen neue Mythen zu schaffen, die meines Erachtens der Sache nicht dienlich sind.

Ausgehend von unserem umfangreichen Material [5] sollen im folgenden einige weitverbreitete Mythen und Vorurteile unseren empirischen Ergebnissen als Test auf ihre Gültigkeit gegenübergestellt werden.

I. „Beunruhigende Zunahme der Vergewaltigungszahlen – Die Gefährdung unserer Frauen wird von Jahr zu Jahr größer!"

Betrachtet man die Boulevardpresse, so wird nahezu jede spektakuläre Vergewaltigung zum Anlaß genommen, um auf das erschreckende Ansteigen der sexuellen Gewalt gegen Frauen hinzuweisen (einige besonders markante Beispiele finden sich bei Schlötterer). Die in den letzten Jahren zunehmende Publizität dieses Themas und die durch die Frauenbewegung bewirkte Sensibilisierung mögen (neben anderen [6]) zur Verinnerlichung dieser Ansicht beigetragen haben, die auch immer wieder gern Eingang in gerichtliche Urteilsgründe findet. Mögen sich damit auch Emotionen schüren lassen, so wird diese Warnung gleichwohl nicht richtiger: Folgt man nämlich der polizeilichen Anzeigenstatistik, so ist die Zahl der jährlich in der Bundesrepublik Deutschland angezeigten Vergewaltigungen während der letzten 15 Jahre weitgehend konstant geblieben und liegt bei ca. 7000 Fällen.

Sollten jedoch die Kassandrarufer recht behalten, so müßte über die Jahre bei gleichbleibenden absoluten Anzeigezahlen das Dunkelfeld zugenommen haben, etwa weil auf Grund feministischer Propaganda über die zu erwartende schlechte Behandlung immer mehr vergewaltigte Frauen von einer Anzeige absehen.

Verläßt man den Bereich der Spekulation, so läßt sich jedenfalls nicht feststellen, daß im Zuge der gesellschaftlichen sexuellen Liberalisierung, der leichteren und selbstverständlicheren Verfügbarkeit von Sexualpartnern oder gar der Ubiquität von Pornografie ein erkennbarer Rückgang der sexuellen Gewaltdelikte verzeichnet werden kann, sicherlich auch ein Hinweis darauf, daß diese Art der Gewalt zumindest nicht *nur* aus sexuellen Motiven gespeist wird. Dabei darf allerdings nicht übersehen werden, daß die größere sexuelle Permissivität neue Ansprüche und Erwartungsstrukturen mit sich bringt, denen längst nicht alle Männer genügen können, so daß Kränkungen, Niederlagen und Beschädigungen des Selbstgefühls resultieren, die ihrerseits wieder zu sexuellen Attacken führen können [7].

II. „Vorsicht! Hoher Anteil an Falschanzeigen!"

Immer wieder wird in kriminologischer Literatur und beim Gespräch mit Polizeibeamten und anderen „Experten" auf den hohen Anteil an Falschanzeigen bei der Vergewaltigung hingewiesen. So schreibt Teufert, daß „bei keinem anderen Delikt mit einem so großen Anteil von falschen Anzeigen zu rechnen sein wird wie bei den Sexualfreiheitsdelikten" [8]. Auch der als aufgeschlossen bekannte Leiter einer Kriminalpolizeistelle schätzte in einer Pressekonferenz den Anteil der falschen Anschuldigungen auf etwa 20% [9]. Nur folgerichtig wird zu erhöhter Wachsamkeit und nimmermüdem Mißtrauen den Opfern gegenüber angehalten – unnötig, wie die Auswertung unseres Materials ergab. Wie bei jedem anderen Delikt, gibt es auch bei der Vergewaltigung Falschanzeigen, aber sicherlich weit weniger als z. B. beim Diebstahl [10] und nicht in – wie meist geschätzt und behauptet – zweistelligem Prozentanteil, sondern nach unseren Ergebnissen in etwa 3% aller Fälle. Noch seltener waren konkrete Bezichtigungen bestimmter Personen [11].

III. „Opfer einer tatsächlichen Vergewaltigung erstatten umgehend Anzeige bei der Polizei"

Ebenso treiben die Spekulationen über eine nicht umgehende Anzeige insbesondere vor Gericht merkwürdige Blüten. Sie sind in aller Regel nach einem einheitlichen Strickmuster: Während sich ein glaubwürdiges und zuverlässiges, das heißt wirkliches Opfer durch eine sofortige Anzeige ausweist, wird aus einer verspäteten Anzeige implizit Unglaubwürdigkeit abgeleitet und dem Opfer mit besonderer Skepsis und Mißtrauen begegnet. Als ob Frauen nach einem solch schrecklichen Erlebnis von nichts anderem beseelt sein dürften, als eilfertigst bestrebt zu sein, durch eine prompte Anzeige den verletzten Rechtsfrieden wiederherzustellen.

Diese Ansicht ist nach unseren Ergebnissen nicht haltbar; es fand sich *kein* Zusammenhang zwischen Anzeigezeitpunkt und Glaubwürdigkeit der Opfer. Es wird bei diesen rigiden Äußerungen sogenannter allgemeiner menschlicher Erfahrung die Bandbreite psychischer Reaktionsweisen und individueller Verarbeitungsmodi übersehen, so daß sie der Mehrzahl der nicht umgehend anzeigenden Opfer nicht gerecht werden [12].

IV. „Nach der Tat verlassen die Opfer fluchtartig den Ort des Geschehens"

Auch über das erwartungsgemäße Nachtatverhalten einer vergewaltigten Frau bestehen weitgehend klare Vorstellungen: Nichts wie weg und das möglichst auch noch laut schreiend. Kommt es im Anschluß an die Tat jedoch zum gemeinsamen Rauchen einer Zigarette, zum Austausch von Kaugummi oder Pfefferminz, begleitet der Täter sein Opfer noch ein Stück Weges oder fährt es nach Hause, versucht eine Verabredung auszumachen, zeigt Fürsorglichkeit und Hilfsbereitschaft oder wird gar vom Opfer beschwichtigt, so sprengen diese Verhaltensweisen offenbar das vorherrschende eindimensionale Denkschema mit der Folge, daß an dem Vorfall irgend etwas „faul" sein muß.

Wenn wir in ca. 15% sämtlicher Vergewaltigungsfälle im Nachtatgeschehen zumindest eine dieser möglichen Interaktionen fanden, so ergab die Analyse, daß diese nichts mit der Echtheit oder Fragwürdigkeit einer Vergewaltigung zu tun haben, sondern Ausdruck der psychischen Entleerung des Opfers und seines Bestrebens sind, nur einigermaßen heil der unberechenbaren Situation zu entrinnen. Schon gar nicht läßt sich daraus ein latentes Einverständnis des Opfers oder nachträgliche Billigung ableiten. Eine solche Interpretation ist – insbesondere vor Gericht – zwar häufig, in aller Regel aber völlig falsch.

Eine ganz andere Frage ist die nach der Motivlage des Täters für ein solches Verhalten. Einige machen dafür ein unbewußtes Strafbedürfnis beim Täter verantwortlich (z. B. Volk et al.), insbesondere in den Fällen, in denen durch das Nachtatverhalten Hinweise gegeben werden, die die Identifikation eines zuvor unbekannten Täters ermöglichen [13]. Andere sehen darin eine projektive geschlechtsspezifische Situationsverkennung (Schorsch), die den sexuellen Vollzug überdauert und sich aus einer zunehmenden sexuellen Spannung und Bewußtseinseinengung beim Täter entwickelt, die ihn blind für die tatsächliche ablehnende Gestimmtheit der Frau machen. Häufiger auch wird diese Interaktion mit dem Opfer mit dem Nachlassen der sexuellen Erregung und der anschließenden Ernüchterung und wehleidigen Wahrnehmung der Fehlerhaftigkeit des eigenen Handelns erklärt werden können.

V. „Nur weinende, schluchzende Frauen sind vergewaltigte Frauen“

Kommt es zur polizeilichen Anzeige einer Vergewaltigung, so wird ein vollkommen aufgelöstes und schluchzendes Opfer erwartet, das bei der Polizei um Rat und Hilfe nachsucht. Kein Zweifel – es gibt eine Gruppe von Opfern, die ein solches Verhalten zeigt, aber auch hier ist die Wirklichkeit erheblich vielfältiger: Frauen reagieren auf das Trauma einer Vergewaltigung absolut unterschiedlich. Die Palette spannt sich von Weinen über Kichern, autistische Reaktionen, Wortkargheit, Zusammenhangslosigkeit, Selbstvorwürfe und Fassungslosigkeit bis hin zu völliger äußerlicher Beherrschung und scheinbarer Unbeteiligtheit [14].

Es zeigte sich *kein* Zusammenhang zwischen einer der genannten Verhaltensweisen und besonderen Merkmalen des Tatgeschehens. Das Anzeigeverhalten der Opfer war abhängig von deren psychischer Struktur, individuellen Verarbeitungsmöglichkeiten und Krisenlösungsfähigkeiten und erlaubt keine vordergründigen Rückschlüsse auf Glaubwürdigkeit oder Ausmaß der jeweiligen Betroffenheit.

VI. „Bei Ärzten finden Opfer Unterstützung und Verständnis“

Die Berichte der Opfer über ihre Erfahrungen mit der anschließenden ärztlichen Untersuchung waren insgesamt ernüchternd. Der Berufsstand, der von vielen als besonders vertrauenswürdig betrachtet und als bevorzugte Anlaufstelle für ein Vergewaltigungsopfer empfohlen wird, kann diese Erwartungen offensichtlich nicht rechtfertigen: Etwa 30% der Frauen schilderten ihren Kontakt mit Arzt oder Krankenhaus als unbefriedigend, wobei an Klagen als unangemessen lang erlebte Wartezeiten, unfreundliche und mißtrauische Ausforschungen und grobe Untersuchungen geäußert wurden. Es scheint so, als hätten viele Ärzte die allgemeinen Vorbehalte gegenüber Vergewaltigungsopfern auf das Gewissenhafteste internalisiert.

Da zwischen den verschiedenen beteiligten Institutionen überhaupt, also auch zwischen Polizei und Ärzten, nach unserer Erfahrung kein Kontakt und Erfahrungsaustausch bestehen, der Arztbesuch des Opfers also meist einmalig und weitgehend anonym bleibt, wäre zur Behebung dieses Dilemmas an eine kontinuierliche Zusammenarbeit von Polizei und ausgewählten Ärzten, zumindest aber an deren verstärkte Information über die spezielle Problematik des Vergewaltigungsopfers zu denken.

VII. „Frauen helfen Frauen – Weibliche Selbsthilfe als Patentrezept für die Betreuung aller Opfer“

Alltägliche Praxis in unserer Untersuchung war es, das Opfer nach Anzeige der Tat und nachfolgender detaillierter Vernehmung häufig mitten in der Nacht ziemlich brüsk nach Hause zu entlassen. Hinweise auf den weiteren Ablauf des Verfahrens oder Informationsangebote über den Fortgang der Angelegenheit erhielten die Frauen genausowenig wie Adressen von potentiellen Nachbetreuungseinrichtungen und Opferanlaufstellen [15]. Auch in diesem Punkt blieb die Arbeit der Polizei völlig ohne Kontaktflächen mit derjenigen der einschlägigen Institutionen.

Da wir bei der Anzeigenaufnahme zugegen waren, konnten wir den Opfern einen Hinweis auf die Kieler „Notrufgruppe für vergewaltigte Frauen“ [16] geben. Zu unserer Überraschung stießen wir dabei allerdings überwiegend auf negative Resonanz. Knapp 80% der Frauen gaben uns aus den unterschiedlichsten, meist wenig substantiierten und eher gefühlsbetonten Gründen zu verstehen, daß diese sicherlich *nicht* die Adresse ihrer Wahl werden würde. Wenn wir auch nicht sicher zu beurteilen vermögen, wieviele Frauen letztendlich doch noch von diesem Betreuungsangebot Gebrauch gemacht haben, so sind gleichwohl gegenüber diesen Gruppen offensichtlich eindeutige Vorbehalte vorhanden. Eine Patentlösung ist mit der Existenz der Notrufgruppen so lange jedenfalls noch nicht gefunden, als deren Empfehlung von einer erheblichen Anzahl von Frauen nachgerade als Zumutung empfunden wird. Da echte Empfehlungsalternativen – zumindest in unserem Wohnbereich – nicht angeboten werden, bleibt für die Opfer – verbittert gesprochen – nur die Hoffnung auf die Selbstheilungskräfte der Natur.

Allerdings ist mit aller Vorsicht und ohne Anspruch auf statistische Genauigkeit anzumerken, daß wir bei einigen der von der Notrufgruppe betreuten und meist jüngeren Opfern eine gewisse Ideologisierung und Fanatisierung feststellten, die möglicherweise durch die Gruppendynamik induziert waren. Es wäre hochinteressant festzustellen, wie die Auswirkungen dieser Entwicklung auf die Krisenbewältigung und Reorganisation des Lebensstiles der Opfer sind. Daß ein dementsprechendes Auftreten vor Gericht die Stellung des Opfers nicht gerade erleichtert, ist aus unserer Sicht sicherlich ein zusätzliches Problem. Vielleicht liegen in diesen Beobachtungen ja auch mit die Gründe für die auffällige Zurückhaltung zahlreicher betroffener Frauen gegenüber der Notrufgruppe. Nur um wirklich nicht mißverstanden zu werden, sei hinzugefügt, daß die grundsätzlich hilfreiche Existenz der Frauengruppen und ihr unzweifelhaft nahezu alleiniges Verdienst um die Problematisierung der Gewalt gegen Frauen keinesfalls in Frage gestellt werden soll. Unser Einwand ist sozusagen eine Kritik der „zweiten Generation".

VIII. „Nur weibliche Polizeibeamte begegnen den Opfern fair und verständnisvoll – Unbedingt auf einer Vernehmungsbeamtin bestehen!"

Möglicherweise im Zusammenhang mit der eben berichteten Einstellung steht auch unsere Erfahrung, daß die weit überwiegende Mehrzahl der Frauen *keine* Bevorzugung beim Geschlecht der Vernehmungsbeamten äußert. Um so mehr Wert wurde allerdings auf Takt, Einfühlungsvermögen, Unvoreingenommenheit und wohlwollende Empathie in der Vernehmungspraxis gelegt. Wenn jedoch ein Geschlechtswunsch abgegeben wurde, dann in aller Regel nach einer weiblichen Gesprächspartnerin.

Diese weitgehende Indifferenz der Opfer bei der Geschlechtswahl findet ihre praktische Bestätigung in unserer Beobachtung der Vernehmungssituation. Deren opferfreundliche Gestaltung war weit mehr von sensibilisierender Ausbildung und Erfahrung, allgemeiner Aufgeschlossenheit und speziellem Problembewußtsein als vom biologischen Geschlecht abhängig. Allen feministischen Empfehlungen (z. B. in der Broschüre „Gewalt gegen Frauen" der „Frauen gegen Vergewaltigung" aus Berlin) nach dem unbedingten Bestehen auf einer weiblichen Vernehmungsbeamtin zum Trotz scheint es eine kollektive weibliche Überlegenheit per se in Opferfreundlichkeit und Vernehmungsgeschick nicht zu geben [17].

IX. „Männer behandeln Vergewaltigung als Kavaliersdelikt – Die Rechtsprechung gehört in Frauenhand"

Bleiben wir noch einmal bei der Geschlechterdichotomie: Auf zahlreichen Veranstaltungen von unterschiedlichster feministischer Seite zum Thema „Gewalt gegen Frauen" wird immer wieder die Ansicht vertreten, männlich besetzte Gerichte könnten Frauen keinesfalls gerecht werden, da sie zu sexistischer Kumpanei neigten und nur läppische Strafen auswürfen oder den Täter gänzlich ungeschoren davonkommen ließen [18]. Daraus wird die Forderung abgeleitet, die Rechtsprechung über Vergewaltiger gehöre in Frauenhand, da nur dann einem Opfer Gerechtigkeit und Genugtuung zuteil werden könnten.

Offenbar aber läßt sich die Wirklichkeit nicht vor den Karren dieses gynäkozentrischen Wunschdenkens spannen: Bei der Auswertung unserer Fälle zeigte sich nämlich, daß die allerdings nur wenigen ausschließlich oder zumindest überwiegend weiblich besetzten Gerichte unter dem Strich eher zu *milderen* Urteilen gelangten, als wenn Männer über Männer zu Gericht saßen. Eine allumfassende weibliche Solidarität, die instinktive Schwesternschaft aller Frauen, ist also anscheinend außerhalb militanter und ideologischer Frauengruppen sehr bald am Ende.

Dem entspricht auch unsere Erfahrung mit der staatsanwaltlichen Einstellungspraxis einer stattlichen Anzahl von Verfahren. Selbstverständlich überwiegen auch in der Beamtenschaft dieses Strafverfolgungsorganes ganz eindeutig die Männer, doch waren in einigen Dezernaten auch Staatsanwältinnen tätig, die Verfahrenseinstellungen verfügen konnten. Es war nicht ersichtlich, daß diese Frauen gegenüber ihren männlichen Kollegen strengere Maßstäbe anlegten oder größere Unnachsichtigkeit und ausgeprägtere Strafverfolgungsintensität walten ließen. Das Einstellungsverhalten der Geschlechter unterschied sich nicht. Ginge die Illusion der Frauenbewegung auf, hätte eine genuine und mitschwingende Sicherheit im Erkennen von Schutzbehauptungen von Tätern auf Seiten der Staatsanwältinnen eine geringere Zahl an Einstellungen und rigorosere Strafverfolgung nach sich ziehen müssen.

Als Erklärung für diese Befunde ließe sich anführen, daß Frauen, die in unserer Männergesellschaft beruflich Karriere machen, die Normen und Wertvorstellungen dieser Gesellschaft oft noch rigider und intoleranter internalisiert haben als die Männer selbst. Zudem könnte darin auch eine Bestätigung der Ergebnisse aus Weis' Untersuchung zur Einstellung von Bundesbürgern liegen, daß Frauen nämlich das Verhalten von Vergewaltigungsopfern strenger und kritischer beurteilen als Männer und gleichzeitig eher bereit sind, das Verhalten von Vergewaltigern zu entschuldigen oder wenigstens zu verstehen. Diese größere Skepsis gegenüber den eigenen Geschlechtsgenossinnen wird damit begründet, daß Frauen als die stärker Angepaßten unserer Gesellschaft die männlich-orientierten Normen und Klischees bezüglich der Vergewaltigung in größerem Maße übernehmen als Männer und somit eher auch den herrschenden Mythen „auf den Leim gehen". Von anderen Frauen, die das Unglück hatten, tatsächlich Vergewaltigungsopfer zu werden, versuchen sie sich zu distanzieren und abzugrenzen, indem sie eine Mitschuld der Frauen stärker betonen als Männer.

X. „Eine Vergewaltigung ist nur ein Geschlechtsverkehr unter vielen im Leben einer Frau"

Bei der Bewertung des Vergewaltigungsgeschehens durch die betroffenen Frauen überwog die Empfindung der Tat als ein Akt der Gewalttätigkeit und Aggressivität. Dadurch wurde in der Mehrzahl der Fälle ihr Erleben bestimmt, so daß das rein sexuelle Element nur im Hintergrund stand. Es wurden Gefühle der Erniedrigung, Beschmutzung, Fremdbestimmung und Depersonalisierung genannt und immer wieder auch auf die ausgestandenen massiven Ängste hingewiesen [19].

Daß dies keine Projektionen und Situationsverkennungen sind, kommt meines Erachtens möglicherweise ebenso subtil wie brutal auch in der Tatsache zum Ausdruck, daß in knapp 30% unserer Vergewaltigungsfälle die Täter den Opfern auch orale und/oder anale Praktiken aufzwangen. Selbst bei der sicherlich zunehmenden Verbreitung dieser sexuellen Spielarten in der Bevölkerung ist ein solch hoher Prozentanteil durchaus bemerkenswert [20]. Die Dominanz des Täters über sein Opfer und dessen Demütigung und Verobjektivierung gelingen somit vollkommener, als wenn nur ein „gewöhnlicher" Geschlechtsverkehr geraubt würde. Das ist auch der Punkt, den viele Opfer so schmerzlich empfinden, selbst wenn die Täter nur sexuelle Motive für ihr Verhalten angeben, und der eine Vergewaltigung eben grundsätzlich von einmal mehr oder weniger Geschlechtsverkehr unterscheidet.

XI. „Die Verarbeitung einer Vergewaltigung ist schnell abgeschlossen: alles ist dann wieder wie vorher"

Bis ein Jahr nach dem Vorfall hatten wir Kontakt zu den Opfern und erhielten Auskünfte über die Verarbeitung des Erlebnisses. Zusammenfassend ist leider festzustellen, daß die Empirie in der Vergangenheit bereits hie und da veröffentlichte leidvolle Einzelfallschicksale zu bestätigen scheint. Eine Vergewaltigung ist demnach ein Ereignis, das auch von sexuell aktiven und erfahrenen Frauen nicht einfach „weggesteckt" wird.

Im Vordergrund der Auswirkungen standen bei mehr als einem Drittel der Frauen Veränderungen des bisherigen gewohnten Alltagsablaufes und der üblichen Verhaltensweisen der Opfer. Meist verzichteten sie auf früher selbstverständliche und nicht hinterfragte Aktivitäten und erlegten sich selbst eine Einschränkung ihres Bewegungsspielraumes auf. Daneben sind Partnerprobleme, Schuldgefühle, Ängste und Mißtrauen, Depressionen und Selbstwertzweifel zu berücksichtigen, wobei sich eindeutige Abhängigkeiten auch von den wohlwollenden oder vorwurfsvollen Reaktionsweisen der Umwelt ergaben [21].

XII. „Durch die Gerichtsverhandlung widerfährt dem Opfer Gerechtigkeit – Der Täter hat eine empfindliche Strafe zu erwarten"

Wenn man diese Auswirkungen bei den Opfern kennt, verärgern um so mehr die Gedankenlosigkeiten und Zumutungen, denen viele Frauen vor Gericht ausgesetzt waren. Handelte es sich nicht gerade um besonders spektakuläre und unerschütterliche Vorfälle, so fanden sich die Opfer häufig völlig unvorbereitet und hilflos einer Situation unterworfen, bei der auch der außenstehende Beobachter oft genug nicht mehr auseinanderzuhalten vermochte, wer denn nun Opfer und wer Angeklagter war [22].

Hier ist zweifellos die von der Frauenbewegung (z. B. den „Frauen gegen Vergewaltigung“ aus Berlin) nachdrücklichst empfohlene Erhebung der Nebenklage segensreich, die eine eindeutige Kontrollfunktion haben und als Regulativ einer moralischen Schuldumkehr gegensteuern kann. Auch kann die Anwesenheit von weiblichen Prozeßbeobachtern dem Opfer das Gefühl von Solidarität und Geborgenheit vermitteln. Zudem üben diese Frauen im Gerichtssaal ebenfalls eine „Wachhundfunktion“ aus, verschlechtern aber wohl auch nicht selten durch geschlechterkämpferische Glaubenseiferei [23] die Position des Opfers, indem sie das Gericht zumindest unterschwellig gegen dieses einnehmen.

Auch mit dem Strafmaß gab sich die Justiz äußerst zurückhaltend: Von einigen Vorzeigefällen, meist Rückfalltätern, einmal abgesehen, in denen schon kräftig „hingelangt“ wurde, wurde die gesetzlich vorgesehene Mindeststrafe von zwei Jahren kaum ausgeworfen. Was Wunder also, daß annähernd 40% der befragten Frauen eine neuerliche Vergewaltigung unter keinen Umständen mehr anzeigen wollten.

Fazit

Die aufgeführten Beispiele mögen verdeutlichen, daß viele der lauthals vertretenen Ansichten zum Thema „Vergewaltigung“ schlichtweg unüberprüft weitergereichte Mythen sind, die teilweise weit neben den tatsächlichen Verhältnissen liegen sowie der empirischen Bestätigung entbehren müssen. Vieles wird auf diesem Terrain eilfertig behauptet, weniges ist gesichert, das meiste bedarf noch dringend seiner Objektivierung. Dabei ist auffällig, daß in den tradierten Mythen nicht nur tiefsitzende frauenfeindliche Urängste und archaische Machtstrukturen zum Ausdruck kommen, sondern auch die Frauenbewegung unserer Tage aus illusionärer und emotionaler Betriebsblindheit Gefahr läuft, sich in einem Gestrüpp neugeschaffener Mythen zu verfangen. Eine solche Entwicklung wäre unheilvoll, böte sie doch dem Patriarchat einen Ansatzpunkt, offensiv die gesamte Idee der Frauenbewegung als unsachlich und unqualifiziert zurückzuweisen und bestehende Verhältnisse festzuschreiben. Erst wenn wir uns dieser Mythen, derer der einen wie derer der anderen Seite, entledigen, werden die notwendigen Veränderungen im Sinne der Betroffenen, nämlich der Opfer, möglich werden [24].

Anmerkungen

[1] So *Degler* im SPIEGEL-Buch über Vergewaltigung: Er geht nicht von den ca. 7000 jährlich angezeigten Vergewaltigungsfällen aus, sondern legt außerdem auch ein neunmal so großes Dunkelfeld (woher nimmt er das?) mit zugrunde, insgesamt also 70 000 Fälle, schrumpft kurzerhand die jährliche Verurteilungsziffer (wohl des Zahlenspiels wegen) auf 700 Täter – statt tatsächlich ca. 1150 – zusammen und gelangt somit unschwer zu einem Bestrafungsrisiko von 1%. Indem er darüber hinaus Verurteilungen von Vergewaltigern wegen anderer Straftatbestände gänzlich ignoriert, kann er Vergewaltigung als das „fast perfekte Verbrechen“ bezeichnen. Andere Zahlen siehe unter Anmerkung [18].

[2] In seinem Gutachtenmaterial endet das Delikt in 9% der Fälle mit dem Tod des Opfers, obwohl nur von der Intention her reine Vergewaltigungsdelikte berücksichtigt wurden und nicht solche Taten, die von vornherein auf die Tötung des Opfers angelegt waren. Diese Zahl ist ein durch die

Selektion bedingtes eindeutiges Artefakt und in einem unausgelesenen Material wesentlich geringer.

[3] Und mit so spannenden und aussagekräftigen und dabei in nahezu keiner Arbeit fehlenden Informationen wie der Verteilung der angezeigten Vergewaltigungen auf die einzelnen Tageszeiten.

[4] Es sind hier ähnliche und offenbar unvermeidliche Anfangsschwierigkeiten festzustellen wie zu Beginn der Diskussion der Frauenbewegung über Vergewaltigung Ende der Sechziger/Anfang der Siebziger Jahre. Auch damals überwogen Fassungslosigkeit, Ungläubigkeit, emotionale Erstarrung und Wut und führten zu spontanen und ungezügelten Aktionen und Verlautbarungen. Nichts weniger war zunächst beabsichtigt als eine sachliche und wissenschaftliche Aufarbeitung des Problemkreises. Gleichwohl ist es dem Mut und Engagement erst einzelner und dann der Bewegung insgesamt zu danken, daß die Öffentlichkeit auf die alltägliche Gewalt gegen Frauen aufmerksam wurde und sich die neuen Sichtweisen dann zum Beispiel in den USA in einer veränderten und frauenfreundlicheren Gesetzgebung niederschlugen.

[5] Insgesamt werteten wir 194 im Jahre 1982 zur Anzeige gelangte Fälle von Vergewaltigung, sexueller Nötigung und Beleidigung und Körperverletzung mit sexuell aggressivem Einschlag aus.

[6] Insbesondere ist hier an den zwar naheliegenden, aber gleichermaßen falschen Analogieschluß zum kontinuierlichen Ansteigen der Zahlen der Gesamtkriminalität zu denken. Auch manche gezielte polizeitaktische oder politische Maßnahme lenkt die Aufmerksamkeit der Bevölkerung speziell auf diese Deliktgruppe.

[7] Zunehmende sexuelle Freiheit führt zu mehr vorehelichen sexuellen Kontakten, da auch Kontrazeption leichter verfügbar ist. Die sexuelle Revolution macht es aber auch Frauen schwerer, unter Berufung auf Moral und geschlechtsrollenkonformes Wohlverhalten sexuelle Avancen eines Mannes zurückzuweisen. Sexuelle Erwartungen und Wünsche der Männer werden somit direkter und stärker. Die vordem als abstrakt aufgefaßte Ablehnung auf Grund moralischer Bedenken wird nunmehr als persönliche Zurückweisung erlebt. Eine Frau muß jetzt klarmachen, daß sich ihre Ablehnung speziell auf diesen einen Mann bezieht. Dies kann er als Ablehnung seiner selbst als Person oder als Mann auffassen, und er mag als Folge seine Männlichkeit bedroht fühlen und mit Aggressivität und Feindseligkeit reagieren. Wenn früher „Nein" auch „Ja" heißen konnte, so ist er jetzt mit einem eindeutigen „Nein" konfrontiert.

[8] *Teufert,* a.a.O., Seite 62.

[9] Ähnliche Erfahrungen machte der Autor anläßlich von Fortbildungsveranstaltungen für Schutz- und Kriminalpolizeibeamte auf einer Landespolizeischule. Auf einem Fragebogen zum Wissen über Vergewaltigung nach dem multiple-choice-Prinzip entschieden sich die Beamten in der Mehrzahl für die 25%-Falschanzeigen-Kategorie.

[10] Warum also machen bevorzugt skurrile Geschichten über die Vortäuschung von Sperma durch Haferschleimsuppe, über Selbstverletzungen der Scheide mittels einer Schere und über hysterische Frauen die Runde? Und wer vermag tatsächlich endgültig zu entscheiden, daß der größte Teil der Anschuldigungen gegen Ärzte unberechtigt ist, wie es bei *Dost* (Seite 342 ff.) zu lesen steht?

[11] Einschränkend muß allerdings hinzugefügt werden, daß eine erhebliche Grauzone bestehen bleibt: Etwa 30% der Täter von sämtlichen angezeigten Vergewaltigungen bleiben unbekannt, so daß ihre Einlassung zur Überprüfung des Wahrheitsgehaltes der Aussage des Opfers nicht zur Verfügung steht. Fernerhin werden weitere ca. 30% aller Anzeigen trotz bekanntem „Täter" von der Staatsanwaltschaft eingestellt, und es wäre hochinteressant festzustellen, ob die Einstellungsgründe mehr im Bereich der Zweifel an der Glaubwürdigkeit des Opfers oder in andersgearteten Beweisschwierigkeiten liegen.

[12] Diese Gruppe von Opfern ist jedoch gering, da über 90% der Frauen in unserer Untersuchung innerhalb von 24 Stunden ihre Vergewaltigung anzeigten. Näheres siehe *Kröhn.*

[13] Hier ist in erster Linie an die nicht ganz seltene Mitteilung von zutreffenden eigenen persönlichen Daten zu denken, die meist in einem Gespräch mit dem Opfer nach vollzogener Tat geäußert werden, oder an das Zurücklassen von zuordenbaren Gegenständen am Tatort.

[14] Es lassen sich im großen und ganzen drei Arten von Akutreaktionen bei den Opfern beobachten: Eine Gruppe von Frauen erscheint äußerlich ruhig und gefaßt, eine andere wirkt affektiv stark betroffen, weint und schluchzt, die letzte schließlich zeigt scheinbar paradoxe Verhaltensauffälligkeiten wie inadäquates Kichern oder abweisende Gereiztheit. Zu den näheren Einzelheiten siehe *Kröhn.*

[15] Hier wäre etwa an die konfessionellen Beratungsstellen, Frauenhäuser bzw. -zentren, Pro Familia, Telefonseelsorge und den Weißen Ring (kümmert sich um Opfer von Gewalttaten) zu denken. Bis auf einige Frauengruppen nehmen sich diese Einrichtungen allerdings nicht speziell vergewaltigter Frauen an, sondern praktizieren ein offenes Beratungsangebot, dürften jedoch vielerorts vorhanden sein.

[16] Es handelt sich hierbei um eine autonome Frauengruppe mit einem zur Zeit täglich drei Stunden lang erreichbaren Notruftelefon und einem kompakten Service für vergewaltigte Frauen. Im wesentlichen nach dem gleichen Prinzip arbeiten ca. 30 andere Gruppen vorwiegend in den größeren Städten der Bundesrepublik. Bei ihnen ist mitunter eine innerstrukturelle Instabilität und ausgeprägte personelle Fluktuation festzustellen.

[17] Desgleichen empfiehlt die Literatur der Frauenbewegung unisono zur Durchsetzung der Nebenklage die Inanspruchnahme einer Rechtsanwält*in*. Paradoxerweise wird jedoch für die ärztliche Untersuchung trotz einer ausreichenden Anzahl an Ärztinnen die Alternative Ärztin/Arzt zur Wahl offengelassen. Kaum vorstellbar, daß damit dem ärztlichen Berufsstand eine sozusagen über den Dingen stehende geschlechtsunabhängige Abgeklärtheit bescheinigt werden soll.

[18] In der Tat werden durchschnittlich auch nur in knapp 20% sämtlicher zur Anzeige gelangter Fälle Täter wegen Vergewaltigung verurteilt. Dabei darf aber nicht übersehen werden, daß etwa 30% aller Täter unbekannt bleiben und die gleiche Anzahl an Fällen von der Staatsanwaltschaft eingestellt wird. Der Rest sind Verurteilungen auf Grund anderer Straftatbestände (z. B. sexuelle Nötigung, Körperverletzung, Beleidigung) und Freisprüche.

[19] Ähnliche Gefühlsqualitäten schilderten die befragten Frauen in Weis' unsystematischen Telefoninterviews (in: *Degler*). Auffällig war dabei, daß die Tat oft sogar jahrzehntelang zurücklag, so daß bei den ausgewerteten Interviews der durchschnittliche Zeitraum zwischen Vergewaltigung und Anruf 13 Jahre betrug. Außerdem waren über 50% dieser Fälle nicht zur Anzeige bei der Polizei gelangt.

[20] *Michaelis-Arntzen* berichtet aus ihrem Material aus der Glaubwürdigkeitsbegutachtung ähnliche Häufigkeiten. So fand sie orale Praktiken in 20% und Analverkehr in 5% sämtlicher ihrer als glaubwürdig eingestuften Fälle. Interessanterweise wurden orale und/oder anale Sexualhandlungen in den glaubwürdigen Aussagen eindeutig öfter angetroffen als in den aus ihrer Sicht unglaubwürdigen. Anale Kontakte wurden sogar nur in glaubwürdigen Anzeigen zu Protokoll gegeben.

[21] Nähere Einzelheiten finden sich bei *Kröhn*.

[22] Dabei ist die Anrede des Opfers als Angeklagte noch eine der milderen Entgleisungen, wiewohl sicherlich auch entlarvende „Freud'sche Richtigstellung" der dahinterstehenden Mentalität.

[23] Etwa wenn in einer undurchdringlichen Mischung aus Ernst und Ironie als prophylaktische Maßnahme ein generelles Ausgehverbot für Männer nach 20 Uhr gefordert wird.

[24] Vielleicht wird dann auch eine Vergewaltigung in der Ehe strafbar sein und kann eine realistischere Fassung des juristischen Straftatbestandes erreicht werden.

Bibliographie

(unter bewußter Beschränkung auf hierzulande leicht zugängliche Literatur)

Benard, Ch., Schlaffer, E.: Zur Logik des Sexismus: Männer – die „besseren" Masochisten. In: *Albrecht-Désirat, K., Pacharzina, K. (Hrsg.):* Sexualität und Gewalt. Gewalt gegen Frauen; Kriminalisierte Sexualität; Sexualität in totalen Institutionen. Beiträge zur sozialwissenschaftlichen Sexualforschung, herausgegeben von *Gindorf, R., Kentler, H., Pacharzina, K.*, Bensheim (päd. extra buchverlag), 1979, S. 63–74.

Berliner Frauenhaus: Frauen gegen Männergewalt. Erster Erfahrungsbericht. Berlin, 1978.

Brechmann, Th.: Jede dritte Frau. Protokoll einer Vergewaltigung. Reinbek, 1981.

Brownmiller, S.: Gegen unseren Willen. Frankfurt am Main, 1978.

Butzmühlen, R.: Vergewaltigung. Gießen, 1978.

Degler, H.-D. (Hrsg.): Vergewaltigt. Frauen berichten. Reinbek, 1981.

Dost, P.: Die Psychologie der Notzucht. Hamburg, 1963.

Durand, E.: Die Vergewaltigung. Berlin, 1977.

Frauen gegen Vergewaltigung: Gewalt gegen Frauen und was Frauen dagegen tun. Berlin, 1979.
Frauenhaus Köln: Nachrichten aus dem Ghetto Liebe. Gewalt gegen Frauen. Frankfurt, 1980.
Kavemann, B., Lohstöter, I.: Väter als Täter. Sexuelle Gewalt gegen Mädchen. Reinbek, 1984.
Knappe, M.: Gewalt in der Ehe: Der Mythos vom Masochismus der Frau. In: *Albrecht-Désirat, K., Pacharzina, K. (Hrsg.):* Sexualität und Gewalt. A.a.O., S. 41–47.
Kröhn, W.: Mythos und Realität sexueller Unterdrückung. Vergewaltigung im Spiegel der öffentlichen Meinungen. Sexualmedizin *13* (1984) 129–136.
Mai: Eine ganz gewöhnliche Vergewaltigung. Ein ganz alltäglicher Imperialismus. Berlin, 1977.
Michaelis-Arntzen, E.: Die Vergewaltigung aus kriminologischer, viktimologischer und aussagepsychologischer Sicht. München, 1981.
Plogstedt, S., Bode, K.: Übergriffe. Sexuelle Belästigung in Büros und Betrieben. Reinbek, 1984.
Rosen, R.: Gewalt gegen Frauen – einige Theorieansätze. In: *Albrecht-Désirat, K., Pacharzina, K. (Hrsg.):* Sexualität und Gewalt. A.a.O., S. 31–39.
Rush, F.: Das bestgehütete Geheimnis: Sexueller Kindesmißbrauch. Berlin, 1984.
Schlötterer, R.: Vergewaltigung: Weibliche Schuld – männliches Vorrecht? Berlin, 1982.
Schorsch, E.: Sexualstraftäter. Stuttgart, 1971.
Schulz, G.: Die Notzucht. Hamburg, 1958.
Teufert, E.: Notzucht und sexuelle Nötigung. Lübeck, 1980.
Volk, P. et. al.: Zur Kriminologie der Vergewaltigung. Hexagon Roche *10* (1982) I–VIII.
Weis, K.: Die Vergewaltigung und ihre Opfer. Stuttgart, 1982.
Wille, R.: Die forensisch-psychopathologische Beurteilung der Exhibitionisten, Pädophilen, Inzest- und Notzuchttäter. Kiel, 1968.

Anhang

Im folgenden sind vier öffentliche Erklärungen der *Deutschen Gesellschaft für Sozialwissenschaftliche Sexualforschung* zu Themen der sozialen Kontrolle der Sexualitäten wiedergegeben, die in diesem Band angesprochen sind.

1. Stellungnahme der Deutschen Gesellschaft für Sozialwissenschaftliche Sexualforschung zur Vernichtung von Sexualkunde-Material durch das Bundesministerium für Jugend, Familie und Gesundheit:

Wie erst jetzt bekannt wurde, hat nach dem 1. Oktober 1982 auf Anweisung des Bundesministers für Familie, Jugend und Gesundheit, Heiner Geissler (CDU), die ihm nachgeordnete Bundeszentrale für gesundheitliche Aufklärung die von ihr selbst im Jahre 1976 produzierte 7-teilige Filmserie mit Arbeitsmappen zur Sexualerziehung „Betrifft: Sexualität" vernichten lassen. Es handelt sich um 219 Filmkopien und 79 400 Arbeitsmappen. Das nunmehr vernichtete Material hatte nach offiziellen Angaben einen Wert von über 1 Million DM (genau: 1 076 260 DM).

Staatssekretär Werner Chory begründete diese Vernichtung u. a. damit, daß die gesamte Arbeitsmappe „für eine weitere Verwendung nicht geeignet" sei. „Ein Teil der Bögen", so der Staatssekretär in Beantwortung einer kleinen Anfrage der Fraktion der SPD, enthalte „Aussagen und bildliche Darstellungen, die den Vorstellungen der Bundesregierung über eine wertorientierte Sexualpädagogik nicht entsprechen, weil darin Sexualität auch ohne Liebe und ohne tiefere gefühlsmäßige Bindungen propagiert, sittliche Normen abgewertet und der Wert der grundgesetzlich geschützten Institutionen Ehe und Familie in Frage gestellt werden." – Außerdem sei eines der in den Arbeitsmappen empfohlenen Aufklärungsbücher inzwischen auf Antrag der Zentralstelle für jugendgefährdende Schriften vom Oberlandesgericht Stuttgart „verboten" worden. Zur Veranschaulichung der Notwendigkeit der Vernichtungsaktion führte das Bundesministerium lediglich ein Zitat an: „‚Sex nur bei Liebe' kann deshalb keine moralische Forderung sein. Ob es richtig ist, zu bumsen oder nicht zu bumsen, könnt also im Grunde nur ihr miteinander entscheiden."

(Das Bundesministerium für Jugend, Familie und Gesundheit wurde zitiert nach seinem Pressedienst Nr. 140 vom 24. 11. 1983).

Dazu erklärt die Deutsche Gesellschaft für sozialwissenschaftliche Sexualforschung:

1. Die jetzt vernichteten Arbeitsmappen und Filme waren seinerzeit mit Unterstützung namhafter Experten hergestellt worden. Sie galten – und gelten! – bei Sexualpädagogen wie Sexualwissenschaftlern als Medien, die in hervorragender Weise die schwierigen Probleme einer jugendgerechten Vermittlung sexueller und sexualethischer Informationen angingen; als gelungene Versuche einer die menschliche Sexualität bejahenden und dabei die persönliche Verantwortung und Mündigkeit junger Menschen bei

der Gestaltung ihrer geschlechtlichen Beziehungen fördernden Erziehung. – Die sexualpädagogische Akzeptanz und der Erfolg dieser Materialien drücken sich u. a. in der Tatsache aus, daß der Bundeszentrale zum Zeitpunkt der Vernichtungs-Anweisung 11 000 Bestellungen vorlagen.

2. Bei dem einzigen zur Begründung der Vernichtungs-Aktion herangezogenen Buch handelt es sich um ein international erfolgreiches Werk (Bent H. Claesson, Sexualinformationen für Jugendliche. Frankfurt a. M. 1976, 5. Auflage). – In einer Literaturauswahl zur Sexualpädagogik und angrenzender Gebiete aus der Sicht sozialwissenschaftlicher Sexualforschung findet sich dazu folgende Charakterisierung:

   > Tabufreie Informationen über Sexualverhalten. Gesellschaftskritische Ausrichtung und Forderung nach Freiheit sexueller Betätigung von Kindern und Jugendlichen. Verbindung sexualpädagogischer und gesellschaftskritischer Ziele.
   >
   > (Udo Herbst, Ignatz Kerscher: Bibliographie zur Sexualpädagogik. Weinheim und Basel 1978 [Beltz Forschungsberichte], S. 36)

3. Weder in dem kritisierten Buch – ohnehin nur *ein* Literaturhinweis unter vielen – noch in den Arbeitsmappen selbst wird „Sexualität ohne Liebe" „propagiert". Vielmehr wird in Übereinstimmung mit der tatsächlichen biologischen, psychischen und sozialen Realität sexuelle Lust als grundsätzlich nicht an tiefere gefühlsmäßige Beziehungen naturnotwendig gebunden geschildert. Die möglichen bzw. konkreten Widersprüche zwischen psychosomatischen Bedürfnissen und ethischen Postulaten unterschiedlicher Richtungen werden dabei keineswegs unterschlagen.

   In einer modernen, pluralistisch verfaßten Gesellschaft kann es nicht Aufgabe einer staatlichen Sexualerziehung sein, durch zentral gesteuerte Informationskontrolle den Kenntnis- und Erfahrungshorizont ihrer (heranwachsenden) Bürger auf konkrete Wertvorstellungen partikularer Interessengruppen – z. B. auf die Sexualnormen der katholischen Kirche – einzuengen.

   Auch der grundgesetzlich vorgesehene „besondere Schutz" von Ehe und Familie würde verfassungswidrig ausgelegt, wenn er benutzt würde, um andere Formen der Organisation persönlicher sozialer, emotionaler und sexueller Beziehungen auszugrenzen oder bereits deren Kenntnis dem Bürger – auch dem heranwachsenden! – vorzuenthalten oder auch nur zu erschweren.

4. Wenn die Bundesregierung die Entscheidung für oder gegen die Verfügbarkeit sexueller Informationen von den Interessen einer partikularen Klientel abhängig machen wollte, der sie etwa besonders verpflichtet sei, dann fügt sie der Sexualerziehung einen schweren Schaden zu. Wenn die Bundesregierung die persönliche Entscheidung für oder gegen die Aufnahme sexueller Beziehungen von Jugendlichen und Heranwachsenden von der (staatlich gesteuerten) Befolgung einer partikularen Sexualmoral abhängig machen wollte, verkennt sie die entscheidende Bedeutung einer rechtzeitigen Einübung von Eigenverantwortung und Autonomie auch in der Entwicklung der individuellen Sexualpersönlichkeit für die Entfaltung einer gesellschaftlich tragfähigen Sexualkultur.

5. Die Deutsche Gesellschaft für sozialwissenschaftliche Sexualforschung hatte unmittelbar, nachdem ihr vor einigen Tagen Informationen über die geplante Vernichtungsaktion bekannt geworden waren, telefonisch dem Bundesministerium für Jugend,

Familie und Gesundheit sowie der Bundeszentrale für gesundheitliche Aufklärung angeboten, die von der Vernichtung bedrohten Sexualkunde-Materialien zu übernehmen. Dabei wurde mitgeteilt, die Vernichtung des gesamten Materials sei bereits durchgeführt. Die Deutsche Gesellschaft für sozialwissenschaftliche Sexualforschung verurteilt diese skandalöse Nacht-und-Nebel-Aktion aufs Schärfste.

Düsseldorf, den 6. Dezember 1983
Für den Vorstand:

Prof. Dr. Ernest Borneman Rolf Gindorf

2. Gemeinsamer Appell der deutschen sexualwissenschaftlichen Gesellschaften zur Beendigung der strafrechtlichen Sonderbehandlung der männlichen Homosexualität durch ersatzlose Streichung des § 175 StGB.

An
die Abgeordneten zum Deutschen Bundestag
die Vorsitzenden der vier Parteien
die Vorsitzenden der drei Fraktionen
den Bundesminister der Justiz
den Bundesminister für Familie, Jugend und Gesundheit
den Bundesminister des Inneren
den Bundeskanzler
den Bundesrat

Auch nach der in zwei Stufen (1969, 1973) eingeleiteten teilweisen Entkriminalisierung der männlichen Homosexualität sind nicht unbedeutende Teile homosexuellen Verhaltens bis heute von Strafe bedroht. Homosexuelle Männer werden noch immer im Strafrecht gesondert behandelt, anders als heterosexuelle Männer, anders auch als heterosexuelle und homosexuelle Frauen. Diese Sonderbehandlung drückt sich dreifach aus:

- in unterschiedlichen Altersgrenzen;
- in unterschiedlichen Strafrahmen;
- in der Aufführung von Homosexualität als besondere strafrechtliche Kategorie.

Zur Begründung für diese Sonderbehandlung werden heute vor allem konventionell-moralische Anschauungen und Bedürfnisse des Jugendschutzes genannt.

Dazu stellen die deutschen sexualwissenschaftlichen Gesellschaften übereinstimmend fest:

1. Die grundlegende Sexualorientierung eines Menschen entwickelt sich lange *vor* dem Erreichen der gegenwärtigen Schutzaltersgrenze von 18 Jahren. Eine sogenannte „Verführung“ zu einer dauerhaft homosexuellen Verhaltensprägung aufgrund nicht gewollter, den eigenen Bedürfnissen zuwiderlaufenden sexuellen Erlebnissen ist erwiesenermaßen nicht möglich.

2. Ein strafrechtlich verankerten Schutz vor der Verletzung der sexuellen Selbstbestimmung und damit vor einer Störung der sexuellen Entwicklung ist auch nach einer Streichung des § 175 StGB gewährleistet (§§ 174, 176 StGB).

3. Ein darüber hinausgehendes *besonderes,* staatlich abzusicherndes Schutzinteresse männlicher Jugendlicher gegen die Entfaltung einer homo-emotionalen Sexualstruktur kann wissenschaftlich nicht festgestellt werden.

4. Der strafrechtlichen Sonderbehandlung der männlichen Homosexualität liegen sexualwissenschaftlich nicht begründbare Werthaltungen zugrunde. Nach dem gesicherten Erkenntnisstand der Sexualforschung muß Homosexualität als eine der Heterosexualität analoge und gleichrangige Ausdrucksmöglichkeit der menschlichen Sexualität angesehen werden.

5. Die strafrechtliche Sonderbehandlung der Homosexualität ist vielfach Grundstein und Legitimation gesellschaftlicher, d. h. sozialer und psychischer Diskriminierung und Selbstdiskriminierung eines erheblichen Anteils der Bevölkerung. Dieses erzeugt noch immer großes persönliches Leid und teils schwere Benachteiligungen in den verschiedensten Lebensbereichen. Wenn homosexuelles Empfinden und Verhalten strafnahe bleibt, bewirkt dies eine generelle *Beschränkung der Lebenschancen* hinsichtlich

- der Entwicklung einer stabilen Persönlichkeit;
- der verantwortlichen Gestaltung von partnerschaftlichen Beziehungen;
- der Rolle im Alltagsbewußtsein;
- der Teilhabe am demokratischen Prozeß der Gestaltung des gesellschaftlichen Lebens.

6. Zudem bedroht die bestehende strafrechtliche Sonderbehandlung die verfassungsmäßig gebotene Legitimität der Strafjustiz, weil sie den Staat als Vollstrecker einer bestimmten Moral und als Arm partikularer Verfolgungsinteressen erscheinen läßt.

Bereits vor 51 Jahren beschloß der Strafrechtsausschuß des Reichstages die Abschaffung des § 175 StGB. Lediglich aufgrund der bekannten politischen Entwicklung, des Heraufkommens des Nationalsozialismus, konnte dieser Beschluß dann nicht mehr im Plenum behandelt werden.

Heute appellieren die unterzeichnenden deutschen sexualwissenschaftlichen Gesellschaften einmütig und mit größtem Nachdruck an die politisch Verantwortlichen, nunmehr endlich die strafrechtliche Sonderbehandlung der männlichen Homosexualität zu beenden und den 140 Jahre alten § 175 StGB ersatzlos zu streichen. Dies wäre ein überfälliger Akt zur Liberalisierung des Rechts und zur Humanisierung des Lebens.

Düsseldorf–Hannover–Frankfurt–Hamburg, den 1. November 1980

Gesellschaft zur Förderung sozialwissenschaftlicher Sexualforschung
Gerresheimer Straße 20
Tel. 02 11/35 45 91
4000 Düsseldorf 1
Für den Vorstand
Rolf Gindorf
Prof. Dr. Helmut Kentler

Deutsche Gesellschaft für Sexualforschung
Theodor Stern-Kai 7
Tel. 06 11/63 01 76 14
6000 Frankfurt 70
Für den Vorstand
Prof. Dr. Volkmar Sigusch
Prof. Dr. Eberhard Schorsch

3. Stellungnahme der Deutschen Gesellschaft für Sozialwissenschaftliche Sexualforschung zur Behandlung von Homosexuellen in der Bundeswehr

Die jüngsten Presseberichte, denen zufolge der stellvertretende NATO-Oberbefehlshaber vom Bundesminister der Verteidigung „wegen Homosexualität" vorzeitig zur Ruhe gesetzt wurde, geben der Deutschen Gesellschaft für Sozialwissenschaftliche Sexualforschung zu folgender Erklärung Anlaß:

1. Nach mehreren schrittweisen Revisionen stellt „Homosexualität" als solche für die Tauglichkeitsbestimmung von Wehrpflichtigen kein Wehrdiensthindernis mehr dar. Homosexuell und heterosexuell orientierte Männer sind in gleicher Weise wehrdienstfähig und -pflichtig. Insofern kann die im August 1979 zuletzt neugefaßte Erläuterung der Bestimmungen für die Durchführung der ärztlichen Untersuchung bei der Musterung (ZDv 46/1, insbes. Nr. 261) zu einer grundsätzlichen Normalisierung der Situation homosexuell orientierter Soldaten in rechtlicher, psychischer und praktischer Hinsicht führen. Eine solche Entwicklung trüge den gesicherten Erkenntnissen der modernen Sexualwissenschaft Rechnung, nach denen das Vorliegen einer homoemotionalen Sexualstruktur und die sich daraus ergebende homosexuelle Orientierung und Praxis grundsätzlich als valide, im Normbereich liegende und nicht-defizitäre Ausdrucksmöglichkeit der menschlichen Sexualität anzusehen ist.

2. Nach vorliegenden empirischen Untersuchungen muß davon ausgegangen werden, daß sich in den Streitkräften rund 65 000 Soldaten mit überwiegend bis ausschließlich homosexueller Orientierung befinden. Ohne Rücksicht auf die 1969 begonnene Liberalisierung der Strafrechtsvorschriften, die Neufassung der Musterungsbestimmungen und den merklichen Einstellungswandel in der Bevölkerung werden im Bereich der Bundeswehr faktisch auch heute noch selbst bloß homoerotische Handlungen, die nicht einmal den Tatbestand des § 175 StGB alter Fassung erfüllt hätten, mit schärfsten disziplinarischen Mitteln sanktioniert. Dazu wirkt sich auch der informelle Sanktionsdruck verheerend auf die seelische Gesundheit nicht nur der direkt betroffenen Soldaten aus, der innerhalb der Bundeswehr infolge dort verstärkt auftretender anti-homosexueller Vorurteile und Aggressionen schon auf den zahlreichen Soldaten lastet, die zwar homosexuell orientiert, aber sexuell inaktiv sind. In den Berichten des Wehrbeauftragten finden sich regelmäßig Schilderungen von Schikanen und Mißhandlungen durch Kameraden und Vorgesetzte.

3. Wenn sich der Bundesminister der Verteidigung angesichts dieser ihm seit langem bekannten Sachverhalte dennoch vom Wehrdienstsenat des Bundesverwaltungsgerichts ausdrücklich bestätigen ließ, daß er dieser vorurteilshaften Einstellung gegenüber der Gruppe der homosexuell orientierten Soldaten

„derzeit nicht in dem Sinn aktiv entgegenzutreten (habe), daß er den vermeintlichen Anspruch homosexuell veranlagter Soldaten auf Gleichberechtigung gegen die allgemeine Meinung durchsetzt“ (BVerwG, 1. Wehrdienstsenat, Beschluß vom 25. 10. 1979 – 1 WB 113/78, vgl. NJW 21/1980, 1178),

dann verletzt er die ihm für alle Soldaten obliegenden Fürsorgepflichten schuldhaft durch Unterlassen. Er trägt damit auch zur Fortdauer der Erpreßbarkeit bei, die nach den Strafrechtsreformen bei Beachtung der sonstigen Dienstvorschriften ihren entscheidenden Nährboden im sogenannten „gesunden Volksempfinden“ hat.

4. Während auch offen homosexull orientierte *Wehrpflichtige* der Bundeswehr willkommen sind, auch wenn sie mit schweren Belastungen rechnen müssen, gelten homosexuell orientierte *Offiziere* grundsätzlich als nicht tragbar, selbst wenn sie hervorragende Truppenführer sind und ihre Sexualität nie innerhalb des dienstlichen Bereichs ausgelebt haben.

„Denn das würde wegen der unausweichlich auftretenden Schwierigkeiten die Kampfkraft der Truppe schwächen und damit den Verteidigungsauftrag der Bundeswehr beeinträchtigen, der seinerseits Verfassungsrang hat“ (a.a.O.).

Mit dieser Begründung wurden und werden eine Reihe von Offizieren zwangspensioniert, nachdem sie aus politischen Gründen wehrpsychiatrisch für dienstunfähig erklärt wurden. Gegen diese Verfahrensweise ist nicht nur von Seiten der Sexualwissenschaft, sondern jüngst auch aus den Reihen der Wehrpsychiatrie Kritik vorgetragen worden. So kommt Prof. Dr. med. Otto Schrappe, Direktor der Psychiatrischen Klinik in der Universitäts-Nervenklinik Würzburg, in einem am 16. 8. 1982 im Auftrag des Bundesministers der Verteidigung erstatteten Gutachten (AZ: In San I 1 – Az 71-01-05) u. a. zu folgenden Feststellungen:

„Homosexuelles Verhalten ist im allgemeinen kein krankhaftes Verhalten... Der heterosexuell orientierte Soldat reagiert „homophob“ (Anmerkung: Homophobie bezeichnet eine krank- bzw. wahnhafte Angst vor und Abwehr gegen Homosexualität) auf homosexuelles Verhalten... Homosexuell orientiertes Verhalten zwingt ebensowenig zum schrankenlosen Ausleben der Sexualität wie heterosexuell orientiertes Verhalten. Deshalb brauchen homosexuell orientierte Soldaten, die sich häufig in allen übrigen Persönlichkeitseigenschaften nicht von heterosexuell orientierten Soldaten unterscheiden, auch nicht durch homosexuelles Verhalten das sittliche Empfinden ihrer Kameraden zu verletzen... Homosexuell und heterosexuell orientierte Soldaten müssen einsehen lernen, daß keine von beiden Gruppen „bessere Menschen“ sind. Ein sicherer Rückschluß von der sexuellen Orientierung auf die Integrität der sie tragenden Persönlichkeit ist nicht zulässig. Versachlichung des Problems Homosexualität in der Truppe führt zur Entstigmatisierung des homosexuell orientierten Soldaten und damit zur nachhaltigen Verbesserung des Verständnisses für ihn bei anderen Soldaten.“ (a.a.O., S. 83 f.)

5. Verfassung und Soldatengesetz unterscheiden nicht zwischen heterosexuell und homosexuell orientierten Staatsbürgern. Menschenrechte und Menschenwürde müssen auch für den homosexuell liebenden Soldaten in unseren Streitkräften gesichert sein, sei er nun Gefreiter oder General.

Düsseldorf, den 10. Januar 1984
Für den Vorstand:

Prof. Dr. Ernest Borneman – Vorsitzender –	Michael Lindner, Dipl. Soz. Päd. – Hauptmann a. D. –

4. Erklärung der Deutschen Gesellschaft für Sozialwissenschaftliche Sexualforschung zu medizinischen und gesellschaftlichen Aspekten einer sexuell übertragbaren Krankheit:

„AIDS-Prophylaxe vorrangige gesundheitspolitische Aufgabe!"

Das z. Z. noch stets tödlich verlaufende erworbene Immundefektsyndrom AIDS und der öffentliche Umgang mit ihm stellen eine Herausforderung für Medizin, Staat und Gesellschaft dar, deren weitreichende ärztliche, psychische, soziale, rechtliche und letztlich politische Dimensionen immer deutlicher erkennbar werden. Der Umgang der Massenmedien mit der neuen Krankheit und den von ihr am stärksten Bedrohten ist zwiespältig: teils durchaus von Ernsthaftigkeit und Verantwortungsbewußtsein geprägt, oft aber auch gekennzeichnet von Unverständnis, Sensationslüsternheit, Panikmache und Vorurteilsausbeutung.

Bedroht von der Krankheit sind bislang homo- und bisexuell liebende Männer mit bestimmten Sexualpraktiken und Lebensstilen, intravenös injizierende Drogenbenutzer, Empfänger von Blutgerinnungsfaktoren, Afrikaner und Haitianer; ferner deren Sexualpartner sowie schließlich die Partner dieser Partner. In der westlichen Welt bilden die Homo- und Bisexuellen mit einem Anteil von derzeit 70–80% die größte Risikogruppe. Dieser überproportional große Anteil, der im übrigen zurückzugehen scheint, war Anlaß für Spekulationen und Polemiken, die gänzlich unangemessen sind. Da in der mutmaßlichen Ursprungsregion der Krankheit, in Zentralafrika, ganz überwiegend heterosexuelle Männer und Frauen betroffen sind, könnte der inzwischen im Westen hohe Anteil homo- und bisexueller Männer auf einen epidemiologischen Zufall zurückzuführen sein: Haiti, wahrscheinlich die Zwischenstation der Krankheit auf ihrem Weg von Afrika nach Nordamerika und von dort nach Europa, war lange ein bevorzugtes Urlaubsgebiet homosexueller Amerikaner, die sich dort infiziert und untereinander angesteckt haben könnten.

Zum anderen ist darauf hinzuweisen, daß die sexuellen Gewohnheiten, die nach unseren Erkenntnissen zur Übertragung von AIDS führen können, keine konstitutiven Merkmale einer homoemotionalen Sexualstruktur und Lebensweise schlechthin sind. Wo sie tatsächlich angetroffen werden, stellen sie jeweils individuelle Verarbeitungsweisen bestimmter sozio-sexueller Gruppennormen dar, sind somit soziokulturell bedingt und nicht „naturhaft" angelegt. Insbesondere ist es unzulässig, eine sogenannte „Promiskuität" als untrennbar verbunden mit homosexuellem Erleben und Verhalten anzunehmen. Derartige generalisierende Annahmen werden von empirischen Forschungsergebnissen widerlegt. Für die Fähigkeit zur Anpassung des jeweiligen sexuellen Lebensstils an sich ändernde Bedingungen sprechen auch die Ergebnisse einer im September 1984 in San Francisco durchgeführten repräsentativen Untersuchung, wonach sich der größte Teil der dort besonders aktiven homo- und bisexuellen Bevölkerung durch Veränderung seiner Sexualpraktiken bzw. seines Lebensstils einer Infektionsgefahr weitgehend entzogen hat. Nur noch ein Drittel kann als AIDS-gefährdet gelten (und dieser verbleibende Rest setzt sich vor allem aus Älteren über 45 Jahren sowie aus Männern mit niedriger Schulbildung zusammen).

In dieser Situation und in Ansehung aller der Forschung bekannten Tatsachen gibt die Deutsche Gesellschaft für Sozialwissenschaftliche Sexualforschung (DGSS) folgende Erklärung ab:

1. AIDS ist keine im Alltag leicht übertragbare Seuche, sondern vielmehr eine Virusinfektion, die nur unter bestimmten Umständen übertragen werden kann, wie sie leicht bei Intimkontakten entstehen können.
2. AIDS ist insbesondere keine „Homosexuellen-Seuche“, sondern vielmehr eine Infektionskrankheit, die grundsätzlich jeden Menschen befallen kann.
3. AIDS wird übertragen durch den Austausch von Körperflüssigkeiten (z. B. Blut, Sperma, Speichel, Urin). Dies geschieht häufig beim Geschlechtsverkehr. Das Infektionsrisiko steigt mit der Zahl der Sexualpartner.
4. Die entscheidenden Faktoren, die zu einer erhöhten Ansteckungsgefahr mit dem AIDS-Virus zu führen scheinen, sind sexuelle Stilbildungen, die uneinheitlich auftreten. Empirisch ausreichend gesicherte Erkenntnisse über das tatsächliche Sexualverhalten der verschiedenen Risikogruppen liegen nicht vor.
5. Solange weder eine wirksame Behandlung noch eine vorbeugende Impfung gegen AIDS zur Verfügung stehen, müssen sich alle Bemühungen um eine individuelle wie soziale Prophylaxe auf die Unterbrechung der für die Krankheit typischen Infektionskette richten, und damit vor allem auf Veränderungen im Bereich des sexuellen Verhaltens. Die darin liegenden Chancen zu einer wirksamen AIDS-Prävention dürfen nicht leichtfertig vertan werden, etwa durch empirisch ungesicherte Annahmen einer spekulativ-ontologischen Sexual-Metaphysik über die vermeintliche „Natur“ der menschlichen Sexualität.
6. Daher sind über die erforderliche Intensivierung der medizinisch-naturwissenschaftlichen Forschung hinaus eine Reihe von praktischen Sofortmaßnahmen dringend geboten:

   - Intensive Informations- und Aufklärungskampagnen für die Risikogruppen mit dem Ziel einer Änderung des sexuellen Verhaltens und Lebensstils in Richtung auf ein geringeres Infektionsrisiko. Dabei muß der verständlichen, historisch gewachsenen besonderen Empfindsamkeit der Hauptrisikogruppe unbedingt Rechnung getragen werden. Weiterhin sollten unter Berücksichtigung vorliegender amerikanischer Erfahrungen in der Aufklärungsarbeit nicht die negativen Aspekte (wie Angst und Drohung mit den Folgen) in den Vordergrund gestellt, sondern vor allem positive Gestaltungsmöglichkeiten als attraktive Alternativen zum risikoreichen Sexualverhalten propagiert werden.
   - Vermittlung angemessener Informationen für die Ärzteschaft sowie für die allgemeine Bevölkerung.
   - Nachhaltige Verbesserung der Kommunikation und Kooperation zwischen allen an der Prävention beteiligten Gruppen und Stellen.
   - Abbau von Ängsten und Vorbehalten in den Risikogruppen durch volle und gleichberechtigte Zusammenarbeit mit den bestehenden Ansätzen organisierter Selbsthilfe, weil letztlich alle Maßnahmen nur mit den Betroffenen zum Erfolg führen können, nicht ohne oder gar gegen sie.

- Eindeutige Absage an gesetzgeberische und behördliche Maßnahmen der Kontrolle und Registrierung; stattdessen staatliche Garantie der vollen Anomymität, des uneingeschränkten Datenschutzes und des Verzichts auf strafrechtliche Sanktionen, da andernfalls die Situation nur verschlimmert und am Ende auch dem wohlverstandenen Schutzinteresse der Gesamtbevölkerung geschadet würde.
- Breite Aufklärungsmaßnahmen mit dem Ziel, einer sich abzeichnenden Tendenz entgegenzusteuern, vorhandene oder neu aufkeimende Vorurteile gegen die z. Z. hauptsächlich von AIDS bedrohten Personengruppen zu wecken bzw. wiederzubeleben, denn diese sind nicht als Verursacher, sondern als Opfer der Krankheit zu sehen.
- Ausreichende Bereitstellung von Möglichkeiten zur intensiven, anonymen, fachlich wie menschlich qualifizierten medizinisch-psychologischen Beratung, möglichst unter Mitarbeit von Risikogruppen-Angehörigen.

7. Die Deutsche Gesellschaft für Sozialwissenschaftliche Sexualforschung hat daher im Herbst 1984 an dem von ihr unterhaltenen Institut für Lebens- und Sexualberatung (DGSS-Institut, Gerresheimer Straße 20, 4000 Düsseldorf-Zentrum, Telefon 02 11/ 35 45 91) eine interdisziplinäre „Arbeitsgruppe AIDS“ eingesetzt. Ihr gehören Mediziner, Sozialwissenschaftler, Psychologen und Verwaltungsfachleute an. Das täglich und ganztägig verfügbare Informations- und Beratungsangebot richtet sich grundsätzlich an jeden, aber auch gezielt an Ärzte, Beratungsstellen und Gesundheitsbehörden. Für die bislang noch größte Risikogruppe der homo- und bisexuell liebenden Männer wurde, unter Mitarbeit homosexueller Experten, ein spezielles Beratungsprogramm mit einer Zielgruppen-orientierten Broschüre entwickelt. – Das Angebot des DGSS-Instituts besteht aus einer Kombination von gedrucktem Informationsmaterial (darunter ein bisher 11 000 mal verteiltes Faltblatt „AIDS . . . was tun?“), persönlicher Beratung (auf Wunsch auch anonym und telefonisch) sowie der Möglichkeit zur Teilnahme an einem anonym durchgeführten Bluttest. – Dabei wird ein HTLV-III-ELISA der 1. Generation sowie, zur Klärung in Zweifelsfällen, ein Western Blot verwandt (zur Reduzierung falsch-positiver Ergebnisse und bis zur Verfügbarkeit von neuen ELISAs der 2. Generation, die eine weiter erhöhte Spezifität aufweisen und nicht mehr auf einer Mischung HTLV-III-Antigenen aufbauen, sondern auf durch Gen-Manipulation gewonnen Antigenen). – Durch die intensive Auseinandersetzung mit Beratung und Testergebnis (bislang bei rund 90% Antikörper-negativ) soll ein gestärktes Bewußtsein der Problematik und eine erhöhte Motivation zur Bevorzugung risikoarmer bzw. risikofreier Praktiken und Lebensstile gefördert werden. – Verbunden mit Beratung und Test ist eine ebenfalls anonym durchgeführte Begleituntersuchung zur weiteren Erforschung der Zusammenhänge zwischen Sexualverhalten, Übertragungsmodus und Infektionsrisiko. – In diesem Zusammenhang scheinen uns zwei Hinweise wichtig: Die zuverlässigsten Testergebnisse stammen aus Labors, die mit beiden Verfahrenstechniken des ELISA und des Western Blot vertraut sind und bei Bedarf beide sicher anwenden können. Unter den genannten Voraussetzungen sind die Testergebnisse zwar zuverlässig, aber interpretierungsbedürftig. Sie können u. U. zu panischen Reaktionen führen. Deshalb halten wir die Durchführung solcher Tests grundsätzlich nur in Verbindung mit einer sorgfältigen, fachlich kompetenten und menschlich einfühlsamen Beratung für vertretbar.

8. Die erforderlichen Maßnahmen sind nicht allein medizinisch, sondern vor allem sozialpsychologisch und sozialpolitisch durchzuführen. Angesichts der absehbaren immensen Verluste an Menschenleben und ökonomischen Werten ist rasches, pragmatisches, wirkungsvolles, gemeinsames und staatlich unterstütztes Handeln dringend erforderlich. Eine solche AIDS-Prophylaxe ist die vorrangige gesundheitspolitische Aufgabe der Gegenwart.

Düsseldorf, den 28. 6. 1986

Prof. Dr. Ernest Borneman, Dr. Gisela Bleibtreu-Ehrenberg, Dr. Jean-Pierre Fallise, Rolf Gindorf, Prof. Dr. Dr. Erwin J. Haeberle, Dr. Arno Pfülb, Dr. Gunter Runkel, Dr. Kurt Schultze, Dr. Hans Georg Zier

Die Herausgeber und Autoren

Gindorf, Rolf: geb. 14. 5. 1939. Gründer, ehemaliger Vorsitzender, Ehrenvorsitzender, zur Zeit Stellvertretender Vorsitzender der Deutschen Gesellschaft für Sozialwissenschaftliche Sexualforschung (vormals: Gesellschaft zur Förderung Sozialwissenschaftlicher Sexualforschung). Leiter des Instituts für Lebens- und Sexualberatung der DGSS in Düsseldorf. – Studierte zunächst Sprachen und arbeitete als Übersetzer, machte dann nach einem berufsbegleitenden Studium der Rechts-, Staats- und Wirtschaftswissenschaften Karriere in international tätigen Unternehmen und wandte sich erst danach, nach Kontakten zu bedeutenden Sexualforschern wie den Kinsey-Mitarbeitern und -Nachfolgern Paul Gebhard, Martin S. Weinberg und Colin J. Williams, John Money, Marcel T. Saghir, Coenrad van Emde-Boas†, Martin C. Hoffman†, Volkmar Sigusch u. a., auch beruflich der Sexualwissenschaft und Sexualberatung zu. Studium der Sozialwissenschaften und Psychologie (sexualsoziologische Dissertation in Vorbereitung). Veröffentlichungen zu sexualwissenschaftlichen, sexualberaterischen und sexualethischen Themen. 1979 Herausgeber einer ersten sexologischen Buchreihe („Beiträge zur sozialwissenschaftlichen Sexualforschung", mit Helmut Kentler und Klaus Pacharzina). Spezieller Arbeitsschwerpunkt: Forschungen zur Homosexualität und Beratung homosexuell liebender Menschen nach besonderen, in kontrollierter Praxis entwickelten Verfahren. – Nächste Veröffentlichung (Arbeitstitel): „Die Last mit der Lust. Sexualität zwischen Liberalisierung und Entfremdung" (als Festschrift für Ernest Borneman zum 70. Geburtstag, zusammen mit Josef C. Aigner als Herausgeber).

Haeberle, Erwin J.: geb. 30. 3. 1936. Vorstandsmitglied der Deutschen Gesellschaft für Sozialwissenschaftliche Sexualforschung. Dr. phil., Ed. D. (Doctor of Education); M. A.; Full Professor und Director of Historical Research, Institute for Advanced Study of Human Sexuality, und Adjunct Professor, School of Social and Behavioral Sciences, San Francisco State University, beide San Francisco; Research Associate am Kinsey Institute, Indiana University, Bloomington, Indiana. Zur Zeit Gastprofessor an der Medizinischen Fakultät der Universität Genf. Besondere Interessen: Methoden und Geschichte der Sexualforschung; Sexualmedizinische Fortbildung; Sexualsoziologie; erotische Kunst und Fotografie. Genießt als Sexualforscher und als Organisator der Weltkongresse für Sexologie Washington, D.C. 1983 und Heidelberg 1987 (Co-Chairman, Scientific Committee) internationales Ansehen. Von seinen zahlreichen Veröffentlichungen vor allem in englischer Sprache (seine erste wissenschaftliche Karriere machte er als Amerikanist) sind in Deutschland vor allem bekannt geworden sein in mehrere Sprachen übersetztes sexologisches Lehrbuch („Die Sexualität des Menschen. Handbuch und Atlas", 1983), seine sexualhistorische Dokumentation („Anfänge der Sexualwissenschaft. Historische Dokumente", 1983) und die von ihm kommentierte und eingeleitete Hirschfeld-Reprintauflage („Die Homosexualität des Mannes und des Weibes", Reihe Klassiker der Sexualwissenschaft, Band 1, 1984, alle im W. de Gruyter Verlag, Berlin und New York); Fellow der Society for the Scientific Study of Sex

(SSSS); Mitglied: Board of Examiners, The American College of Sexologists; International Academy of Sex Research; The Association of Sexologists (TAOS); Deutsche Gesellschaft für Sexualforschung (DGfS); Gesellschaft für Praktische Sexualmedizin (GPS).

Bleibtreu-Ehrenberg, Gisela: geb. 2. 8. 1929. Vorstandsmitglied der Deutschen Gesellschaft für Sozialwissenschaftliche Sexualforschung. Dr. phil., M. A. – Studierte Ethnologie und Soziologie. Danach Wissenschaftliche Assistentin am Institut für Soziologie der Universität Bonn; nach der Promotion wissenschaftliche Referentin in verschiedenen Organisationen. Seit 1975 freie Publizistin. Arbeitsschwerpunkte in der Soziologie: Geschlechterstereotype, Rollen, Vorurteilsforschung; in der Ethnologie: Eurasien, Süd-Ost-Asien, Pazifischer Raum; Schamanismus; Vor- und Frühgeschichte Eurasiens. – Veröffentlichungen u. a.: „Tabu Homosexualität. Die Geschichte eines Vorurteils" (Frankfurt am Main 1978); „Mannbarkeitsriten. Zur institutionalisierten Päderastie bei Papuas und Melanesiern" (Frankfurt am Main 1980); „Der Weibmann. Kultischer Geschlechtswechsel im Schamanismus – eine Studie zur Transvestition und Transsexualität bei Naturvölkern" (Frankfurt am Main 1984).

Borneman, Ernest: geb. 12. 4. 1915. Vorsitzender der Deutschen Gesellschaft für Sozialwissenschaftliche Sexualforschung und der Österreichischen Gesellschaft für Sexualforschung. Prof. Dr. phil. – Studium der Sozialanthropologie (bei B. Malinowski, London), der Kulturanthropologie (bei M. J. Herskovits, Evanston, Ill.), der Vorgeschichte (bei V. G. Childe, Edinburgh) und der Ethnoanalyse (bei G. Róheim, New York). Während des letzten Jahrzehnts lehrte er Sexuelle Entwicklungspsychologie im Fachbereich Humanmedizin der Universität Marburg, Sexualsoziologie an der Universität Bremen, Sexualdidaktik an der Universität Klagenfurt und Libidotheorie an der Universität Salzburg. – Seit 24 Jahren leitet er das bisher umfangreichste Projekt zur Erforschung der Kindersexualität; mehr als 5000 Kinder und Jugendliche sind von ihm und seinen Mitarbeitern seit 1960 befragt worden. Die Befunde erscheinen in fünf Bänden (bei Walter bzw. Ullstein). Andere Veröffentlichungen: „Sex im Volksmund" (Reinbek 1971 ff.); „Psychoanalyse des Geldes" (Frankfurt am Main 1973 ff.); „Das Patriarchat" (Frankfurt am Main 1975 ff.); „Die Urszene" (Frankfurt am Main 1977 ff.); „Lehrbuch der sexuellen Entwicklungspsychologie" in drei Bänden (Wien, Frankfurt am Main, Aarau 1981 ff.); „Arbeiterbewegung und Feminismus" (Berlin 1982, Hrsg.). – Gegenwärtiges Forschungsprojekt: „Frequenzanalyse der Motive und Themen von Leserbriefen an sexuelle Ratgeberkolumnen in deutschen Wochenzeitschriften" (erscheint 1985).

Collins, John, P., C.S.P.: geb. 14. 1. 1944. Ed. D. – Promotion in Human Sexuality am Institute for Advanced Study of Human Sexuality, San Francisco. Sexualwissenschaftler und katholischer Ordens-Priester (Congregatio Sancti Pauli). Lehrt zur Zeit Psychologie, Physiologie und Sexualwissenschaft an katholischen Schulen in San Francisco. Hat sich in Veröffentlichungen und Vorträgen besonders mit transkultureller Sexualforschung befaßt und als Pionier eigene Feldforschungen in Japan sowie in japanisch-amerikanischen Gemeinschaften in Kalifornien geleistet.

Egger, Bernhard: geb. 28. 6. 1961. Cand. med. et phil. Studium der Humanmedizin, Soziologie, Psychologie und Medizingeschichte. Ausbildung in personenzentrierter Beratung am Institut für Entwicklungs- und Sozialpsychologie, Doktorand am Institut für Geschichte der Medizin der Universität Düsseldorf. Mitarbeiter am Institut für Lebens- und Sexualberatung der DGSS, Düsseldorf. Träger des deutsch-französischen Straßburg-Preises 1980. Stipendiat der Friedrich-Naumann-Stiftung. – Der in diesem Band veröffentlichte Beitrag ist Teil einer in Arbeit befindlichen medizinischen Dissertation zur Geschichte der Sexualforschung (bei Hans Schadewaldt).

Kerscher, Ignatz: geb. 3. 5. 1943. Vorstandsmitglied der Gesellschaft zur Förderung Sozialwissenschaftlicher Sexualforschung 1976–1981. Dr. phil.; Akademischer Rat mit der mitgliedschaftlichen Stellung und Würde eines Professors an der Hochschule Lüneburg. Studierte Erziehungswissenschaften, Soziologie, Recht und Sozialpädagogik. Arbeitsgebiete: Sexualforschung, Sexualpädagogik, Devianzpädagogik. Zahlreiche Veröffentlichungen, u. a.: „Emanzipatorische Sexualpädagogik und Strafrecht. ‚Unzucht mit Kindern' – ein Beispiel bürgerlicher Zwangsmoral" (Neuwied/Berlin 1973); „Erziehung und Sexualität. Zu den Grundlagen einer emanzipatorischen Sexualpädagogik" (Gießen/Lollar 1974); „Konfliktfeld Sexualität" (Neuwied/Berlin 1977, Hrsg.); „Sozialwissenschaftliche Kriminalitätstheorien. Eine Einführung" (Weinheim/Basel 1978); „Bibliographie zur Sexualpädagogik" (Weinheim/Basel 1978, mit Udo Herbst); Buch- und Zeitschriftenbeiträge. Mitglied der Deutschen sowie der Österreichischen Gesellschaften für Sexualforschung.

Kröhn, Wolfgang: geb. 25. 9. 1947. Dr. med. Arbeitet an der Sexualmedizinischen Forschungs- und Beratungsstelle der Universität Kiel (Direktor: R. Wille) mit den aktuellen Schwerpunkten: sexuelle Gewalt; Transsexualität; Sexualdelinquenz; sexuelle Deviationen. Mitglied der Gesellschaft für Praktische Sexualmedizin.

Lindner, Michael: geb. 7. 6. 1944. Diplom-Sozialpädagoge; Hauptmann a. D. (abgeschlossene Ausbildung zum Stabsoffizier). Zur Zeit Studium der Geo- und Sozialwissenschaften an der Universität Hamburg.

Molinski, Hans: geb. 11. 8. 1923. Prof. Dr. med.; Leiter der Psychosomatischen Abteilung der Universitäts-Frauenklinik Düsseldorf. Arbeitsgebiet: Psychosomatische Medizin, insbesondere Geburtshilfe und Gynäkologie. Wichtigste Veröffentlichungen: „Die unbewußte Angst vor dem Kind" (München 1972; auch niederländisch); „Psychosomatik der Frau. Entwicklungsstufen weiblicher Identität in Gesundheit und Krankheit" (Lehrbuch; Berlin/Heidelberg/New York/Tokio 1984, Nachdruck der 2. Auflage, zuerst 1980, mit D. G. Hertz; auch japanisch). – Gründungsmitglied und erster Präsident der Gesellschaft für Praktische Sexualmedizin 1980–1982); Gründungsmitglied des International College of Psychosomatic Medicine; Gründungsmitglied des Deutschen Kollegs für Psychosomatische Medizin; Fellow der American Academy of Psychoanalysis; Fellow der American Academy of Psychosomatic Medicine.

Runkel, Gunter: geb. 14. 8. 1946. Vorstandsmitglied der Deutschen Gesellschaft für Sozialwissenschaftliche Sexualforschung. Dr. phil., Akademischer Rat für Soziologie an der Hochschule Lüneburg. Studium und Promotion in den Fächern Soziologie, Sexualwissenschaft und Politikwissenschaft. Wichtigste Veröffentlichungen: „Sexualität und Ideologien (Weinheim/Basel 1979); „Geschlechtsrollenstereotype im Faschismus. In: Kerscher, I. (Hrsg.): Konfliktfeld Sexualität (Neuwied/Darmstadt 1977); „Sozialisation, Moral- und Sexualentwicklung. In: Pacharzina, K., Albrecht-Désirat, K. (Hrsg.): Konfliktfeld Kindersexualität (Frankfurt am Main 1978); „Zur Logik der Sexualwissenschaft. In: Sexualpädagogik 6 (1978), Heft 4, 10–15. – Mitglied der Deutschen Gesellschaft für Soziologie.

Silbermann, Alphons: geb. 11. 8. 1909. Kuratoriumsmitglied der Gesellschaft zur Förderung Sozialwissenschaftlicher Sexualforschung 1973–1982. Dr. jur.; 1. Staatsanwalt a. D.; Professor emeritus für Soziologie (Soziologie der Massenkommunikation und Kunstsoziologie) an der Universität zu Köln sowie an den Universitäten Lausanne und Bordeaux; Direktor der Abteilung Massenkommunikation des Forschungsinstituts für Soziologie der Universität zu Köln. Zahlreiche Veröffentlichungen in deutscher, englischer und französischer Sprache, u. a.: „Ketzereien eines Soziologen" (Düsseldorf 1965); „Abseits der Wirklichkeit. Das Frauenbild in deutschen Lesebüchern" (Köln 1971, mit U. M. Krüger); „Soziologie der Massenkommunikation" (Stuttgart 1973, mit U. M. Krüger); „Der ungeliebte Jude. Zur Soziologie des Antisemitismus" (Zürich 1981). Herausgeber der Internationalen Zeitschrift für Kommunikationsforschung ‚Communications'. Präsident der Deutschen Gesellschaft für Kommunikationsforschung; Direktor des Kölner Instituts für Massenkommunikation e. V.; Fellow der American Association of Sociology; Fellow der American Academy for Political and Social Sciences; Mitglied der Deutschen Gesellschaft für Soziologie; Mitglied der Société Européenne de la Culture; Mitglied des PEN-Club. Chevalier de l'Ordre de la Palme Académique. Träger des Bundesverdienstkreuzes 1. Klasse.

Straver, Cornelius C.: geb. 19. 2. 1928. Dr. (Soziologie), Meester (Jura). Studium in Utrecht und Göttingen. Seine Dissertation (1967) befaßt sich mit kommunikationstheoretischen und religionssoziologischen Problemen in der katholischen Predigt. Seitdem Forschungstätigkeit im Nederlands Instituut voor Sociaal Sexuologisch Onderzoek (NISSO) in Zeist/NL. Arbeitsgebiete: Jugendsexualität und sexuelle Sozialisation; Einfluß bildlicher Darstellungen von Sexualität (sogenannte Pornographie) auf Jugendliche; Bewußtwerden, Selbstakzeptanz und soziale Integration von jüngeren Homophilen (u. a. zusammen mit G. Sanders); nicht-eheliche (heterosexuelle und homosexuelle) und eheliche Zweierbeziehungen. – In Untersuchungen zu den beiden letztgenannten Themen ging es u. a. um die verschiedenen Beziehungsmuster, die Paare wählen, um ihre Zielsetzungen und Erwartungen zu realisieren. Aus der Untersuchung über nichteheliche Zweierbeziehungen wurden einige Beiträge auch in deutscher Sprache veröffentlicht.

Weis, Kurt: geb. 20. 10. 1940. Gründungs- und Vorstandsmitglied der Deutschen Gesellschaft für Sozialwissenschaftliche Sexualforschung 1982–1984. Dr. iur. (S.J.D., Harvard); Professor für Soziologie am Institut für Sozialwissenschaften der Technischen Universität München. – Studium der Rechts- und Sozialwissenschaften (1. jur. Staatsprüfung 1964; Promotion an der Harvard-Universität 1968; 2. jur. Staatsprüfung 1970;

Tätigkeit an den Universitäten von Chicago und von California, Berkeley, 1971–1973; Habilitation für Soziologie an der Universität Saarbrücken 1979; seit 1980 Professor in München). – Veröffentlichungen zu den Bereichen Kriminologie, Viktimologie, Abweichung und soziale Kontrolle, Rechtssoziologie, Soziologie der Selbstmordverhütung und des Sports. Seit 1984 Herausgeber der International Review for the Sociology of Sport. – Stellvertretender Vorsitzender der Deutschen Gesellschaft für Selbstmordverhütung 1980–1982.

Namenregister

Sachregister

Bei Fragen zur Produktsicherheit wenden Sie sich bitte an:
If you have any questions regarding product safety,
please contact:

Walter de Gruyter GmbH
Genthiner Straße 13
10785 Berlin
productsafety@degruyterbrill.com